LE CORPS ENTRE LES MAINS

BORIS J. DOLTO

Le corps entre les mains

Préface de Françoise Dolto

Il y a des choses que l'intelligence seule est capable de chercher,
mais que par elle-même elle ne trouve jamais.
Ces choses, l'instinct seul les trouverait mais il ne les cherche jamais.

BERGSON

HERMANN ÉDITEURS DES SCIENCES ET DES ARTS

Nouveau tirage 1996 de l'édition augmentée d'un texte inédit de Françoise Dolto

ISBN 2 7056 6079 8

A Françoise, ma femme

et avec ma profonde gratitude à
Marcelle Peillon, Pol le Cœur, Pierre Rabischong

Table

Boris Dolto, *par Françoise Dolto*

I *LE CORPS MÉDIATISÉ* 13

A la recherche de la stabilité 13

Notions de biocybernétique 16

Le corps, lieu dans l'espace 19

Le divan du masseur-kinésithérapeute : 21

Premier cerveau 21

Deuxième cerveau 22

Troisième cerveau ou néo-cortex 23

II *MÉTHODES EN KINÉSITHÉRAPIE* 25

Séquences des techniques : 27

Le toucher 27

Le masser 28

Fonction et structure 31

Forme et sens 34

Mémorisation dans le processus d'éveil fonctionnel 37

Pratique des mouvements imaginés en kinésithérapie 39

Entraînement musculaire par contractions isométriques brèves 40

Conditionnement opérant 44

III *PHYSIOLOGIE* 47

Biochimie de la contraction musculaire 49

Nouvelles particularités de glissement contractile des filaments : primaires et secondaires 53

La boucle gamma dans le contrôle des mouvements et la régulation du tonus 55

Substance conjonctive et élasticité des tissus 59

Muscles rouges et muscles blancs 60

Tonus musculaire et anxiété 63
La substance élastique 65
La respiration naturelle 67
Accroissement de la ventilation pulmonaire 70
Fonction ipsilatérale des narines 71

IV *ENTRE LA MAGIE ET LA SCIENCE* 73
La main du masseur 73
Le rôle du tact dans le langage du corps 75
La main traumatisée 76
La main retrouvée 77

V *BIOMÉCANIQUE DU RACHIS* 87
Au-delà de l'architecture vertébrale 95
Au-delà de l'architecture de la colonne vertébrale 97
La notion d'incarcération méniscale 99
Éveil des muscles cybernétiques du rachis 101

VI *LA TÊTE SUR LES ÉPAULES* 103
Activités archaïques et symboliques du cou 106
Le cou raide 108
Massage du cou 108
La peau du cou 108
Sous la peau 113
Particularités anatomo-physiologiques du cou 120
Clivage des plans 122
Massage du cou en « slack » 124
Ampliation de la flexion 126
Adaptabilité verticale 128
De l'épaule au geste 132
Traitement de l'épaule douloureuse 133
Fonctionnement de l'épaule 142
Traitements manuels de la périathrite scapulo-humérale 145
Massage en phase aiguē 147
Vessie de glace 147
Deux aspects de la périarthrite scapulo-humérale 148
Le phénomène de l'inhibition réciproque 150

VII	*SCOLIOSE ET DORSALGIES*	153
	La légende des scolioses	154
	Facteurs psychologiques	157
	Technique de masso-kinésithérapie	158
	Traitement avec appareils	173
	Dorsalgies bénignes	175
	Technique masso-kinésithérapique des dorsalgies	175
VIII	*CARREFOUR SACRO-ILIO-LOMBAIRE*	179
	Le mécanisme lombo-sacro-iliaque	181
	Blocage sacro-iliaque	182
	Contrôle des articulations	187
	Libération intentionnelle du sacrum	190
	Les huit temps kinésithérapiques	190
IX	*PHYSIOLOGIE, PSYCHISME ET LOMBALGIES*	205
	Les lombalgies psychosomatiques	205
	Psycho-physiologique lombo-sacro-iliaque	212
	Complexe abdomino-lombo-pelvien	214
	Massage de la région lombaire	217
	Le grand psoas	221
	Étude électromyographique directe du psoas	228
	Physiologie du caisson abdominal	229
	La notion de poutre composite	236
	La crise de lumbago	245
X	*L'AME DU VENTRE*	249
	Expression du ventre	250
	Mimique du ventre	252
XI	*LA HANCHE*	257
	La hanche qui marche	257
	L'articulation coxo-fémorale	264
	Rôle des muscles	266
	La boîterie de la hanche	267
	Guérison de la hanche	268

XII *LE GENOU* 281
Dérobement spontané du genou 281
Raideurs post-traumatiques du genou 283
Des mystères du genou 284
Traumatismes du genou 289
Verrouillage cybernétique du genou 293
Propositions manipulatives du genou atteint 307

XIII *LE PIED* 311
Structure 313
Stabilité 319
Le pied creux 327
Kinésithérapie du pied 330
Pied creux 331
Avant la kinésithérapie : il faut débloquer 333
De l'orthogenèse à la bipédie 346
Dialectique fonctionnelle du pied 349
La marche 351

XIV *LA RELATION THÉRAPEUTIQUE* 356

Boris Dolto

par Françoise Dolto

En 1941, à l'époque où je l'ai connu, Boris Dolto, médecin déjà réputé, était le directeur de l'Ecole Française d'Orthopédie et de Masso-kinésithérapie. Dans un Paris occupé par les armées allemandes, il tenait bon, encore que son origine russe lui valût les tracasseries et les calomnies de ceux qui étaient jaloux du succès de l'EFOM. J'ai entrepris de raconter, dans les pages qui suivent, les grandes lignes de son histoire, telle qu'au cours de nos quarante années de vie commune et d'échanges il en a évoqué avec moi le souvenir.

J'ai été frappée par l'étendue de l'influence qu'ont exercée sur lui ses parents durant son enfance et son adolescence, et par l'importance qu'il attachait à ses origines terriennes. Dès l'âge de dix-neuf ans, il fut arraché aux siens et connut les épreuves de l'émigration et les difficultés de l'assimilation. Son amour pour les idéaux de la Révolution française le fit aspirer avec ferveur à la naturalisation, qu'il obtint en 1929. Chrétien orthodoxe, il était ouvert à tous les courants spirituels. Sa passion pour la médecine était inépuisable, comme son intérêt pour les êtres humains.

Boris Dolto a consacré sa vie à l'enseignement, dans lequel il voyait une formation aussi bien intellectuelle ou manuelle qu'affective pour ceux qui se destinent à la kinésithérapie. J'ai souhaité faire apparaître, dans ces quelques pages, la richesse de sa personnalité, de sa convivialité, de sa vibrante vitalité. J'espère que l'apport immense de ce livre pour ceux qui se consacrent au même métier que lui pourra prendre ainsi tout son sens, car Boris Dolto, en l'écrivant, ne pensait qu'à ses élèves et à ses lecteurs.

Quand Pierre Berès m'a demandé d'écrire une préface pour la réédition du *Corps entre les mains*, il m'a semblé que le meilleur parti, le plus susceptible d'intéresser le lecteur, était simplement de lui présenter l'auteur de ce livre.

Boris Dolto est né en Russie, à Sinféropol, en Crimée, le 3 août 1899. La famille de son père, Ivan Borisovitch Dolto, d'origine ukrainienne, descendante des Cosaques du Kouban, était installée depuis longtemps dans le Sud Caucase. La légende fait de l'un des ancêtres Dolto un lieutenant de Tarass Boulba. Boris vécut à Ekaterinodar où son père avait fondé une agence d'assurances à la manière de l'Europe occidentale. Issu d'une lignée de cultivateurs, et en particulier de vignerons, son père plaça l'argent de sa clientèle dans des vignes situées près de Novorossiisk, sur la mer d'Azov ; grâce à des cépages rebelles au phylloxéra, qu'il faisait venir d'Amérique et de France, et à l'ensoleillement dont bénéficie la contrée, il produisait des vins de qualité dont le goût pouvait se comparer, paraît-il, à celui des meilleurs crus français et suscitait l'étonnement et l'admiration des œnologues français qui lui rendaient visite.

Ainsi, fait assez rare chez les Russes, Boris fut-il initié dans sa famille au vin comme boisson de table, autant qu'au français que sa mère parlait à la perfection. Elle avait fait des études assez poussées, selon les critères de l'époque en ce qui concerne les jeunes filles, dans un collège de Petrograd ; c'est elle qui tenait la comptabilité de l'exploitation et assurait le courrier avec les vignerons et les experts français, tandis que son mari se chargeait du personnel qu'il formait lui-même à la technologie de la vigne et à l'amour de ce métier.

Une anecdote familiale montre le rôle que jouait, pour Boris et ses enfants, ce grand-père vigneron. Chez nous, Boris interdisait que l'on bût de l'eau à table ou que l'on coupât le vin d'eau ; cette proscription touchait même les enfants, qui étaient invités à partager nos repas dès qu'ils savaient le faire seuls et proprement. Quand ils étaient encore trop jeunes pour cela, ils mangeaient avant nous, avec moi, puis, quand l'heure était venue du repas des parents, ils venaient près de nous pour jouer et parler avec leur père, qu'ils ne voyaient qu'au déjeuner, parfois au dîner, et pendant le week-end ; ils prenaient alors un petit supplément au bout de la fourchette de l'un de nous, et Boris tenait à leur faire apprécier la qualité de la cuisine. Les enfants étaient admis à venir manger à table dès qu'ils s'en montraient dignes, mais cette accession se faisait en plusieurs étapes car, dès la première maladresse, Boris prenait l'assiette et, tendrement mais inexorablement, emmenait le fautif manger ailleurs : «Tu vois, il faut encore faire des progrès. Je veux que mes enfants sachent parfaitement se tenir à table.» Il ajoutait à mon intention : «Tu iras le consoler et même, s'il le veut, lui donner deux desserts, mais je veux qu'à table les enfants se tiennent parfaitement bien.» Il complimentait l'enfant d'avoir essayé de rester un moment à la table familiale : «C'est difficile de se tenir bien et de manger proprement, mais tu es encore petit. Tu y arriveras, tu verras.» Il l'embrassait, le réconfortait, puis me disait en revenant : «Savoir se tenir bien à table, c'est le premier signe de la civilisation. Tu aurais vu, dans nos isbas, la propreté et la dignité des paysans lors des repas. Et cela n'a rien à voir avec l'étiquette bourgeoise !» Ce dernier mot avait en effet pour lui une connotation péjorative assez comique : étaient bourgeoises les «manières», les hypocrisies, les vêtements compliqués, bref l'inutile, ce que souvent, chez nous, on appelle le «comme il faut». Le «comme il faut», pour Boris, c'était bourgeois ; mais les vertus paysannes, la dignité de la tenue, la propreté du corps et des vêtements, c'était la civilisation, même chez les illettrés.

Le jour où l'enfant était capable de se conduire correctement à table et de manier lui-même ses couverts, il était admis à boire du vin pur, à condition que ce ne fût pas pour la soif : il devait l'étancher avant ou après le repas, mais pas à table, où régnait avant tout la convivialité. Vers l'âge de trois ans, Boris enseigna donc à chacun de nos enfants, Jean, notre fils aîné, puis son frère Gricha, puis Catouch (Catherine) : «Ecoute-moi bien. Les buveurs d'eau sont des méchants. Dieu l'a prouvé par le déluge : Il n'a sauvé que Noé, le premier patron vigneron, et sa famille. Le vin, c'était la boisson des dieux, et Notre-Seigneur en a fait son propre sang, par lequel nous avons la vie éternelle.» Les enfants écoutaient ce petit discours et, dans le folklore de la famille Dolto, il en est resté un adage : «Les buveurs d'eau sont des méchants, Dieu l'a prouvé par le déluge.»

Je me souviens qu'un jour de juillet très chaud, à Paris, notre second fils, Grégoire, surnommé Gricha, alors âgé d'un peu moins de trois ans, avait conquis le privilège de partager notre repas. Il ne buvait jamais que du vin pur, mais ce jour-là, assis à côté de moi, il me tendit son verre d'un air suppliant : «Maman, s'il te plaît, donne-moi de l'eau. Tu me donneras du vin après pour être sauvé.» Son père, assis en face de moi, entend : je le regarde pour obtenir son autorisation ; Jean, l'aîné, quatre ans et demi, contemple la scène, visiblement inquiet de la suite. «C'est vrai qu'il fait très chaud, dit Boris. Exceptionnellement, donne-lui de l'eau, et il peut rester à table ; Dieu est miséricordieux aux petits. Mais une autre fois, mes enfants, quand vous aurez soif, buvez de l'eau en dehors des repas, et pas à table. L'eau, les autres boissons, même la bière, c'est pour la soif. Le vin, mes enfants, c'est la civilisation ; c'est Dieu qui le travaille, autant que les hommes. Avant la révolution, quand j'étais jeune, mon père, votre grand-père, faisait les meilleurs vins de Russie. Il m'a enseigné à respecter le vin, le vrai, à le boire avec modération, à l'apprécier, et je veux que vous appreniez à en faire autant.»

C'est en se rappelant cet épisode que Grégoire évita l'incident qui avait marqué Jean, l'aîné, et qui frappa également notre fille, Catherine. Chacun d'eux, à tour de rôle, fut un jour surpris par la soif que provoquent les premières chaleurs de l'été et, comme on ne devait boire à table que du vin, ils en burent trop, sans tenir compte de nos avertissements. Aussi, en se levant de table, furent-ils étonnés de ne pouvoir marcher droit. Pour Jean, cela se passait en 1945, à Paris, alors qu'on ne pouvait pas encore partir en vacances. «Tu vois, lui dit son père, je t'avais prévenu que tu buvais trop de vin. Te voilà comme Noé : lui aussi, il avait trop bu. Te voilà ivre. Il fallait que tu saches ce que c'est !» Jean était affreusement vexé. «Un homme doit toujours rester maître de lui, ajouta Boris. Va dormir, et nous en reparlerons tous les deux.» Notre Catouch connut le même désagrément en 1948, un jour d'été. Furieuse et vexée de ne pouvoir marcher droit en descendant de sa chaise, elle m'appelle au secours. «Je t'avais prévenue. Tu as trop bu, Catouch !» Et son père et moi nous mettons à rire en chantant : «Quand j'ai bu du vin clairet, tout tourne... tout tourne...», mais elle pleurait de dépit. Je l'ai couchée pour qu'elle puisse cuver son vin. Et chacun d'eux, après un sommeil réparateur, eut une conversation sérieuse avec son père sur le vin et la tempérance. Pareil incident ne se reproduisit jamais, alors que nos enfants sont tous trois amateurs de bon vin, et Boris me disait : «Vois-tu, c'est important qu'ils aient fait à temps, et sans restriction imposée par les adultes, l'expérience de l'ivresse. Cette humiliation de ne pouvoir garder son équilibre, c'est pour l'être humain une leçon irremplaçable. Si nous avions empêché nos enfants de boire du vin, ils auraient fait la même expérience, mais dans de mauvaises conditions, avec des bandes d'adolescents, et peut-être en auraient-ils pris l'habitude.» Il est exact, en effet, que jamais nos enfants, à ma connaissance, ne se sont saoulés. Je pense que cela est dû à cette expérience acquise très jeunes, grâce à l'indulgence de leur père : dès leur enfance, la noblesse du vin leur a été inculquée comme une valeur humaniste.

L'influence d'Ivan Borisovitch sur son fils eut d'autres manifestations. Boris était âgé d'une quinzaine d'années quand il s'enthousiasma, au lycée, pour la poésie et le théâtre, grâce à son professeur de littérature russe dont la femme, très belle, paraît-il, aurait été actrice avant son mariage. Pendant l'été qui suivit l'obtention de sa «maturité» (l'équivalent russe du baccalauréat), en plein milieu de la première guerre mondiale, il fit des essais dans une troupe de théâtre qui jouait en tournée un vaste répertoire, aussi bien dramatique que comique, et avait passé une saison à Ekaterinodar ; en compagnie d'une camarade de lycée, et en cachette de ses parents, il signa un contrat d'un an avec la troupe. La décision du jeune Boris était prise ; n'ayant pas le courage de faire ses adieux, surtout à sa mère, il résolut d'écrire à ses parents quelques jours après son départ, certain de pouvoir leur annoncer, un peu plus tard, la réussite qu'il espérait. Il bouclait donc sa valise, en cette fin d'été 1916, quand son père entra dans sa chambre. «Tu pars, mon fils ?» «Oui, père. Mes examens sont terminés. Toute cette année, je suis allé très souvent travailler au théâtre et j'ai signé un engagement d'un an avec la troupe. Si ça ne marche pas, je reviendrai dans un an, mais je dois partir ce soir : j'ai signé.» Son père le félicite : «C'est bien de suivre sa vocation. La langue russe est la plus belle. Servir le théâtre, c'est servir la civilisation», *et caetera*. Et de réciter devant Boris, ravi, des extraits magnifiques d'auteurs célèbres. «Alors, tu me comprends, père ! Tu aideras maman, pour qu'elle comprenne aussi...» «Mais oui, sois tranquille. Il faut suivre ta voie, si c'est bien ta voie. Maintenant, avant que tu partes, je voudrais que nous parlions un peu. Réponds-moi franchement, mon fils : est-ce que tu te sens du génie ? Oui, je dis bien du génie, car l'acteur, pour devenir célèbre, est soutenu par deux choses : d'abord, le désir de servir la beauté de la langue russe, avec une abnégation totale, et ensuite, surtout, le génie. Des acteurs, tu sais, il y en a beaucoup ; c'est un métier très dur, mais trop d'entre eux sont des cabotins, et pas des artistes ; et puis, il y a des artistes, mais ils n'ont pas toujours du génie et ils vont alors de déception en déception.»

Boris écouta son père, puis il parla de son professeur de russe, il cita avec flamme l'épouse de ce dernier, qui avait discerné chez lui le sens du théâtre et lui avait prédit une réussite prochaine. Il parla de ce début de révolution dont on attendait tant de choses, de la vie qui allait changer. Cela dura deux heures et, peu à peu, la baudruche de son rêve de théâtre se dégonfla : non, il n'avait pas de génie, oui, il avait agi par vanité et non pour servir la beauté de la langue russe - il n'y avait pas pensé. Mais il y avait Tania... une jeune fille de sa classe, aussi novice que lui, pour laquelle il éprouvait un vif sentiment et qui allait partir comme lui. Devant son père, il finit par admettre qu'ils étaient tous deux mineurs et que le contrat qu'ils avaient signé, sans autorisation de leurs parents, n'avait donc aucune valeur ; avait-il songé qu'il entraînait cette jeune fille dans une voie dangereuse ? Et la valise ne fut pas bouclée, les deux tourtereaux renoncèrent au théâtre... Boris se souvint toujours avec émotion et reconnaissance de cette conversation intelligente avec un père toujours très respectueux de son fils, mais vigilant : «C'était un sage, disait-il, il ne parlait qu'aux moments importants de la vie.»

La famille de la mère de Boris était originaire de la région de Tambov, au sud-est de Moscou. Les enfants étaient nombreux : sa mère, Nina Iosifovna Dimitriev, avait sept frères et trois sœurs (peut-être quatre, je ne sais plus). L'une d'entre elles, qui voyageait beaucoup avec son mari, offrit un jour à Boris un petit chien qu'elle avait ramené de France et qui reçut le nom de Sbogar parce que la tante avait dit, en roulant les *r* à la russe : «Regarde *ce beau gars* que je t'ai apporté !» Bien des années plus tard, Boris nous parlait encore avec émotion de son chien, grand amateur de framboises, avec qui il allait chasser et qui finit par mourir de vieillesse ; il avait aussi, dès l'âge de cinq ans, un cheval, Barine, et lorsqu'il fallut l'abattre, cela lui fit beaucoup de peine.

Boris passait ses vacances, avec sa sœur, dans la propriété de leur grand-père maternel. Ils y menaient tous deux une existence de rêve : le domaine était grand comme un département français, ou peu s'en fallait, semblait-il, à tel point que la région, aujourd'hui encore, a pour chef-lieu une ville qui porte le patronyme du grand-père de Boris ; il comptait vingt et un villages et deux rivières que l'on traversait à gué. La maison se trouvait complètement isolée lorsqu'éclatait un orage, et il arriva une fois à Boris de ne pouvoir rentrer au foyer, tant le niveau des eaux avait monté : parti pour une randonnée à cheval, il dut rester trois jours absent, à la grande inquiétude de ses parents, et lorsqu'il revint, tout faraud de son exploit, il trouva sa mère folle d'angoisse et sanglotant du bonheur de le revoir. «Ce jour-là, m'a-t-il raconté plus tard, tout a changé entre ma mère et moi. Une mère ne se trompe pas, elle sait quand son enfant court un danger. Comment se fait-il qu'elle m'ait cru en danger ? Ce n'était plus ma mère, c'était une femme comme les autres !» La confiance totale qu'il avait en sa mère céda alors la place à un sentiment de compassion protectrice : tout en continuant d'admirer son intelligence, il plaignait ses faiblesses et sa sensibilité féminine.

Boris voulait devenir médecin, à l'instar de deux de ses oncles maternels dont l'un était biologiste, professeur à Moscou, et l'autre généraliste. Celui-ci - son oncle Boris - l'avait emmené, dès l'âge de huit ou neuf ans, dans ses tournées à travers le domaine grand-paternel. Le jeune Boris se chargeait de la pharmacie ambulante qu'était la troïka de l'oncle docteur ; il fabriquait les potions, les cachets, pendant que son oncle menait ses consultations de village en village. Cette expérience a beaucoup marqué l'enfant. Il écoutait les paysannes dire entre elles, dans leur langage, leurs inquiétudes devant les symptômes présentés par leurs enfants, mais, lorsqu'il assistait à la visite, il entendait ces femmes répondre par la négative à toutes les questions que posait son oncle : les mots de température, diarrhée, sommeil, alimentation, ne suscitaient que des «niet, niet». «Mais pourquoi donc m'amènes-tu ton enfant ?» demandait le médecin. «Parce que le pope m'a dit de le faire.» Et le jeune Boris rapportait alors à son oncle ce qu'il avait entendu la maman dire à sa voisine : car elles parlaient bien de diarrhées, de vomissements, d'insomnies, mais dans leur langage populaire !

Le pope du village était en effet un personnage très important. Il devait assister à la consultation, revêtu des insignes de sa dignité, faute de quoi l'oncle Boris n'aurait pu ausculter ses patients : impossible de toucher le thorax, fût-ce pour une simple palpation, car la poitrine et le cœur sont lieux sacrés, où réside le souffle, donc le Saint Esprit. C'était l'époque du début de la prévention anti-tuberculeuse, entre autres, et les popes y préparaient leurs ouailles, les encourageaient à subir l'examen médical, voire à faire analyser leurs crachats. Aux vieillards qui s'y refusaient absolument, le pope disait : «Je serai là et je réciterai des prières, mais tu dois y aller : c'est pour la santé de tes petits-enfants.» Et de fait, pendant que l'oncle Boris auscultait les adultes, le pope chantait ses prières pour les libérer de l'angoisse du sacrilège.

Ce qui frappait le jeune garçon, c'était, à côté de cet aspect primitif, l'extraordinaire propreté des paysans, leurs isbas impeccables, leur linge de corps d'un blanc immaculé et leurs costumes du dimanche, aux vives couleurs, pour honorer le monsieur docteur qui, avec la permission de Dieu, soignait les corps. C'était aussi la dignité de ces gens, illettrés mais poètes, incultes mais intarissables en contes, en proverbes, en légendes, en récits historiques et patriotiques : tout cela, il ne le retrouva jamais ailleurs qu'en pays orthodoxe, que ce fût en France ou en Afrique du Nord. C'était enfin leur tolérance affectueuse vis-à-vis des enfants : avant de quitter la Russie, il n'avait jamais vu un enfant recevoir des coups.

Boris me racontait aussi que, parmi ces vingt et un villages, certains trouvaient leur origine dans les invasions venues d'au delà de l'Oural, en particulier les Mongols. Leur langue, leurs mœurs, leurs costumes étaient différents de ceux de la région ; les caractères ancestraux se conservaient de siècle en siècle et l'assimilation se faisait très lentement, notamment grâce aux mariages inter-communautaires et à l'expansion de la religion orthodoxe. La communauté grand-russienne était en effet très tolérante envers ces étrangers dont elle partageait les danses, les réjouissances : cela permettait aux jeunes gens de faire connaissance, toujours sous l'égide du pope qui était aussi, à l'époque, juge de paix et chargé de l'état civil.

Pour aller d'Ekaterinodar à la région de Tambov, il fallait une journée entière de chemin de fer, puis une journée de troïka. On traversait d'immenses forêts, l'hiver en traîneau, en gardant toujours un ou deux fusils à portée de main à cause des loups que l'on entendait hurler près de la route et qui, parfois, terrorisaient les chevaux et faisaient ainsi verser le traîneau : c'est arrivé une fois, mais l'histoire, heureusement, s'est bien terminée.

A Ekaterinodar comme à Tambov ou à Novorossiisk, Boris retrouva la même tolérance entre groupes ethniques différents. La région d'Ekaterinodar, peuplée de Cosaques, comptait également de nombreux musulmans et des Arméniens, ainsi qu'une minorité juive tolérée en dépit de l'antisémitisme traditionnel : les Juifs ne pouvaient pas être propriétaires terriens et se heurtaient à un *numerus clausus* dans les études supérieures, notamment pour accéder aux professions libérales (médecins, avocats), mais au lycée Boris se fit des amis dans toutes les communautés.

La famille Dolto était progressiste. Le père de Boris, de même que ses oncles maternels, très influencés en politique par les idées libérales, militaient en faveur d'une monarchie constitutionnelle. La France de 1789, la défense des droits de l'homme, tel était l'idéal que l'enfant entendait vanter à la table familiale. Un de ses oncles, avocat et fervent partisan de la réforme du Code civil, avait passé quelques années en prison à cause de ses idées : le service militaire pour tous, l'alphabétisation des adultes, l'école obligatoire pour les enfants. Son propre père, émule et ami de Menkievitch, avait également fait de la prison en compagnie de la femme de ce dernier pour des opinions que le gouvernement du tsar jugeait révolutionnaires et qui n'étaient, en fait, que progressistes et ne tardèrent d'ailleurs pas à être submergées quand la révolution arriva.

La prise du pouvoir par Lénine fut saluée avec un immense espoir par la famille Dolto, mais la révolution, commencée au nord, mit trois ans pour atteindre Ekaterinodar, plus au sud. Durant toute cette période, la circulation était devenue impossible, ce qui empêcha Boris d'aller faire ses études médicales à Moscou, ainsi qu'il l'avait décidé après avoir renoncé à sa vocation théâtrale. Comme il n'y avait pas de Faculté de médecine à Ekaterinodar, il entra dans une école d'ingénieurs, le Polytechnicum, où l'on obtenait un diplôme en trois ans. En effet, les études secondaires préparaient bien les jeunes gens au travail manuel et au métier d'ingénieur : dès leur entrée au lycée, tous les jours, pendant deux heures, les élèves travaillaient le bois une année, le fer l'année suivante, alternativement, et le baccalauréat comportait une épreuve de menuiserie et une de chaudronnerie-serrurerie dont le niveau correspondait au certificat d'aptitude professionnelle en France. Cet enseignement était rendu nécessaire, me disait Boris, par le fait que la plupart des paysans et des gens simples n'avaient pas fait d'études et que les patrons étaient donc obligés de former eux-mêmes les ouvriers qu'ils faisaient travailler.

Boris se trouvait en deuxième année au Polytechnicum d'Ekaterinodar quand il fut mobilisé par les Blancs dans l'artillerie de montagne. Son unité fut préposée à la défense des populations villageoises contre les hordes terroristes qui, sous prétexte de révolution, semaient le pillage et la destruction dans les campagnes avec un seul slogan : «Ni Dieu, ni tsar ! Tous patrons !» Révolutionnaire de cœur depuis son enfance, Boris fut horrifié par les sévices barbares infligés aux paysans : aucun raisonnement politique ne soutenait plus ce déferlement de violence, après plus de trois ans au cours desquels toutes les institutions avaient été mises à bas. Il contracta la fièvre typhoïde et, très malade, fut renvoyé dans ses foyers près de Novorossiisk où les vignerons continuaient d'ailleurs paisiblement leur travail, car la révolution n'avait pas encore touché la contrée. A peine guéri, il reçut une nouvelle affectation, cette fois dans la marine : ses études d'ingénieur lui valurent d'être préposé au gouvernail du navire amiral de Wrangel. C'est là qu'il devait assister à la débâcle, l'invasion par des hordes plus terroristes que révolutionnaires de cette région cosaque qui possédait - fait exceptionnel en Russie - une organisation interne démocratique autour d'un ataman élu au suffrage universel tous les cinq ans, avec permutation des terres cultivées et coopératives d'exploitation. En échange de ce statut particulier, qui avait été accordé au Kouban par Catherine II, les Cosaques du Sud Caucase s'engageaient à contenir en première ligne une éventuelle invasion des Turcs, toujours redoutés, donnant ainsi au gros des forces russes le temps d'arriver sur place. C'est pourquoi la révolution avait suscité un grand désarroi dans cette région dont les habitants, respectueux envers un tsar lointain qui ne les gênait guère, tenaient à leurs traditions d'autonomie et de démocratie.

Un beau matin, dans le port de Sébastopol, où toute l'escadre de Wrangel était bloquée, Boris vit arriver, avec un espoir que beaucoup partageaient, les unités de la marine de guerre française venues, pensait-on, au secours de l'allié russe. Mais c'est le drapeau rouge qui fut hissé sur le navire français où se trouvait le révolutionnaire André Marty, mobilisé dans la marine française comme Boris l'avait été dans la marine russe ; plus tard, il devait retrouver Marty, devenu député du cinquième arrondissement de Paris où Boris avait installé son cabinet médical, et cette double rencontre l'amusait beaucoup.

Les événements se précipitèrent. Peu avant la fin de la guerre civile, l'escadre de Wrangel put quitter Sébastopol pour une destination inconnue, qui s'avéra être Constantinople. Boris vécut de façon dramatique cet arrachement à sa terre natale. Armés de porte-voix, les bolcheviks haranguaient les marins, les appelant à abandonner leur navire pour rejoindre la révolution, à demeurer en Russie pour assurer le renouveau du pays libéré de ses tyrans ; mais ceux qui descendaient à terre étaient aussitôt fusillés, sous prétexte qu'ils avaient accepté d'être mobilisés dans les armées blanches. Ce n'était même pas qu'un chef en eût décidé ainsi : tout se passait dans la plus grande confusion, à bout portant. Boris connut alors le drame des marins et des officiers, viscéralement attachés à leur patrie et contraints de se résoudre à l'exil.

L'escadre passa plusieurs mois dans la rade de Constantinople, guettant les nouvelles venues de Russie. La vie était difficile : plus de solde, la nuit à bord, la journée à terre, à rechercher de menus travaux pour pouvoir manger. Boris raconta par la suite à ses enfants comment il était devenu docker sur le port de Constantinople. Toutefois, comme l'escadre possédait un magnifique navire-atelier, Boris eut l'idée de demander à son responsable de lui enseigner un métier manuel qui pourrait lui servir en Europe occidentale, où il serait vraisemblablement conduit à émigrer ; en quelques mois, ce contremaître pédagogue réussit à lui apprendre les rudiments du tournage et de l'ajustage sur métaux.

A la fin de la guerre civile, l'escadre rallia Bizerte, en Afrique du Nord, où les navires russes devaient être désarmés ; les équipages furent parqués dans des baraquements, et ce fut encore l'attente. Si je me souviens bien des récits de Boris, la Société des Nations envoya des experts qui proposèrent à tous les volontaires de s'engager dans la marine américaine, où ils conserveraient leur grade. Mais Boris désirait toujours faire ses études de médecine et, à défaut de Moscou, il voulait se rendre en France, à Paris, dans ce pays qu'il portait dans son cœur depuis son enfance. Dans l'immédiat, ne pouvant bénéficier d'une bourse de la Société des Nations - qui les réservait aux émigrés russes décidés à poursuivre leurs études dans des pays limitrophes de la Russie - Boris fut obligé de gagner sa vie ; il dut se résoudre à se faire embaucher comme ouvrier dans une mine de potasse à Gafsa, dans le Sud tunisien, en qualité de tourneur, grâce à l'enseignement qu'il avait reçu sur le navire-atelier de l'escadre russe.

Boris passa deux ans dans les ateliers de Gafsa. Il recevait sans difficulté des nouvelles de ses parents et leur envoyait des colis de nourriture et de vêtements, jusqu'au jour où le dernier lui revint avec la mention : «Les bolcheviks n'ont pas besoin des sales colis des pays capitalistes.» La frontière était désormais fermée, et Boris se remémora les paroles d'adieu de son père, avant qu'il ne partît rejoindre l'escadre, tandis que sa mère remplissait sa cantine de sous-vêtements chauds et - grâces lui soient rendues ! - de photographies et de souvenirs d'enfance : «Si la révolution triomphe, étant donné l'affreux désordre qui s'ensuivra, il n'y aura plus de place pour les enfants des classes privilégiées, pour au moins trente ans. Essaye de te faire une situation en Europe, quand la guerre sera finie. Tu parles français et allemand, tu es intelligent, instruit, adroit. Va, mon fils, et Dieu te protège. Moi, je reste : on aura besoin de techniciens âgés pour former des jeunes gens ignorants, mais enthousiastes. J'ai confiance dans l'avenir du pays, il sortira de son désordre actuel. La révolution était nécessaire.»

Tout se déroula comme son père l'avait prévu. Jusqu'à la déclaration de guerre, en 1939, Boris reçut chaque mois des lettres de ses parents ; sa mère ne s'y plaignait jamais de son éloignement, ce dont il lui était reconnaissant. «Ma très sainte mère, me disait-il, elle aurait été si heureuse de te connaître ! Elle m'écrivait qu'elle priait chaque jour pour que je trouve la femme qu'il me fallait. Et tu vois, je l'ai trouvée - et elle ne l'a pas su, la pauvre !» En même temps que les lettres, il recevait des photomontages tendant à «prouver» qu'à Paris, les médecins faisaient la queue chaque semaine pour recevoir leur nourriture, et son père se désolait à la pensée que son fils était dans le besoin, alors que lui-même n'avait pas de difficultés pour assurer son existence ; Boris avait beau protester, on ne le croyait pas.

Grâce à cette correspondance, Boris apprit le succès de sa sœur cadette, Larissa : celle-ci fut enrôlée dans les Jeunesses communistes et, comme elle était très musicienne, elle fut chargée d'assurer la conservation du répertoire traditionnnel de chants et danses du Kazakhstan ; la troupe folklorique qu'elle monta à cet effet fut primée et eut même l'honneur de présenter son spectacle au Kremlin. En 1934, après avoir passé sa thèse de docteur en médecine, Boris devait recevoir de sa sœur une épître comminatoire lui enjoignant de regagner son pays, qui avait tant besoin de médecins ; Larissa l'assurait que sa «trahison» - c'est ainsi qu'elle appelait son départ - serait pardonnée, à condition qu'il vînt s'établir au Kazakhstan, sous sa protection ; sinon, elle considérait qu'elle n'avait plus de frère. Boris répondit qu'il était installé à Paris, naturalisé français, et que leur destin était désormais d'être séparés pour toujours. Pourtant, il garda toujours la nostalgie de la Russie : le climat ensoleillé de sa Crimée natale, les vastes forêts de bouleaux, les longues randonnées de chasse et de pêche à travers le domaine grand-paternel, les visites chez les paysans où l'on mangeait le bortsch dans des assiettes creusées à même la table, la langue russe surtout, avec ses poèmes, ses proverbes, ses légendes que les vieillards racontaient aux enfants émerveillés, tout cela lui manquait et il en parlait en famille avec un mélange de joie et de regret.

A Gafsa, Boris se fit remarquer tant par son habileté que par son tempérament chaleureux. Il réussit à faire fonctionner une machine à glace qui n'avait jamais marché depuis dix ans et, à sa grande fierté, les premiers blocs de glace ainsi produits furent utilisés lors du transport à l'hôpital de Tunis d'un malade atteint d'une crise d'appendicite, qui put arriver vivant sur la table d'opération. L'un des ingénieurs de l'usine lui confia la responsabilité d'un grand tour importé d'Angleterre, très moderne pour l'époque mais resté inemployé car il était étalonné suivant le système anglo-saxon et le filetage qu'il permettait d'obtenir s'avérait inutilisable ; Boris établit un barême de correspondances avec le système métrique et, une semaine plus tard, le fameux tour était opérationnel ; le «jeune Rusko», comme on l'appelait, put ainsi fabriquer une vis indispensable pour réparer un superbe appareil photographique appartenant au directeur de l'usine, à la grande satisfaction de ce dernier.

Son accueil par les cadres n'avait pas été facile, car on voyait dans cet émigré russe un révolutionnaire clandestin et les ingénieurs se méfiaient de sa cordialité avec ses compagnons de travail et de la rapidité avec laquelle il apprit à parler l'arabe couramment ; il ne faut pas oublier qu'il venait d'une région de Russie où vivaient de nombreux musulmans. Après l'épisode du tour, cependant, l'un des ingénieurs s'intéressa à lui et lui prêta des livres français.

N'ayant pas encore réussi à obtenir son passeport de réfugié, Boris finit par décider de gagner clandestinement Paris, mais il avait besoin pour cela d'un certificat d'embauche. Grâce à la correspondance qu'il entretenait avec des émigrés russes installés en France, il reçut une feuille d'embauche au nom d'une fabrique de savon de la région parisienne. Sur le port de Bizerte, durant l'été 1922, il rencontra un infirmier, employé sur un cargo qui faisait la navette avec Marseille, et s'entendit avec lui : le régulier accepta de se faire porter malade et remplacer à son poste par ce Russe qui se disait parfaitement capable de tenir le rôle d'infirmier - ce qui était d'ailleurs vrai ; le voyage serait donc gratuit. La seule adresse dont il disposait pour l'accueillir était celle de la famille de l'ingénieur Josseron, qui vivait «tout près de Paris»... en fait à vingt-cinq kilomètres, à Carrières-sur-Seine. Son baluchon sur l'épaule, Boris fit donc à pied le trajet de la gare de Lyon à Carrières et fut reçu à bras ouverts par la famille Josseron, prévenue de son arrivée. Il put loger chez ces amis merveilleux et se mit aussitôt à rechercher sa savonnerie - mais il n'en trouva aucune trace. Il alla voir le «zimlitchok» (camarade) qui lui avait envoyé son certificat d'embauche sur un magnifique papier à en-tête : «Tu voulais une feuille d'embauche, et une embauche en plus ! Tu en demandes trop : le certificat, c'était déjà beau !» C'était d'ailleurs exact, car sans ce document, et sans l'adresse des Josseron, il aurait certainement été refoulé par la police à son arrivée en France.

Muni de son certificat de tourneur qualifié, reçu à Gafsa, Boris opta pour la mécanique. Il réussit à se faire embaucher chez Panhard, où l'on était fort mal payé, puis chez Peugeot où il passa une semaine, rebuté par la dureté des conditions de travail et la faiblesse des salaires. Il finit par entrer chez Renault, à Boulogne-Billancourt, en qualité de tourneur-ajusteur, chargé de réparer les pièces refusées à la chaîne, travail varié qui lui convenait parfaitement ; le principal inconvénient était l'aller-retour quotidien entre Boulogne et Carrières-sur-Seine, ce qui, même à vélo, était à la longue épuisant. Comme il tenait toujours à ses études de médecine, il avait choisi le travail de nuit et s'inscrivit à la Faculté dès qu'il obtint des papiers en règle (ce fut d'abord le passeport Nansen, puis en 1924 il demanda la naturalisation française qui lui fut accordée en 1929).

Après son arrivée en France, Boris ne tarda pas à faire connaissance de l'importante colonie russe émigrée à Paris. On se donnait des tuyaux, on se repassait de petits métiers occasionnels : ainsi, pendant plusieurs années, le jeudi et le dimanche, devint-il garçon de piste au Nouveau Cirque, puis au Cirque d'Hiver ; le soir, il faisait des remplacements dans les coulisses des Ballets Russes (il adorait la musique de Stravinski). Bien plus tard, quand il emmenait ses enfants au cirque, les nains du Charivari le saluaient joyeusement. Il connaissait tous les acrobates, dont il avait apprécié les débuts, et les dompteurs dont il admirait la sensibilité aux animaux ; grand amateur de cheval, il aimait converser avec les écuyers. Devenu praticien de médecine physique, il se fit une nombreuse clientèle d'acrobates, de prestidigitateurs, et même des danseurs classiques de réputation internationale qui venaient se faire soigner par lui à Paris et faisaient circuler son adresse entre eux. Il manifestait une grande admiration pour le travail des gens du spectacle, leur courage, leur autodiscipline, leur esprit de camaraderie.

Grâce à son travail à l'usine, Boris se fit également de nombreux amis dont les familles vivaient à la campagne et, dès qu'il bénéficia en 1936 des premiers congés payés, il passa ses vacances dans de petites pensions villageoises, voire chez l'habitant, consacrant son temps à la chasse et à la pêche qu'il aimait depuis son enfance. Jamais pourtant il ne voulut s'inscrire dans une société de chasse organisée, comme nombre de ses confrères médecins ; ce qu'il préférait, c'étaient les longues marches dans la nature, avec les paysans qu'il connaissait par la recommandation d'un camarade de travail ou qu'il avait lui-même rencontrés : car Boris était doué d'un tempérament ouvert et chaleureux, il parlait avec tout le monde et l'intérêt dont il témoignait envers ses interlocuteurs animait la conversation. Pour moi, plus tard, ces week-ends de chasse et de pêche furent une révélation de la convivialité, et une véritable école de vie pour les enfants qui s'endormaient en écoutant des histoires.

Dès qu'il eut reçu de son père son diplôme d'études secondaires (l'équivalent russe du baccalauréat), Boris s'inscrivit donc en Faculté des Sciences. Après une année probatoire, il commença sa médecine. Il avait alors trouvé une chambre dans un petit hôtel meublé du treizième arrondissement et ses économies lui permirent d'acheter (d'occasion) son premier meuble, un bureau qui ne le quitta jamais. Il fut très surpris que le programme d'enseignement, en première et deuxième année de médecine, ne comportât pas, comme en Russie, le massage et la physiologie des mouvements ; le secrétariat de la Faculté, où il s'inquiétait de cette lacune, lui répondit que cela n'était pas du ressort des médecins, mais des praticiens sans formation supérieure ; s'il tenait à s'initier à ces techniques, il n'avait qu'à s'inscrire dans une école de masseurs du Quartier Latin, qui organisait des sessions d'été sous l'égide de son directeur, le docteur Kopp. C'est ce qu'il fit, à la fin de sa première année de médecine (à l'époque, il était toujours ouvrier de nuit chez Renault).

Au bout de quelques semaines, le docteur Kopp finit par s'étonner des connaissances de ses élèves en anatomie, alors que d'ordinaire ils «nageaient» dans cette discipline. «C'est qu'on a un Rusko qui nous fait des sous-colles au café du coin : avec lui, on comprend tout. Il est formidable et il ne fait pas payer. Il est apprenti toubib, il paraît.» «Je veux le connaître, répliqua le directeur. Dites-lui de venir me voir.» C'est ainsi que Boris fit la connaissance du docteur Kopp, un Alsacien de Strasbourg, cultivé et chaleureux, dont la famille était venue en France après la guerre de 1870, et qu'il se lia avec lui d'estime et d'amitié ; Kopp n'ayant pas d'enfants, il considéra Boris comme son fils. Dès sa deuxième année de médecine, il fut engagé à l'Ecole Kopp comme professeur d'anatomie, ce qui lui permit de renoncer à son travail de nuit à l'usine. Il gagnait enfin bien sa vie, tout en exerçant un métier qui le passionnait ; dans la journée, il faisait un ou deux massages en ville et, durant la saison d'été, il partait travailler dans une station thermale. Il bouillonnait d'idées sur la kinésithérapie, le traitement par le mouvement - et non le massage, au cours duquel le malade reste passif.

En 1929, Boris reçut sa naturalisation française avec la joie et la fierté que l'on devine. Hélas, quand il arriva en troisième année de médecine, eurent lieu à Paris des manifestations xénophobes, des grèves au cours desquelles on scandait dans les rues : «La France aux Français !» Un décret passa, qui stipulait que les étudiants en médecine d'origine étrangère qui avaient bénéficié d'une équivalence du baccalauréat ne pourraient pas obtenir un diplôme d'Etat, mais seulement un diplôme universitaire ; il leur était en outre interdit désormais de pratiquer la médecine en France métropolitaine, mais l'exercice dans les colonies restait autorisé et, par la suite, la plupart d'entre eux partirent s'établir en Afrique du Nord ou à Madagascar. Boris, quant à lui, décida de repasser les examens français ; en comptant le baccalauréat, la propédeutique (à l'époque le PCN, physique-chimie-sciences naturelles) et les examens de première et deuxième année de médecine, il lui fallut deux ans. Ce délai forcé, qui découragea ses camarades, lui fut néanmoins profitable car il lui permit d'affiner sa connaissance de la langue et de la culture françaises et de s'intéresser à des matières auxquelles il n'avait pas, naguère, prêté assez d'attention ; il fut très heureux, notamment, de pouvoir s'initier à la philosophie, en compagnie de professeurs particuliers qui l'aidèrent à réussir l'examen. Un seul de ses camarades eut le courage et la patience d'en faire autant ; mais il n'était qu'en première année de médecine et sa femme, Russe émigrée comme lui et chimiste diplômée, pouvait faire vivre le couple alors que Boris était seul et obligé de gagner lui-même sa vie. Mais il était passionné de culture, doué d'une mémoire prodigieuse - je l'entendis souvent réciter des tirades entières aussi bien en russe qu'en latin ou en grec - et il considéra finalement que cette contrainte eut des résultats positifs.

Après cet entracte, il reprit ses études médicales en troisième année et, quand il eut obtenu les vingt certificats exigés pour avoir le droit de faire des remplacements, le docteur Kopp le prit comme associé dans son cabinet de médecine générale et de rhumatologie. Boris apprit beaucoup de ce praticien humain et intelligent. Il poursuivait parallèlement ses études médicales et, bien qu'il n'ait pas eu la possibilité de passer le concours d'internat, il acquit une grande expérience de la médecine physique grâce à son travail quotidien à la clinique gratuite de l'Ecole Kopp, dont il avait la responsabilité. Très tôt le matin, pendant ses études, il se rendait dans le service hospitalier où il était inscrit comme stagiaire et, avant l'arrivée des externes et des internes, il examinait lui-même les nouveaux patients qui lui étaient signalés par la surveillante de salle. Cela lui permettait de profiter ensuite au maximum de l'enseignement clinique dispensé, au chevet des malades, par l'externe, l'interne, l'assistant, le chef de service, selon un rituel qu'il évoqua souvent devant moi avec enthousiasme ; il nourrissait une grande admiration pour l'étendue du savoir des «grands patrons» et l'attention qu'ils consacraient au simple stagiaire qu'il était alors. Parmi ceux-ci, il me cita souvent les noms du professeur Widal, du professeur Gutman et, plus tard, du professeur Gaston Durand, avec qui il travailla plusieurs années et auquel il gardait une infinie reconnaissance.

La clinique gratuite de l'Ecole Kopp jouissait d'une excellente réputation qui lui valait de recevoir de nombreux malades envoyés par les différents hôpitaux parisiens, dont la plupart ne disposaient pas de masseurs bien formés. Boris les examinait lui-même en compagnie des étudiants de l'Ecole ; il décidait du traitement à appliquer et leur montrait avec soin comment s'y prendre, enseignant aux élèves à tenir compte de la morphologie particulière de chaque patient, de son état général, de son environnement professionnel, bref à s'occuper du malade et pas seulement de la maladie.

Boris passa sa thèse de médecine en 1934 et s'attacha ensuite, avec le docteur Kopp, à la transformation de l'Ecole française de Massage, comme on l'appelait à l'époque : ensemble ils fondèrent l'Ecole Française d'Orthopédie et de Masso-kinésithérapie, l'EFOM, dont Boris assura la direction pédagogique et le docteur Kopp la direction médicale et administrative, avec l'aide de son épouse. Le niveau exigé pour entrer à l'Ecole passa du certificat d'études à la première partie du baccalauréat ; la durée des études s'allongea à deux ans, au lieu de quatre mois, assortie de stages obligatoires dans les hôpitaux de l'Assistance publique et de la présentation, à la fin, aux examens du diplôme d'Etat de kinésithérapie. Peu de temps après cette évolution, le docteur Kopp mourut et Boris devint responsable de la direction médicale de l'Ecole, aidé par toute une équipe d'excellents professeurs.

A côté de son activité d'enseignement de la kinésithérapie, Boris dispensait également ses soins à la clientèle du cabinet qu'il avait ouvert. Travailleur infatigable, il se tenait au courant de tous les progrès techniques, cliniques, thérapeutiques ; il fréquentait les congrès internationaux où l'ancien «Rusko» représentait la kinésithérapie française de pointe, et s'attachait à toujours accompagner ses communications d'exposés pratiques et de documents (photographies, films, voire présentation de malades). Dès qu'il entendait une conférence intéressante, il n'avait qu'une idée : aller travailler quelques jours avec son auteur, échanger leurs expériences, assister à ses cours, le cas échéant, et ce, qu'il s'agît d'un médecin renommé ou d'un modeste kinésithérapeute ; il ne se trompait jamais pour apprécier la qualité d'un travail. Féru de neurophysiologie, à l'affût des découvertes physico-chimiques relatives aux muscles et à leurs mouvements, il s'intéressait de près aux techniques utilisées par certains manipulateurs de talent, bien que dépourvus de diplômes, et à la relation qui pouvait exister entre les résultats qu'ils obtenaient et les données les plus récentes de la recherche. Il lisait d'innombrables articles, que ce fût en allemand, qu'il parlait couramment, ou en anglais, qu'il se faisait traduire, et ne cachait pas sa joie quand il avait découvert un auteur remarquable, avec lequel il s'empressait de prendre contact.

Dans une profession où titres et succès provoquent tant de jalousies, je n'ai jamais vu Boris tomber dans ce piège. Jusqu'à la fin, il resta capable d'admiration, d'enthousiasme pour tout ce qui représentait un réel progrès de la médecine ; animé d'une extrême rigueur scientifique, il restait ouvert aux hypothèses, sachant par expérience toute l'importance de l'impact psychologique des maladies qui peuvent frapper l'être humain. Il était très attentif aux modifications physiologiques qui surviennent au cours de la croissance, tant en podologie qu'en orthopédie : combien ai-je vu d'enfants auxquels il rendit confiance en l'avenir après une grave opération ou des mois passés dans un plâtre ! Il savait faire participer ses patients à la réhabilitation de leur propre corps, leur donner le courage de se soumettre à des exercices dont il leur expliquait les fondements physiologiques et les implications sur l'organisme : combien de jeunes gens lui doivent d'avoir retrouvé la joie de vivre, en dépit d'infirmités irréversibles !

En 1939, Boris fut mobilisé comme médecin dans la territoriale, au nord-est de Paris. Lors d'une collision nocturne dont fut victime son convoi de ramassage de blessés, il fut gravement atteint, seul survivant des huit hommes de son unité. Replié lors de la débâcle dans la région du Lot, il ne tarda pas à regagner Paris et à reprendre, dès la fin de 1940, la direction de l'EFOM. Il devait d'ailleurs rester, après la guerre, le médecin personnel de la plupart des officiers de son unité, ce dont il n'était pas peu fier.

C'est en 1941 que nous nous sommes connus. Il avait lu ma thèse, parue en juillet 1939 (il lisait toutes les thèses dont le sujet lui semblait intéressant), et n'avait pas hésité à envoyer l'une de ses jeunes patientes, une fillette bègue, à la consultation psychanalytique que j'assurais à l'hôpital Trousseau, sous la responsabilité de MM. Cathala et Rouart. C'était en effet la première consultation de ce genre, dans le cadre du service neuropsychiatrique d'un hôpital général pour enfants. Ma vocation tirait sa source des écrits du docteur Trousseau, éminent pédiatre du dix-neuvième siècle dont j'avais lu au cours de mes études de pédiatrie, en quatrième année de médecine, les superbes exposés cliniques ; en dépit de la faiblesse des moyens diagnostiques dont on disposait à cette époque de grande mortalité infantile, j'avais été subjuguée par ses capacités d'écoute, d'attention, d'observation, à l'affût des symptômes les plus discrets, de même que par l'importance qu'il attachait à la relation entre la mère et l'enfant, à la part d'angoisse qui pouvait travestir les signes cliniques. Tout cela m'avait paru d'autant plus admirable que nous n'en entendions pratiquement pas parler dans les cours que dispensait la Faculté ; il faut dire qu'à l'époque, sur le plan thérapeutique, nous n'étions guère mieux lotis que les médecins du siècle dernier : l'apparition révolutionnaire des sulfamides et des antibiotiques s'est produite alors que j'avais déjà terminé mes études de médecine.

C'est donc grâce à cette petite fille bègue que j'ai pris contact, par lettre, avec le docteur Dolto. Plus tard, je l'ai rencontré chez des amis et sa façon de parler des malades m'a rappelé Trousseau. Cela se passait chez Robert Desoille, qui poursuivait alors des recherches sur le rêve éveillé : cette technique m'intéressait beaucoup, et Boris également. Elle permettait en effet d'obtenir, lorsqu'on traitait en psychothérapie des adultes qui ne rêvent jamais - cela arrive - des fantasmes extemporanés que l'on pouvait analyser comme des rêves ; de plus, comme cela se produisait en présence du thérapeute, il était très facile, grâce à des associations d'idées, d'étudier aussitôt l'origine de ces images, leur signification symbolique ou allégorique par rapport au thérapeute - bref, de faire l'analyse du transfert. La technique de la psychanalyse des enfants était très différente de celle des adultes, car les difficultés qu'éprouvent ces derniers à raconter leurs rêves empêchent le travail rapide d'analyse auquel on peut procéder avec les enfants, qui fantasment très facilement. Desoille m'en avait parlé : «Oui, oui, les psychanalystes, ça les intéresse, mais ils ne veulent pas se risquer à faire eux-mêmes des rêves éveillés !» «Pourquoi donc ?» demandai-je. «Je ne sais pas.» Il accepta volontiers de m'initier à cette technique et, comme il connaissait Boris par ailleurs (ils avaient coutume d'aller ensemble à la chasse, à la pêche, etc.), il nous invita un jour tous deux.

Cela se passait en 1941, et je fus surprise, au début, de rencontrer ce médecin, n'ayant pas tout de suite fait le rapprochement avec celui qui m'avait écrit et demandé de soigner sa petite bègue. Grâce aux Desoille, nous avons fait plus ample connaissance, puis nous nous sommes mariés en 1942. Nous avons eu trois enfants et la vie s'est poursuivie, marquée par le travail, les joies familiales et la passion pour notre métier, aussi intense chez lui que chez moi. Boris jouissait d'une excellente santé. Il travaillait sans relâche, passant une grande partie de ses nuits à lire toutes les revues médicales pour se tenir informé. En dehors de ses cours, à la préparation desquels il consacrait des soins minutieux, il avait eu l'excellente idée d'organiser, une fois par mois, des conférences pluridisciplinaires destinées à approfondir la culture générale de ses étudiants : pendant les deux heures que duraient ces conférences, il demandait à cinq ou six orateurs de parler une vingtaine de minutes chacun d'un sujet qu'ils connaissaient bien. Il mit ainsi le pied à l'étrier à beaucoup de jeunes gens qui, sans lui, sans ses encouragements, n'auraient jamais osé se lancer dans des exposés publics, aborder des thèmes qu'ils se jugeaient incapables de traiter autrement que par écrit. L'ambiance était animée, chaleureuse. Ces conférences attiraient non seulement les élèves et les professeurs de l'Ecole, mais aussi nombre de nos amis et des amis de nos amis ; on pouvait y entendre des philosophes, des physiciens, des psychanalystes, des gens de théâtre, etc. ; le programme, très varié, comportait toujours un exposé technique d'anatomie ou de physiologie, directement destiné aux élèves de l'Ecole, mais aussi des causeries littéraires, des témoignages ethnologiques, des récits de voyages, etc. Je me demande comment cet homme, qui n'a jamais négligé sa famille, pouvait déployer cette extraordinaire puissance de travail qui était la sienne, tout en gardant constamment un esprit ouvert, attentif aux gens et aux choses ; doué d'un discernement aigu, il était dénué de préjugés, accueillant envers tous, vivant, truculent, joyeux, concentré sans être secret, et néanmoins parfois insaisissable : c'était vraiment un être rare.

Boris consacrait le meilleur de son temps à son Ecole, soucieux d'éviter à ses élèves les bachotages inutiles inhérents à un savoir livresque qui ne s'accompagnerait pas du contact manuel du corps des patients : «Vos doigts doivent lire le message des muscles, qui vous en disent plus que le malade lui-même. Votre intelligence doit être dans vos mains.» Il avait également sa clientèle particulière, en rhumatologie et médecine générale. Il passait l'essentiel de ses soirées à lire des articles, à préparer ses cours, à rédiger des communications très appréciées dans les congrès et colloques. Où trouva-t-il donc le temps d'écrire ce livre, auquel il tenait au point de ne pas vouloir mourir, me dit-il, avant de l'avoir achevé ?

Il garda toujours un besoin viscéral du contact avec la nature, du silence de la campagne, loin de Paris : il partageait ses dimanches entre la chasse et la pêche et, pendant l'été, faisait de longues courses en bateau. Fin gourmet, il était très fier d'accomoder lui-même gibier et poissons, lors de repas joyeux où il aimait convier de nombreux amis. Lorsque nos enfants étaient petits, nous passions l'été en Bretagne (notre Catherine est née au Croisic), puis ce fut le Midi, près de la Méditerranée où Boris avait tant de souvenirs et qui lui rappelait le climat de la mer Noire. En 1951, au cours d'un week-end de Pâques, nous avons trouvé à Antibes une maison à partager avec ses propriétaires, un vieux couple qui évoquait tout à fait le grand-père et la grand-mère de *l'Oiseau bleu*, de Maeterlinck ; il avait pris sa retraite avant 1914 et sa femme, âgée de plus de quatre-vingts-ans et aveugle, racontait aux enfants, avec son accent polonais, des histoires terrifiantes qu'ils adoraient. Nous avons d'abord passé l'été dans la maison - c'étaient de lumineuses vacances - puis, après la mort du vieux monsieur, en 1964, nous avons pu l'aménager à notre goût. Boris y était très attaché et il devait rendre le dernier soupir à Antibes, le 27 juillet 1981.

Dans cette belle et simple demeure provençale, baptisée «Soledad», agrémentée d'un grand jardin ombragé et frais, nous avons eu tout le temps, Boris et moi, de poursuivre ensemble de longues conversations, chose qui nous était si difficile à Paris avec la vie trépidante que nous y menions ; aussi nous retrouvions-nous à Antibes avec un bonheur extrême. C'est là que Boris consacra six ou sept étés successifs à la rédaction de ce livre, où il mit tout son enthousiasme ; c'est là aussi que, grâce à son amie Marcelle Peillon - aussi passionnée que lui pour assurer la transmission de son savoir à ceux qu'elle formait avec tant d'intelligence - il eut la joie d'apprendre que Pierre Berès allait éditer son ouvrage : ce fut pour lui un grand moment.

Le dessein de Boris était de transmettre ses connaissances, de former des disciples, de susciter des vocations : à cet égard, *Le Corps entre les mains* peut être considéré comme son testament professionnel. A l'intention des kinésithérapeutes, des chercheurs, des médecins, même étrangers à cette spécialité, il présente les plus récents acquis de la science en physico-chimie et en neurophysiologie musculaire, osseuse et ligamentaire ; mais c'est aussi un prodigieux exposé de pratique manuelle, un trésor inépuisable pour répondre à toutes les questions techniques que peuvent se poser les kinésithérapeutes dans l'exercice quotidien de leur métier. Son enthousiasme communicatif aide à reprendre courage certains soirs où le praticien, fatigué et déçu par la rééducation de l'un de ses patients, trouve dans ce livre la solution du problème auquel il est confronté. Il est bien rare, en effet, que ce texte d'une exceptionnelle richesse ne puisse révéler au lecteur un point qu'il avait négligé et éclairer d'un jour nouveau la manière de soigner un patient et de sortir de l'impasse où il se croyait engagé.

Ce livre précieux, Boris Dolto l'a porté comme une mère porte son enfant ; les dernières années de sa vie en ont été illuminées, bien qu'il fût taraudé en secret par l'inquiétude de n'y avoir pas dit tout ce qu'il voulait de son expérience, de sa passion pour la kinésithérapie et la médecine physique - en fait, pour la médecine totale de l'homme, dont le corps n'est que le reflet d'une expression qui évolue dans l'espace et le temps, tout au long de son existence.

Françoise Dolto

LA KINÉSITHÉRAPIE
N'EST PAS
UN TRAITEMENT
PAR LE MOUVEMENT,
MAIS LE TRAITEMENT
DU MOUVEMENT.

CHAPITRE I

Le corps médiatisé

La notion qui intéresse particulièrement le masseur-kinésithérapeute est celle de système stable. Si l'on observe la manière dont un garçon de café jongle avec son plateau rempli de verres pleins, c'est d'abord à l'expérience, à la pratique, que l'on attribue cette performance. Cependant il ne s'occupe pas du niveau de ses verres : il parle avec ses clients tout en avançant, contourne les meubles et pas une goutte ne s'échappe de ses récipients. A l'évidence, cela se fait tout seul. Et même on sait que s'il surveillait attentivement du regard le niveau du liquide, ses performances ne seraient pas meilleures, au contraire. Tout comme en Aïki Do celui qui pense est immédiatement projeté au tapis. On ne fait pas d'acrobaties avec le cortex. L'habileté, l'adresse, la justesse du moindre de nos mouvements ne viennent pas de la pensée, ni même le plus souvent de l'apprentissage mais de l'action de circuits cybernétiques, libérés du contrôle cérébral, qui agissent par un phénomène de rétro-action. Ces circuits de commande automatique peuvent être individualisés sur le plan anatomique.

A LA RECHERCHE DE LA STABILITÉ

L'unité motrice, en anatomie, est constituée par un neurone moteur qui vient innerver un certain nombre de fibres musculaires. Mais un seul neurone n'innerve pas toujours le même nombre de fibres. Tout dépend de la fonction exercée par le muscle. Le grand fessier comporte deux mille fibres innervées par un seul neurone alpha*. Innervé de la même façon, un muscle de l'œil n'a pourtant qu'une ou deux fibres.

* Cf. chapitre III,

Au regard des commandes corticales, il y aurait deux variétés de muscles : les muscles du capitaine-cerveau et les muscles du pilote cervelet dans lesquels la rétro-action est plus nettement finalisée. Les premiers sont les muscles de la gymnastique, les muscles des athlètes. L'autre groupe est celui des muscles cybernétiques. Bien que mal connu, c'est ce groupe qui pour le masseur-kinésithérapeute est essentiel. Ce sont les muscles de l'agilité, de la promptitude, des prestidigitateurs. Ceux du premier groupe peuvent être dits muscles squelettiques périphériques. En les exerçant, « on se muscle », on augmente leur puissance. Ceux du second groupe, moins volumineux et invisibles sont ceux que le masseur-kinésithérapeute doit « situer ». C'est cette tâche en fait qui est essentielle et non la simple action physique de masser.

Lorsque l'on examine les muscles d'un prestidigitateur, l'hypotonie des muscles périphériques et le ballant des membres laissent une impression étonnante. Au fond, cela se conçoit, surtout en ce qui concerne les mains dont les muscles profonds semblent à l'aise sous le manteau des muscles découverts. Pour l'homme ordinaire qui ne fait pas d'exercice, l'entretien de sa musculature est le dernier de ses soucis; il laisse s'atrophier en premier les muscles profonds. La rétraction ligamentaire s'associe à la rétraction musculaire. La sensibilité fine disparaît, puis apparaissent des douleurs d'isolement, de sclérose.

Le premier examen doit donc s'adresser au contrôle des longueurs de tous les muscles. On note d'abord ce qui reste de valable et de relativement plastique au niveau des tendons, des grandes aponévroses. Il faut commencer par les régions les plus dociles, sachant bien que la répercussion ne sera pas seulement locale. Il faut saisir à pleines mains tous les téguments qui doivent devenir, même dans les pires situations, assez rapidement souples, décollables, indolents. A ce moment on explore chaque ligament en palpant et en bougeant l'articulation. La plante des pieds est alors interrogée : la vivacité du réflexe cutané plantaire est très riche en significations. Puis le marteau à réflexes renseigne sur les réponses du circuit neurologique gamma*.

Vient ensuite l'épreuve vaso-motrice, c'est-à-dire la recherche de la vasodilatation cutanée et l'épreuve d'un tracé histaminergique avec l'ongle si c'est nécessaire. A ce moment seulement le massage est utilisé pour obtenir une information qualitative de la peau et des muscles. Pour le patient, et son praticien, tout est alors pratiquement prêt pour l'établissement d'un dialogue intelligible, mais qui va se tenir dans une langue bien spécifique, afin d'éviter le dialogue de sourd qu'est le massage dit classique.

* Cf. chapitre III,

Vient ensuite le contrôle de l'activité cérebelleuse.

Comment procéder en pratique? Le patient doit d'abord passer l'épreuve suivante : tandis qu'il est *couché*, on effectue dans cette position une préparation rapide des pieds avec dégagement fonctionnel des muscles intrinsèques. On demande alors au patient de continuer à bouger les pieds et les orteils le plus intentionnellement possible; pendant ce temps le kinésithérapeute dégage la tête et le cou du patient. Le patient étant ensuite en position *debout*, on recherche le phénomène de la poussée de Foix et Thévenard jusqu'à ce que devienne évident le changement qu'éprouve le patient. Ce résultat s'obtient de la façon suivante : le kinésithérapeute imprime sur les deux omoplates une poussée inopinée qui vise à surprendre l'équilibre de la station debout du patient. Celui-ci, plus ou moins propulsé en avant, rétablit l'équilibre en contractant davantage les muscles qui répondent à la pesanteur, c'est-à-dire les muscles postérieurs du tronc. Puis on imprime une poussée sur la face antérieure du thorax en appuyant sur le sternum. Le patient est incité à basculer en arrière et constate qu'il lui est plus difficile de rétablir son équilibre que dans l'épreuve précédente. On peut aussi imprimer des poussées latérales, ainsi que dans la position à quatre pattes.

Au bout de quelques épreuves de ce genre, il s'établit une certaine égalité entre l'apparition du tonus musculaire stabilisateur et un tonus plus vif dans les muscles postérieurs du tronc. Le patient perçoit parfaitement le travail de ses muscles devenus plus efficaces et plus rapides à répondre à l'imprévu. Au malaise provoqué par les poussées, succède une assurance du patient en lui-même. Tout cela demande cinq à huit minutes, si le harcèlement thérapeutique est rapide, avec variations d'amplitude d'abord en souplesse puis de façon rigide. Dans un deuxième temps on opère une giration en entonnoir. Le patient est assis à la japonaise, puis debout sur un seul pied, puis sur la pointe des pieds, yeux ouverts puis fermés. Invites et ordres se succèdent de façon continue : *Sentez ce que vous faites, sentez, sentez mieux, mieux encore; raidissez, raidissez plus fort, lâchez un peu, raidissez de nouveau; yeux fermés, ouvrez-en un, ouvrez l'autre, faites attention aux deux extrêmes du champ visuel à gauche en même temps qu'à droite, en haut, en bas, la tête en avant. Votre sensation d'équilibre monte, pressez les pieds à plat sans décoller les talons, plus fort, sur la pointe des pieds...* Tantôt le patient est actif, tantôt il se sait protégé, tantôt il est bousculé et poussé.

Cette épreuve cérébelleuse élémentaire fait aussi l'inventaire cybernétique du tonus musculaire à travers l'activité du circuit gamma. On montre l'intérêt de la notion de stabilité, d'ajustement. Celle-ci provoque l'euphorie. Au cours de cet exercice le patient apprend qu'il reçoit en permanence des informations de son corps qui concourent à le lui rendre fiable, à le réinsérer fonctionnellement dans l'espace, à rendre son ajustement spatial plus adéquat.

NOTIONS DE BIOCYBERNÉTIQUE

Pour mieux comprendre ce qu'est la biocybernétique on peut se référer à une enquête faite sur ma demande par mon ami Émile Poussard, ancien champion de plongée, pour savoir quel était le corps de métier présentant le plus souvent des affections douloureuses lombaires. On pensait que c'était les travailleurs de force (débardeurs, terrassiers, déménageurs, etc.) qui étaient les plus exposés à ce danger. Mais il s'est avéré que ce sont les éboueurs, les ramasseurs de poubelles. En effet ils manient des objets de formes semblables mais dont le poids varie de cinq à cinquante kilos ou plus. Si dans cette profession la préparation cybernétique la plus élémentaire était proposée à l'apprentissage, le résultat serait tout autre. Si le signal d'action corporelle, qui amène à soulever la charge, partait de la sensibilité des mains et des doigts, cela pourrait éviter aux muscles lombaires des efforts imprévus, donc mal structurés et dommageables pour toute la colonne vertébrale.

Ainsi le guidage est une opération essentielle et universellement nécessaire pour que l'action atteigne le but pré-assigné. Autrement dit, dans la biocybernétique le guidage intervient à chaque instant pour régler l'exécution car il fait partie de l'action. Si l'éboueur savait cela, s'il était entraîné à ce guidage continuel dans l'exécution des actes élémentaires qui composent son geste, il serait en mesure de déclencher les contractions musculaires adéquates en réponses aux sensations venues du monde extérieur. En effet la résistance du matériau manié est jaugé par les doigts et la paume de la main associés. Pour cela, les organes récepteurs disposent de toute une chaîne de réflexes courts et longs qui, sans participation du cortex, peuvent en une fraction de seconde, commander un geste économique et efficace.

L'originalité de la cybernétique des sciences de la communication, c'est l'utilisation des chaînes à boucles fermées. Dans celles-ci une action en retour est exercée sur le signal de sortie par le signal d'entrée (phénomène de *feed-back* en anglais), réalisant ainsi l'asservissement du message à un but. L'écart entre la grandeur réelle et la grandeur escomptée conditionne à chaque instant l'action de la machine qui cherche à réduire cet écart. L'étude de la cybernétique, c'est-à-dire celle des contrôles automatiques, est une source d'enrichissement continuel pour la pratique de la masso-kinésithérapie. Le masseur-kinésithérapeute, invente, avec et pour le patient, une nouvelle manière d'être, d'être autrement. Ceci n'est possible que grâce à une nouvelle connaissance de soi. Le masseur n'impose rien, il n'éduque pas, mais élabore avec le patient les nouvelles conduites qui les satisferont tous deux.

Si le terme cybernétique existait depuis Platon, c'est Norbert Wiener qui a fondé cette science et A. Ducrocq qui en a fait l'application aux êtres vivants. Il a montré que les organes sensibles, récepteurs d'information, détectent l'écart entre l'état actuel, c'est-à-dire les manifestations cliniques et les probabilités du retour futur des comportements souhaités. Autrement dit la guérison quand elle est possible. Les muscles cybernétiques de l'homme correspondent aux servo-mécanismes du robot ou de l'ordinateur. Mais ces servo-mécanismes humains sont d'une extrême complexité. Leur action, bien que déterminée par leur finalité fonctionnelle et par des stimulations en grande partie extra-corporelles (gravitation, poussée déséquilibrante, gestes stéréotypés, obstacles imprévisibles) change sans cesse, comme la boucle gamma dans le tonus musculaire, pour faire face aux exigences du monde extérieur.

Comment faire accéder le patient au langage de son corps ? Le philosophe moderne A. J. Ayer a souligné l'importance des communications dans notre vie. Il remarque que nous communiquons non seulement des renseignements mais aussi des connaissances, des erreurs, des opinions, des émotions, des sentiments. De la même manière que nous communiquons la chaleur, le mouvement et la force, nous communiquons la faiblesse et la maladie. Car il y a des communications sans langage articulé. C'est ainsi que dans la relation entre le patient et le masseur s'effectue une sensibilisation progressive à l'imperceptible. Les psychologues ont remarqué depuis longtemps que le langage s'édifie sur tout un registre de communications sans paroles. Mais on s'interroge toujours pour savoir de quelle nature peut être cette communication. Est-ce une information de type cybernétique ?

De toute façon, pour le masseur-kinésithérapeute la recherche de la cybernétique para-corticale passe par la nécessité d'être sans cesse attentif au développement d'une sorte de sixième sens qui nous est indispensable. Dans la rencontre avec le patient, le regard, les intonations de la voix qui parle, le contact manuel, tout constitue des éléments d'information et d'échange qu'il faut engager dans chaque séance. Cette information, le patient, la malade, la triture et élabore sa réponse en retour. Tout cela conduit à l'informatique, dernière instance pour une décision commune dans le contrat qui nous lie au patient d'une façon cybernétique.

Il faut surtout éviter l'accoutumance, car elle neutralise la différence de potentiel qui soutient notre activité pendant le temps consacré à la séance. Du fait de la banalisation des informations, l'informatique tombe à zéro et au cours de la séance il ne se produit aucune modification de l'état antérieur. Un mot est souvent retrouvé dans le langage cybernétique : c'est la *redondance*, signifiant une abondance excessive de discours, de syllabes, de répétitions (par la parole, la mimique ou le geste). Cette surabondance facilite le passage d'un stimulus en le faisant mieux saisir, en soulignant l'importance de l'action exigée. Finalement les messages redondants sont des moyens utilisés pour rendre plus efficace l'action thérapeutique.

Le point essentiel dans la pratique est d'approfondir la structure de l'homme dans une optique fonctionnelle. Dérationnaliser l'homme doit être le premier souci du masseur-kinésithérapeute puisque sous l'angle cybernétique, toute activité corporelle s'effectue sans la participation du cortex. Seule l'activité et les réflexes médullo-sous-corticaux sont concernés. Un temps de dérationnalisation est absolument indispensable pour traiter efficacement une affection relevant de la médecine manuelle.

Le professeur Debré et le docteur Douady ont écrit dans un rapport : *A l'écolier il faut invinciblement l'agitation, le cri, la respiration violente, l'activité du jeu. Et cette activité un peu explosive et essentiellement libre n'est pas remplaçable par la leçon de gymnastique ni par l'exercice sportif car elle est la seule qui précisément met en jeu tous les muscles du corps dans un désordre utile...*

Le docteur Henri Wallon a écrit dans le même sens : *l'expérience des kinésithérapeutes a montré que certains enfants restaient, malgré cet apprentissage, en quelque sorte empirique du geste et malgré l'apprentissage spontané, mal organisés. Le nombre des muscles est tel qu'il y a plusieurs manières de marcher ou de rattraper son équilibre et certains enfants peuvent compenser complètement l'inertie de certains muscles par d'autres muscles qui ne devraient pas être impliqués dans le mouvement en question. Ces enfants marchent tout de même, mais en mauvaise position (très cambrés par exemple). Avec une consommation d'énergie plus grande il se fatiguent vite. Et quand il s'agit d'activités plus complexes, leur maladresse devient flagrante (saut, ski, patin ou danse) et la mauvaise organisation leur interdit ou leur rend difficile la pratique de tel ou tel sport... Aucun sport d'ailleurs ne peut les sortir de leur état car ils utilisent les muscles qu'ils connaissent, ignorant les autres et entraînant ainsi leur déséquilibre... (Habiter son corps).*

Il ne s'agit pas d'instruire, mais d'aider l'enfant dans sa recherche de ce qu'il connaît déjà mais dont il ne peut se servir. Henri Balland, médecin fidèle aux traditions de la gymnastique suédoise, raconte cette expérience : quand on s'adresse à un enfant scoliotique et que, du ton le plus persuasif on lui dit :

— *Comme tu te tiens mal! Regarde-toi dans la glace, tu es tout tordu!*, cet enfant se dit dans son for intérieur : *parle toujours; c'est toi et les autres qui me voient tordu, mais pas moi...*

— *Allons voyons, mon enfant, ton bassin est de travers, tu vois, cette hanche est trop en arrière et plus haute que l'autre ; cette épaule est trop basse. Nous allons corriger tout cela : tu vois, comme cela tu es tout à fait droit, c'est pas plus beau comme cela ?*

Et l'enfant répond : *non, monsieur, maintenant je me sens de travers.*

Il apparaît évident que l'image de l'apparence extérieure du corps et l'organisation de l'image corporelle de soi ne coincident pas obligatoirement.

Finalement tout a été dit sur les muscles de la motricité sportive et spectaculaire. Il reste tout à créer dans le domaine de la cybernétique corporelle. Cette autre motricité est intime ; elle ne peut être exhibée mais elle est vécue silencieusement en profondeur. Elle est subtile, difficilement accessible à notre perception et à nos sens, et difficilement maniable activement. Dans ces profondeurs on ne peut obtenir d'emblée la motricité « volontaire ». Il faut utiliser certaines postures en se servant des lois de la gravitation et des tensions qu'elles provoquent. Si l'on recherche l'équilibre temporairement rompu il faut éveiller dans ces muscles la renaissance des contractions perceptibles et introjecter par le sujet ; c'est seulement à partir de ce moment que leur action devient efficace, cinétiquement mémorisée.

LE CORPS, LIEU DANS L'ESPACE

Freud a montré l'importance de nos préoccupations relatives à l'intégrité de notre corps. L'élaboration du schéma corporel procède par morceaux. Depuis la naissance, satisfaction et frustration sont intimement liées avec la découverte du corps propre et de son environnement. En un même moment, l'enfant prend conscience des parties privilégiées de son corps dans ses relations avec ceux qui l'entourent. Au début de sa vie il croit être une partie du corps de sa mère ; puis arrive le stade du miroir qui s'établit entre les six et huit premiers mois. L'enfant découvre à travers son image vue dans le miroir qu'il ne fait pas partie du corps de sa mère, mais il est encore dans un état d'impuissance et d'incoordination motrice. Il anticipe mentalement la maîtrise de son unité corporelle. Par l'intermédiaire de la vue a lieu une intégration essentielle pour la structure de la personnalité : c'est l'aboutissement de l'antagonisme fondamental entre deux instances décrites par Jacques Lacan : *la tendance visant à quelque recollement des lambeaux d'un corps propre* d'une part, et d'autre part *la réalité soumise à un morcellement perceptif**.

* Jacques Lacan, *Écrits*, 1970, p. 100.

Wallon et Piaget ont mis en évidence le rôle des expériences vécues et des conduites enfantines dans la genèse des structures caractérielles étroitement liées au comportement du corps. Aux perturbations survenues lors de ces différentes étapes qui conduisent à l'élaboration du moi se superposent des troubles névrotiques d'adulte. Beaucoup de ces névroses présentent un caractère purement sensori-moteur ce qui justifie une kinésithérapie.

Valéry a écrit : *le corps dans sa peau occupe un volume mais il semble qu'à l'intérieur de ce volume existent des régions qui ont entre elles des connexions singulières. Les distances intérieures entre les diverses parties de notre corps ne sont pas de même espèce que les distances ordinaires. Il n'y a pas de distance déterminée entre deux points dont les relations ne sont pas privilégiées. Mes membres que je peux diriger et qui sont mobiles me semblent bien plus proches que mes viscères sur lesquels je n'ai aucun pouvoir. L'impression d'éloignement des différentes parties du corps est proportionnelle à la vitesse à laquelle ils peuvent être mobilisés et le temps qu'il faut pour les mobiliser. La grandeur relative des différentes régions du corps est fonction de l'habitude que nous avons de les toucher, de les voir, de les sentir. Je n'ai aucune idée des relations spatiales entre mon front et mon pied, entre mon genou et mon dos. Il en résulte d'étranges découvertes, ma main droite ignore généralement ma main gauche ; prendre l'une dans l'autre c'est prendre un objet non-moi**.

Cette description donne l'idée d'un corps fantasmé mais fragmenté, où les morceaux ne sont pas « reboutés ». De fait un masseur-kinésithérapeute fait un métier de rebouteux : il lui appartient de raviver l'ordre émotionnel dans la personne de son patient.

L'image du soi corporel se dessine morceau par morceau en constituant des zones privilégiées. Cette notion que l'on acquiert de son moi véritable n'apparaît que tardivement, à la puberté, et la plupart du temps incomplètement. Cette fragilité d'amarrage des éléments du puzzle corporel est bien connue. Au début d'une psychanalyse ou d'une relaxation par training-autogène, certains sujets éprouvent le fantasme angoissant que leurs mains, leurs pieds, leurs jambes, se séparent de leur tronc et s'éloignent à plus ou moins grande distance. La réintégration des morceaux s'effectue habituellement en dépit de ces inquiétudes. Les poly-accidentés, les poly-balafrés du ventre, les poly-fracturés font partie, en ce qui concerne le schéma corporel de la catégorie des « mal cousus » (dysraphiques). Le corps n'est plus alors un témoin rassurant de l'unité de la personne ni l'objet de la contemplation narcissique la plus immédiate. Il devient au contraire une cause de culpabilité et un objet de honte.

* Paul Valéry, *Réflexions simples sur le corps*, dans *Œuvres*, Éd. La Pléiade, t. I, p. 927.

Kafka exprime ainsi cette angoisse : *la solide délimitation du corps des humains est horrible.* Empédocle aussi a relevé cette menace d'éclatement : *l'homme se constitue au cours d'un combat entre la force de rassemblement et la force de dispersion, dans un grand travail de rassemblement.*

LE DIVAN DU MASSEUR-KINÉSITHÉRAPEUTE

Au cours de l'évolution animale il y a des stades caractérisés par un développement particulier de certaines structures du système-nerveux. Certaines de ces structures sont encore présentes chez l'homme avec un développement et une importance fonctionnelle plus ou moins grands. Selon l'image de Maclean*, l'homme possède en fait trois cerveaux superposés : le cerveau reptilien, le cerveau du cheval ou système limbique et le néo-cortex ou cerveau humain.

Premier cerveau

Les structures cérébrales dites reptiliennes font partie de l'héritage reçu par l'homme. Il s'agit de la partie centrale du tronc cérébral, de la plus grande partie du système réticulé du mésencéphale et des noyaux gris de la base. Il semble que ces structures soient le centre qui commande des comportements particuliers qui, d'un point de vue chronologique, seraient les plus anciens c'est-à-dire les plus automatiques et les plus instinctifs. Le plus archaïque de tous c'est celui de l'activité spinale, dite réflexe. Son langage moteur cybernétique est violent; il refuse toute négociation. C'est lui qui déclenche les crises de blocage comme le lumbago, le torticolis, les crampes. Il commande les actes d'agressivité impulsive, s'affole de tout et de rien.

Ce cerveau reptilien est activé par cinq types de récepteurs périphériques, visuels, cutanés, lombaires, articulaires et viscéraux. Il incombe au masseur-kinésithérapeute de réactiver ces récepteurs inducteurs d'éveil et instruments de régulations. Ces réactions spinales réflexes sont déclenchées par des étirements lents ou rapides, des secousses globalisantes, des pressions associées à la mobilisation tissulaire ou articulaire locale, comme les pressions pointées juxta-articulaires, des vibrations, des distorsions axiales qui sont réalisées par le masseur-kinésithérapeute selon différentes techniques.

* Paul Maclean, *Confrontations psychiatriques*, 1970.

Deuxième cerveau

En ce qui concerne le système limbique, le cerveau du cheval, MacLean pense que l'on peut considérer ce cerveau paléo-mammifère comme une tentative de la nature pour doter le cerveau reptilien d'une « calotte pensante ». Cette calotte a pour mission de libérer ce cerveau primitif de ses comportements stéréotypés inadéquats. La grande circonvolution, ou lobe limbique, découverte en 1878 par Broca, entoure le tronc cérébral dont l'axe est la principale composante du cerveau reptilien. A ce système limbique appartiennent l'hippocampe et les amygdales qui se trouvent liées à l'hypothalamus. Le système limbique, régit avant tout le comportement émotif. Une de ses missions les plus caractéristiques est la détection de l'inhabituel, du nouveau, de tout changement survenu dans une situation donnée. La seconde mission qui lui incombe est l'agencement d'un comportement approprié, somato-moteur et végétatif, en fonction de l'affect émotionnel.

Le masseur-kinésithérapeute utilise un langage différencié pour établir une communication avec chacun des trois cerveaux. En ce qui concerne le cerveau limbique la parole est toujours associée au geste manuel. C'est une parole aimable, utilisée dans une atmosphère paisible; une parole qui rassure et suggère sans hypnose, pour obtenir la réduction à la normale de positions inadéquates prises par certains segments corporels et pour parer les sensations douloureuses. Cet apaisement verbal conseille amicalement d'abandonner l'idée de douleur pour réagir sainement.

Des travaux récents ont en effet montré que la douleur est une maladie de la pensée. Car il faut distinguer le stimulus douloureux lui-même de sa composante affective. Généralement les deux sont liés mais certaines interventions neurochirurgicales peuvent les dissocier par déconnexion des lobes frontal et pré-frontal (topectomie). Le malade qui a subi cette opération pratiquée pour des douleurs intolérables le plus souvent d'origine cancéreuse, affirme qu'il continue de sentir la douleur mais qu'elle a perdu son caractère pénible. *Je souffre tout autant*, dit-il, *mais depuis l'opération je suis indifférent à ma douleur*.

Pour parvenir à cela le masseur, lui, utilise la parole et le geste. Avec le soutien d'une main statique il établit la position souhaitée, se contentant d'abord d'une position intermédiaire qui puisse être facilement tolérée, tandis que l'autre main, la main dynamique, glisse sur la région du corps qui demande à être apaisée, voire anesthésiée. Le dire monotone « terpnos-logos » des sophrologues du kinésithérapeute, les « paroles aimables » accompagne son geste qui doit être lent. La monotonie (plus juste : persuasive) des paroles vise précisément à faire accéder le patient à l'indifférence vis-à-vis de sa douleur. Ainsi se trouve conservé le seul souvenir de sensations douloureuses passées, justifiées certes, mais qui maintenant tendent à être conservées comme douleurs parasites, reliquat d'un passé périmé.

Enfin la douleur peut également être utilisée comme agent thérapeutique. Chaque fois que l'organisme subit un *stress* (terme qui signifie à la fois agression et parade à cette agression) il déclenche un signal d'alarme. Dès que ce dernier est émis, se mettent en mouvement des réactions salvatrices de l'organisme. En fait, lors d'un stress, les trois cerveaux sont alertés. Il est donc souvent nécessaire de l'utiliser pour stimuler les fonctions endormies. Cette « bonne » douleur n'est d'ailleurs pas unanimement acceptée par les patients. Des masochistes y trouvent leur compte mais il ne s'agit pas d'être dupe de leurs vœux. Pour les patients solidement organisés on signe un pacte d'agression acceptée pour qu'ils accueillent le mieux possible le bien-fondé de ce massage douloureux.

Troisième cerveau ou néo-cortex

Jusqu'à l'âge de pierre le mammifère humain eut peu de conflits à régler entre ses deux cerveaux. Mais à partir de cette époque, il y a environ cinq cent mille ans, la croissance du cerveau humain s'est faite si vite, selon l'expression de Judson Herrick, que le résultat est proprement pathologique. Le cortex humain est une sorte d'excroissance tumorale, un processus évolutif explosif. Arthur Koestler* précise pourtant que ce n'est pas l'accroissement quantitatif du cerveau qui est la cause des désordres mais l'insuffisance de coordination entre les trois cerveaux. Si nos fonctions intellectuelles s'accomplissent dans la partie la plus récente et la plus développée du cerveau, notre comportement affectif continue à être dominé par un système relativement grossier et primitif.

La mission du kinésithérapeute est de défaire ce qui, conventionnellement ou abusivement, a été fixé au cours du développement de la personne. Si ce travail est concret, au sens fort du terme, il n'est jamais ni machinal, ni mécanique. L'activité manuelle du masseur-kinésithérapeute est en fait une activité de l'esprit par la médiation des mains. Tout se passe comme si les mains étaient la conscience même du masseur. Elles incarnent l'activité d'une intelligence qui conjugue la demande du patient et le désir du thérapeute réhaussant celui du patient. On pourrait dire que de telles mains ne sont pas seulement manipulatrices; en œuvrant elles provoquent chez le patient le besoin d'un vis-à-vis, le désir d'un autre, en fonction duquel joue toute la relation thérapeutique.

* Arthur Kœstler, *Le cheval dans la locomotive.*

Quand le crocodile est mâté dans l'homme, cela se manifeste par la réduction de l'activité des muscles masticateurs. La décontraction, c'est-à-dire le repos actif, est confirmée quand les muscles masséters lâchent : la mâchoire tombe, les dents se désserent. Cela a été démontré par les chercheurs de l'école pavlovienne comme test d'instauration du repos actif. Le sujet perçoit alors une sensation de cohérence c'est-à-dire l'impression d'une union étroite des éléments du corps qui peut devenir si intense qu'elle chasse tout affect, tout souvenir, tout contenu de représentation de soi archaïque. Pour arriver à ce résultat le masseur doit lever la censure exercée par le néo-cortex. Cette censure est telle que les patients refusent longtemps de reconnaître l'amélioration due au traitement. Ce n'est qu'après de nombreuses séances qu'ils reconnaissent enfin que *cela va franchement mieux*. Cette réponse est issue du cerveau limbique (celui du cheval), mais elle n'est que difficilement autorisée par le cortex car on ne peut devoir à autrui sa propre guérison. En fait le malade guérit sûrement tout seul; mais il ne pourrait pas le faire sans nous.

L'expérience sensori-motrice qu'il acquiert au contact de celui qui soigne, a organisé en lui un remaniement fonctionnel ressenti comme sa propre trouvaille. En effet, le travail entrepris lui a fait découvrir des potentialités disparues ou encore inconnues de lui, qui l'ont rétabli dans son intégrité fonctionnelle. Ainsi les trois cerveaux coopèrent en symbiose réussie.

CHAPITRE II

Méthodes en masso-kinésithérapie

La massothérapie est-elle une science ? L'évolution historique montre que la massothérapie est une science de l'homme. Elle s'est progressivement constituée en discipline autonome à partir de la physiologie et de la psychologie. C'est une science profonde que de comprendre que toute perception, le plus souvent à notre insu, dépend de l'organisation de notre corps et se répercute sur le système musculaire. Nous vibrons souvent à la musique sans le savoir et nous appréhendons ces résonnances à travers nos muscles.

Le masso-kinésithérapeute est capteur d'esprit à travers l'être de son patient. Le problème essentiel de celui qu'on soigne est de comprendre le langage de son corps propre qui ne s'exprime pas verbalement. Au masseur qui doit soigner avec ses mains, apparaît à chaque instant le poids encombrant de la raison. Il faut en effet que le patient puisse se reconnaître sans mots explicatifs car ces mots n'auraient pas d'efficacité. Il ne s'agit pas de répondre à la question du patient : *qu'est-ce que j'ai* ou *de quoi cela vient-il ?* par une explication intellectuelle mais de l'entraîner et de le désenchaîner ainsi de sa raison raisonnante. La façon de toucher l'autre a pour but de dépasser dans ce corps la barrière de l'organe obstacle. L'organe obstacle à dépasser est cette peau qui, lorsqu'elle a perdu sa liberté, enveloppe le corps comme d'un écran qui ne reflète rien, qui adhère d'une façon propre à étouffer la chair au-dessous d'elle.

Depuis l'antiquité toutes sortes de massages ont été utilisés. Chaque découverte fait des promesses, vante la nouveauté, fait miroiter le secret de sa « méthode ». Tout agit tant que l'enthousiasme du masseur contamine son patient. Mais quand il commence à raisonner lui-même, le plaisir qu'il prend à masser s'émousse dans la pratique de son métier et il cherche de nouveau.

Nos ancêtres sont partis de la magie pour aboutir au stress-massage et à l'hydrothérapie complétés par les baumes, les pommades, les emplâtres, les lotions, empruntant leurs vertus à des éléments pris dans la nature; aux minéraux, aux animaux, aux végétaux et maintenant aux composés chimiques. Les autres sont partis de l'acte manuel; ils sont passés par la machinothérapie sous toutes formes pour arriver à la sophrologie, à la suggestion, au yoga, au zen. Mais en fait, le massage et la kinésithérapie en tant que médecine manuelle sont indissolublement liés dans la thérapeutique appliquée à l'homme parlant, pensant et souffrant.

La médecine dès les temps les plus anciens comportait trois spécialités : la médecine manuelle était représentée par les toucheux, les rebouteux, les infirmiers-masseurs; c'était les hommes de main. La médecine psychologique était représentée par les sorciers, les exorciseurs. La médecine médicamenteuse enfin qui, partie des plantes, utilise actuellement la chimie hautement spécialisée, organique ou biologique.

Au Moyen Age il s'est opéré une distinction, un clivage entre deux utilisations différentes de la main. A partir du mot Kheir, qui veut dire main en grec, on a formé le mot chirurgien (Keirourgon) : celui qui a la main armée d'un instrument, celui qui médiatise le contact avec l'opéré. Le mot manus, qui veut dire main en latin, a été gardé pour les métiers manuels où la main ne s'arme alors que de mots ou de paroles qui l'accompagnent dans son activité thérapeutique. Le massage reste avant tout l'art de la main et Freud d'ailleurs a mis très longtemps à chaque séance sa main sur le front de ses patients.

En masso-kinésithérapie il arrive que la main du masseur soit envoyée par sa conscience avec la mission préétablie de saisir telle ou telle information que la conscience lui impose en quelque sorte d'avance : *tu sentiras cela.* Ce pragmatisme est redoutable car, dans ce cas, la main n'est pas messagère, mais une pince qui va chercher ce qu'on lui ordonne d'apporter. Cette manière d'agir fausse absolument la relation thérapeutique. Mais il arrive que la main soit véritablement une messagère. La main va alors déployer toute sa finesse comme un radar au contact du corps palpé et déjà traité du patient.

Soit un patient en procubitus dont on palpe les muscles postérieurs du tronc. Le premier examinateur touche et établit la carte des secteurs; les uns sont contracturés, d'autres tendus, d'autres infiltrés, les uns sont froids, d'autres chauds. Ensuite deux ou trois autres masseurs palpent le même sujet. Puis le premier refait sa palpation et trouve tout différent, tout changé, tout modifié. Les palpations les plus élémentaires sont donc capables de modifier le damier musculo-cutané du dos, des lombes, du pelvis. Le toucher simple est celui par lequel les mains sont libres de récolter le perceptible et d'informer le cerveau de leurs découvertes quitte à modifier leurs démarches, sous l'influence de directives en provenance du cerveau.

SÉQUENCES DES TECHNIQUES

Le toucher

Machiavel disait : « tout le monde sait voir mais peu de gens savent toucher ».

Toute la peau qui recouvre et limite l'organisme est capable de nous informer immédiatement du contact qui se produit entre les objets extérieurs et nous. Mais seule la main doit être considérée comme le véritable organe du toucher. Broca disait que la main est propre à une foule d'usages, qu'elle peut atteindre tous les points de la surface du corps et constitue l'instrument du toucher par excellence. Toucher tous les points du corps c'est déjà un acte rassurant car il permet éventuellement de confirmer l'intégrité de ce corps en fait vécu, à fleur de l'inconscient, comme morcelé. La peau et le système nerveux dérivent de l'ectoderme.

Seule la main est touchante et touchée. Jean Brun dit que la main constitue un micro-organisme chargé de nos désirs, de nos craintes, de nos espoirs, de nos émotions, partant à l'aventure pour sonder la distance qui sépare chacun de nous de ce qu'il n'est pas. Il ajoute que *le toucher implique la volonté et le désir de suivre une surface et d'épouser une forme... Le toucher ausculte, pour ainsi dire, le corps étranger; c'est pourquoi la main qui touche est une main qui explore un contour, tâte une consistance, enserre le volume, décèle ou apprécie une chaleur.**

C'est donc la conscience qui, à travers la main et jamais sans elle, va toucher.

Car le patient désire être touché pour sortir de cette impasse où la maladie l'a égaré. Or en même temps il redoute les mains qui le touchent. Cette ambiguïté, doit être bien connue et bien comprise dès avant le premier contact dont la complexité est si particulière. Le toucher provoque la méfiance car toute intrusion compromet l'intégrité corporelle au moment ou le patient appelle et redoute à la fois le secours souhaité. *Qu'est-ce que vous allez me faire? Vous ne me ferez pas mal?* Même lorsque ces paroles ne sont pas prononcées, elles sont pensées.

Si des paroles peuvent être touchantes, c'est bien parce que des gestes de la main peuvent être éloquents. Que les corps parlent, nous le savons depuis longtemps. Klossowski** dit que le corps est capable de gestes qui font entendre le

* Jean Brun, *La main et l'esprit*, 1963, p. 97.
** Pierre Klossowski, *Les lois de l'hospitalité*, 1953.

contraire de ce qu'ils indiquent. Une main qui repousse ne peut le faire sans offrir sa paume. La main d'ailleurs fait peur : tantôt elle caresse et parle, tantôt elle tue, et parfois dans le même temps. Tout cela est présent dans l'inconscient du malade, mais il ne peut l'exprimer en paroles, et souvent alors, il le mime.

Le masser

Le toucher et le masser participent du même sens. Autrement dit, l'expression caresse manuelle, utilisée par les psychologues et les philosophes, représente pour nous le massage. Elle est nettement séparée de l'érotisme ou de la pornographie. Le massage, tout comme la caresse, peut être un attouchement qui cherche à rendre à celui qui souffre le calme perdu. Ces considérations sont indispensables parce que le comportement psycho-affectif fait partie de la réalité quotidienne.

Le massage qui se veut apaisant tente de ramener le patient à lui-même, même lorsqu'il ne s'appartient plus et qu'il ressent vivement la dispersion de son unité vivante; c'est-à-dire lorsque, à la manière empédocléenne, il craint la rébellion de « membres chéris ». Si le massage avec ses techniques gestuelles variées opère une conversion du malade afin de lui faire quitter le chemin qui le liait au traumatisme, la main qui le touche lui offre alors la paix et le repos. En remplaçant le mot caresse par le mot massage, on s'aperçoit que le massage console, tente d'établir un contact avec autrui, contact que les mots sont impuissants à établir. Dans ce contact le sujet extérieur n'est pas réduit à la fonction d'objet.

Sartre dans l'*Être et le néant* montre que la caresse n'est pas un simple effleurement mais qu'elle est un façonnement. *En caressant autrui, je fais naître sa chair par la caresse sous mes doigts. La caresse est l'ensemble des cérémonies qui incarnent autrui.* L'échec dans la relation massothérapique c'est l'établissement d'un rapport tel que le geste de la caresse ne serve à n'entrer en résonnance qu'avec le corps. Il faut dépasser la barrière de l'organe obstacle qu'est le corps.

Et c'est sans doute parce que le toucher dépasse infiniment le tactile, tout comme le charnel déborde le musculaire, que la main du masseur invite le patient à s'affranchir d'un dysfonctionnement afin de parvenir à caresser le rêve d'une récupération ou même un idéal de guérison.

La première séance doit être presque entièrement consacrée à l' « abtract », néologisme qui désigne la libération des adhérences qui relient la peau à la chair, c'est-à-dire aux plans sous-cutanés : muscles, périoste, capsules articulaires, tendons. La « cellulite » constitue l'une des pathologies les plus fréquentes et pourtant encore obscure, qui peuvent affecter ces régions. Des travaux récents ont montré qu'il s'agissait non pas d'un œdème des espaces lacunaires sous-cutanés mais d'un gonflement considérable par pénétration du liquide plasmatique dans les cellules hypodermiques elles-mêmes. Cette distension des membranes cellulaires est considérée comme la cause probable du volume boursouflé « en peau d'orange » et de la douleur si particulière à ces affections que l'on rencontre presque exclusivement chez les femmes en période d'activité génitale.

A côté de cette affection dysmétabolique et hormonale, il existe une autre pathologie non moins obscure dans ses origines. C'est le phénomène d'accolement ou d'adhérence des surfaces conjonctivo-membraneuses.

Des patients des deux sexes en sont atteints, tout particulièrement dans les gouttières rachidiennes, dans les régions sous-occipitales et lombo-ilio-sacrée, autour des genoux et surtout dans le syndrome de la polyarthrose progressive décrit par Françon et Weissenbach. Il est donc très important, dès le premier examen, de procéder à la recherche de ces carapaces fibro-conjonctives.

Le rachis cervical, avant tout le reste, doit être massé et mobilisé étage par étage, pour vérifier la mobilité des vertèbres. Dès que le rachis cervical est examiné, c'est aux pieds que le masseur doit s'intéresser. C'est ensuite la région lombo-sacrée qui doit être examinée par le toucher périphérique en glissant tangentiellement sur la peau. Puis il faut palper en profondeur pour déceler, grâce à des pressions mono ou bi-digitales, les contractures isolées qui cèdent parfois à ces pressions profondes localisées.

Mais ce massage n'a pas de sens s'il ne s'associe pas à une mobilisation minime plus ou moins rythmée des segments osseux aux points d'insertions des muscles considérés. Il faut surtout contrôler soigneusement la mobilité libre entre la tête et le cou. Au lieu de tractions, le patient étant assis, il faut presser avec une main sur le sommet du crâne dans la direction de l'axe du rachis cervical. L'autre main effectue pendant ce temps le massage des muscles para-épineux avec de petits mouvements de rotation latéro-flexion du cou. Le patient est invité à répondre à chaque pression axiale par un redressement-extension, c'est-à-dire une contre-pression du rachis dans son ensemble. C'est seulement lorsque la liberté cervicale a été obtenue que peut être entrepris le massage des membres. Le rachis cervical décontracté ouvre la possibilité d'agir aussi bien sur les épaules que sur les pieds.

Il y a plus de dix ans Pol le Cœur et Jean J. Hariga dans l'équipe de Guy Tardieu ont entrepris le traitement des raideurs musculaires d'origine centrale, de type spastique, par des injections locales de novocaïne puis d'alcool à 35° au niveau des points moteurs.

Renonçant à l'anesthésie tronculaire, ils ont pratiqué des injections à l'endroit où le nerf pénètre dans le muscle, c'est-à-dire aux points moteurs indiqués par les électrologistes.* Si on se souvient que le réflexe idio-musculaire est d'autant plus clairement obtenu que les percussions sont faites le plus près possible de ces points, on comprend l'intérêt de ce travail. En massothérapie il est possible d'effectuer sur ces points des pressions vibrées et profondes, perpendiculaires aux téguments de la région à traiter. A ces niveaux on rencontre soit une douleur vive sur une zone musculaire, soit une dureté traduisant une contracture, soit une simple tension-infitral plus ou moins douloureuse. On commence à effectuer une vibration circulaire limitée et l'on note l'étendue de la tension ou de la contracture. Cette pression doit aboutir à une anesthésie franche ou à la disparition de la tension anormale. Après avoir apprécié manuellement ces points clés quant à leur douleur et à leur degré de contracture le masseur peut s'aider de l'appareil kinésonde de René Morice; les pressions et vibrations sont de quelques secondes et suivies de relâchement. On recommence ainsi plusieurs fois.

Ainsi pressions et dépressions, associées aux vibrations, font céder les contractures locales. Ensuite on demande au patient, sous contrôle de la pulpe digitale en action, de faire très lentement une contraction isométfique sans forcer, puis de la relâcher.

Il en est de même pour les muscles spinaux paravertébraux, surtout pour ceux du plan profond, une fois le lieu d'action trouvé, c'est-à-dire cette contracture découverte grâce à la pression vibrée. Le travail du masso-kinésithérapeute doit être accompagné d'un mouvement minime des muscles du patient, mouvement volontaire, qui vise à étirer en ouvrant ou en fermant la zone coincée. C'est ce qui est fait en particulier dans les dorsalgies lumbago — sans sciatique — avant le début de la souffrance des racines lombaires L3, L4, L5. Mais en plus, dans le lumbago, la détorsion, dans le sens contraire au sens douloureux, doit être tentée par l'autre main du masseur. Il est évident que dans la région du rachis, les points moteurs sont très voisins sur ces muscles courts, mais le massage suit les mêmes règles que pour les membres. Pressions appuyées et relâchées sont associées à la détorsion, rotation et latéroflexion. Mais le massage seul n'est pas suffisant. Le patient doit participer au travail, guidé par le kinésithérapeute, par des mobilisations intentionnelles des « segments mobiles » du rachis au fur et à mesure de la décontraction musculaire.

Dans la pratique du massage des points moteurs, ceux du cou, qui sont

* Le masseur doit toujours se référer à ce tableau des points moteurs qui doit être à la portée de son regard dans son cabinet de travail.

abondants et touffus, revêtent une importance particulière. Le cou et les pieds sont solidaires pour tout homme debout. De plus toute la statique lombo-pelvienne et dorsale s'ajuste d'autant mieux que les pieds et le cou remplissent parfaitement toutes leurs fonctions.

Un lynx avec un cou raide ne survivrait pas quarante-huit heures dans la forêt, disait Moïse Feldenkrais. Les troubles respiratoires, les dorsalgies, les soucis lombaires et pelviens ainsi que la régulation du tonus musculaire ne peuvent être correctement traités que si l'on tient compte de l'importance de ces liens entre le cou et les pieds. Il est surtout important de s'en souvenir quand on constate une cervico-discarthrose chez un sujet jeune bien avant que la région lombaire ne présente d'indices arthrosiques. Il est encore plus surprenant de constater la tolérance qu'ont certains sujets jeunes à l'hyperostose cervicale. Les compressions qui lui sont dues, signes objectifs de la maladie, n'apparaissent parfois que dix ans après le début de l'affection. Le massage de routine peut alors dépister précocément bien des troubles divers touchant la motricité, quoique encore muets cliniquement.

FONCTION ET STRUCTURE

Le mot fonctionnel fut introduit pour la première fois dans le dictionnaire de Bescherrelle en 1845 pour désigner la qualité d'une chose dont la forme convient parfaitement à sa destination. La médecine a longtemps porté une attention exclusive à l'anatomie. Avec le développement de la physiologie le médecin ne s'attache plus seulement au corps dans son harmonie figée; il ne voit pas le muscle mais sa fonction contractile. Les travaux de Claude Bernard et de Charles Scott Sherrington offrent à la physiologie des possibilités illimitées : l'étude de tout ce qui se modifie ou se transforme; en un mot les fonctions.

La masso-kinésithérapie est d'une certaine manière la contemporaine de ces mouvements intellectuels qui ne peuvent la laisser indifférente. Il n'est pas illusoire de penser que la masso-kinésithérapie nous donne le moyen de déchiffrer d'une manière nouvelle le langage le plus antique de l'humanité : l'expression corporelle.

La motricité d'une façon générale peut être envisagée selon trois aspects :

Je fais, correspond à la motricité intentionnelle corticale.

On me fait, c'est ce qu'on a coutume d'appeler la mobilisation passive.

Ça se fait, représente ce qui est lié au réflexe polysynaptique, réflexe mis en œuvre par exemple lorsqu'en cas de faux mouvement on cherche à se rattraper; geste qui concerne la biocybernétique.

Quelques exemples cliniques peuvent illustrer ces affirmations. Dans certaines situations un adolescent atteint d'une poliomyélite à localisations multiples arrive à faire des mouvements qui peuvent paraître surprenants, d'après le testing musculaire. Ceci est un très bon exemple de ce que l'on entend par fonctionnel : on peut constater que cela fonctionne mais on ne peut pas toujours dire comment. Maurice Merleau-Ponty décrit un autre cas de malade atteint de troubles cérébelleux. Celui-ci est incapable de désigner une partie de son corps, d'effectuer sur commande un mouvement élaboré tel que fléchir un doigt ou une jambe. Par contre il peut faire face à toute situation concrète, prendre un mouchoir, saisir son nez ou sa cheville : il dispose de son corps « phénoménal ». Là où ce patient échoue c'est quand il considère son corps, comme un objet parmi d'autres, occupant une place entre le mur et la table dans un espace objectif. Il peut vivre son corps, non se le représenter. Ceci démontre bien que le corps représenté est une construction secondaire qui se surajoute à la réalité du corps vécu et qui peut, dans certains cas, se défaire.

F. J. Buytendijk, dans son livre sur la motricité*, fait l'observation suivante : un jeune malade subit un traumatisme de son nerf radial droit au niveau du coude. Son bras droit immobilisé est traité par ionisation et soumis à des examens électriques. Dès que ceux-ci permettent de conclure à la guérison complète on entreprend les massages et la mobilisation passive. Mais toute tentative d'obtenir une mobilisation commandée reste vaine. Le kinésithérapeute tente de faire prendre un crayon : la main reste pendante. Découragé par les échecs, le kinésithérapeute demande un nouvel examen médical. Médecins et kinésithérapeutes finissent par conclure qu'il s'agit d'un malade qui ne « veut pas » guérir; ils envisagent de faire suivre une psychothérapie à ce malade supposé hystérique. Le jour suivant cependant c'est un autre kinésithérapeute qui s'occupe du malade. Il écoute attentivement les doléances du patient contrit de ne pouvoir guérir. Fonctionnaliste sans le savoir, il ne demande pas au patient de relever son poignet; il effectue un massage soigneux, éprouve les différentes sensibilités ligamentaires. Puis sans solliciter aucun mouvement qui puisse être formulé en termes anatomiques, il présente un caillou au blessé, lui demande de le saisir et de le jeter. Le miracle se produit : pour jeter ce caillou le poignet se redresse. La réaction émotionnelle se manifeste par des pleurs, le malade répétant avec insistance : *je vous jure, ce n'était pas exprès*, étreint par ses sentiments de culpabilité comme si on pouvait lui reprocher d'avoir voulu duper ceux qui avaient cherché par tous les

* *Attitude et mouvement*, 1967.

moyens à le sortir de l'impasse. Il s'agit là d'un bel exemple de l'instantanéité du fonctionnel.

Un autre cas comparable peut être rapporté. Une vieille dame de 78 ans souffrait d'une névralgie cervico-brachiale et d'une douleur de l'épaule droite. En réalité la douleur était localisée au niveau du muscle sus-épineux. Massage et mobilisation segment par segment avaient rapidement calmé la douleur. La vieille dame dit alors : « Merci de m'avoir débarrassée de cette douleur qui traînait depuis deux ans, mais ne peut-on me rendre l'usage de ma main? Je n'arrive à la manœuvrer qu'avec ma main gauche et c'est humiliant de me montrer de la sorte ». En fait il s'agissait non d'une épaule bloquée mais d'une tête humérale considérablement arthrosique, en hachette de hallebarde. La patiente pouvait élever le bras à la verticale sans rotation mais non le soulever en rotation interne. La flexion rythmiquement balancée du bras, le coude arrivant au niveau de la tête, permettait en le fléchissant d'amener la main sur la tête puis de la descendre et de toucher les lèvres avec les doigts. La séance avait duré quinze minutes; il ne restait plus qu'à réveiller les muscles du membre supérieur qui s'étaient relativement solidarisés pour éviter la douleur de l'épaule à la rotation interne de la tête humérale.

Ces quelques observations illustrent le passage de la cinétique à la cinématique fonctionnelle, c'est-à-dire de la motricité pure aux directives utilitaires. Ces directives sont toujours à rechercher en collaboration avec le patient. La règle d'action n'est ni pédagogique, ni éducative, mais structurée du dedans et non imposée de l'extérieur. Nous ne devrions pas considérer le patient comme réduit à son anatomie, sans initiative fonctionnelle.

Si l'on se réfère à certaines thèses structuralistes, la réparation d'une fonction ou d'un système se réalise grâce à une double opération : le découpage, qui consiste à faire l'inventaire des divers éléments utilisables; l'agencement qui est l'élaboration, en collaboration avec le patient, d'un nouvel assemblage à partir de ces éléments hétérogènes (conséquence de troubles moteurs traumatiques, ou dégénératifs). Cette démarche est typiquement structuraliste parce qu'elle compense une certaine carence de moyens par une ingéniosité extrême dans la redistribution des restes.

Ne nous trouvons-nous pas dans une situation analogue avec notre thérapie manuelle? Elle est le recours après une maladie, un traumatisme, une déviation squelettique (scoliose, cyphose...) quand les fonctionnements sont perturbés. De même que le bricoleur parle au moyen des choses, le masseur-kinésithérapeute parle lui, au sens fort, au moyen de massages, de mimiques, de gestes dans une relation de réciprocité parfaite avec son patient. On a trop longtemps considéré la kinésithérapie comme un bricolage au sens péjoratif du terme. Elle était ramenée à une série de manœuvres apprises et bien codifiées : pétrissage, effleurage, tapotement, percussion... De plus cette thérapeutique était supposée s'adresser à un être diminué dont les perspectives étaient limitées. On y recourait souvent en désespoir de cause; on tentait quelque chose pour voir ce que cela allait donner : « cela peut toujours servir; on peut encore essayer la mécanothérapie ».

Les découvertes récentes en neuro-physiologie ont heureusement montré combien ces « manœuvres » étaient aveugles ou plutôt mal codées. On a « pris conscience », en effet, qu'une seule de ces manœuvres pouvait avoir des implications musculaires très différentes selon les cas. Il s'agissait donc de sortir de ces pratiques stéréotypées et de créer un véritable langage gestuel suffisamment riche et souple pour qu'il permette au kinésithérapeute et à son patient de formuler des messages cutanés musculaires intelligibles ou de les recevoir dans leur intégrité. De même avec le développement qu'a pris ces dernières années la physiologie neuro-musculaire, la psychologie, les anciennes formules qu'on avait trop longtemps dispensées au masseur-kinésithérapeute telles que : *inspirer confiance au malade; avoir de l'ascendant et de l'autorité, encourager à la guérison, etc.*, se sont avérées inopérantes et dérisoires. Heureusement, car loin d'avoir l'influence pédagogique qu'on espérait, elles faisaient du patient l'objet parasité d'une thérapie aliénante.

FORME ET SENS

La perception tactile d'un objet tenu entre les doigts comprend de nombreuses esthésies provenant d'abord de la pulpe. Après les perceptions cutanées viennent les perceptions musculo-collagènes, les sensations articulaires des doigts, du poignet, du coude, de l'épaule, de la colonne vertébrale. Ces sensations cutanées nous confrontent à nos limites extérieures. Si le masseur-kinésithérapeute s'applique à percevoir ses propres effets musculaires et les attitudes de ses propres segments articulés, la distance et la dimension de ce qu'il s'applique à modifier s'effacent et la forme de « l'autre » recouvre une nouvelle réalité. Il se produit un état nouveau : *la chair du patient et les mains du masseur ne font plus qu'un tissu.* On a l'impression qu'il se produit effectivement des interférences entre la forme et le sens, source de perceptions nouvelles dans lesquelles il devient impossible de reconnaître les sensations originelles.

De même tout alité, qui à la suite d'une agression microbienne, traumatique ou allergique, « s'étale », perd les contours qui le structurent, perd aussi le sens kinesthésique, vasopresseur ainsi que la perception précise de la gravitation. Le malade qui a affaire à la kinésithérapie est libéré en premier lieu de cet immobilisme qui a provoqué en lui une sorte de dissolution qui s'est surtout traduite par la perte des rapports entre la forme et le sens. L'intervention de cet « autre » rétablit l'ordre des choses et apporte au malade le sentiment de revivre, de se retrouver*.

La théorie de la forme** a pris avec raison l'habitude de ne pas séparer la perception de l'action. La perception prépare l'action; elle est destinée à rendre possible l'adaptation de l'être vivant à son milieu. La réaction d'une contraction musculaire n'est réellement déclenchée que par la perception proprioceptive d'une opposition au geste que l'on se propose d'exécuter.

Dans certains cas, des énergies qui ne peuvent être mobilisées au début du travail sont sollicitées de proche en proche — comme s'il s'agissait de couches successives de la personnalité dans son expression motrice — et finissent par concourir à la réalisation de l'action. Le patient ressent les épisodes de cette action comme directement en rapport avec les efforts qu'il y consacre, et sa valeur humaine lui apparaît comme mise en cause par le succès ou l'échec. Il est partagé entre deux tendances opposées : satisfaire son ambition pour avoir une meilleure image de lui-même; la restreindre pour éviter les échecs et obtenir à moindre frais le succès de la guérison. Le succès ou l'échec sont ressentis plus vivement lorsqu'ils ont un témoin, surtout si ce témoin sait et est capable d'aider et de suggérer. Le masseur-kinésithérapeute non seulement est ce témoin qui sait, mais celui qui peut jouer le rôle de témoin attentif. Ce témoignage partie intégrante de notre métier, a encore plus d'importance que le savoir appris. En somme, cette attitude d'assistant-témoin est destinée à relever le niveau du moi profond du patient. La conséquence de cette thérapeutique c'est une tranquillité de conscience, la double satisfaction d'avoir réussi une expérience et d'avoir acquis un mouvement nouveau. Le patient cherche à fuir la responsabilité de son insuccès, à incriminer les circonstances, à invoquer une difficulté quelconque (douleur, paresse, rigidité, faiblesse difficile à vaincre) au lieu de reconnaître sa passivité négative dont il

* Tout malade immobilisé devrait toujours être traité (en plus du traitement médical approprié) soit par « mouvements imaginés », soit microcynésies de toutes les régions du corps les unes après les autres, soit par des contractions isométriques brèves. Quand les médecins comprendront-ils l'aide considérable que peuvent leur apporter des kinésithérapeutes dûment formés et travaillant de concert avec eux au service des malades et des traumatisés, alors qu'ils sont encore plâtrés. De même, la kinésithérapie serait d'un grand secours pour les femmes en gestation.

** La « gestalthéorie » énonce qu'une perception est le plus souvent la perception d'un ensemble, d'un tout structuré, qui précède la perception des détails. La perception de ce tout informe la perception des parties du tout.

ignore le plus souvent les causes profondes. Parfois, bien au contraire, le patient feint de mettre l'échec sur le compte de l'indifférence qu'on lui manifesterait, plutôt que sur celui de son inaptitude. Dans ce cas, on le voit souvent reprendre la recherche dès qu'il ne se croit plus observé. Le repli sur soi-même, l'enkystement, élève une barrière de protection entre la thérapeute, témoin exigeant, et le moi du patient. Le patient n'est pas toujours dans son tort et le kinésithérapeute doit repenser son attitude en fonction des possibilités réelles de son patient. Peut-être a-t-il stimulé trop vite un désir de réussite qui est surtout imaginaire et ainsi a-t-il découragé son patient. Au lieu de l'aider à travailler, de l'encourager selon ses aptitudes réelles, à les exercer; au lieu de lui faire découvrir des mouvements fonctionnels compensatoires, d'insister sur les performances, il a peut-être laissé son patient opter pour la médiocre solution qu'est la fuite dans la maladie ou dans l'infirmité. Autrement dit, il faut réfléchir sur le « comment » de l'acquisition, sur la qualité des moyens. Il ne s'agit pas d'une demande aveugle, sous prétexte que dans un cas apparemment semblable, ce moyen a réussi. Il faut suivre la méthodologie structuraliste qui opère par découpage, puis agencement.

Cette rigueur méthodologique se retrouve encore dans la façon dont on comprend le rôle de l'expérience. Si l'individu réussit à produire par des mouvements particuliers un effet intéressant, il n'a pas seulement acquis ces mouvements particuliers, mais aussi une structure cause-effet, susceptible de certaines transpositions. Toute expérience thérapeutique de la fonction motrice comporte d'emblée une quantité de variantes. Toute acquisition d'une motricité nouvelle, même lorsqu'elle est stimulée par le désir d'identification, n'est véritablement obtenue que grâce à la ressemblance structurale des gestes. Au cas où le thérapeute a réussi à l'introduire chez son patient. On y trouve un passage graduel ou parfois immédiat à la pleine intelligibilité de la leçon tirée de l'expérience personnelle. Le pur formalisme des attitudes stéréotypées réduit les formes humaines à un « matériau bougeant », informe finalement parce que non signifiant. Le découpage structuraliste, phase du raisonnement, doit permettre de dégager le lien qui existe entre le système des formes (gestiques posturales, d'attitude, de comportement, et un système de sens (qui ne s'attache qu'au comment du problème).

Pierre Aboulker disait : *on ne recueille que ce que l'on accueille*. Effectivement, au fond, le malade sait déjà ce qu'il lui faut, ce qui lui est salutaire, même s'il est, pour mille raisons, incapable de nous le dire. La minutie est nécessaire si nous voulons, à la manière de Michael Balint, faire du patient pendant son traitement, notre complice à « responsabilité limitée »; qu'il s'agisse de troubles étiquetés : nerveux, hystériques, fonctionnels, organiques ou cybernétiques. Notre rôle n'est pas de faire le diagnostic, mais d'obtenir de celui qui a la charge du diagnostic le feu vert pour démarrer le traitement masso-kinésithérapique : « Allez-y, il n'y a pas de lésions organiques évolutives. » La rigueur du diagnostic est souhaitable tant pour le contrôle des suites du traitement que pour consacrer toute notre attention à la récupération de la santé sans hésitation et sans qu'aucune spéculation ne nous influence ni ne nous gêne. Le traitement masso-kinésithérapique sera d'inspiration structuraliste si on substitue à la recherche d'analogies terme à terme comme flexion, extension, rotation interne, rotation externe, etc., la recherche des homologies globales codées de gestes signifiants.

MÉMORISATION DANS LE PROCESSUS D'ÉVEIL FONCTIONNEL

Il ne peut y avoir de recettes ni de conseils stéréotypés en kinésithérapie. Néanmoins trois points essentiels ne doivent pas être perdus de vue. Ils ont pour but de mettre en jeu les processus de fixation-mémorisation pour parvenir à l'éveil des fonctions que l'on s'efforce de solliciter.

D'abord il faut se souvenir que l'homme est intérieurement marqué par les divers épisodes de sa vie et que la perception qu'il en a les dévalorise consciemment ou inconsciemment. Mais un fait capital a été démontré par Zeigarnik en 1927. Si l'on distingue deux cas : celui où l'expérience vécue a été achevée et celui où elle a été interrompue avant que ne cessent les tensions mises en jeu, on remarque que dans le premier cas, l'aboutissement obtenu fait disparaître les tensions. Mais alors la fixation du souvenir est labile. Par contre, si l'activité a été interrompue avant que n'ait été atteint l'effet recherché, la fixation mémorisée est tenace et sera d'autant plus persistante que les tensions étaient plus fortes. C'est ce qu'on appelle *l'effet Zeigarnik*.

Deuxièmement, il faut toujours tenir compte de la difficulté de l'exercice prescrit. Une tâche demandée, même avec un arsenal considérable d'encouragements, ne doit pas dépasser certaines limites. En parlant de la marche des paralysés, Pol le Cœur disait qu'il n'est pas possible d'entreprendre un exercice si l'effort qu'il suppose est rapidement épuisant. Le prix d'un mètre parcouru peut être ruineux pour un patient. Tout art kinésithérapique consistera à évaluer les limites de chacun, les respecter et jamais les enfreindre.

Enfin il faut préciser l'influence de la répétition. Elle n'est pas une condition indispensable à la mémorisation. Les expériences de Gottschaldt nous ont mis en garde contre la notion simpliste d'imprégnation automatique. La répétition peut créer des occasions favorables à une organisation mais elle n'est efficace que dans la mesure où ces occasions sont mises à profit; par exemple chez un acrobate, un prestidigitateur, un danseur chez qui les gestes professionnels exigent une grande dextérité.

La masso-kinésithérapie est une activité complexe faite de la succession d'opérations mentales et gestuelles. Mais avant de voir ces opérations, il faut dire un mot de leur fin. Derrière l'apparence de morcellement clinique elle est de reconstituer un objet qui est l'homme entier. Ceci implique naturellement qu'on apprécie l'ensemble somato-psychique de chaque patient de façon à tenir compte dans cette reconstitution des règles de fonctionnement de cet objet humain.

En pratique palper du regard ou des mains, écouter le discours, recevoir tout ce que l'objet-personnage du patient affiche ou nous donne à percevoir, c'est en fait recevoir de lui la réponse à cette espèce d'onde radar que nous émettons, nous, thérapeutes. C'est pourquoi nous devons être essentiellement réceptifs. Tout cela assure un lien d'interdépendance nécessaire entre patient et thérapeute; relation d'alliance à double courant qui est une véritable complicité.

On peut admettre que l'action rationnelle de la masso-kinésithérapie se développe sur deux plans à la fois. En accroissant la part des édifices théoriques et en élaborant les patterns, les schèmes, les modèles intuitifs qui lui donnent prise sur les réalités concrètes. L'intuition joue un rôle dans la compréhension des phénomènes à condition toutefois que celui qui utilise son intuition ait une formation scientifique et notamment une connaissance de la physiologie et de la physiopathologie. L'intuition ne relève certainement pas du « pifomètre ». Intuition vient de *intueri* qui signifie regarder attentivement. Bergson la définissait comme une *sympathie avec l'objet de connaissance.* L'intuition rationnelle veut dire en fait perception des rapports et à ce titre elle s'intègre parfaitement à la démarche structuraliste. Évidemment l'anatomie est toujours impliquée comme modèle des structures sous-jacentes. Elle doit être considérée comme une référence toujours d'actualité.

Il est certain que l'on doit s'écarter des images intuitives dès que l'on a saisi le processus des réalités cliniques. A ce moment quand les mouvements du passé sont orientés, les rapports établis entre le présent et le passé, le futur anticipé, la situation thérapeutique doit marquer un long terme d'arrêt pour ratifier la nouvelle organisation réalisée.

PRATIQUE DES MOUVEMENTS IMAGINÉS EN KINÉSITHÉRAPIE

L'immobilisme est une disposition à se satisfaire de l'état présent des choses, à refuser le mouvement ou le progrès. Les prétextes qui font adopter ces états d'immobilité sont nombreux :

— prétextes psychiques de découragement; abandon du corps contraint à la passivité totale;

— l'immogilisme peut être imposé chez les traumatisés, les opérés;

— il peut être dû enfin à des paralysies centrales ou périphériques.

Quelle qu'en soit la cause, l'immobilisme s'installe souvent avec trop de facilité. L'inertie se substitue à l'activité. Mais il arrive que l'immobilité totale soit exigée par le chirurgien après certaines réparations délicates. Le trouble majeur qui se manifeste alors précocement est l'atrophie musculaire et osseuse. Ainsi celles du quadriceps et du deltoïde sont déjà évidentes quarante-huit heures après le traumatisme.

Dans tous les muscles immobilisés, on le sait bien maintenant, le pattern moteur s'émousse très rapidement. C'est en quelque sorte une perte de mémoire de chacun des muscles. Cette perte du projet cinétique s'accompagne nécessairement de troubles trophiques de l'élasticité (rétraction et atrophie). Les messages de position des segments de membres, qui sont issus de l'articulation, s'estompent.

Devant toutes ces modifications il fallait bien proposer une attitude thérapeutique. C'est Pavlov qui l'a fournie en montrant que la pensée, l'imagination, la représentation mentale pouvaient produire de minimes contractions des muscles. En 1914 Spirtov a pu faire les premiers enregistrements de ces micro-mouvements de la main quand ils sont seulement pensés. E. Jacobson, avec un galvanomètre à corde, a enregistré les potentiels d'action dans les mouvements imaginés. A. Z. Pouny a même procédé à un entraînement des sportifs par les mouvements imaginés pour le saut à la perche et le saut en hauteur et a ainsi obtenu de remarquables améliorations des résultats. Tous ont été surpris de constater que ces épreuves imaginées provoquaient l'accélération des pulsations cardiaques et des mouvements respiratoires, l'augmentation des échanges gazeux et l'élévation de la pression artérielle. La représentation mentale de l'acte moteur chez des malades atteints de lésions cérébrales accompagnées de troubles moteurs a sensiblement amélioré les résultats thérapeutiques, à condition que la relation symbolique entre gestes et mots ne soit pas perdue.

De même à Moscou, dans un service de traumatologie, tous les blessés ont été soumis aux exercices corporels imaginés des membres fracturés. Pour les membres fracturés plâtrés on commençait par donner des descriptions anatomo-physiologiques des régions traumatisées. On faisait ensuite la répétition sur le membre non atteint. On déclenchait des mouvements isométriques — raidir, lâcher — et isotonique — fléchir, étendre. Après la synchronisation des commandes et des gestes on s'occupait des membres plâtrés avec de nouvelles explications et des précisions pour l'exécution des mouvements imaginés.

On a constaté qu'au début les mouvements imaginés étaient presque toujours précédés d'une apnée respiratoire, attribuée à la concentration de la pensée. Des tracés de contrôle électromyographiques étaient enregistrés par des électrodes cutanées à travers les ouvertures dans le plâtre. Lors des contractions imaginées le cœur s'accélérait de cinq à huit pulsations par minute durant vingt à vingt-cinq minutes. Le rythme respiratoire augmentait de deux à trois mouvements par minute. Mais toutes les épreuves étaient exécutées sans que le blessé ne ressente aucune fatigue, ni douleur.

Les points essentiels de ces expériences sont les suivants :

— les mouvements imaginés sous plâtre s'accompagnent toujours d'un potentiel d'action enregistrable dans les muscles qui participent à l'effort;

— pendant ces exercices imaginés on ne constate pas de perturbations circulatoires ni respiratoires (sauf au début pendant les premières séances);

— on constate habituellement l'absence de raideurs et de contractions à la sortie du plâtre. Le temps de consolidation est sensiblement plus rapide, et les amplitudes motrices sont bien récupérées. Les exercices imaginés étaient pratiqués, en plus de la gymnastique, durant quinze à vingt minutes, deux fois par jour.

Le mouvement imaginé est valable dans toutes les atteintes de la motricité quelles que soient leurs causes ainsi que chez les alités immobilisés pour des raisons variées. Et après tout, l'idée n'est pas neuve : depuis Icare l'homme vole, saute et court en rêve. Il peut donc, avec un peu d'effort et sans fatigue, imaginer une motricité.

ENTRAINEMENT MUSCULAIRE PAR CONTRACTIONS ISOMÉTRIQUES BRÈVES

Bien des différents ont pour cause l'emploi d'un mot dont la définition est ambiguë et désigne plusieurs objets à la fois. Il en est ainsi en physiologie lorsqu'on parle de fatigue, d'effort, mais surtout de travail.

Le travail a pourtant une définition bien précise pour les physiciens qui le définissent comme étant le produit d'une force par son déplacement. Les premiers auteurs qui ont assimilé l'organisme humain à une mécanique ont étendu l'emploi du mot travail à l'activité musculaire.

Dans le cas de la contraction isotonique (flexion, extension), la comparaison est tout à fait valable puisqu'il y a effectivement un déplacement, un travail mécanique extérieur. Il n'en est pas de même dans la contraction isométrique sans déplacement au cours de laquelle il n'apparaît pas de travail mécanique proprement dit.

D'ailleurs l'indignation de Solvay qui en 1904, dans une lettre adressée à l'Académie des sciences, parlait du *prétendu travail statique des physiologistes* est parfaitement justifiée. Mais Richelet fait du mot travail le synonyme du mot action. C'est en effet bien dans ce sens qu'il faut l'entendre.

C'est sans doute à cause de ces querelles que les physiologistes n'avaient pas laisser ce problème franchir le seuil de leurs laboratoires, jusqu'à Th. Hettinger tout au moins. Jamais, avant lui, le phénomène isométrique, contraction statique sans déplacement, n'avait été proposé comme un élément utile, sinon indispensable, de l'entraînement sportif ni préconisé aux thérapeutes de clinique neuromusculaire.

Si nous voulons confronter l'effet produit par la contraction isométrique et celui de la contraction isotonique en utilisant l'unité temps/travail comme notion de base, aucune comparaison n'est possible. De nombreuses contractions s'effectuant contre une résistance faible peuvent demander le même travail qu'un petit nombre de contractions s'effectuant contre une forte résistance. D'autre part, la force maxima possible lors d'un mouvement isotonique est beaucoup plus faible que la force qui sera atteinte par une contraction isométrique.

Comme il est impossible d'imaginer une contraction strictement isotonique et d'évaluer la force utilisée pour sa réalisation Hettinger n'utilise dans ses expériences que les contractions isométriques.

Quelle stimulation est nécessaire pour accroître la force musculaire ? De nombreux auteurs avec Roux en 1895 puis Petow, Linzbach et Besnak en 1944 ont envisagé ce problème. Ils ont établi que ce n'était pas en augmentant le nombre des mouvements que l'on augmentait la force musculaire, mais en intensifiant la résistance à l'effort proposé.

Pourtant rien n'avait été précisé ni recherché pour déterminer le stimulus minimum indispensable pour augmenter la force musculaire d'un homme.

Pour combler cette lacune, en faire l'étude expérimentale, Muller et Hettinger*

* Die Trainir Barkheit der musculature, *Het W Physiologie*, 1955.

ont choisi d'étudier uniquement l'entraînement des muscles fléchisseurs de l'avant-bras, épaule et coude étant bien fixés.

Dès le début on procède à l'évaluation de la force maxima de sujets jeunes (20 à 30 ans) et sains, en éliminant soigneusement le moindre mouvement des segments. La mesure de force est apparue comme plus commode à contrôler dans la position de l'avant-bras fléchi à angle droit sur le bras. La contraction isométrique maxima fut considérée comme équivalente à 100 % de sa force pour chaque individu soumis à l'épreuve la première fois. Les premières expériences ont montré un gain de force de 3 à 4 % par semaine, pour chaque sujet en expérience quotidienne, en n'utilisant que 40 à 50 % de sa force initiale. On a constaté que si on utilisait plus de 50 % de la force initiale on n'améliorait pas les performances. Chaque série de séances durait 14 jours, après quoi on procédait au contrôle et on établissait la force à utiliser pour les 14 jours suivants.

Dans l'utilisation de 20 à 30 % de la force maxima, ce qui semble correspondre à l'activité quotidienne des gens dits normaux, il n'y a pas de modification de la force musculaire mais son entretien. Mais on a pu noter que l'effort journalier inférieur ou équivalent à 20 % de la force maxima conduisait à la perte progressive de la force musculaire.

Chez les malades alités et dans le cas ou un plâtre empêchait tout mouvement on a constaté, de semaine en semaine, la perte de 20 % de la force maxima. Par exemple au cours de la deuxième semaine, le sujet immobilisé perdait 20 % et gardait 80 % de sa force initiale. Pendant la troisième, il perdait 20 % des 80 % restants. La conclusion de ces expériences a donc montré deux choses :

— 40 à 50 % de la force maxima utilisée chaque jour sont indispensables, pour augmenter la force musculaire;

— mais ,et ceci est très important, l'intensité de stimulus n'utilisant que 40 à 50 % de la force s'applique aussi au gain obtenu.

Depuis qu'Hettinger a trouvé l'indice de ce 40 à 50 % de force à utiliser chaque jour la question de la durée de l'effort s'est posée. Hettinger concluait d'abord qu'une à trois secondes étaient suffisantes pour l'entretien de la force acquise. Mais en deuxième lieu que si l'effort réalisé utilisait seulement les deux tiers de la force maxima, la durée de la séance devait être de quatre à six secondes. La contraction maxima durant moins d'une seconde n'a aucun effet physiologique. Ces découvertes montrent finalement qu'il faut qu'il y ait 15 à 20 % *de la durée maxima* de l'épreuve isométrique dans les différents entraînements, c'est-à-dire le temps nécessaire au déclenchement des processus métaboliques impliqué dans l'accroissement du volume et de la force musculaire. En définitive :

— il faut 40 à 50 % de la force pour obtenir un entrainement;

— il faut un temps d'entraînement équivalent à 15 à 20 % de la durée maxima;

— il faut enfin fixer la séquence des séances d'entraînement. Il a été trouvé que l'accroissement le plus efficient de la force musculaire est d'une séance par jour. Il ne sert à rien de faire sept séances par jour pas plus que donze contractions isométriques par seconde. Ni l'une ni l'autre n'augmentent la force musculaire davantage que celle basées sur une séance quotidienne. Il semble que le muscle, après un seul stimulus journalier soit incapable de profiter des efforts complémentaires accomplis le même jour. En définitive il faut conclure qu'une contraction par jour est nécessaire et suffisante pour accroître la force musculaire. Cependant cette augmentation a des limites. Elle continue jusqu'à la quinzième ou vingtième semaine d'entraînement régulier, ensuite elle atteint un plafond, de haute différente selon les individus.

Hettinger note enfin que toutes les tentatives afin de prévoir les résultats sont restées vaines. Ni le sexe ni la morphologie n'ont permis, jusqu'à présent, d'établir un pronostic valable. En général, les sujets de morphologie athlétique sont aisément menés à de bons résultats et les asthéniques ne donnent que des résultats décevants. Le critère de six semaines paraît sûr : à ce temps limite il est possible de décider si le sujet peut tirer un bénéfice de son activité musculaire.

Autrement dit, ne devient pas athlète qui veut, à moins de posséder les qualités biologiques nécessaires. Dans tous les cas la manière de s'entraîner compte : elle peut aider ou nuire aux résultats à obtenir. En pratique il faut insister sur la nécessité de ne pas utiliser dans l'entraînement plus de 50 % de la force maxima. Il faut donc se méfier des gens dont les muscles se développent trop rapidement. Il peut arriver qu'après un gain rapide de force, on assiste à un effondrement à partir d'un certain point de force acquise. Cet effondrement s'accompagne, de plus, d'une douleur musculaire intense dont la cause est difficile à expliquer. On peut supposer que le sarcolemme ne puisse grandir parallèlement à l'épaississement des fibres musculaires, et que cette poussée intrinsèque provoque une douleur très pénible et durable.

En soumettant les muscles à un entraînement par contractions isométriques brèves, on trouve que les résultats finaux varient grandement d'un groupe musculaire à l'autre chez le même sujet. C'est ainsi par exemple, que les muscles servant à la préhension augmentent d'environ 1 % de force par semaine tandis que les muscles du mollet augmentent de 6 % de force par semaine. On peut penser que les muscles qui montrent un faible accroissement hebdomadaire sont ceux qui sont le plus souvent utilisés dans l'activité journalière, et de ce fait ont déjà atteint le maximum de leur développement. De même chez un sujet athlétique on obtient très peu d'augmentation de force pour la bonne raison que ses muscles ont déjà atteint la force voisine du maximum absolu.

On constate que les plus faibles résultats de l'entraînement ont lieu en décembre-janvier-février. On note une nette amélioration au printemps, un maximum été-automne, puis une chute quand l'hiver arrive. Hettinger pense aussi que les vitamines C sont très favorables à l'entraînement mais que les vitamines D neutralisent l'effet salutaire des rayons U.V. Au cours d'un entraînement associé aux rayons U.V. la force musculaire augmente deux fois plus rapidement.

Les expériences ont été réalisées sur des hommes et des femmes de six à soixante-cinq ans. Le maximum de résultats se situe entre vingt et trente ans. Les garçons de dix ans présentent 60 % de la capacité d'entraînement de l'homme jeune. Chez les femmes le maximum de la courbe est inférieur de 10 à 15 % à celui obtenu chez les hommes d'âge équivalent.

Les femmes de vingt à trente ans présentent 50 % de la force de l'homme adulte jeune mais la courbe féminine montre une chute moins rapide que celle de l'homme. Cette courbe confirme les travaux d'Hamburger en montrant que le taux d'élimination de 17 de ceto-stéroïdes correspond au maximum des résultats.

Enfin il faut noter que la force de base croît régulièrement à travers une vie d'activité normale sans que les sujets se rendent compte de cette augmentation.

CONDITIONNEMENT OPÉRANT

Le conditionnement opérant est un terme proposé par B. F. Skinner en 1953 pour désigner une forme de conditionnement distincte de la forme classique découverte par Pavlov. C'est une méthode d'analyse expérimentale du comportement. Skinner place un rat affamé dans une cage où il peut se mouvoir librement. Dans cette cage se trouve un levier qu'il lui suffit d'abaisser pour recevoir de la nourriture. Dans ce type de conditionnement, c'est le hasard, l'intelligence de l'animal ou sa débrouillardise qui vont entrer en jeu et qui vont faire trouver à l'animal une solution qui le satisfasse. Chez Skinner c'est le comportement de l'animal qui entraîne le conditionnement. La différence avec le réflexe conditionnée de Pavlov est très nette. Dans la stimulation classique de Pavlov l'organisme de l'animal subit en général les stimulations sans pouvoir exercer sur elle aucune influence. Dans ces conditions l'organisme réagit à son milieu mais il ne réagit pas *sur* son milieu. Chez Skinner c'est le comportement de l'animal qui entraîne le conditionnement. Ces tests, depuis Skinner, ont pris des proportions considérables aussi bien dans le domaine psychologique et socio-économique qu'en médecine et en pathologie expérimentale.

Skinner, en se consacrant aux comportements acquis, s'adresse surtout aux psychologues. Mais il offre aussi au masseur-kinésithérapeute un champ d'action nouveau. Il rejette les explications du comportement qui ont recours à des forces mentales dont la nature n'est pas objectivée : le désir de guérir, le besoin de récupérer... Il refuse tout ce qui n'est pas mesurable. Il ajoute : *l'objection n'est pas que ces choses sont mentales mais qu'elles n'offrent aucune explication réelle et font obstacle à une analyse plus efficace*. Skinner a aussi ouvert une voie nouvelle dans l'étude du conditionnement des réponses musculaires échappant au contrôle volontaire.

Mais le conditionnement qu'il soit pavlovien ou opérant porte sur les systèmes extéroceptifs et intéroceptifs. Le rôle des perceptions proprioceptives dans le contrôle du comportement est encore mal connu. Une série de travaux de R. F. Hefferline a apporté à ce domaine une contribution originale.

Dès 1940, D. Hebb et d'autres chercheurs avaient constaté que les états anxieux chez l'homme étaient accompagnés d'augmentation des tensions musculaires dans certaines régions du corps. Cet état plus ou moins hypertonique s'établit sous l'impulsion de la substance réticulée du bulbe. L'augmentation du tonus musculaire peut refléter une attitude *aversive* comme une préparation à un acte de défense dirigé contre une agression imaginaire. Les symptômes et les attitudes qui en résultent échappent presque toujours au contrôle volontaire.

C'est en 1961 que Hefferline et son équipe ont montré que ces potentiels musculaires dont nous n'avons pas conscience et que nous ne pouvons ni contrôler ni produire volontairement, peuvent être fonctionnés sur le schéma du conditionnement opérant. Une expérience est saisissante à cet égard. Un sujet, installé dans un box isolé écoute grâce à un récepteur appliqué sur ses oreilles, l'enregistrement d'une musique classique qu'il aime. Puis par séquences variant de quinze à trente secondes, on superpose à cette musique un bruit désagréable qui en compromet l'audition. Le sujet peut faire cesser ces bruits désagréables par une contraction minime de ses pouces sur lesquels sont fixés des électrodes. Mais il l'ignore. D'ailleurs pour détourner l'attention de ses pouces on lui a mis des électrodes un peu partout sur le corps de façon à faire diversion. Toutefois, d'une façon tout à fait inconsciente, le sujet déclenche des contractions très faibles des pouces et ceci bien involontairement. Il est prouvé d'ailleurs que les potentiels d'action déclenchés sont trop faibles pour parvenir jusqu'à la conscience et le sujet interrogé par la suite dit ne s'être aperçu de rien.

Ces expériences de Hefferline nous paraissent d'une grande portée à plus d'un titre : elles ouvrent des voies nouvelles à l'analyse de la proprioceptivité dans l'organisation du comportement. Elles démontrent d'autre part que les lois du conditionnement opérant s'étendent à des types de réponses qui échappent normalement à la prise de conscience. Elles contribuent finalement à accumuler les faits expérimentaux qui permettront un jour d'éclaircir les problèmes du passage au niveau conscient*.

* Cf. le chapitre consacré au traitement de la périathrite scapulo-humérale sans les écouteurs de musique.

CHAPITRE III

Physiologie

A un certain moment de la vie intra-utérine, apparaissent des cellules allongées spécialisées. Ce sont les cellules musculaires qui assurent l'activité de contraction. La contraction musculaire se manifeste par l'apparition d'une force, autrement dit la capacité d'agir, de produire une action, une pression, un déplacement, une contrainte, une percussion. La fonction des muscles striés consiste à transformer l'énergie à partir des réserves chimiques; elle s'accompagne d'un dégagement de chaleur. Cette transformation chimique est faite en réponse à une incitation du système nerveux central, et de ce fait, participe aux structures thermo-régulatrices homéothermes. Les muscles striés sont composés de protéines fibrillaires sensibles aux conditions chimiques enzymatiques et ioniques du milieu. La cellule du muscle strié contient cinq types de constituants. Le noyau est placé latéralement et alterne dans sa position d'une cellule à l'autre. Les noyaux contrôlent la synthèse des protéines musculaires.

Les mitochondries sont de véritables usines métaboliques du muscle. Leur différenciation est particulièrement importante dans les muscles bien entraînés. Les mitochondries régissent les processus enzymatiques et oxydatifs. Elles peuvent transformer l'acide lactique en pyruvate par glycolyse anaérobie et concentrent les réserves des adéno-triphosphates (ATP). Elles ont des propriétés hydro-régulatrices. Les mitochondries sont très abondantes dans les muscles rouges qui sont susceptibles de travailler en permanence sans fatigue.

Le sarcoplasme qui est la partie fluide du cytoplasme musculaire entoure les myofibrilles. On y trouve au moins onze éléments, dont la myo-albumine qui contient elle-même plusieurs enzymes et le glycogène qui se trouve sous forme de grains contenant les enzymes nécessaires à sa synthèse et à son catabolisme. Le sarcoplasme fournit les substances nécessaires à la concentration. En retour, il

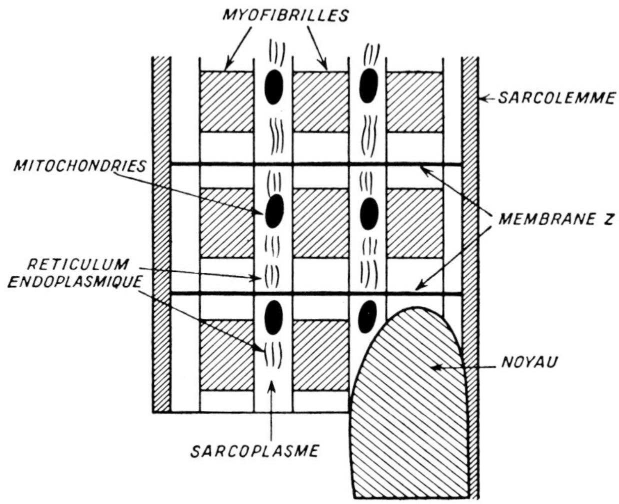

L'unité cellulaire

reçoit des myofibrilles les ions minéraux, le phosphore inorganique, et surtout les adéno-diphosphates qui sont rephosphorilisés au cours de la glycolyse et des réactions oxydatives.

Le sarcolemme dénomme à la fois la membrane extrêmement mince entre les fibrilles et la membrane qui enveloppe plusieurs myofibrilles. Elle est composée de trois couches; une très fine membrane externe; une couche moyenne faite de fibres disposées en hélices et en anneaux; et une troisième membrane très mince également. Le sarcolemme joue un rôle mécanique dans la transmission de la tension. Sa charge électrique est en rapport avec la concentration ionique sur ses deux faces. C'est le long de ces membranes qui se propage le stimulus nerveux engendré par la réaction chimique de l'acétylcholine qui aboutit à l'extrémité de la fibre et aux premières formations des tendons. A ce niveau l'acétylcholine est détruite par la cholinestérase.

Les myofibrilles sont caractéristiques; elles sont immergées dans le sarcoplasme, et sont disposées dans le sens longitudinal des muscles. Perpendiculairement, elles sont traversées par les disques qui jouent un rôle important dans les transmissions mécaniques et électriques.

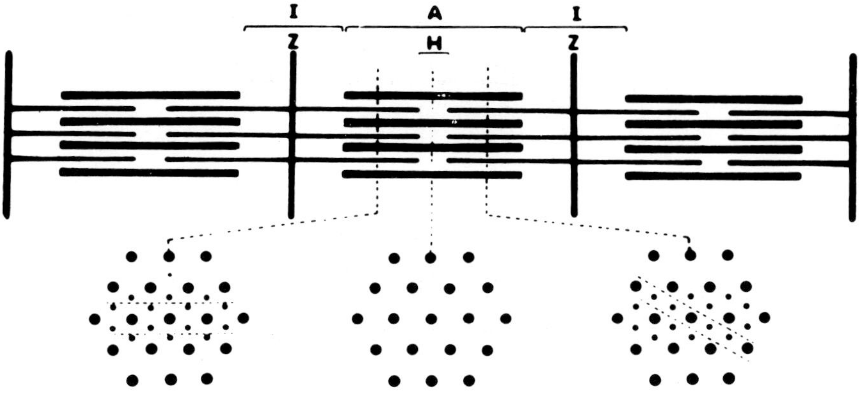

Les structures des filaments glissants

BIOCHIMIE DE LA CONTRACTION MUSCULAIRE

La cellule qui vient d'être décrite est limitée par deux zones perpendiculaires aux fibrilles : les disques Z.

La zone entre deux disques Z porte le nom de sarcomère qui constitue l'unité fonctionnelle, contractile du muscle strié. Pendant la contraction isotonique, les disques Z se rapprochent. La découverte du microscope électronique a permis à H. Huxley de découvrir les structures fines des sarcomères. Ainsi, il a été possible de mettre en évidence deux sortes de filaments, entassés le long de l'axe du sarcomère, et disposés d'une manière quasi cristalline, en hexagone régulier. La zone A est composée de filaments primaires de myosine. Les filaments secondaires plus minces sont ceux d'actine, trois fois plus minces que ceux de myosine. Ces filaments d'actine s'attachent aux disques Z paf une extrémité, et parcourent toute la bande I, puis s'enfoncent dans la bande A entre les filaments de myosine.

L'hypothèse bien connue des filaments glissants assigne à la bande A un rôle essentiel dans la contraction : *c'est le cœur de la machine contractile.* J. M. Gillis a apporté la preuve expérimentale que le calcium doit atteindre cette région-clé

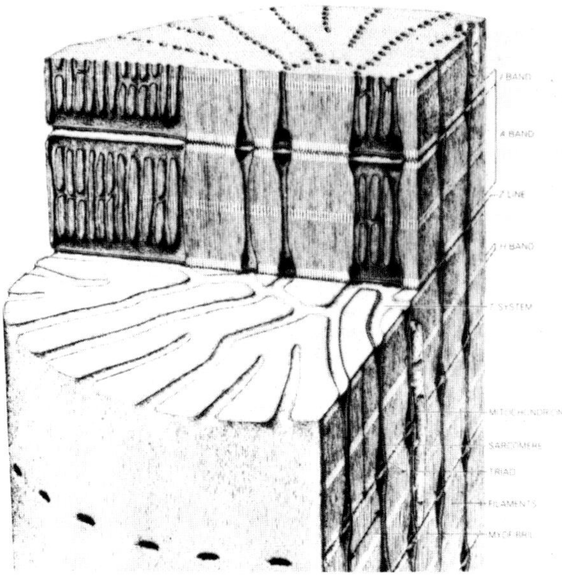

Système calcique intramusculaire, schéma

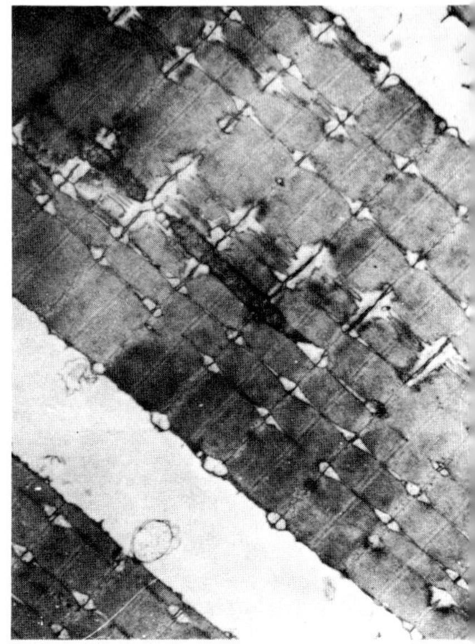

Système calcique intramusculaire, coupe

par diffusion, à partir des citernes où il est stocké, pour jouer le rôle activateur de la contraction. Les myofibrilles baignent dans un milieu contenant tout ce qui est nécessaire à leur contraction, excepté le calcium. Au centre du sarcomère, les filaments secondaires sont séparés et la distance qui les sépare correspond à la bande H.

Dans la coupe du sarcomère schématique, on peut voir que chaque filament primaire (myosine) est entouré de six filaments secondaires (actine). Huxley a identifié deux sortes de myosines : une lourde (H), et une légère (L). Ainsi, ce que l'on nommait avant les ponts, n'est en réalité qu'un agglomérat de molécules de myosine faisant un renflement à chaque extrémité. Le transport de calcium est étroitement dépendant d'une source d'énergie; ATP (adéno-triphosphate) dont l'hydrolyse en phosphate terminal est couplée au pompage du calcium. Lors de l'excitation du muscle, le calcium, accumulé dans les citernes du recticulum sarcoplasmique, est brusquement libéré dans le xarcoplasme, au moment même où se produit la contraction et provoque la contraction associée à l'activité de ATP étudiée plus loin. On sait qu'un muscle isolé, maintenu dans une solution adéquate, peut se contracter s'il est stimulé électriquement, et revenir ensuite à l'état de repos.

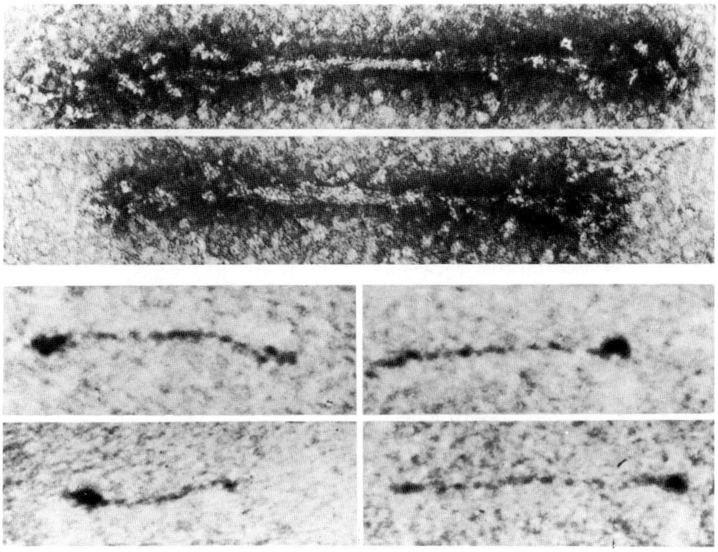

Filaments de myosine

Filaments d'actine

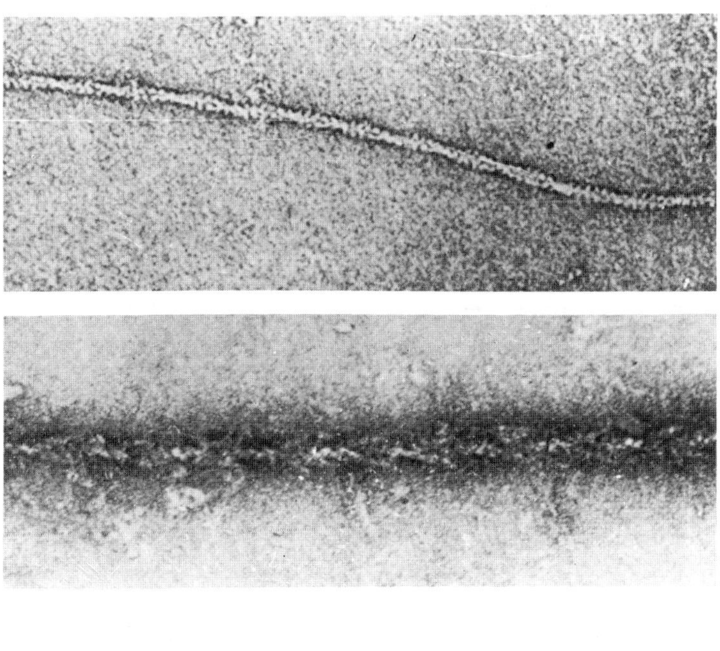

Cela montre que le dernier maillon de la chaîne qui provoque la contraction réside dans la cellule elle-même. Cette notion conduit à l'étude du contrôle des contractions des muscles striés qui est en relation étroite avec ses ultrastructures.

En effet, pendant la contraction, la longueur du filament primaire ne change pas; la bande A, celle de myosine, ne change pas. Seule la bande I (entre Z et myosine) se rétrécit. La bande de Z à H reste constante; c'est la longueur des filaments secondaires. La zone H se réduit d'autant plus que le muscle est plus fortement contracté. H est la distance entre les filaments secondaires. Cela signifie que les filaments secondaires s'enfoncent entre les filaments primaires. Pendant longtemps cet enfoncement (glissement) des filaments secondaires a été comparé aux rameurs d'une barque, ou à une équipe d'hommes qui tirent sur une corde. La vitesse du mouvement dépend de la fréquence à laquelle chaque homme peut saisir la corde, la tirer, puis la ressaisir un cran plus loin. Cette vitesse dépend aussi du nombre d'hommes qui, à chaque instant, tirent ensemble sur la corde. Moins il y en a, plus rapide peut être la succession des cycles élémentaires et plus grande sera la vitesse de translation de la corde. Mais la force de traction exercée sur la corde diminuera d'autant, puisque celle-ci dépend du nombre d'hommes qui tirent simultanément. Cette idée tient d'une loi de la mécanique générale, à savoir que la force diminue quand la vitesse d'action augmente.

La première protéine musculaire isolée fut la myosine. Elle catalyse elle-même la réaction qui fournit l'énergie nécessaire à son raccourcissement. L'adénosine triphosphate joue un rôle fondamental, non seulement dans le mécanisme de la contraction musculaire, mais dans la physiologie cellulaire en général. Cette substance est un complexe d'une base purique, l'adénine; d'un sucre, le ribose; et d'acide triphosphorique. Ainsi les réactions chimiques qui oxydent les aliments par la respiration sont couplés à une synthèse de l'ATP. Le muscle est capable de transformer l'énergie chimique de l'ATP en énergie mécanique qui apparaît sous forme de travail ou de tension élastique. En l'absence d'ATP, l'actine (A) et la myosine (M) sont combinées en un complexe stable (AM) acto-myosine. L'ATP réagit sur ce complexe stable qu'est l'actomyosine et détruit la liaison qui unit l'actine et la myosine. Les filaments décollés glissent alors les uns sur les autres.

Secondairement il y a une nouvelle formation de complexe acto-myosine. Le cycle élémentaire de la contraction est ainsi achevé. Le cycle suivant commence, et une série de cycles semblables se succèdent rapidement. Les contractions élémentaires (microscopiques) s'additionnent; les filaments d'actine sont aspirés entre les filaments de myosine et l'unité des cellules se raccourcit.

Le reticulum (fine maille) sarcoplasmique est constitué d'un réseau de canalicules. Au niveau de la ligne Z, on trouve deux citernes entre lesquelles naissent et partent des tubules transversaux. C'est la « triade » (ou système en T, comme l'a nommé l'équipe Huxley et Taylor de l'Université de Cambridge). C'est dans ce système que se trouvent les échanges des concentrations calciques. En effet‘ dans les muscles striés squelettiques, l'excitation provoque une telle concentration sarcoplasmique de calcium que l'activation mécanique doit être d'emblée maximale. Dans ce cas, l'influence du calcium sur la contraction est du type « tout ou rien ». Gillis a apporté la preuve expérimentale que le calcium devait atteindre, par diffusion à partir des citernes, cette région-clé, la bande A, qui est le « cœur de la machine contractile ». Du reste, la quantité de calcium ionisé nécessaire était minime au niveau de la jonction des bandes A et I.

NOUVELLES PARTICULARITÉS DE GLISSEMENT CONTRACTILE DES FILAMENTS : PRIMAIRES ET SECONDAIRES

Au risque de nous répéter, reprenons brièvement les structures de la myosine (filaments primaires et filaments secondaires).

A. *Les filaments primaires :* comportent deux sortes de *myosine.*

Au niveau de l'extrémité renflée, de type granuleux, se trouve H-méromyosine (H pour heavy, lourde). Le reste est L-méromyosine (L pour light, légère). Ces méromyosines sont environ 200 à 400 molécules par filament primaire et on compte 286 *ponts* par filament primaire.

B. *Les filaments secondaires :*

L'analyse de la composition protéique de l'actomyosine aboutit à la découverte de S. Ebashi de deux nouvelles protéines :

a) la *tropomyosine* qui a la forme d'un filament (en trait long sur l'image;

b) la *troponine*, de forme globulaire (granule noire sur l'image).

Leur importance est capitale dans le contrôle d'activité contractile ATP asique. La troponine est localisée dans la chaîne de filament secondaire de façon dicontinue (le long du filament secondaire, tous les 400 angströms; tandis que la tropomyosine est répartie d'une façon homogène le long de ces filaments).

Ceci conduit au modèle moléculaire de la figure ci-après qui représente un segment d'un filament secondaire.

L'actine y apparaît sous forme de deux longues chaînes, formées par polymérisation à partir de globules d'actine et enroulées l'une autour de l'autre.

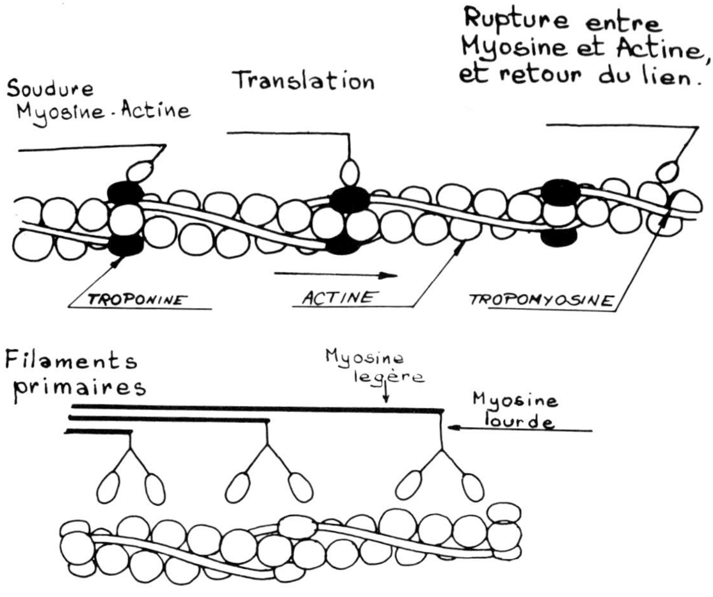

Relation motrice acto-myosine

Par déduction des physiologistes : en fonction de l'affinité pour le calcium, il est apparu que c'est au niveau de la *troponine* (boules noires) que le calcium exerce son influence sur l'activité ATPasique.

1. L'influx nerveux engendre un potentiel d'action musculaire qui inverse d'une façon transitoire la polarité de la membrane. Cette dépolarisation superficielle se propage dans la profondeur de la fibre par conduction électrotonique le long des tubes transversaux.

2. Sous l'effet de cette dépolarisation, le calcium accumulé dans les citernes de la triade du reticulum sarcoplasmique est libéré dans le sarcoplasme où sa concentration *augmente d'environ mille fois.*

3. Le calcium libéré en se diffusant dans la fibre se fixe sur la *troponine* (boule noire) répartie le long des filaments secondaires; et, lorsqu'il atteint la zone de recouvrement (bande A), il libère l'activité ATPasique de l'actomyosine.

4. L'actomyosine hydrolyse l'ATP, et l'énergie ainsi libérée apparaît sous forme de travail mécanique (contraction) et de chaleur.

5. Le relâchement est le résultat de la reprise des ions de calcium par le transport actif au niveau des citernes du reticulum.

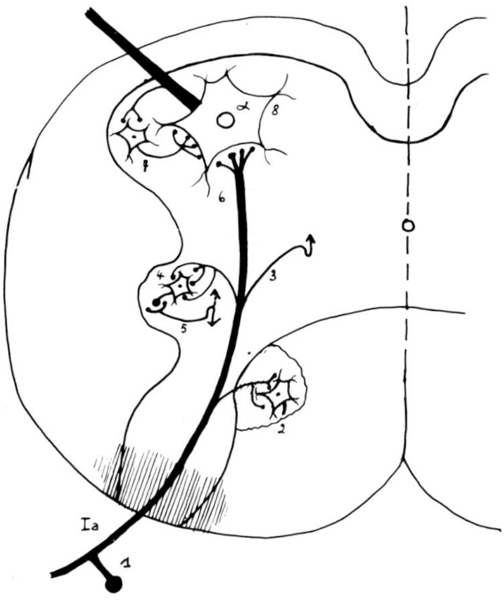

Schéma de l'arc réflexe simple

LA BOUCLE GAMMA DANS LE CONTROLE DES MOUVEMENTS ET LA RÉGULATION DU TONUS

En 1925, Charles Scott Sherrington a mis en évidence le réflexe proprioceptif. Cette découverte a été faite sur un chat décérébré. Il s'agit donc d'un réflexe d'étirement d'un muscle, c'est-à-dire d'un réflexe myotatique. C'est, par exemple, le réflexe que l'on obtient en percutant avec un marteau à réflexe le tendon rotulien des sujets. Mais c'est seulement en 1955, trois ans après la mort de Sherrington que R. Granit a mis en évidence le rôle joué par la *boucle gamma* dans le contrôle du mouvement. Le mot boucle lui-même renvoie là encore à la cybernétique.

Il serait plus justifié de parler de « boucle fermée », étant donné l'existence de l'interneurone de Renshaw (nº 7 sur la figure ci-dessus). En effet, à la sortie du système, cet interneurone a pour fonction de contrôler le message en l'inhibant ou en le facilitant. Il en résulte que le système gamma peut aussi, par ses activités dites aléatoires, agir sur le fuseau neuromusculaire. Le terme aléatoire est pris ici dans le sens cybernétique : c'est le contrôle gamma qui cherche à faire un choix; celui-ci s'effectue à l'intérieur d'une certaine latitude, il implique donc un peu de « hasard ».

La recherche des réflexes tendineux en clinique est rendue difficile malgré

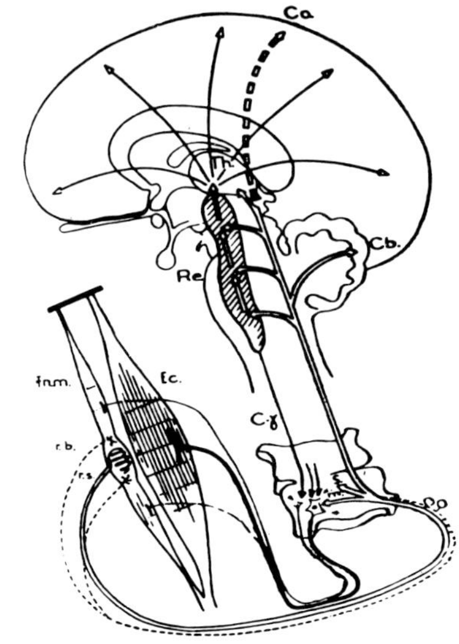

Schéma de Paillard du tonus musculaire

l'apparence simple des structures parce que de nombreuses conditions sont nécessaires pour satisfaire le neurologue. D'ailleurs, actuellement encore, il persiste un grand nombre d'inconnues en ce qui concerne la valeur fonctionnelle exacte de la boucle gamma. Mais cette masse de nouvelles informations fragmentaires a permis d'éclairer d'un jour nouveau la régulation du tonus de posture, et la physiologie des mouvements normaux ou pathologiques. Ce qui est certain, c'est que l'activité exercée par le moto-neurone gamma module la sensibilité des récepteurs du fuseau neuro-musculaire.

Le fuseau neuro-musculaire contient de quatre à dix fibres musculaires spécialisées. Les structures mêmes des fuseaux sont différentes probablement en fonction de la finesse des motricités des muscles qui en sont pourvus. Il est très probable que leur structure et leur mission ne sont pas comparables dans les muscles du pouce et les muscles fessiers. Dans chaque fuseau, il y a donc un nombre variable de fibres musculaires contractiles.

I. Boyd et J. Roberts ont décrit deux sortes de fibres fusoriales :

a) les fibres à sac musculaire : ces fibres se trouvent dans la partie centrale du fuseau et dépassent la capsule membraneuse du fuseau. Elles sont innervées par les fibres gamma *statiques*, par disposition en plaque;

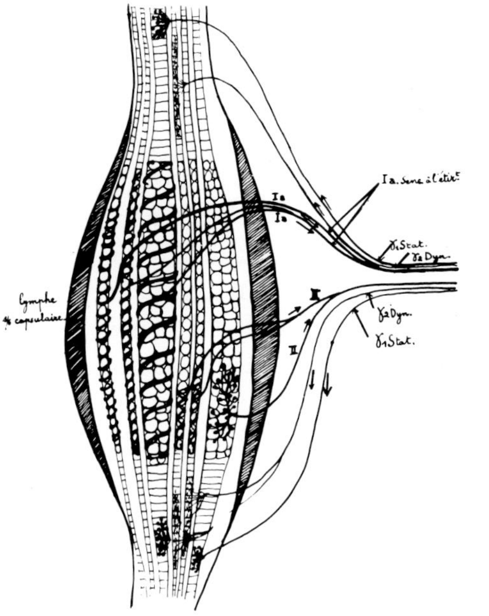

Schéma du fuseau neuro-musculaire

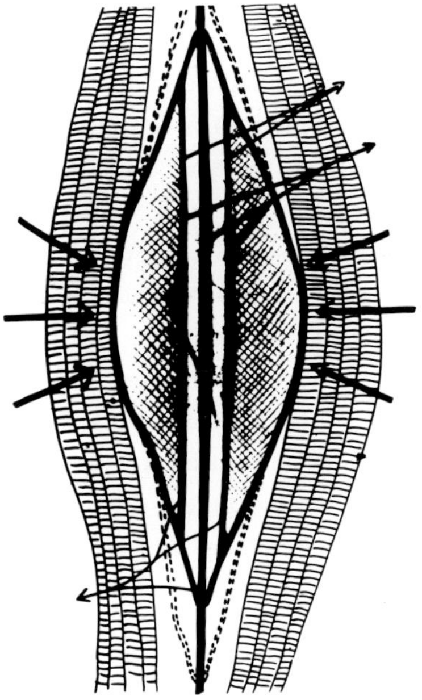

Continuité stimulative de la contraction

b) les fibres à chaîne nucléaire se fixent à l'*intérieur* de la capsule; elles sont innervées par les fibres gamma *dynamiques* dont la plaque motrice est disposée en chaîne. Les deux sortes de fibres ont un enroulement spirale identique comme messager sensible à l'étirement.

Il faut ajouter qu'au moment de la contraction musculaire les fibres à sac nucléaire ne donnent aucun influx ascendant, tandis que *les fibres à chaîne continuent à émettre des signaux à provenance fusoriale*. Car le sac fusorial contient un liquide plasmatique. Cette capsule est comprimée quand le muscle se contracte, se durcit et donc continue à étirer les fibres à chaîne nucléaire.

Au cours d'un étirement maintenu pendant longtemps, la fréquence des décharges dans la fibres I_a ne varie pas : il n'y a ni adaptation, ni fatigue. En d'autres termes, la stimulation spiralée est une afférence proprioceptive au service de la régulation constante du tonus musculaire de base. En position verticale, cette fonction assure la tension nécessaire au niveau des muscles extenseurs des membres comme du rachis. Elle maintient donc la station debout grâce à son absence d'adaptation au stimulus. Car dans la régulation du tonus d'attitude, s'adapter serait s'amoindrir... donc s'effondrer.

Les fibres à chaîne nucléaire sont plus minces et plus courtes. Les noyaux y sont disposés en file indienne. Ces formations annulo-spiralées sont sensibles à la composante dynamique de l'étirement musculaire c'est-à-dire à la vitesse de variation d'étirement et à la fréquence des décharges dans la fibre I_a.

En kinésithérapie où l'on s'inspire de la facilitation proprioceptive proposée par Hermann Kabat, la localisation joue un rôle essentiel dans l'étirement. Cette localisation est très précise. En effet, seul le muscle soumis à l'étirement se contracte ou se trouve prêt à répondre à la facilitation. Si l'étirement est limité à un chef ou à un faisceau musculaire, seul répond ce chef ou ce muscle. Il faut des conditions de facilitations synaptiques pour que, au cours de l'étirement d'un muscle donné, quelques motoneurones innervant les muscles synergistes soient également activés. En pratique, il faut donc varier les positions des membres pour viser telle ou telle stimulation. Autrement dit, seules les fibres stimulées par étirement de leur fuseau donnent des réponses.

Eccles et ses collaborateurs ont montré que les muscles rouges, toniques, qui forment en général un des chefs des muscles extenseurs essentiellement stimulés par la gravitation, comme le soléaire pour le triceps sural, sont innervés par des motoneurones recevant une grande quantité d'afférences I_a. Ce sont des neurones alpha toniques. Ils sont capables de répondre par une décharge prolongée à un stimulus unique. Mais ces motoneurones toniques particulièrement favorisés, riches en afférences I_a, à fonctionnement répétitif, sont aussi ceux qui disposent des moyens de freinage les plus puissants; à leur niveau, on trouve les inhibitions récurrentes de Renshaw. Il faut donc retenir l'importance de l'organisation monosynaptique directe de l'excitation I_a articulée au motoneurone alpha, sans interneurone sur lequel le contrôle central puisse s'exercer. Il y a là un mécanisme d'intégration à l'échelon médullaire segmentaire. Et, fait capital, ce mécanisme d'intégration ne peut être mis en jeu par la seule voie afférente I_a, et échappe au contrôle central. Ainsi est défini le réflexe myotatique. Il est caractérisé par la contraction qui apparaît dans le muscle lorsqu'on l'étire. L'augmentation de tension développée tend à s'opposer à l'étirement qui lui a donné naissance. Cette contraction a deux composantes : l'une dynamique et l'autre tonique du fait des différentes fibres qui y participent.

Les terminaisons secondaires sont les terminaisons en bouquets de Ruffini. L'influx naissant de ces récepteurs, conduit par les fibres II, est déclenché par un étirement de 19 g. Le seuil de ces récepteurs est plus élevé que celui de la terminaison primaire. Ces inflorescences siègent dans les parties polaires contractiles du fuseau. La terminaison médullaire des fibres II est très différente de celle des fibres I_a. Leur influx est transmis aux motoneurones alpha par l'intermédiaire d'une voie polysynaptique. Ces influx vont modifier l'excitabilité des motoneurones alpha du muscle correspondant, dans un sens qui dépend de la nature de ce muscle : stimulation des fléchisseurs et inhibition des extenseurs, mais la signification rationnelle de ce réflexe de flexion reste encore imprécise.

SUBSTANCE CONJONCTIVE ET ÉLASTICITÉ DES TISSUS

C'est Xavier Bichat, créateur de la notion de tissu, qui a véritablement découvert le tissu conjonctif vers 1790. Il disait : *à côté des altérations qui frappent en particulier chaque organe, il faudra s'efforcer d'étudier celles qui atteignent les tissus de même nature occupant des organes différents.*

Le tissu conjonctif est présent partout, même dans les organes d'origine purement ectodermique comme la peau et le tissu nerveux. Sous forme de stroma et de membranes basales, il s'infiltre dans toutes les glandes. Par les capillaires qu'il véhicule, il intervient dans la nutrition et le fonctionnement de tous les organes, il commande en fin de compte toute la physiologie. Mais il est aussi le siège d'œdèmes, de réactions inflammatoires, de sclérose. On définit un tissu comme un ensemble de cellules ayant la même fonction et présentant la même différenciation. Les tissus conjonctifs constituent une classe très particulière, du fait de leur structure et de leur répartition. Quelle que soit leur apparence histologique, les tissus conjonctifs comportent toujours des cellules, une substance fondamentale intercellulaire, des formations fibrillaires, et des faisceaux conjonctifs.

Partout présent dans l'organisme, le tissu conjonctif forme des enveloppes, des cloisons et accompagne les vaisseaux. C'est à la fois une charpente de soutien et un lieu de passage des matériaux nutritifs et des produits d'excrétion et le désintoxication. Il n'est pas possible de s'étendre ici sur ce qui est essentiel dans la fonction conjonctive, c'est-à-dire les réactions chimiques : les activités enzymatiques, les propriétés de polymérisation des mucopolysaccharides; la présence d'acide hyaluronique et d'héparine. Mais, il faut cependant dire que les substances intercellulaires ne sont pas seulement constituées par des éléments fibrillaires de nature collagène et qu'il existe une substance amorphe de nature glucidique contenue entre les fibres et dont l'état physique règle les phénomènes de diffusion. C'est à cette substance que l'on réserve actuellement le terme de substance fondamentale, que Paul Klemperer appelait l'*âme du conjonctif*. Le travail, sinon la découverte, de Klemperer, ont ouvert de nouvelles perspectives pathogéniques et thérapeutiques. Ainsi s'est constituée la pathologie intercellulaire. A côté des fibres collagènes, le tissu conjonctif possède également une autre structure fibrillaire beaucoup moins abondante : les fibres élastiques et la réticulée.

En fait, il importe surtout au masseur-kinésithérapeute d'être bien informé sur les fonctions élastiques de cette scléro-protéine qu'est le conjonctif en général. La substance élastique pure se trouve dans les ligaments jaunes du rachis. Elle est composée de fibres élastiques très fines, de faisceaux élastiques visibles à l'œil nu et de lames élastiques qui se rencontrent dans les artères. Mais on sait maintenant que la substance élastique renferme du collagène en quantité plus ou moins importante. Pour qu'une substance organique soit élastique, il faut d'abord qu'elle possède des macromolécules en chaînes. Il faut aussi considérer le caractère du milieu qui sépare les chaînes. Si ce milieu est trop visqueux le glissement des chaînes les unes sur les autres est freiné, bien que ces chaînes ne soient pas liées entre elles.

C'est exactement ce qui se passe dans le mouvement brownien au niveau microscopique; l'agitation des particules est freinée par la viscosité du milieu. Le milieu moléculaire joue donc un rôle important dans le fonctionnement des substances élastiques organiques. On peut trouver l'explication de l'influence de l'âge sur la capacité fonctionnelle des formations élastiques. En effet, la viscosité augmente avec l'âge. L'hypercalcémie apparaît parallèlement avec l'accroissement de la viscosité et la diminution de l'élasticité. Et il est certain qu'une substance élastique calcifiée perd naturellement de son élasticité. L'immobilisme et la sédentarité agissent sur la viscosité, sur l'alcalose et l'hypercalcémie, le tout étant en outre souvent associé à l'arthrose car le cartilage est un tissu conjonctif.

MUSCLES ROUGES ET MUSCLES BLANCS

Louis Rouvier a distingué les muscles blancs rapides et les muscles rouges dont l'activité est lente. La couleur du muscle est en général liée au degré d'entassement des myofibrilles. Dans les muscles blancs, il y a très peu de sarcoplasme et de mitochondries, de sorte que les myofibrilles sont très rapprochées. Il s'agit de muscles qui travaillent par à-coups et qui tirent principalement leur énergie de la glycolyse.

Au contraire, les muscles rouges, qui peuvent travailler à grande puissance pendant de longues durées, contiennent une grande quantité de sarcoplasme riche en myoglobine, en cytochromes et en mitochondries.

Des recherches récentes ont révélé qu'à côté des influences trophiques, la nature de l'innervation déterminait l'évolution des muscles en types rapides (muscles blancs) ou lent (muscles rouges).

Le kinésithérapeute utilise largement ces notions dans sa pratique quotidienne pour le traitement des rachis douloureux que le sujet ne sait pas utiliser dans la vie courante.

Les muscles profonds du rachis sont essentiellement les muscles rouges, en activité permanente; ils régularisent et contrôlent la rigidité souple et solide de la colonne vertébrale; ce rôle d'ajustement est dévolu aux transversaires épineux. Leur puissance est grande; elle permet, avec les courbures physiologiques sagittales du rachis, de porter en avant la tête, le thorax et les viscères abdominaux. S'ils s'atrophient ou perdent leur force ou vitesse de mobilisation, la tâche est assumée obligatoirement à leur place par les muscles longs de toute la face postérieure du tronc. La mise en fonctionnement des muscles de surface qui n'assument pas habituellement cette tâche, chez l'homme en station debout, provoque rapidement la douleur des muscles blancs du dos. Ils deviennent durs, sclérosés, tendus, ils assument en souffrant la nouvelle tâche qui leur est indûment imposée.

Les muscles rouges sont alimentés par les fuseaux neuro-musculaires en plus grande abondance que les muscles blancs. Les muscles rouges accomplissent un travail lent, presque continu, mais leur réponse à la sommation d'ordre nerveux est rapide comme un réflexe tendineux. Ils répondent à l'ordre reçu du motoneurone alpha à la vitesse d'un arc réflexe court.

Le contrôle des muscles n'est généralement pas conscient, surtout au cours de la pratique kinésithérapique. Nous savons que la mimique du visage est faite d'une combinaison de tensions nuancées. Ces tensions forment autant de variantes, possèdent autant d'éléments signifiants que le langage. Il est difficile de commander volontairement les contractions des muscles de la face, et encore moins de préfigurer l'expression de la mimique. Il est seulement possible de faire volontairement des grimaces qui peuvent imiter les expressions naturelles des émotions. C'est ce que font les artistes de théâtre et les mimes.

Notre organisme possède deux manières de s'exprimer : la pensée souveraine qui fixe le but de l'action (néocortex), la pensée asservie (dans le sens cybernétique du terme) qui organise les moyens, c'est-à-dire la motricité. La pensée *souveraine* ne peut être ni claire ni obscure, elle est humaine et n'appartient pas aux conditionnements cybernétiques. De son côté, la pensée *asservie* est bien cybernétique. Elle est binaire comme l'ordinateur. Autrement dit, la pensée asservie représente le dernier stade de notre expression corporelle qui est l'action. C'est par ce côté qu'elle nous touche; l'acte est réussi ou échoué. Si l'action entreprise est échouée, elle nous invite à chercher ce qui ne va pas dans notre machine cybernétique.

Il s'agit donc pour le masseur-kinésithérapeute de découvrir et de réorganiser l'action pour qu'elle ne soit pas échouée. C'est pour cela notamment qu'il faut refuser le terme pédagogique de la rééducation. Au moyen de la gymnastique, on peut renforcer les muscles, mais on ne peut donner à un patient le style ou la manière de se mouvoir d'un autre.

Les anatomistes nous décrivent avec un grand souci de précision les muscles périphériques, qui exécutent les ordres de la pensée souveraine, mais ce sont des muscles qui, comme les soldats de plomb, n'exécutent que les ordres d'un amateur qui les manie. Il en va autrement pour les muscles profonds qui ne connaissent que les mouvements de la pensée asservie cybernétique; ils préparent la marche mais ne le font que dans l'obscurité du corps. Ils ne connaissent que le langage proprioceptif des fuseaux neuro-musculaires.

Il paraît très probable que les muscles rouges profonds ne sont jamais au repos, qu'ils sont prêts à tout instant à entrer en action, surtout là où ils habillent directement une articulation, plaqués sur les capsules articulaires, en intime coopération avec les ligaments et les tendons des muscles qui exécutent l'ordre venu du système réticulo-bulbaire et limbique.

Il est vraisemblable que les muscles cybernétiques rouges sont responsables de ce qu'on peut nommer l'instant prémoteur, avant que le mouvement ne se dessine. Ceci peut être constaté par le sujet lui-même et éventuellement par un témoin de ce mouvement. Il est plausible que la commande volontaire passe par les bons offices des muscles profonds, d'abord, pour ajuster les surfaces articulaires; et ensuite pour faciliter l'activité et la puissance des muscles périphériques.

Peut-on contrôler par les épreuves à notre disposition ces muscles profonds? Oui, dans une certaine mesure. Les stimulations de tous les muscles cybernétiques sont faites par des pressions profondes et des relâchements brusques de ces pressions, au niveau de leurs plaques motrices. Pour les exercices fonctionnels des muscles du membre inférieur, il faut agir par évolution rotatoire sur le membre tendu, l'autre fléchi et soutenu par le kinésithérapeute sans jamais oublier le rôle de la stimulation anti-pesanteur dans le tonus musculaire au membre inférieur. La fonction du système nerveux opère selon trois impératifs : *facilitation, sommation, inhibition.* Le circuit gamma est présent dans chacun de ces impératifs.

Depuis longtemps déjà plusieurs théories s'affrontent pour tenter de réduire les tensions affectives qui se traduisent par une augmentation du tonus musculaire. Certains privilégient la voie descendante : c'est en partant de processus mentaux qu'il faut abaisser le tonus musculaire, par action sur le système réticulé qui contrôle la vigilance. C'est ce qui est tenté dans le rêve éveillé dirigé de Robert Desoille, le training autogène de Schultz, les onirothérapies, les mouvemouvements imaginés.

D'autres méthodes privilégient la voie ascendante en partant de la stimulation des récepteurs périphériques, pour obtenir un remaniement du tonus musculaire aussi bien du membre que du rachis, du cou ou du tronc. C'est la technique de relaxation progressive de E. Jacobson, des groupes d'expression corporelle.

Le massage et la kinésithérapie adéquate me paraissent plus familiers et visant plus directement le but en partant de la périphérie et aboutissant à la détente musculaire. *Peut-être aujourd'hui la difficulté de vouloir est-elle plus grande.* Le moyen de *lâcher la fatigue* permet finalement de saisir la vraie volonté, et le vrai désir. Et pour vouloir il faut reprendre le contact avec la réalité du corps tout entier *sans courir après la facilitation proprioceptive.*

TONUS MUSCULAIRE ET ANXIÉTÉ

Tonus, posture et motricité, sont trois aspects étroitement liés de l'activité contractile. Ce que l'on nomme le tonus, c'est la légère tension contractile dans laquelle se trouve en permancence tout muscle squelettique normal non directement engagé dans une activité spécifique, quand il est au repos. Ce tonus disparaît après la section des nerfs moteurs. En pratique, il est difficilement mesurable et ce que l'on considère plutôt c'est la résistance plus ou moins grande qu'oppose un muscle à son étirement.

La tension du fuseau neuro-musculaire n'est pas réglée une fois pour toutes, mais constamment réajustée par la cellule gamma, cellule motrice de la corne antérieure de la moelle, elle-même contrôlée par la substance réticulée du bulbe rachidien.

Il existe donc des liens très étroits entre le tonus neuro-musculaire et le niveau de vigilance. Un exemple peut illustrer cette affirmation : au cours de la migration saisonnière des grues, la halte nocturne se passe sous la surveillance de l'une d'entre elles chargée de veiller sur la sécurité de toutes. L'oiseau utilise alors sa proprioceptivité pour contrôler sa vigilance. Et, afin d'assumer cette fonction, la grue tient une pierre dans sa patte levée. Tout relâchement de la vigilance entraîne une chute de la pierre et réveille l'oiseau sentinelle qui s'endort. Cet état de vigilance exprime un certain état de l'organisme paré à recevoir les informations venant du monde extérieur.

Mais le tonus c'est aussi une manière d'être. Le tonus traduit le comportement de la personne dans sa relation au monde et vis-à-vis d'autrui. Il marque de son sceau, le caractère sociable, insociable, indulgent... La capacité émotionnelle constitue une part considérable de la structure du caractère. Toutes ces réactions diverses au monde dans lequel on vit se traduisent avant tout par le tonus de nos muscles dans la vie de relations. L'agressivité est un processus énergétique intermédiaire entre le corps et l'esprit; elle est bipolaire. Tantôt elle est tournée vers le monde environnant, vers l'autre. Tantôt elle se retourne contre le sujet lui-même, le menant à son auto-destruction.

On comprend comment notre pratique manuelle peut s'appliquer à des hommes qui supportent les effets de leurs exaspérations retournées contre leur propre corps. Les faux-mouvements, les entorses, les fractures surviennent dans des conditions étranges : *j'ai loupé la marche, je suis tombé bêtement, je ne comprends pas comment cela a pu arriver.* La liste de ces accidents est longue dont ils sont les agents inconscients et qui interviennent par détérioration du tonus et perte de la vigilance. Le tonus musculaire est pratiquement toujours déréglé, dans toutes les manifestations d'auto-agressivité.

En général, l'hypertonie musculaire épuise le sujet, le rend maladroit, intolérant, hargneux, exigeant. L'homme n'enregistre la disparition de l'hypertonie qu'au moment même où par un procédé quelconque, l'hypertonie disparaît; il sent à cet instant seulement qu'il vivait dans un état de tonus excessif.

Il est certain que le corps du patient exprime toujours quelque chose par la répartition de ses tonicités sans cesse perturbées et pas toujours à l'endroit d'où vient sa souffrance.

Au moyen du toucher, on doit rechercher ces variations de tonus de façon systématique sans se limiter à l'endroit que désigne le patient. Tout tonus inadéquat est significatif. Notre rôle n'est pas de courir après les secrets de l'hypertonie que le malade, involontairement, recèle dans certaines parties de son corps ou même dans son corps tout entier. Tantôt les épaules donnent l'impression d'être raides ou veules. Il serait maladroit d'en rester à cette première impression, et plus encore de lui donner une signification. Tantôt le patient exhibe une attitude de prestance, il ajuste la présentation de son corps à l'inspection d'un autre. La perte de spontanéité est toujours, quelle que soit la forme qu'elle affiche, le fait d'un être engourdi, emmuré ou cuirassé.

L'élaboration exagérée du tonus musculaire matérialise un refoulement. Ce ne sont jamais les muscles isolés qui montrent une tension tonique exagérée, mais un groupe de muscles formant une unité fonctionnelle. En effet, cette hypertonie est commandée d'en haut, du circuit gamma venant du cerveau limbique, de la réticulée mesencéphalique et des noyaux de la base. Un exemple typique de remaniement tonique descendant est donné par les symptômes somatiques qui n'ont pas de base organique dans l'hystérie. C'est là qu'on trouve des anesthésies en bracelet, comme si le sujet défiait la topographie des racines nerveuses périphériques. Sur le plan végétatif vaso-moteur, l'érythème pudique n'obéit pas à la topographie d'une artère donnée, mais apparaît aux lieux visibles liés à la puduer. Une gène fonctionnelle apparente, sans raison anatomique, traduit un sentiment conflictuel que l'on ne peut s'avouer à soi-même; cette gène en est l'expression. La fonction d'un groupe musculaire hypertonique n'est pas révélée avant que le travail de démélage investigateur, qui n'est pas du ressort du kinésithérapeute, en ait décodé le sens inconscient avec la coopération du patient. C'est ce qui permet alors à l'hypertonie de céder. Cependant, il est vain de tenter de faire lâcher une contracture tonique abdominale dès le début d'une séance thérapeutique. Wilhelm Reich, qui connaissait bien les problèmes de l'hypertonie en carapace, faisait remarquer que la loi de liquidation de ces lieux tonico-cloniques n'a pas encore été clairement formulée. Il est pourtant possible d'affirmer que l'on peut travailler à la résolution des cuirasses musculaires à condition de commencer le traitement manuel aussi loin que possible de la région génitale et le plus souvent au niveau de la tête, du cou et des pieds.

Finalement, il faut demander au kinésithérapeute de ne pas être trop préoccupé de théorie car il ne remarquera pas tous les signes qui lui sont offerts par le patient. Il faut au contraire demander au kinésithérapeute de tout oublier, et d'observer, sans chercher obligatoirement à produire ce qu'il perçoit en termes de maladie. La malade se plaint de ce qu'il ignore ou phantasme son *mal-aise*.

Mais le contact physique infléchit aussi la relation, car parfois celui qui palpe a retiré sa main avant que la paroi ou le muscle aient décidé de se relâcher. Il est indispensable au masseur-kinésithérapeute d'être à l'aise avec son propre tonus musculaire avant de toucher son patient.

LA SUBSTANCE ÉLASTIQUE

Abondante dans le tissu embryonnaire, la substance élastique se raréfie progressivement avec l'âge. Elle réapparaît chaque fois qu'il existe un processus de réparation tissulaire : blessure, fracture, etc. La néoformation de la substance élastique se fait de la périphérie vers le centre de la blessure et il demeure du tissu normal tout autour de celle-ci. La néo-formation élastique est lente et demande parfois des années pour être complète.

Pratiquement, la substance élastique durcit bien plus facilement qu'elle ne se ramollit; l'altération la plus fréquente que l'on trouve est l'apparition de dépôts de substances diverses : calcium le plus souvent, fer et lipides. Le corollaire de cette modification pathologique, c'est la disparition de la capacité d'extension et son remplacement par des rétractions; les formations élastiques calcifiées sont devenues fragiles. Dans les régions en voie d'atrophie, et où a cours un processus pathologique, on a pu voir à l'examen histologique, les fibres élastiques pelotonnées et enchevêtrées. Il n'y a pas d'hyperplasie de fibres nouvelles, mais un rassemblement par une espèce d'agglomérat des fibres prexistantes ayant résisté au processus pathologique ambiant.

On sait bien, actuellement, que les cellules de notre corps ne reposent pas sur un lit d'eau mais dans une gelée, et qu'une substance occupant tous les espaces intercellulaires ne pouvait pas être sans rôle biologique essentiel. Elle constitue en fait le véritable « milieu intérieur ».

La composition de ce substrat est très complexe et peu connue. On y trouve des protéines globulaires et des protéines fibreuses. Les protéines sont des macromolécules organiques azotées, de poids très élevé, qui entrent pour une forte proportion dans la constitution des êtres vivants et libèrent, par hydrolyse, des acides aminés naturels. Des variations de rapport existent entre la concentration en matériel organique et sa teneur en eau. Ces variations d'apparence semblent aussi en rapport avec le degré de polymérisation des mucopolysaccharides, par conséquent aussi avec leur viscosité. Ces variations de viscosité jouent un rôle sur le frottement moléculaire du muscle selon l'importance ou l'insuffisance de l'humidité de la substance fondamentale. La masse protéinique contient en particulier des acides aminés et des polypeptides simples. Tout cela donne à la substance fondamentale un caractère visqueux, mucoïde.

Plusieurs variétés d'eau sont retenues par la substance fondamentale. En revanche dès que celle-ci commence à s'altérer, une quantité notable d'eau est libérée. Une partie de cette eau, peu abondante, à l'état normal, est logée dans les espaces libres et entre les fibres et la substance fondamentale. Une autre partie de l'eau, en quantité beaucoup plus grande, est retenue dans le gel polymérisé qui constitue la substance fondamentale; cette eau se libère, elle aussi, par la dépolymérisation du gel. Une troisième variété d'eau se trouve dans le conjonctif dans lequel elle est solidement incorporée. De toute façon, chacune de ces trois eaux est une solution de sels minéraux et de métabolites comme l'urée, l'acide urique, le glucose.

Ces solutions sont de qualité et de concentration variables selon les régions. C'est dans le jeu de ces proportions que se manifestent les réactions pathologiques traumatiques, toxiques, allergiques, ou dégénératives. Certaines substances sont élaborées par le tissu conjonctif lui-même; d'autres, à l'état de petites molécules ou d'ions, proviennent du sang. La pression interstitielle, les œdèmes de toute nature, le passage de l'influx nerveux, la perméabilité des membranes, tout cela est étroitement déterminé par la présence de ces substances, par leur proportion, et par leur liaison. A ce niveau s'instaurent des relations mystérieuses entre le plasma sanguin et la « lymphe tissulaire », relation dont dépend la santé.

LA RESPIRATION NATURELLE

A côté de la métaphysique respiratoire qui nous est arrivée d'Orient, il y a une place à trouver et un sens à donner à la respiration de l'homme. En kinésithérapie, l'orientation est dominée par l'étude des respirations pathologiques et de la réanimation tant et si bien que la respiration normale n'est pour ainsi dire jamais prise en considération d'une façon valable. Les observations des psychothérapeutes ont montré que le blocage abdominal est en relation avec des inhibitions respiratoires. Dans les névroses minimes, banales, chacun connaît l'angoisse qui se manifeste au niveau du plexus solaire. Comme Wilhelm Reich l'a bien souvent constaté, on peut supprimer les attitudes caractérielles de défense par la libération des tensions musculaires.

Il n'y a pas d'exemple que dans un état névrotique, un patient, en état de tension musculaire comme c'est habituellement le cas, présente à l'expiration un souffle unique, à rythme continu, constant. Ces patients ont élaboré toutes sortes de pratiques qui empêchent une expiration profonde totale, au sens clinique du terme.

Ils expirent généralement d'une façon saccadée, et aussitôt que tout l'air leur paraît expulsé, leur thorax se remet en position d'inspiration. La plupart du temps, ils disent ressentir une barre ou un point douloureux dans le creux épigastrique ou dans tout le ventre. Si l'on insiste pour obtenir d'eux une expiration profonde, et s'ils y réussissent, ils disent aussitôt ressentir dans l'abdomen une sensation de plaisir. Au contraire, dans le cas où l'inhibition persiste, ils éprouvent de l'angoisse.

Certains psychothérapeutes interprètent la fonction du blocage respiratoire avec expiration incomplète, comme une attitude de prudence visant à éviter l'apparition de manifestations abdominales insolites. Pour commencer il faut susciter chez ces patients une respiration plus ample sans effort, ne pas leur demander d'exécuter des exercices respiratoires en force comme ils ont tendance à le faire, pour exhiber leur apparente bonne volonté. Après une dizaine de respirations, faites sans forcer, le rythme respiratoire devient plus ample et plus complet, puis, à nouveau, des inhibitions font leur apparition. La respiration imposée n'est jamais naturelle. Les épaules s'écartent, le cou se tend, les coudes sont poussés en arrière ou remontés. L'expiration profonde produit spontanément une attitude d'abandon. La rétention du souffle expiratoire est souvent liée à la période infantile au moment où ce blocage respiratoire constitue la découverte d'une maîtrise nouvelle : attitude que l'enfant peut prendre pour répondre à certaines formules éducatives telles que *un grand garçon ne pleure pas, tu ne dois pas montrer que tu as peur*, ...

Au début, l'inhibition sert à tempérer les excitations agréables de nature végétative; mais à la longue, cette inhibition provoque une sensibilité accrue à l'anxiété et augmente l'excitabilité réflexe. Elle entraîne finalement une impossibilité chronique à se détendre. En résumé, l'inhibition névrotique de la respiration est une partie centrale du mécanisme des névroses.

La parole est le moyen utilisé le plus fréquemment pour supprimer les excitations végétatives inhibées. Si on empêche cet exutoire, on voit apparaître rapidement les signes d'inquiétude qui précèdent l'angoisse. Sandor Ferenczi a décrit

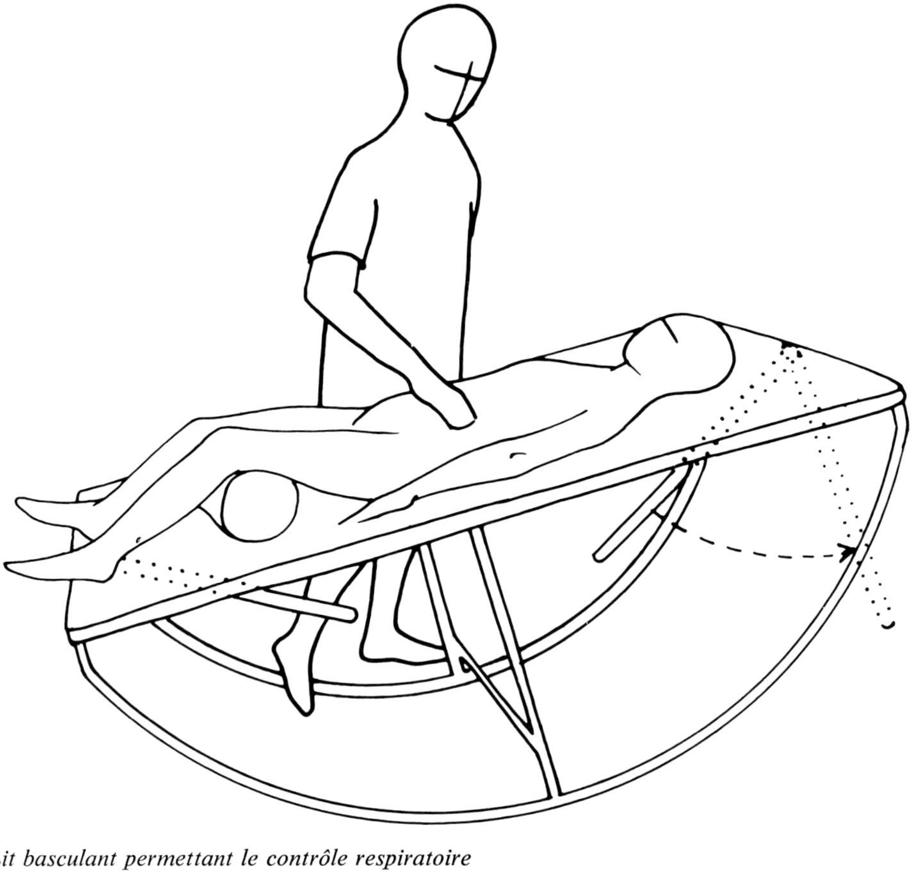

Lit basculant permettant le contrôle respiratoire

pour la première fois en pathologie psychosomatique le fait suivant : si la poitrine est maintenue élevée en position inspiratoire, la respiration ne peut être que peu profonde et le ventre reste dur et tendu. Il a recommandé, au cours du traitement psychothérapeutique, de demander au patient de respirer profondément et naturellement durant les séances. C'est aussi un excellent principe que d'annoncer au patient, dès le début du traitement scoliotique, que son dos n'est rien et que tout procède de sa respiration. Une bonne respiration *coopère* activement à la guérison de la scoliose bénigne. Une bonne respiration libère l'énergie nécessaire pour rétablir l'activité du thorax et de la colonne vertébrale. Dans l'activité musculaire, il faut inviter sans cesse à bien respirer, ménager fréquemment de courtes pauses qui relâchent les tensions abdominales et donnent, après un temps respiratoire, une grande force aux muscles. Sur ce temps respiratoire, le patient et le kinésithérapeute concentrent toute leur attention. Une pression épigastrique douce et progressive diminue la sensibilité du plexus solaire et aide à bien sentir la coopération thoraco-abdominale. D'aucuns diront que c'est de la *pataphysiologie* respiratoire, comme il en est de la *pataphysique* et des tours de passe-passe. Mais, assurément, les problèmes posés au pneumologue diffèrent sensiblement de la respiration chez un scoliotique. Ici, nous prenons plutôt une orientation psychothérapique, dans ce que Angerlergues a nommé *le corps et ses images*, et plus précisément une image du corps mécanique asymétrique.

La technique des claques à visée vaso-motrice présente certainement un intérêt dans la thérapie manuelle par la stimulation des muscles thoraciques périphériques que cela entraîne, et très probablement aussi parce que cela contribue au remaniement de l'image de soi corporelle.

Au congrès de Nice en 1968, Maurice Cara disait : *La rééducation respiratoire nous paraît si entièrement liée à la kinésithérapie qu'il nous semble artificiel de chercher à distinguer ces deux aspects d'un même traitement.* Il insiste également sur la valeur du massage vibratoire : *Lorsqu'il n'y a pas de problème d'asymétrie, les vibreurs mécaniques paraissent intéressants; mais, dans les cas plus graves, rien ne nous paraît remplacer la main d'un kinésithérapeute bien entraîné. En effet, le contact de la main sur la paroi la plus large épouse mieux la forme du thorax. D'autre part, la main sent très bien le frémissement des régions pulmonaires encombrées. Un bon kinésithérapeute sent les régions à vibrer et suit les crachats au cours de leur progression...*

On parle souvent des insuffisances respiratoires patentes mais on tient rarement compte des insuffisances respiratoires latentes. Pourtant, les scoliotiques graves, plâtrés, peuvent augmenter leur capacité vitale de 30 à 40 % grâce à la kinésithérapie. Là encore, le gain est évalué par la mécanique ventilatoire. Mais

Maurice Cara a rappelé que la kinésithérapie respiratoire peut avoir des visées métaboliques. Les séances d'hyperventilation constituent un bon moyen pour éliminer un excès de gaz carbonique, et par là, rééquilibrer le milieu intérieur qui est si souvent en acidose gazeuse chez les insuffisantes respiratoires chroniques. Grâce à cette hyperventilation, la diurèse se rétablit souvent et la stabilisation du malade se confirme.

ACCROISSEMENT DE LA VENTILATION PULMONAIRE

La recherche de la perméabilité nasale est d'une importance moyenne et n'est plus discutée à l'heure actuelle. Elle peut être aisément explorée par chaque praticien grâce au miroir de Glatzer. C'est une plaque métallique chromée avec des rainures concentriques en hémicercle, séparées de un ou deux centimètres, et une échancrure qui épouse la forme du maxillaire supérieur. On demande au patient d'inspirer normalement. Puis on lui présente le miroir de Glatzer, ou même un miroir ordinaire, et on lui demande de souffler avec le nez. Il se dessine alors un halo de vapeur sur ce miroir. Si les deux narines sont normalement perméables, le halo qui se dessine a plus ou moins la forme d'ailes de papillon, les deux surfaces sont symétriques. Si une narine est obstruée, le halo est nettement moins marqué d'un côté sur le miroir et l'image est asymétrique. A défaut de miroir ou pour mieux compléter l'information, on peut faire l'épreuve de Rosenthal. Cette épreuve comporte vingt respirations par la narine gauche, la droite étant fermée par le doigt, et vingt respirations par la narine droite, la gauche étant obstruée par compression de l'aile du nez à gauche. A aucun moment, la respiration ne doit se faire par la bouche. Durant l'épreuve, le patient ne doit présenter aucun signe de gêne respiratoire. Dans le cas contraire, par exemple si le sujet se voit obligé de respirer par la bouche et d'ouvrir la narine obstruée, on doit soupçonner l'existence d'un obstacle au niveau des voies aériennes supérieures. Au moindre doute, c'est à l'oto-rhino-laryngologiste de chercher l'explication de cette anomalie. Pierre Weilleir disait que la cure, même radicale, de ces lésions obstructives ou de ces malformations, n'est pas suffisante. Combien d'enfants opérés de végétations adénoïdes, d'amygdales cryptiques, d'hypertrophies des cornets, continuent à utiliser une respiration purement buccale. Ces enfants ont souvent un faciès adénoïdien qui donne au visage une expression caractéristique.

Dans d'autres circonstances, tel enfant respire bien par le nez le jour comme la nuit. Mais, au moindre effort, la respiration nasale n'est plus utilisée et tout l'air passe uniquement par la bouche. D'autres enfants pincent les narines et déploient un effort thoracique presque caricatural, donnant l'impression d'inspirer très fort. Un exercice fortifiant ou simplement tonifiant des muscles dilatateurs des narines est alors indiqué. C'est un muscle orbiculaire, placé au pourtour des narines qui, en se contractant, aplatit les narines d'avant en arrière, les élargit, tend à épater le nez, les narines bien ouvertes. On propose à l'enfant d'introduire les bouts des cinquièmes doigts à l'entrée de chaque narine sans la boucher. Ensuite, On lui demande de prendre conscience que l'air s'engouffre véritablement dans les narines. Puis on lui fait resserrer les narines sur ses doigts pour opposer une résistance et entraîner les muscles à un meilleur fonctionnement. Enfin, il faut objectiver la vraie fonction de ces muscles dilatateurs des narines en plaçant pouce et index en dehors des ailes du nez. On invite l'enfant à faire la grimace en allongeant transversalement la bouche fermée, mettant en compétition les muscles buccinateurs, risorius et orbiculaire des lèvres; c'est la grimace du masque sarcastique chinois. C'est à ce moment que la synergie de ces muscles fait sentir au maximum la fonction des dilatateurs des narines qui sont tendus et plus difficiles à comprimer de l'extérieur. C'est donc le meilleur exercice pour les bucco-respirateurs (traduction littérale par Weiller de l'allemand « mundatmer »).

FONCTION IPSILATÉRALE DES NARINES

Les maîtres de HathaYoga, dans l'exercice respiratoire nommé pranayama, insistent sur la respiration mononarinaire alternée.

On inspire par la narine gauche, en appuyant son doigt sur la narine droite pour l'obturer, puis on inverse, et le passage de l'air se fait par la narine droite. La chose leur semble élémentaire, à tel point que nulle part je n'ai trouvé l'explication de cette pratique. Subjectivement, quand on fait cette expérience, on a nettement la sensation que l'ouverture alvéolaire et le remplissage pulmonaire sont plus importants du côté de la narine active. Philippe Tissier appelle cela un *paradoxe respiratoire*. Chaque narine, dit-il, paraît appartenir à chaque poumon... L'expérience semble prouver l'exactitude de ce fait.

Si l'on obstrue expérimentalement une narine à un lapin, la déformation de la cage thoracique se produit du côté de cette narine; la clinique révèle d'autre part qu'une déformation thoracique apparaît chez les adénoïdiens du côté de la narine porteuse de végétations.

Un oto-rhino-laryngologiste a remarqué, à l'occasion de l'inspection médicale scolaire, que les enfants qui présentent une déviation de la cloison nasale étaient souvent atteints en même temps d'une déviation du rachis. Cette déviation scoliotique siège du côté opposé à la narine rétrécie.

Au sujet de l'armature musculaire du poumon, Fleich a pu montrer le rôle capital de la contraction musculaire des bronches dans la respiration. Celles-ci se dilatent lorsque la respiration est profonde, restent moins ouvertes au contraire lorsque la respiration est plus superficielle. De plus, les variations de résistance opposées au courant aérien, entraînent des réactions réflexes de la musculature bronchique. Un obstacle à l'inspiration provoque un réflexe renforçant l'inspiration, une diminution de résistance produit l'effet inverse. D'autre part, la rétention du souffle en apnée expiratoire doit activer le phénomène de brassage gazeux au niveau des alvéoles qui devient plus manifeste et, de ce fait, stimule en les normalisant ces structures subtiles. Ceci paraît directement rattaché à la capacité expiratoire au niveau cellulaire élémentaire. Par conséquent, les thérapeutiques par l'apnée dirigée provoquent un véritable training tonico-élastique de toute cette armature musculaire et, par le brassage de gaz au niveau alvéolaire, assurent le traitement de l'emphysème; elles exercent aussi une action préventive de la bradypnée expiratoire qui est la définition même de l'état emphysémateux.

Toute séance de kinésithérapie doit donc obligatoirement inclure un ou plusieurs courts moments de mise en évidence du fonctionnement respiratoire. Cela permet de conduire la séance de masso-kinésithérapie aux rythmes du corps tout entier, qui doivent toujours être stimulés sinon éveillés, et ceci quelle que soit la raison pour laquelle le patient est soigné.

CHAPITRE IV

Entre la magie et la science

LA MAIN DU MASSEUR

Le patron des masseurs est sûrement Héraclès, fils de Zeus et d'Alcmène, car il est le héros mythologique de la praxis. En un certain sens tout le monde sait voir mais peu de gens savent toucher. La main s'offre, touche et résiste en même temps.

Prenons le cas de l'*homo faber*. Ses mains sont préfabriquées comme un outil. Ce sont elles qui effectuent les gestes du masseur : « manœuvres » d'effleurages, de pétrissages, glissements, percussions et autres « traits tirés » que l'on nomme encore manupuncture. Cette thérapeutique peut faire du bien au patient s'il métabolise les manœuvres pour les rendre bénéfiques. En dépit de cela, de nombreuses investigations ont été entreprises pour prouver la valeur scientifique du massage médical, sportif ou hygiénique. Aucune preuve scientifique n'a pu en être donnée, mais comme cela « fait quelque chose » dans un très grand nombre de cas, c'est suffisant pour que l'on continue à maintenir la crédibilité du massage comme agent thérapeutique.

Mais dans le cas de l'*homo sapiens*, les mains ne sont plus seulement outil; ce sont des mains « de jade » selon l'expression qui désigne des mains aux qualités rares et précieuses et grâce auxquelles le savoir s'actualise. Elles ne s'adressent pas alors à un patient-chose mais à un patient-personne. La clinique ne se réduit pas à « c'est un lumbago » ou « c'est une périarthrite scapulo-humérale ». Le thérapeute a affaire à quelqu'un qui demande de l'aide pour son état actuel, pour sortir de l'impasse où il se fourvoie. A l'occasion de cette rencontre il exige de nous loyauté, sincérité... et modestie.

L'ethnologie, à propos de la pensée pré-logique de ceux qu'on appelle primitifs, a abouti à des thèses qui concordent avec nos vues. Elles attribue à la main un rôle inestimable dans les processus de civilisation. Les interactions de la main et de l'intelligence sont telles que la première finit par ne faire qu'un avec la seconde. Il est en quelque sorte possible de parler avec ses mains; ce qui équivaut à penser avec les mains.

Les toucheux, les rebouteux auraient un don qui serait une sorte d'avantage naturel reçu de Dieu, en secret, dès l'enfance. Les dessins d'enfants montrent d'ailleurs mieux encore le fonctionnement de la main. L'enfant ne veut pas copier un dessin à moins qu'on l'y oblige. Il veut créer, c'est-à-dire faire apparaître, faire connaître, communiquer son émotion. A l'origine du dessin enfantin, de ce mode d'activité peu élaborée, se trouve l'attitude organique motrice qui cherche à se développer. Les artistes interprètes savent bien que seul le premier mouvement semble être commandé par l'intellect; ensuite la main, devenue autonome, cherche, pense, transpose à sa guise.

La main est donc comprise comme une unité sensori-motrice, issue à la fois de la périphérie et des centres cérébraux. Asservie à la raison, elle perd sa spontanéité et son efficacité; elle imite et raisonne en perdant l'essentiel de sa capacité de toucher.

Toucher et palper sont habituellement confondus dans le langage courant, mais dans la réalité médicale ils ont des sens qui diffèrent sensiblement. Le palper du médecin recherche une anomalie à situer dans le corps du patient : il peut s'agir d'un trouble, d'une anomalie clinique, d'une faille, d'un défaut, d'un cri de douleur qui lui permettront de dire : le mal est là. Le toucher du masseur par contre tente d'établir une informatique. Il cherche la raison des désordres relationnels entre les différents lieux du corps.

Finalement, par le palper on localise; par le toucher on rend au malade une fonction accidentellement perdue. Jusqu'à il y a peu de temps encore, la main ne servait qu'à bénir ou à consacrer; elle symbolisait la magie, le miracle ou la malédiction. Sa nouvelle fonction réside maintenant dans la transmission, la répartition, la réception de quanta : car ce sont bien des quanta minima d'énergie qui sont échangés entre le patient et le masseur-kinésithérapeute.

La magie était née de l'angoisse humaine face à ce qui est inconnu et menaçant; elle était l'expression du désir de dominer les puissances hostiles. La science médicale est née du même désir; mais contrairement à la pensée magique, la pensée scientifique critique par l'expérience l'efficacité de ses moyens.

Le vécu, en séance thérapeutique, consiste sans cesse et toujours à faire et refaire l'évaluation de la distance qui sépare notre psychokinème (unité de sens) de ceux de nos patients qui, pendant ce temps, fabriquent à notre endroit leurs propres psychokinèmes faits de résistance, d'indifférence, de passivité, parfois de complicité dans les cas les plus favorables. L'un et l'autre se mettent en question réciproquement. Le toucher fait la jonction et nivelle les aspérités des psychokinèmes. Il rétablit l'amitié, au sens empédocléen du terme, par le toucher actif entre deux consciences. Cette nécessité a surtout été soulignée dans les pays anglo-saxons avec le *mouvement pour le potentiel humain*. Le point de départ correspond à notre postulat de base : nos cinq sens sont émoussés, mais il ne faut pas oublier les deux autres sens : sensibilisation à l'imperceptible et proprioceptivité correspondant au tonus musculaire qui donne une vaste information relative au domaine affectif et physio-réticulé

Les recherches psycho-physiologiques ont apporté la conviction que le toucher est le plus atrophié de nos sens. Le psychologue Sidney Jourard a effectué une enquête pour savoir comment et où les gens, dans la vie de tous les jours, se contactent par le toucher. Il a été surpris et inquiet de constater que nous vivons dans un monde « sans corps ». Hormis l'amour sexuel chacun vit, en lieu clos, dans sa propre peau. Le toucher est devenu exclusivement associé à la sexualité et si l'on vit sans amour, on vit sans toucher. Cependant nous avons besoin du contact physique pour accroître la conscience et la sensibilité du corps. Dans la vie courante les relations avec autrui ne sont, bien souvent, qu'un moyen d'améliorer notre statut social. Nous craignons de laisser approcher les autres car s'ils venaient à trop bien nous connaître, ils risqueraient de détruire l'image que nous avons pris tant de soin à construire. Cette solitude prend un peu un chemin pathologique : celui de l'immobilisme du corps qui, secteur par secteur, s'enraidit dans sa carapace comme dans une armure.

Dans cette perspective, immobilisme et mutisme sont équivalents. Un homme qui se cache plutôt qu'il ne s'abrite, se met à l'écart de la voix qui parle, de la main qui touche. Il demeure comme un mur froid et insaisissable; sourd, muet et aveugle bien qu'il paraisse entendre, parler et voir. Enfin le toucher peut faire accéder au monde de la vue et de l'ouïe comme l'a montré Hélène Keller, sourde, aveugle et muette à la suite d'un accident survenu à l'âge de dix-huit mois et qui a pu entrer en relation avec le monde avec la paume de sa main.

Rassembler, accueillir pour recueillir, telle est l'œuvre première de la main du masseur, et, pourrait-on dire, son éloquence. Seule la main est à la fois touchante et touchée. Les mains du masseur perçoivent vraiment au-delà de toutes les données scientifiques, la présence concrète, de l'être de chair et de sang. Au cours de cette activité, ce qui touche ce n'est pas la conscience du masseur, c'est sa main; c'est elle qui réalise la communion des deux consciences. Ce contact, cette pression sont assez différents d'un acte passif. C'est là que s'instaure *la prise en main du corps* et que s'effectue la découverte thérapeutique. C'est l'instinct plus que le raisonnement qui est à l'œuvre. Le raisonnement est le produit de l'intellect qui permet de penser, de rêver, de fantasmer, d'inventer, de créer. L'instinct sert à « faire ». Si nous saisissons le sens de ce langage au moyen du toucher, la séance entière peut effectuer en silence, sans parole. Le dialogue relevant du toucher a son code propre, mais chacun le module à sa manière, chacun à sa propre interprétation. Ce code est fait de perceptions, de tensions, d'inhibitions, de résistances, de plaintes émises par une contracture isolée, de névralgies des branches nerveuses sensitives que l'on ressent comme des décharges électriques.

LA MAIN TRAUMATISÉE

Nous connaissons bien l'importance particulière des mains, tant en ce qui concerne la fonction de perception que celle des efférences qui déservent toute la vie sensori-motrice de l'homme. Il s'agit donc d'un secteur décisif, plus décisif d'ailleurs pour l'art du kinésithérapeute que pour son savoir.

Toute agression de la main est une affaire sérieuse, toujours angoissante. Elle provoque une perturbation considérable au niveau du cerveau. L'angoisse chez le patient due à l'agression de sa main pervertit encore plus son émotion. Elle jette de l'obscurité dans l'interrelation patient-kinésithérapeute et peut entraîner des inhibitions de cet autre organe pensant : la main du thérapeute.

Plus qu'ailleurs la kinésithérapie de la main traumatisée n'est pas *un traitement par le mouvement mais bien le traitement du mouvement*. On a souvent constaté l'apparition d'erreurs au cours de gestes, dues à une perturbation cybernétique liée à la persistance d'inhibitions. Par exemple on demande à un blessé d'effectuer un mouvement intentionnel simple : il contracte alors le muscle antagoniste et non le muscle sollicité. Et ceci fait appel aux réflexes nocifs entraînant une souffrance.

Dans un autre exemple il s'agit d'une articulation de la main immobilisée depuis plusieurs semaines et qui était indolente sous plâtre. Sa cybernétique est déréglée. Le blessé, le plâtre ôté, continuera à souffrir aussi longtemps qu'il n'aura pas retrouvé ses commandes cybernétiques normales : si on demande l'extension, on reçoit la réponse en flexion, ce qui est un mouvement nocif douloureux. En pensant bien faire le kinésithérapeute propose au blessé de choisir lui-même un kinème (le plus petit mouvement) : presque toujours il commence par tenter inconsciemment le mouvement nocif comme si, sans le savoir, il se punissait lui-même, après avoir hésité entre l'interdit du mouvement et la transgression de cet interdit qui pourtant n'est plus justifié par l'obstacle qu'était le plâtre. Devant cette para-métaphysique le thérapeute lui-même est troublé et il y a de quoi.

La main qui a perdu sa coordination « bafouille » douloureusement, elle n'ose pas se manifester et « bégaie ». Dans les jeux d'adresse les paralysés s'obstinent; les traumatisés au contraire renoncent facilement ou préfèrent tricher.

A l'état normal les articulations se comportent comme un tout physiologique. A cause d'une routine abusive on se réfère trop souvent à la première loi de Sherrington : pendant qu'un muscle se contracte, son antagoniste se relâche. En réalité l'inhibition doit s'ajuster à l'aire fonctionnelle du groupe musculaire qui va assumer le kinème (se relâcher avant que l'antagoniste démarre). En pratique donc, si nous sollicitons l'activité des extenseurs des doigts, nous devons nous assurer que rien n'empêche de le faire. Entre l'inhibition des fléchisseurs et l'action des extenseurs, le temps se mesure en milli-secondes. Un si minime retard est insaisissable à nos sens; le thérapeute ne peut se servir que de son intuition. Si minime que soit ce retard, il fait crier le patient; la douleur arrête tout et remet tout en question. Ces cris créent en même temps un état aversif cécu comme la preuve d'avoir tenté l'impossible; on a enfreint le tabou de la mobilité. Or l' « exorciste » de la douleur a son siège dans le diencéphale et il est supervisé par le cortex cérébral.

Pour la guérison, le retour à la normale ne peut être espéré qu'après la réorganisation des centres coordinateurs supérieurs moteurs.

LA MAIN RETROUVÉE

Pour réadapter la main après un traumatisme nous avons d'abord à assumer le rôle de témoin. Il faut que nous soyons celui qui assiste à un événement, à un épisode. Cette attitude, cette assistance permet non seulement à ce qui est présent actuel, d'être appréhendé mais permet aussi au patient de percevoir, de découvrir à travers cet état actuel, les possibilités plus ou moins ignorées qui y ont conduit.

La mémorisation rend possible de référer aux événements précédemment vécus et, dans le cas qui nous occupe, elle rend possible la récupération fonctionnelle de la main. La mémorisation doit être considérée comme indispensable. Le souvenir entraîne une modification du comportement actuel. La mémorisation se fait par étapes. Les futurs souvenirs sont d'abord triés ou filtrés puis passent par une première phase habile de consolidation avant d'être emmagasinés, stockés. C'est pendant la vie intra-utérine qu'apparaissent les premiers actes moteurs qui semblent être intentionnels. Ceci se produit bien avant que le cerveau n'ait investi les fonctions régissant l'activité manuelle. Plus tard la main devient aussi pensante puisqu'elle acquiert une autonomie propre. Elle est aussi obéissante; elle est l'exécutrice des actions dites volontaires du cerveau. Elle attire le monde à soi pour le manipuler et le remanier selon son désir.

La région limbique du cerveau (réactions spontanées au monde extérieur) et le cortex (pensée et action) se partagent finalement ces deux fonctions : donner des ordres mais aussi recevoir l'avis et les informations de la main.

Dans la thérapie manuelle de la main traumatisée c'est par le regard que tout commence. Le blessé nous surveille du regard même si au départ il affiche sa confiance. En même temps son regard est fixé sur sa main et sur nos mains, tout prêt à nous retirer cette partie douloureuse et précieuse qu'il nous avait prêtée. Avant l'action thérapeutique il y a bien lieu d'abord de contempler cette main qui s'offre, tout en esquissant l'ébauche d'un retrait. Contempler une main blessée, c'est la considérer attentivement des yeux. Il ne s'agit pas de temps perdu mais de méditation qui, plus qu'on ne pense, permet d'accorder les deux consciences. C'est la chose la plus importante pour rendre le patient consentant. Les yeux attentifs valorisent, les yeux palpent aussi.

Dans cette contemplation le temps s'arrête; cinq minutes sont vécues comme une heure. La main et l'avant-bras doivent être installés en position confortable. C'est un véritable petit cérémonial qui compte énormément. On souligne verbalement au patient l'importance de la main; on lui montre l'espace relatif qui lui correspond dans les zones sensori-motrices du cerveau (il est bon de montrer la carte de Penfield comme on montre une image d'Épinal).

La seconde phase est consacrée à la description de la relation fonctionnelle entre la main et l'épaule. Tout en décrivant on touche et palpe non la main mais l'épaule correspondante et l'on fait constater que la moindre mobilité de l'épaule se manifeste par un intime mouvement de la main. Chaque point stratégique de l'épaule est inspecté-sus-épineux, tendon bicipital, deltoïde auquel on demande une contraction isométrique brève constatée *par la main intacte du patient*. On procède de la même manière pour le sous-épineux, petit-rond, pectoral, etc., au niveau des insertions de leurs tendons. Il faut absolument que ce temps psycho-affectif soit dense dès la première séance. Les séances suivantes commencent aussi par le petit cérémonial contemplatif — trois minutes — suivi d'un travail de plus en plus intensif du cou, de l'épaule et, en fin de séance seulement, du bras. Le

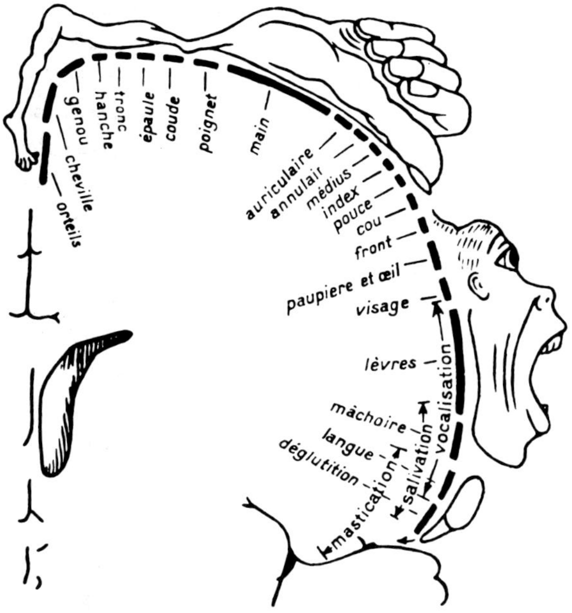

Schéma topographique de Penfield

patient ne regarde pas sa main « par-dessus son épaule »; il tourne et fléchit la tête et le cou pour s'intéresser à sa main et lui porter une attention affective avec l'aide du kinésithérapeute.

Ressent-il la distribution du sang comme un ruisseau chaud et bénéfique? Chacun selon son imagination rythme par la parole tout ce qui se passe dans ce lieu chéri et aimé en attendant le moment espéré où il pourra enfin le faire agir.

La troisième étape dépend des séances précédentes. Elle s'adresse à l'éminence thénar de la main valide que le patient touche avec le ou les doigts utilisables de sa main blessée. En même temps le kinésithérapeute effectue une pression minime sur la pulpe du pouce de la main intacte. Cette pression invite le pouce de la main saine à effectuer un début de contraction en opposition avec le cinquième doigt. Cette tonicité sollicitée du pouce active de façon invisible toute la main ou du moins la réveille tandis que le patient assiste à cette réanimation. Jamais aucune mobilisation qui ne soit volontaire, n'est utilisée, mais la moindre activité des doigts est remarquée et même exploitée. Toute découverte motrice doit être répétée en dehors des séances, cinq minutes par heure par le patient lui-même. Dans l'entendement humain, la répétition ne change rien à l'objet qui se répète mais elle change quelque chose dans l'esprit qui la contemple et chaque fois, l'esprit soutire

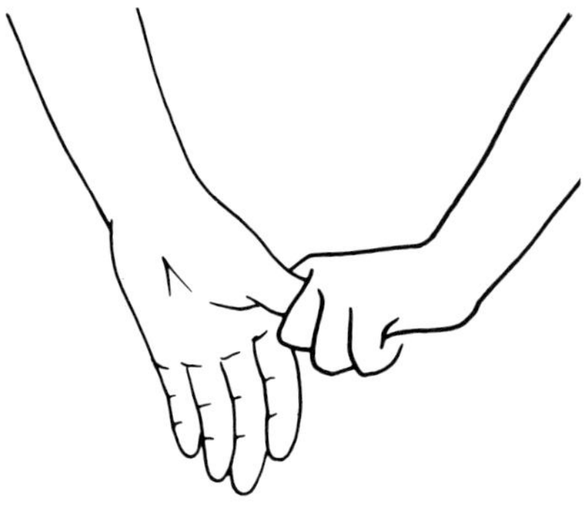

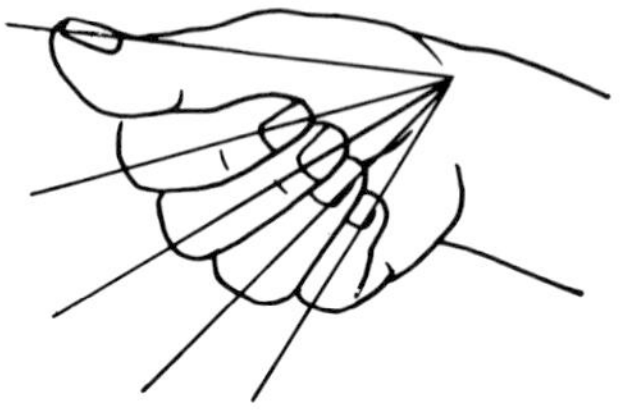

Prise de la main du masseur

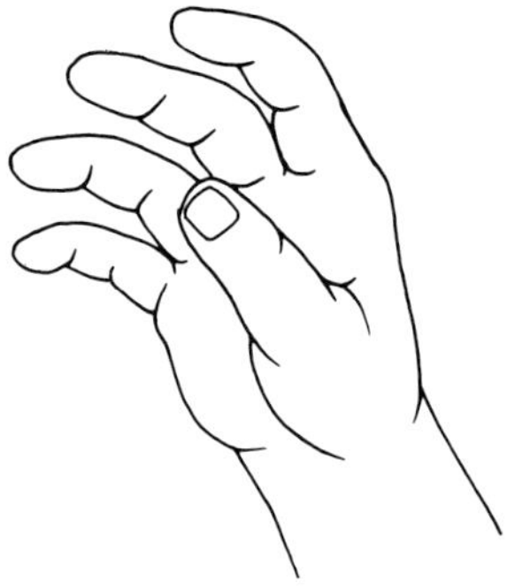

quelque chose de la répétition. La main ne récupère vraiment ses fonctions propres que lorsque les centres supérieurs se sont accordés au perçu périphérique de la même manière qu'ils l'étaient avant l'accident.

Ainsi se rétablit, petit à petit, l'image originelle de ce lieu du corps (celui de la main agressée) qui occupe une si large place dans l'imagination. Le travail manuel conduit à la restitution des souvenirs, à la réactualisation des mouvements effectués avant l'accident, au rétablissement de leur intégrité fonctionnelle. En outre tout masseur est, quoi qu'on pense, thérapeute de ce qu'on nomme le moral. Tout homme blessé gravement à la main fantasme son handicap, projette son angoisse dans l'avenir, redoutant autant le préjudice esthétique du membre que l'invalidité et l'incapacité professionnelle. Les psychanalystes parlent d'une réactivation de son angoisse de castration.

Ce que vise le kinésithérapeute c'est la réintégration active de la main atteinte même si celle-ci doit rester différente de ce qu'elle était avant le traumatisme. Il faut qu'elle s'intègre d'une manière nouvelle dans l'image du corps. Cette main, modifiée par l'épreuve, doit s'affirmer avec ses nouvelles aptitudes et s'accorder avec les souvenirs de ses fonctions passées. C'est pourquoi la rééducation en groupe est valable pour toutes les kinésithérapies actives sauf pour la main. La relation thérapeutique vise à la redécouverte d'un pouvoir, à la reconquête d'une activité spontanée qui ne soit surtout pas mimétique.

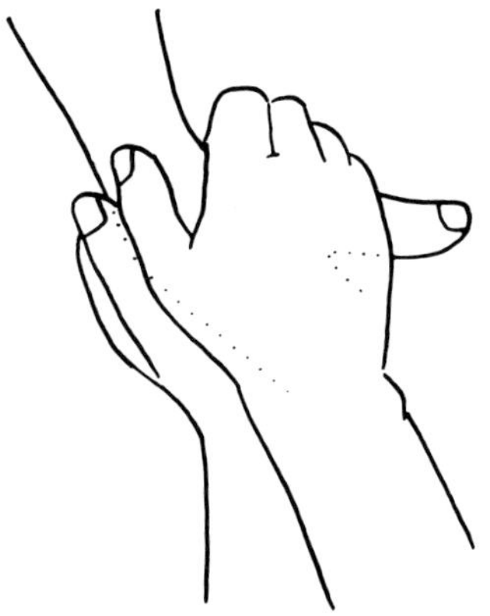

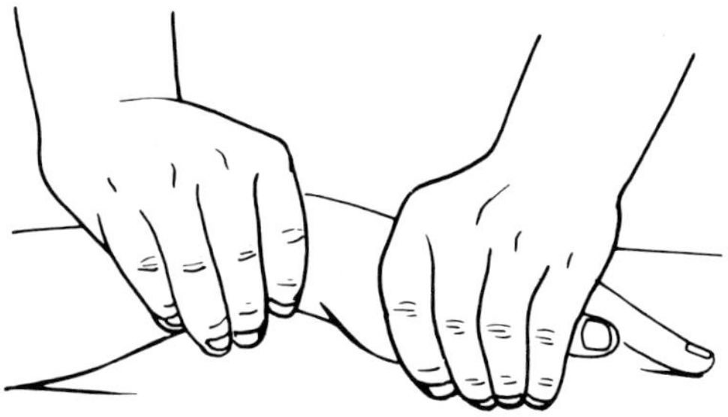

Toucher, bouger de la main du masseur

En pratique deux étapes tactiques sont envisagées, qui doivent être commencées le plus tôt possible, au stade de la maladie inorganisée, avec l'accord du chirurgien.

Dans un premier temps il faut faire disparaître les obstacles d'emprise tissulaire : œdème dorsal, atrophie cutanée, infiltrations ligamentaires, contractures parasites éparses dans les muscles de tout le membre supérieur en commençant par l'épaule. Il faut contrôler l'écartement des doigts, canaliser les lacs de stase veino-lyphatique au moyen des pulpes digitales le long des sillons inter-musculaires de l'avant-bras.

Le patient est assis, le masseur debout devant lui. Le patient pose sa main à soigner sur l'épaule du kinésithérapeute qu'il vise à couvrir en la pressant ou en la saisissant avec une intensité que la main ajuste le mieux possible. Ainsi le membre considéré est en position élevée ce qui favorise la circulation centripète. Il s'agit de mettre en tension les muscles de cette main, ceux de l'avant-bras et du bras jusqu'à l'épaule, tandis que le patient cherche à effectuer ou à imaginer une contraction isométrique progressivement globale. Les contractions isométriques lentement préparées mentalement se font un instant, puis se relâchent au rythme de la respiration. Le relâchement le plus complet est obtenu à la fin de l'expiration. Il est très recommandé de faire ce travail sous bande à varices à double flexibilité. Cette bande restitue son élasticité au moment du relâchement musculaire.

Détails du traitement technologique manuel

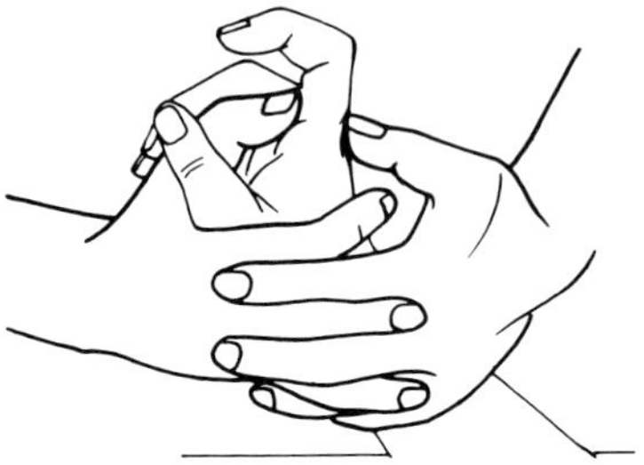

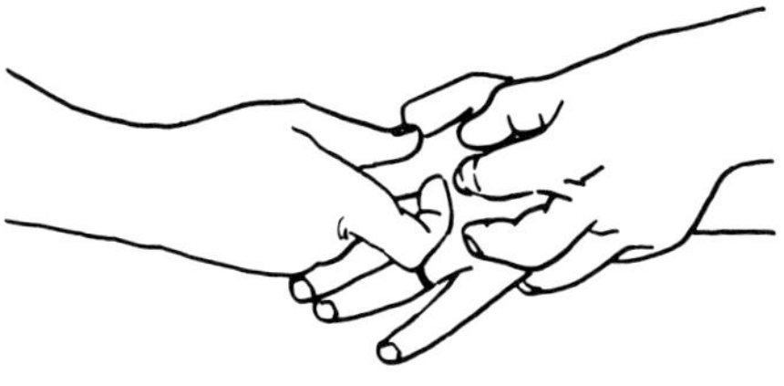

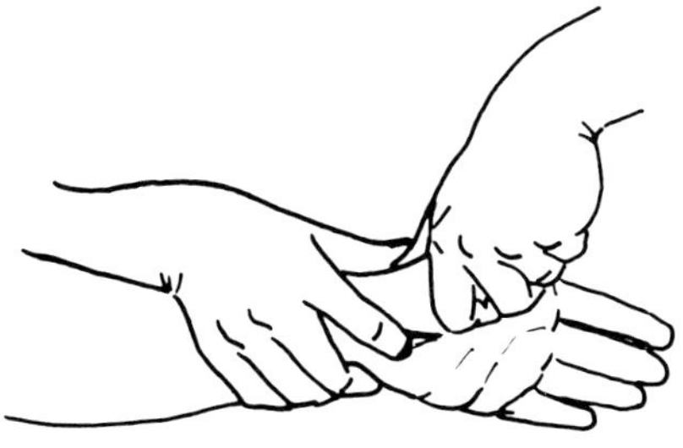

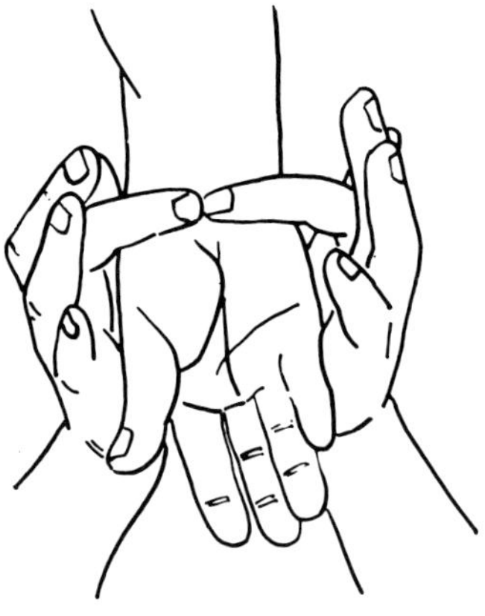

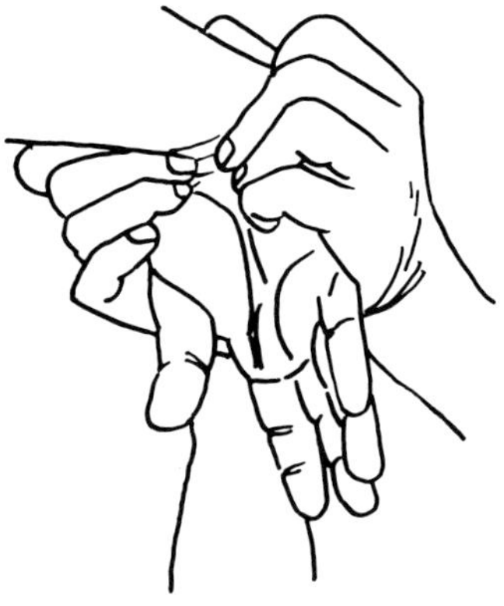

On tente à la fin de la séance de faire l'exercice des doigts entrelacés. Le patient, à qui on en laisse l'initiative, place l'index droit entre l'autre index et le médius, les autres doigts s'entrelaçant aux doigts restants. Dans un deuxième temps c'est l'index gauche qui s'introduit entre l'index droit et le médius droit. On répète ces alternances en les faisant le plus vite possible; on demande au patient de refaire cet exercice plusieurs fois par jour entre les séances. A la fin de chaque séance on introduit la main dans un gant fourré que le patient peut conserver à sa convenance. Cela a un double but : protéger et rassurer la main traumatisée, et d'autre part stabiliser le degré thermique de façon à favoriser l'activité vasomotrice plus ou moins régularisée à la fin de la séance.

Le second temps de la séance thérapeutique est artisanal et industrieux; il s'adresse à l'habileté de la main. On fait pratiquer la sculpture, qui est utilisée depuis très longtemps comme une épreuve concernant la jonction affectivo-motrice. On se sert de terre à modeler ou de plastilene. On peut avoir recours aux ombres chinoises où les mains se débrouillent entre une source lumineuse et un écran blanc pour former et mouvoir des animaux. On peut faire des exercises sur des cordages qui combinent l'astuce, l'intelligence, la réflexion, l'adresse et la mobilité. Les exercices avec les jeux de dés sont bien moins connus. Pour l'entraînement de la main il faut les jeter avec la main elle-même. Enfin l'ergothérapie, qui semble moins utile, peut être pratiquée dans des centres spécialisés. Tissage, vannerie, tricot et bien d'autres métiers sont utilisés dans ces centres.

Finalement, comme nous l'a appris Michael Balint, dans toute maladie, qu'elle soit endogène ou exogène, qu'elle atteigne tel ou tel organe, ou la main, on doit considérer deux périodes.

D'abord c'est le temps de la désorganisation. La maladie confronte en quelque sorte ses capacités d'agression avec les réserves ergonomiques de l'homme agressé. L'angoisse, l'affolement de l'homme qui se sent menacé jouent un rôle essentiel. L'homme atteint, surtout dans sa main où toute la conscience de l'homme blessé se focalise, est complice de la maladie. Le traitement mais aussi l'ambiance familiale et professionnelle jouent alors un trôle très important. A cette époque la participation du kinésithérapeute est d'autant plus précieuse qu'elle a été précocement sollicitée par le malade, son médecin, sa famille.

Le second temps est celui qui succède en cas d'échec thérapeutique. La maladie s'organise, c'est le désarroi; l'infirmité envahit la main atteinte, le patient abandonne. Dans une de ses observations le neuro-psychiatre Yves Tardieu mentionne : *une rééducation passive ne fait qu'aggraver cet accidenté du travail...* Tous les patients

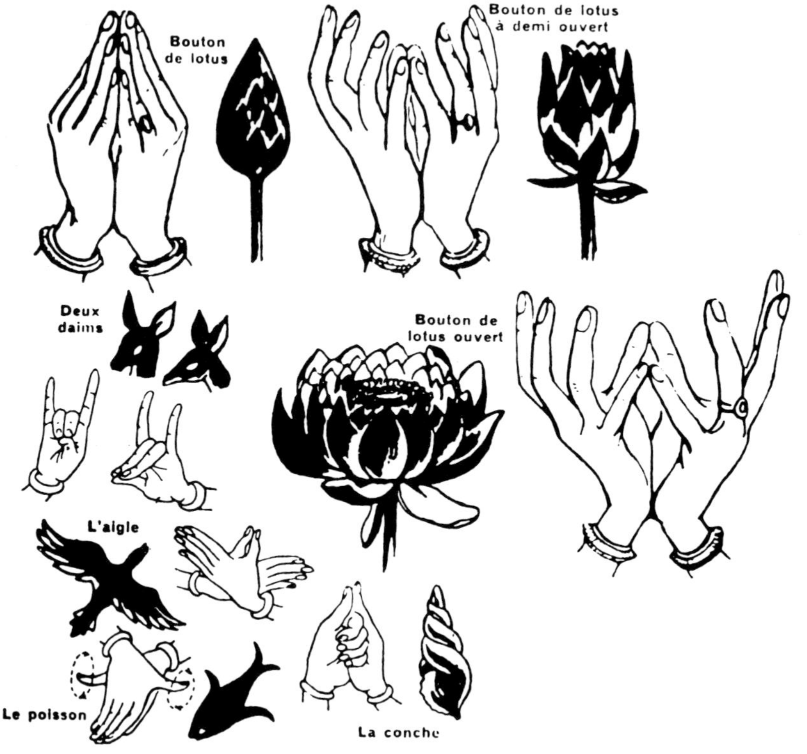

Recettes d'habileté

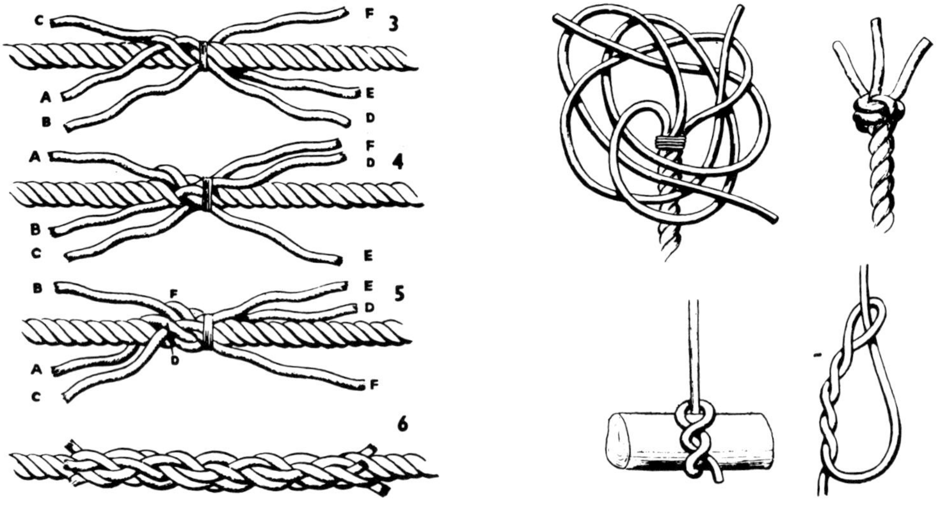

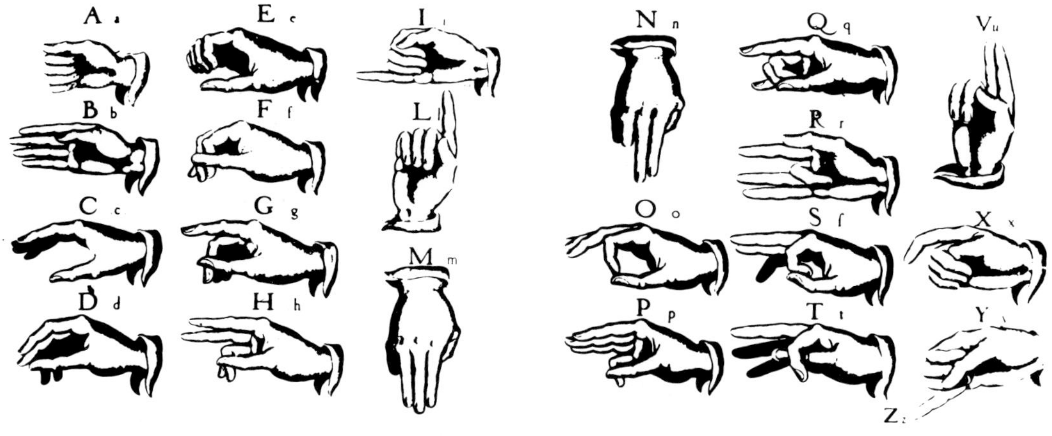

La main dans le langage des sourds et muets

qui lui ont été confiés ont été soumis à des traitements par narco-analyse et des médicaments thymo-analeptiques qui améliorent l'humeur des patients. Il en conclut qu'il faut attirer l'attention des thérapeutes sur la tonalité de l'humeur et du psychique dans la guérison.

CHAPITRE V

Biomécanique du rachis

Le segment mobile du rachis ou « arthron » constitue le moyen d'union entre les vertèbres. Ce n'est pas une articulation mais un joint souple. Les apophyses articulaires qui sont en arrière des vertèbres sont placées symétriquement de chaque côté du trou vertébral. Elles sont au nombre de quatre par vertèbre : deux supérieures et deux inférieures, c'est par leur intermédiaire que les vertèbres s'articulent entre elles.

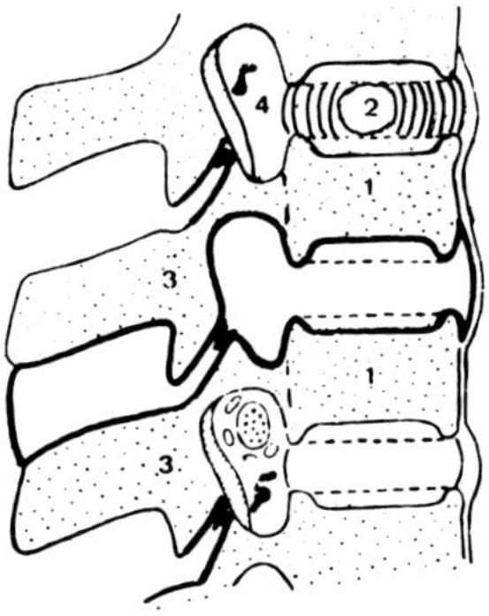

Schéma des facettes articulaires du rachis, de face

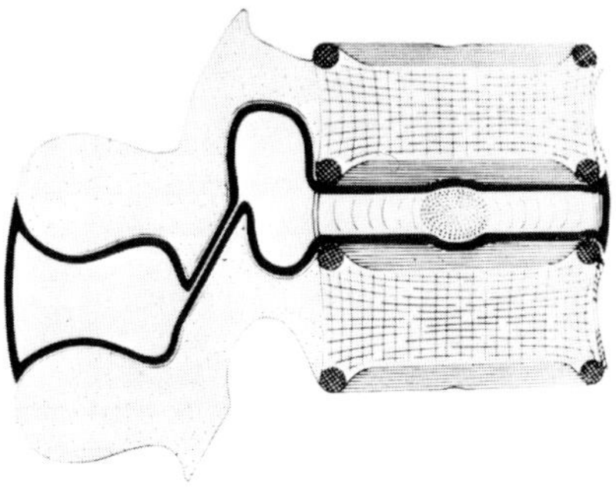

Schéma du segment mobile du rachis

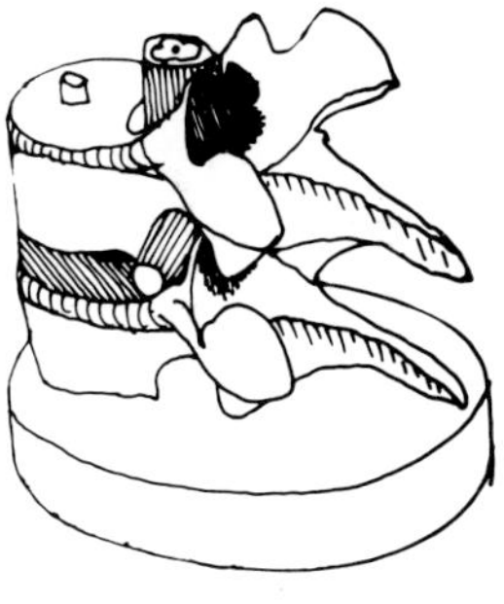

Schéma des facettes articulaires du rachis, de trois quart

Lors d'une rotation vertébrale dans la région dorsale, le déplacement latéral du corps est moindre que celui des lames, qui se trouvent latéralement, de part et d'autre du trou vertébral. Au contraire, dans la région lombaire, un très petit mouvement de rotation au niveau des articulaires se traduit par un déplacement

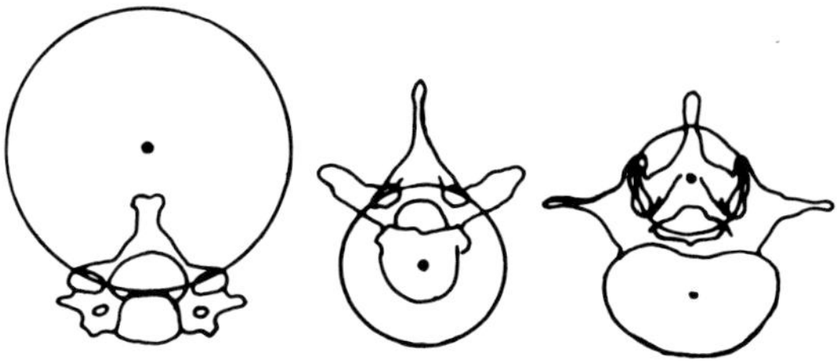

Les axes de motricité rachidienne lombaire, dorsale et cervicale

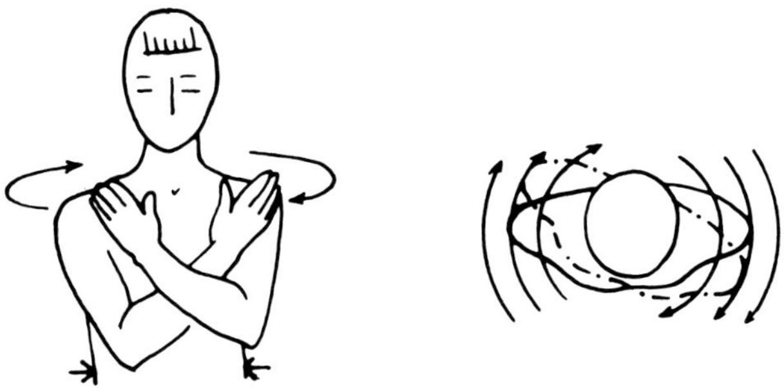

Contrôle clinique de rotation, torsion du rachis

latéral relativement important du corps vertébral. Ces conséquences jouent aussi bien dans la formation de la scoliose que dans les douleurs sacro-lombaires.

Si les disques assurent la motilité intervertébrale et en sont les facteurs essentiels, les articulations inter-apophysaires déterminent l'orientation et l'amplitude de ces mouvements. En d'autres termes, les affections discales compromettent la mobilité en soi, tandis que les lésions des petites articulations vertébrales gênent principalement l'orientation de ces mouvements, qu'elles peuvent restreindre ou même supprimer. Les ligaments complètent la solide implantation des disques sur les plateaux vertébraux. Ils rendent solidaires les vertèbres empilées et règlent par leur élasticité les mouvements de torsion, de flexion et d'extension.

En arrière, les ligaments surépineux et interépineux, ainsi que le puissant ligament jaune, limitent principalement la flexion du rachis. Étant peu extensibles, les ligaments blancs communs antérieur et postérieur tendent à maintenir les apophyses épineuses sur la ligne médiane lors de l'inclinaison latérale et des rotations. Mais les lames vertébrales sont unies entre elles par des ligaments très élastiques de coloration jaunâtre, nommés pour cette raison ligaments jaunes. Il en existe vingt-trois paires. Au fur et à mesure que l'on descend dans le rachis, leur hauteur augmente, alors que leur largeur et leur épaisseur diminuent. Ils sont cependant plus épais dans la région lombaire et atteignent trois millimètres et demi dans cette région. Ils peuvent se calcifier au cours du troisième âge.

Les muscles qui assurent la bio-mécanique du rachis peuvent être divisés en

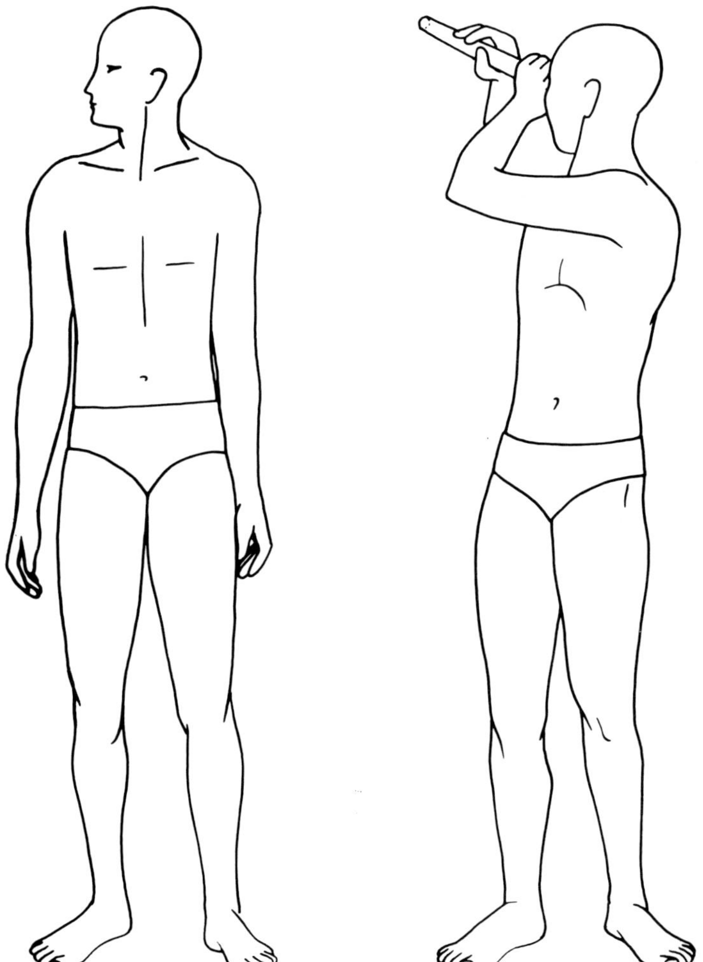

Démonstration technique de rotation cervicale isolée

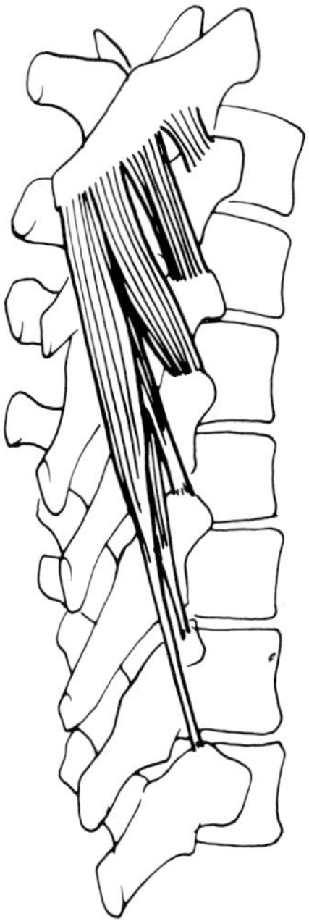

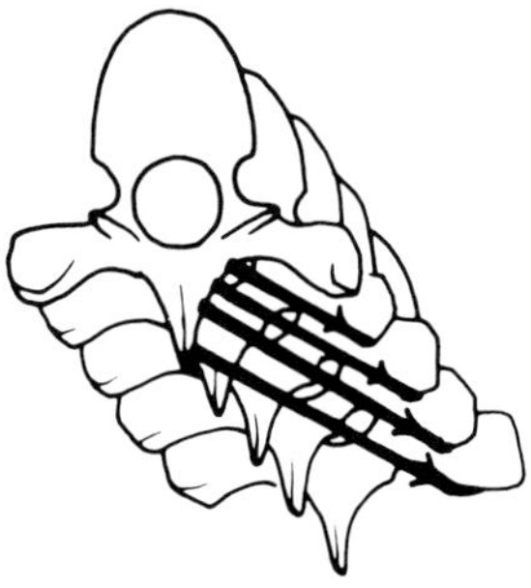

Schématisation des muscles transversaires épineux

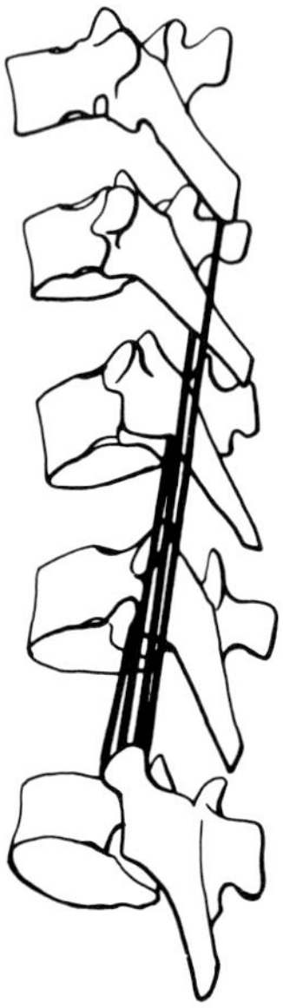

muscles courts et en muscles longs. Parmi les muscles courts, les transversaires épineux sont les rotateurs et extenseurs du rachis. Ils constituent avec les inter-transversaires une véritable armature musculaire du rachis et assurent l'axialisation de la colonne vertébrale, droite de face, ondulée de profil.

Du point de vue de l'anatomie fonctionnelle, tant chez l'homme que chez la plupart des quadripèdes, on peut distinguer sur le plan anatomique et physiologique deux segments rachidiens séparés par la frontière formée par une vertèbre pivot : la douzième vertèbre dorsale. Le segment supérieur est le segment cervico-théracique, le segment inférieur est le lombo-sacré. Chacun de ces segments possède deux courbures antéro-postérieures; le supérieur comporte la courbure primitive (cyphose), surmontée par une courbure secondaire (lordose cervicale); l'inférieur présente la courbure secondaire en haut (lordose lombaire) et la courbure primitive (la convexité postérieure sacrée). Il est intéressant de remarquer que le premier centre osseux-primitif apparaît sur le corps vertébral de la douzième vertèbre dorsale au quarantième jour de la vie ultra-utérine.

Là aussi D12 semble jouer le rôle de pilote, car les centres primitifs des autres vertèbres apparaissent chronologiquement et progressivement au-dessus et au-dessous par rapport à cette vertèbre de la jonction médio-rachidienne.

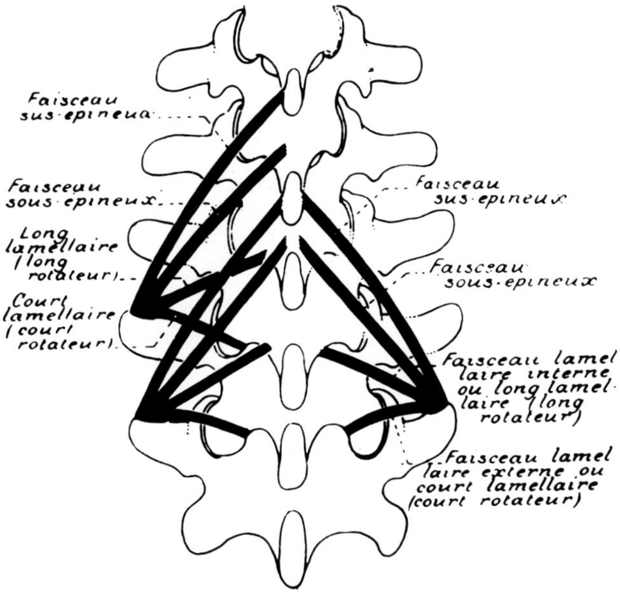

Vue postérieure des transversaires épineux

C'est pourquoi la douzième dorsale a reçu plusieurs dénominations : *fausse vertèbre dorsale de Broca, vertèbre intermédiaire, vertèbre de transition, vertèbre anticlinale de Burmeister* et enfin *vertèbre passive*. Tout cela veut dire que c'est par rapport à cette vertèbre que s'ajustent les pièces spondylaires placées au-dessus et au-dessous d'elle.

On ne peut s'empêcher de penser que c'est grâce aux bons offices de D12 que s'organisent harmonieusement et sans conflit la lordose lombaire bien galbée et la cyphose thoracique bien adéquate à la situation. C'est autour de ce joint cardan que s'effectuent les changements de positions des deux segments rachidiens. Dans tous ces mouvements le douzième dorsale reste relativement fixe. En outre, autour de cette vertèbre se trouvent polarisées les fonctions des muscles qui, en partant de D12, assurent les réglages de comportement; les uns se prolongent vers le thorax, les autres vers le pelvis et les lombes.

Chez l'homme, malgré l'orthostatisme qui modifie considérablement la région lombaire, cette disposition reste encore bien apparente dans les mouvements du rachis et dans ses déplacements latéraux au cours de la marche qui sont, là encore, axés autour de la douzième dorsale.

Dès lors une évidence apparaît : toute tentative de thérapeutique sur le rachis,

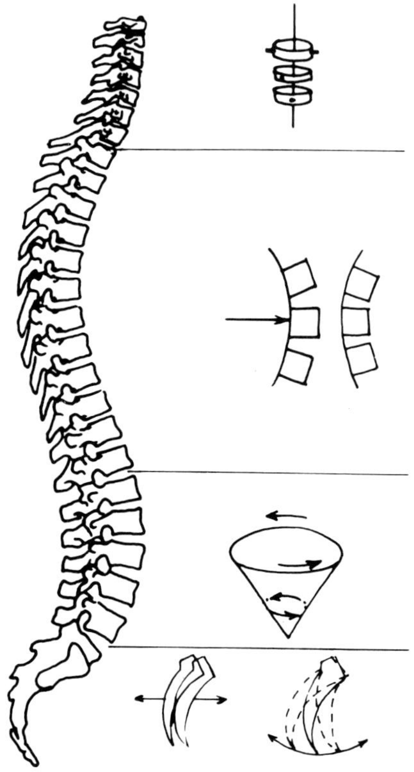

Schématisation de la mobilité dans les quatre étages du rachis

dans son rôle de stabilisation axiale au sol, doit aboutir à la mise en évidence de la zone neutre, charnière entre les deux rotations, en saisissant entre le pouce et deux doigts l'épineuse de D 12.

Dans la spondylarthrite ankylosante, c'est au pourtour de la partie inférieure de D12 que l'on voit apparaître les premiers syndesmophytes qui constituent le signe pathognomonique de cette maladie inflammatoire évolutive de la colonne vertébrale et ces articulations sacro-iliaques. C'est de D12 que part le premier signal de la rigidité future du rachis lombo-sacré.

Au point de vue traumatologique, la région statistiquement la plus vulnérable est D12 - L1 puisque les fractures du rachis dorso-lombaire représentent 85 % des fractures intéressant l'ensemble de la colonne vertébrale.

Il n'est pas douteux que les fractures du rachis puissent présenter des douleurs tardives et surtout que ces douleurs puissent apparaître après une consolidation de la fracture datant de plusieurs semaines ou plusieurs mois. Ces douleurs sont tantôt localisées à un point fixe, tantôt diffuses à l'ensemble du cardan dorso-lombaire. Elles sont exacerbées par la marche, la fatigue, la station debout prolongée. A l'examen clinique on trouve le segment rachidien douloureux et raide avec une contracture importante et une dégénérescence fibreuse des masses musculaires latéro-épineuses. Decoulx et Rieuneau ont pu confirmer que ces douleurs ne sont pas liées au cal de la fracture vertébrale mais peuvent avoir deux origines : l'une est discale, par lésion traumatique directe ou par suite de l'angu-

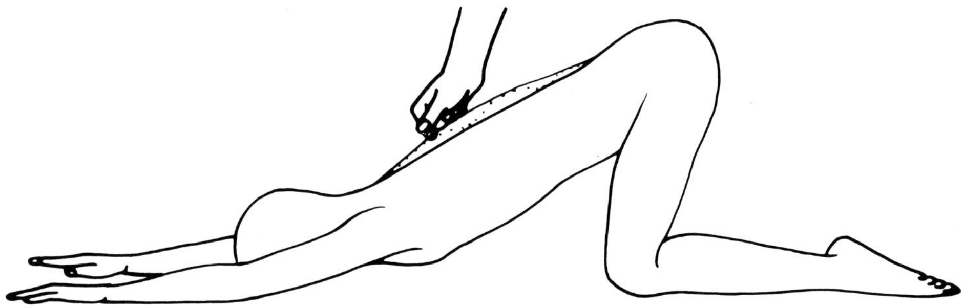

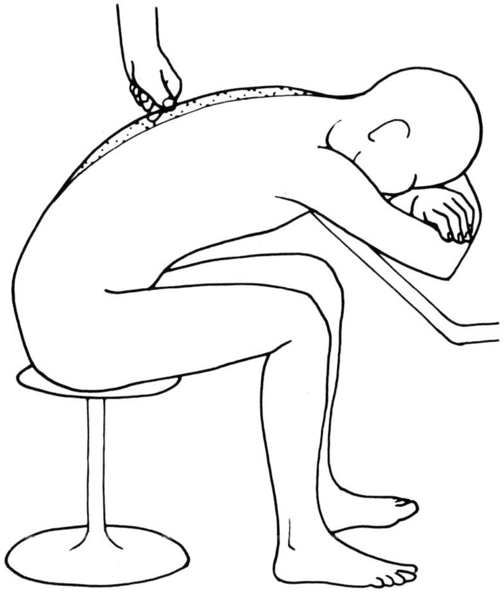

Contrôles flexion-extension

lation du rachis dans le plan antéro-postérieur qui surmène le disque et le rend douloureux. L'autre est d'origine musculaire : dans la plupart des cas elle est seule en cause. La cyphose angulaire créée par la fracture, si minime soit-elle, entraîne un déséquilibre permanent du tronc que seule peut compenser une mise en tension permanente des muscles para-rachidiens.

Pour éviter ces douleurs secondaires, le traitement des fractures du rachis en masso-kinésithérapie a été planifié d'une façon rationnelle et efficace qui comprend une mise en route précoce de la kinésithérapie. Le facteur psychologique n'est pas négligé grâce à la suppression du délai d'attente qui paralysait la participation active du blessé dès les premiers jours.

La position adoptée au lit est en légère hyperlordose pour réduire au maximum la cunéisation de la vertèbre fracturée. Ces premiers jours sont consacrés au décubitus antalgique, à la respiration surtout thoracique, ou costale supérieure. Ce faisant, on interroge la respiration abdominale très progressivement dosée pour repérer la moindre algie à l'expiration abdominale. Ensuite il faut plier les membres inférieurs vers l'abdomen. Puis les jambes sont allongées, légèrement écartées pour « tâter » le roulement des membres inférieurs vers la rotation interne dans le but de relaxer les muscles pelvi-trochantériens et les psoas; puis vers la rotation externe. Une autre épreuve est introduite dans le même but, celle de soulever la tête pour regarder ses pieds. On ajoute des contractions isométriques aux mouvements des membres inférieurs : il faut se raidir puis relâcher sans plier les jointures. Et avant de clore la séance on mobilise le cou dans toutes les positions physiologiques.

Réflexe cervico-podal

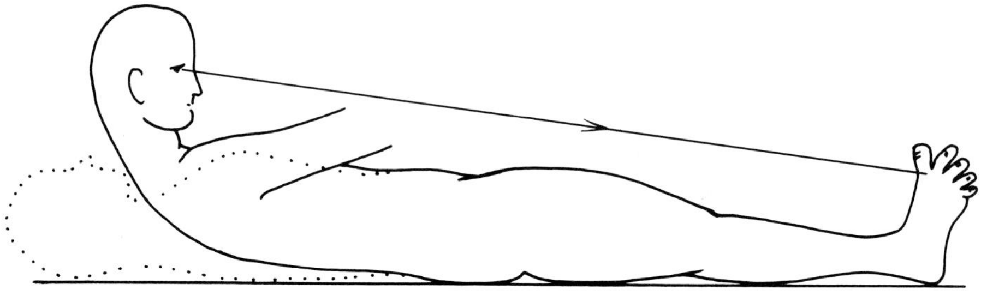

Dès la première séance, on choisit les séquences contractiles qui peuvent être faites sans douleur par le blessé, cinq à dix minutes toutes les heures. Cette continuité dans la conduite thérapeutique est indispensable, car après les désagréments et les affres du traumatisme ces premières séances tracent déjà le chemin de la guérison. Le cas échéant les premières séances peuvent se résumer à la mobilisation dite passive des membres, en sachant que ces mobilisations augmentent l'activité cardio-pulmonaire de vingt-cinq pour cent en quinze minutes.

Ce protocole thérapeutique, mis au point par Richard Cousin, a été appliqué à la réadaptation fonctionnelle des mineurs et pour des blessés qui exercent un métier de force. On pratique alors un ré-entraînement progressif à l'effort. Cet entraînement est évidemment très différent selon l'âge et le métier. Chez les travailleurs des mines de charbon, Cousin entraîne ses sujets à soulever les cadres-guides avec des charges progressivement croissantes. Le sujet doit parvenir à un auto-contrôle de ses forces pour garder dans l'effort le rachis fixe et droit. Un tel type d'entraînement aboutit généralement à un reclassement professionnel satisfaisant qui est un autre élément, et non le moindre, de la guérison.

AU-DELA DE L'ARCHITECTURE VERTÉBRALE

Herbert Junghams a créé le terme de *segment mobile*, qui est l'unité architecturale et fonctionnelle, établie entre la partie inférieure d'une vertèbre et la vertèbre sous-jacente. Entre ces deux vertèbres se trouve un disque intervertébral et un segment du ligament commun vertébral. Le tissage de l'anneau fibreux du disque est croisé; les fibres suivent un trajet oblique inversé pour chaque couche des fibres. Le noyau gélatineux, nucleus, est très riche en eau, possède une certaine tension interne qui se transmet à tout l'espace discal. Ainsi, le segment mobile se trouve sous tension même en position de repos. Tout mouvement intervertébral provoque un certain déplacement de volume du disque vers la région plus écartée (plus ouverte). Ce déplacement nucléaire assure l'égalité des pressions sur toute la surface du corps vertébral, tandis que l'anneau fibreux tend à modérer l'excès de l'écartement.

Les articulations apophysaires du rachis guident les mouvements rendus possibles grâce au nucleus, facilitent les mouvements dans la direction déterminée. Il s'agit d'arthrodies qui sont des articulations à surfaces planes; dans ces articulations, les mouvements s'effectuent par glissement et sont toujours d'amplitude restreinte. Les *inclusions méniscoïdes* comblent les espaces résultant de la non-congruence des facettes articulaires.

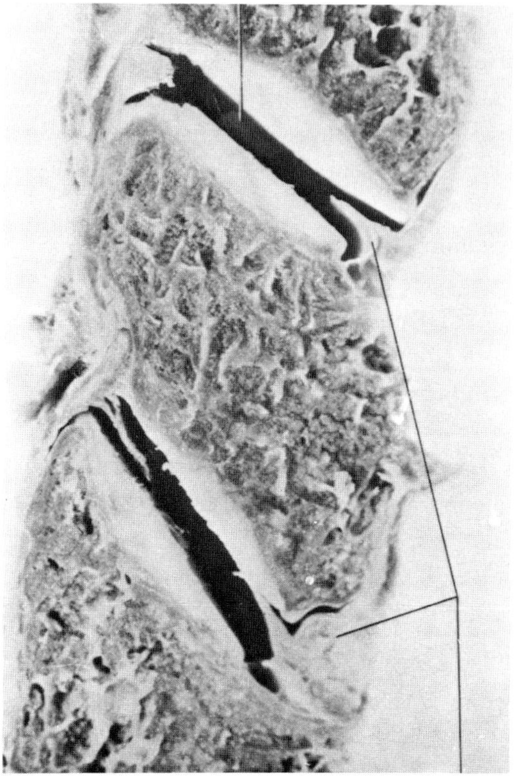

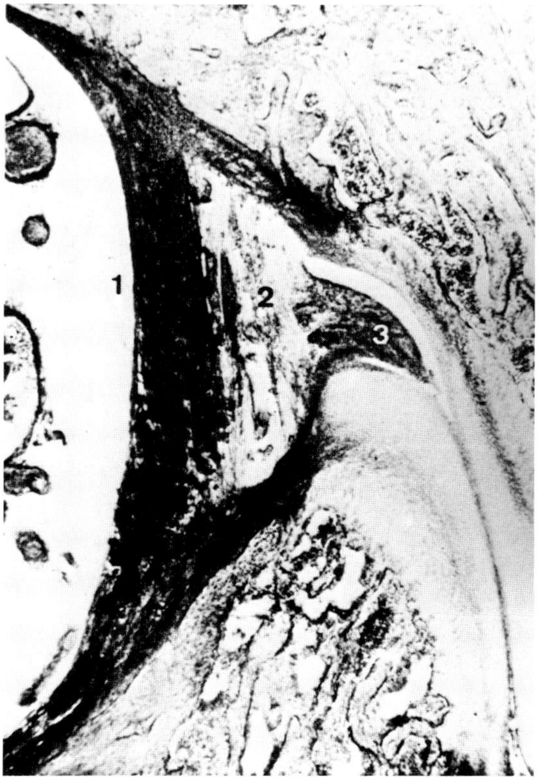

Inclusions méniscoïdales du rachis

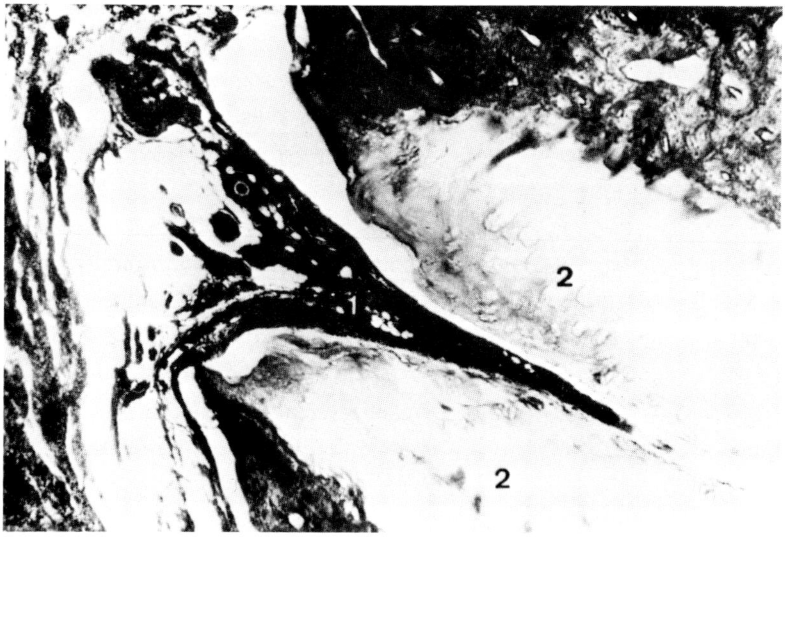

AU-DELA DE L'ARCHITECTURE DE LA COLONNE VERTÉBRALE

Ce n'est que lentement qu'il est venu à l'esprit que les articulations postérieures ne pouvaient être considérées isolément dans leur contexte anatomique, mais au contraire devaient être considérées dans leur fonction. Le problème était et reste encore particulièrement difficile. Le rachis comporte vingt-cinq segments mobiles et il y a cinquante articulations postérieures inter-apophysaires. Chaque thérapeute manuel doit rechercher les perturbations fonctionnelles, qui ne peuvent être résolues ni par la rééducation en tant que telle, ni par une gymnastique médicale.

Il faut insister sur la nécessité d'inspecter étage par étage, spondylon par spondylon, tout le rachis. Aucun de nous ne peut volontairement faire mouvoir tel ou tel segment mobile. Mais il est possible par la palpation profonde, sur un malade en procubitus ou sur un patient assis et renversé sur la tête du kinésithérapeute, d'inviter par la voix et le geste myotatique, à répondre, par une contraction, à notre pression-poussée sur les épineuses ou sur les transverses.

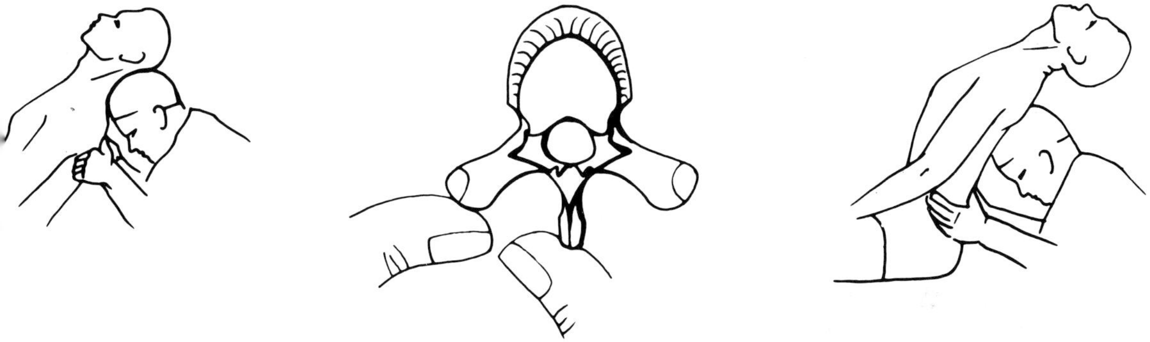

Techniques de mobilisations successives des trois étages du rachis avec relaxation des transversaires

On cherche, d'un bref étirement-pression, à effectuer le test de mobilité à l'endroit sollicité. Pression-étirement-latéroflexion-torsion-extension, indiquent bien le lieu du conflit encore silencieux. Toute raideur d'un segment mobile provoque nécessairement une hypermobilité au-dessus ou au-dessous (ou les deux) des segments qui ne sont plus mobiles, au sens cybernétique. Il est évident qu'au début de notre exploration il s'agit de débusquer la raideur qui précède la douleur. Mais, au moment où telle ou telle articulation du complexe spondylo-discal a subi

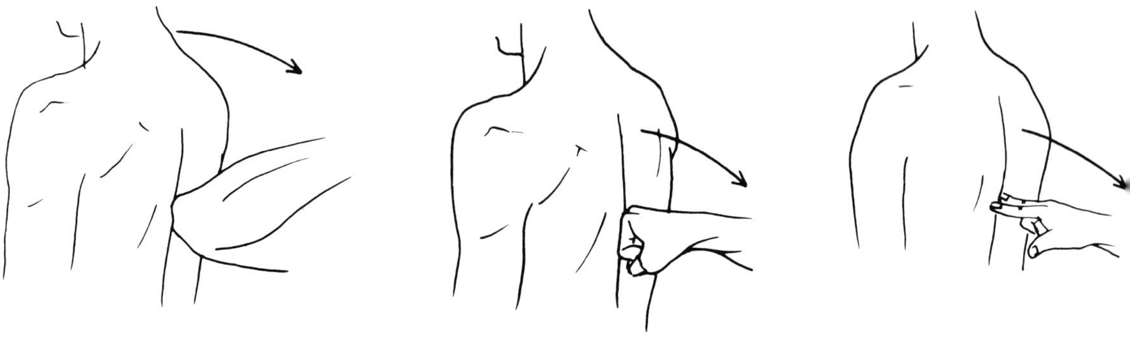

Technique dynamique de mobilisation thérapeutique du rachis

des remaniements de ses structures, cela entraîne des raideurs de plus en plus étendues.

Au stade plus avancé de ce processus, la capsule des interapophysaires sera plus particulièrement agacée, irritée. On sait que la capsule articulaire est très riche en fibres sensitives provenant de la branche postérieure du ganglion spinal. Cette agression se traduit par la douleur qui prolonge la raideur puis le blocage cinétique. C'est la région lombaire qui est le plus souvent le lieu des conflits hyperalgiques parfois plus en rapport avec les articulaires qu'avec le conflit disco-radiculaire, incriminé souvent à tort. La rotation du rachis lombaire est très réduite lorsque le sujet se tient droit, mais elle apparaît en latéroflexion. L'appareil musculaire joue certainement un rôle de premier plan dans la cybernétique.

Sur toute la colonne dorsale et lombaire on trouve des inclusions méniscoïdes au niveau des articulations interapophysaires. Il faut supposer que leur présence a fonctionnellement la même signification que les ménisques du genou, comme

Inclusions méniscoïdes bloquées

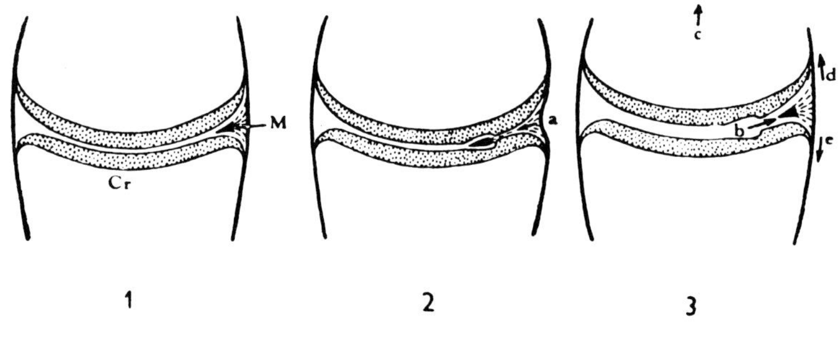

d'ailleurs ceux du coude et des doigts. Un disfonctionnement articulaire apparaît lorsque les articulations et leurs inclusions sont sollicitées anormalement ou encore lorsque elles participent à un processus pathologique quelconque.

Chaque fois que la mobilité articulaire est restreinte par limitation de la mobilité naturelle, la capsule articulaire se rétracte et devient douloureuse. Le syndrome douloureux rachidien devient alors permanent. Chacun de nous a plus ou moins ressenti épisodiquement ces douleurs, sans pour autant présenter des blocages, des luxations ou des subluxations, des « vertèbres démises ». Mais il s'agissait alors d'une incarcération d'une partie, ou de la totalité, des lamelles de ces différentes structures méniscoïdes, sans qu'obligatoirement il y ait déchirure ou libération d'un fragment.

C'est du reste la seule explication des succès ostéopathiques. Une telle incarcération d'un replis capsulaire ou d'une frange fibro-cartilagineuse ne peut être maintenue que par la contracture musculaire, plus particulièrement au niveau de la région lombaire. En l'absence de la libération de cette incurvation, s'installent des attitudes antalgiques durables de cette région du rachis. On peut ainsi mieux comprendre la nature de ces douleurs agaçantes, de ces syndromes du type causalgique, de nature végétative, en connaissant la richesse de l'innervation de l'appareil articulaire.

Le traitement manuel n'en est ni simple ni facile pour autant : il est délicat, sanctionné par des nombreux échecs et des récidives. Ce qui est une raison majeure pour inciter les médecins et les patients à agir prédictivement.

Le traitement masso-kinésithérapique doit être progressif, attentif, et doit élaborer avec le patient le geste indispensable à faire lui-même. Le patient doit avoir clairement compris et intégré le sens de ces gestes pour échapper aux mauvais automatismes qui perturbent ses servo-mécanismes. Il faut savoir le mettre à l'abri de « faux » mouvements possibles. Cela aboutit à l'étalement des séances, qui peuvent n'avoir lieu qu'une fois par mois.

LA NOTION D'INCARCÉRATION MÉNISCALE

Les surfaces articulaires interapophysaires ne sont pas congruentes. On dit que ces facettes glissent, mais ce terme de *glisser* est très imprécis. Les facettes articulaires se déplacent tantôt en s'inclinant l'une sur l'autre, avec une légère ondulation en zigzag; tantôt les cartilages *schlittent* comme on le dit des traîneaux qui servent à descendre le bois des montagnes en glissant sur une voie faite de rouleaux. Par exemple, quand on suit du regard un objet qui se déplace, les deux facettes de C3 tournent en légère torsion à droite ou à gauche. Ce kinème enclenche d'une manière cybernétique la participation des articulaires des spondylons sus et sous-jacents du cou, et éventuellement induit la participation plus large d'un plus grand secteur du rachis dorsal et lombaire. Si à un certain degré de cette rotation le regard tourne dans un autre sens, il entraîne, par cybernétique, un nouveau remaniement du rachis, comme si au milieu du geste tout le système moteur du rachis cervical devait deviner de nouveau les combinaisons des participations des muscles complémentaires ou modifier les tensions régulatrices d'autres fibres musculaires.

D'un mouvement raté, on dit que c'est un faux mouvement. Ce faux mouvement peut être dû à un simple froissement méniscoïde. On se frictionne, alors l'endroit douloureux du cou et tout rentre dans l'ordre. Les « faux mouvements » peuvent aussi blesser légèrement le méniscoïde. Les mouvements du cou changent donc provisoirement de patterns moteurs et tout s'arrange. Cependant, il arrive que dans des circonstances apparemment similaires, un léger faux mouvement déclenche un torticolis qui se traduit par une douleur très pénible. C'est souvent le premier signe avertisseur qui annonce des récidives plus ou moins fréquentes, et de plus en plus douloureuses. Il en est de même pour les lumbagos récidivants.

On peut être amené à constater avec surprise chez une femme d'âge avancé une conservation de l'agilité fine du rachis. On peut être sûr alors qu'elle a fait dans sa jeunesse de la danse classique ou des exercices d'expression corporelle. Car c'est au tout début de l'adolescence que se modèlent ainsi les méniscoïdes. Ils se comportent comme des parfaits radars, organisateurs d'une motricité parfaite de la colonne vertébrale. Le kinésithérapeute s'oriente d'ailleurs de plus en plus vers ce renforcement de la perception proprioceptive subtile et bien adaptée, délaissant l'ancien musclage qui n'est qu'un leurre si les muscles ne sont pas bien gouvernés par les centres réticulo-thalassolimbiques.

Au troisième congrès international de médecine manuelle*, J. Kos et J. Wolf ont présenté un rapport sur le rôle possible des méniscoïdes dans les blocages vertébraux, au cours des mouvements inhabituels de la colonne vertébrale. La principale référence découle du travail remarquable de K. Lewit de Prague qui a examiné les blocages vertébraux du cou. Il a examiné dix malades, un ou deux jours avant une intervention chirurgicale. Ces malades devaient être opérés d'affections abdominales ou thoraciques, sous anesthésie générale avec respiration assistée. Lewit constata que même sous anesthésie profonde, donc avec total relâchement

* Monaco, 14-17 octobre 1971.

musculaire, le blocage persistait. La conclusion s'imposa alors qu'il s'agissait d'un obstacle réel dans l'articulation proprement dite. Après de nombreuses expériences, Kos et Wolf ont conclu à l'existence d'une incarcération du secteur interne chondroïde dense. Cette incarcération s'accompagne d'une attraction intra-articulaire de la capsule et la partie chondroïde du ménisque « emprisonné » ne peut plus échapper à la constriction des facettes articulaires.

ÉVEIL DES MUSCLES CYBERNÉTIQUES DU RACHIS

Nous ne pouvons faire rien d'utile dans les anomalies de conformation du squelette. Cependant, une grande variété de troubles stato-kinétiques, du rachis lombaire surtout, peuvent être sensiblement et réellement rééquilibrés par la masso-kinésithérapie. Comme le dit C. Gillot, le mécanisme essentiel réside dans la variété d'utilisations du rachis lombaire. Quand on soulève une lourde charge par exemple, la flexion met en jeu, de façon comparable, les articulations inter-apophysaires droites et gauches. On sait que ce mouvement est responsable de lésions discales lombaires. Dans l'immense majorité des cas, la mobilité s'exerce d'une façon asymétrique, et fait intervenir une notion importante : celle du côté préférentiel. En effet, le droitier incline son rachis du côté de la préhension pour ramasser une épingle, par exemple; la flexion s'associe à une rotation du côté droit. Le jeu des articulaires du côté opposé au mouvement, c'est-à-dire du côté gauche, est considérable. Le geste instinctif qui fait mettre la main sur la région lombaire gauche est le témoin de la menace qui s'exerce à ce niveau.

Un exemple est assez fréquent chez les adolescents. En position debout, le rachis lombaire paraît rectiligne, bien vertical. Mais en palpant les apophyses épineuses, on les trouve par exemple tournées vers le côté droit (confirmation faite sur radiographie). Ce qui signifie une faiblesse des transversaires épineux du côté gauche. Si on demande une flexion simple du tronc en avant, on découvre une convexité lombaire gauche à jour frisant. Le psoas gauche est plus fort que le psoas droit. Toute flexion simple désigne une scoliose vraie. A ce stade, et dans cette localisation, on se contente souvent de placer une talonnette du côté de la prétendue jambe courte. Mais c'est dans ce cas là, et à l'âge le plus jeune possible, que l'on doit stimuler les transversaires épineux du côté convexe gauche, et que l'on doit traiter le psoas par contractions isométriques du côté droit pour arriver le plus rapidement possible à la contraction simultanée et symétrique.

Par le massage des points moteurs, on provoque la contractilité de chaque secteur du rachis en position d'extension dirigée. Avec des kinèmes, des gestes accompagnés de la voix, on réalise rapidement l'éveil des récepteurs périphériques. Il faut, le plus rapidement possible, agir par « chirodoping », en séances denses et courtes. Il faut qu'à chaque séance, le doping manuel associé à la parole, soit senti, perçu, enregistré dans les centres supra-médullaires. Ce n'est pas la longueur de la séance qui compte, mais l'intensité des inter-communications, avec des messages abondants, des suggestions à l'activité, délicatement mais catégoriquement imposée.

Car s'il faut effectivement renforcer la vigilance musculaire, il faut aussi et surtout rendre présents et vigilants les muscles profonds du rachis, et surtout ceux du cou et de la région lombaire.

CHAPITRE VI

La tête sur les épaules

Il y a plusieurs années J. de Ajuriaguerra posait la question : comment la tête tient-elle sur les épaules ? C'est une question qu'on ne se pose pas souvent. Peut-être parce que la tête tient, solidement, constamment, sur les épaules. Elle tient dans sa position normale, sans fatigue, pendant des heures et des jours. Après une longue journée d'exercices et de marche, la tête et le cou ne se ressentent pas de la besogne, mais les lombes accusent déjà gêne, rigidité, malaise ou douleur.

De nombreux physiologistes ont provoqué des excitations du territoire cérébral qui produit des déviations et des torsions du cou. Mais leur destruction n'a pas donné de paralysie durable de la statique cervico-céphalique. L'excitation diffuse de la zone rolandique, la destruction bilatérale, ne détruisent pas cette statique. La statique du cou ou de la tête n'est guère troublée chez l'hémiplégique. Un nouveau-né de deux jours, placé en position assise, laisse tomber sa tête mais la redresse quelques secondes après. Ce redressement momentané est dû au réflexe myotatique d'étirement des muscles postérieurs du cou (comme chez le dormeur en position assise). Cette précocité est d'autant plus remarquable qu'elle apparaît avant que les réflexes labyrinthiques ne soient établis. La position de la tête varie avec le regard et l'audition. L'enfant redresse la tête avant de voir, avant de distinguer les bruits et les sons. Mais, malgré la cécité, malgré la surdité, malgré la suppression des labyrinthes, la tête maintient toujours sa position.

Il semble donc bien établi que le réflexe de redressement soit déclenché et entretenu d'une manière permanente par des sensations qui font partie de la sensibilité profonde. On sait à quel point la moelle et ses fonctions sont subordonnées aux centres supérieurs. Dans l'ensemble, il y a un certain équilibre entre les vertèbres, les ligaments, les muscles et l'encéphale. Ainsi, diverses formations du rachis : cyphose, scoliose, lordose, ont pour but et pour effet de ramener la tête le plus près possible de son attitude normale. C'est-à-dire que la tête et le cou se redressent au mieux afin d'amener le visage et le regard dans la posture la plus proche de la normale (le regard, les yeux placés sur une ligne horizontale).

Comme le disait A. Thooris, le succès temporo-spatial du corps dans la vie vient de la sûreté de notre cybernétique du cou. La succession des réflexes en chaîne est amorcée par un mouvement initial de la tête et du cou; les « ratés » sont toujours dûs à l'inertie ou aux faux mouvements initiaux de la tête. Thooris disait en parlant d'un homme qui exerçait son corps « s'il fait gargouille et roule sur lui-même, il tournera d'autant mieux à droite ou à gauche qu'il aura su mieux tourner la tête dans le sens de la rotation du corps ».

Le rôle de la tête et du cou est aussi important dans le vol des oiseaux que dans les performances des champions. Nogues a enfermé le cou d'une oie dans un collier de plâtre. A chaque tentative d'envol, elle retombait lourdement sur le sol. Le patient, comme l'oiseau, doit respecter la loi des réflexes en chaîne : comme le cheval au manège ou le recordman olympique. De plus, les mouvements de la tête par rapport au corps et à l'espace influent sur le tonus de toute la musculature, et présentent donc une source d'énergie dynamique et facilitatrice. Enfin, Thooris disait : *nous sommes loin de la rigidité que la gymnastique, dite corrective, exige.*

Sans doute faut-il aussi rappeler que les réflexes toniques cervicaux n'agissent pas seulement sur les muscles du tronc et des membres, mais aussi sur les globes oculaires. En se référant aux réflexes de Magnus, Thooris disait encore : *on se heurte, cela s'entend et fort souvent, à un obstacle difficile à vaincre, le vertige. Mais combien de vertiges ai-je guéris par le mouvement qui les provoquait; question de doigté, de prudence, de patience, et surtout, de persuasion. On se souviendra d'ailleurs qu'en tenant la tête à pleines mains, on pourra lui faire exécuter tous les mouvements qu'on voudra, sans qu'il y ait eu le vertige. Mais, il reprend dès que la tête est libre. Aussi convient-il d'inviter le patient à secouer la tête, ne fût-ce que quelques instants, en dehors des séances, plusieurs fois par jour. Si le vertige et les nausées, qui parfois l'accompagnent, persistent, recourez au massage de la région épigastrique.*

Le corps entier est soumis aux lois indispensables de la gravitation, c'est ce qu'on appelle le stimulus géotropique qui met en jeu les éléments proprioceptifs contrôlés par le complexe labyrinthique. L'adoption de la station verticale fondamentale a été bien analysée par R. Magnus en 1924, qui a soigneusement étudié les images cinématographiques de Marey (1896).

Elles montrent le redressement du chat qui rétablit sa position ventrale pour tomber finalement sur ses quatre pattes. Il est apparu alors que c'est la tête qui amorce le mouvement de rotation, et qui rétablit la première sa position horizontale, créant ainsi l'orientation de tout le corps pour se poser au sol. Ce sont les pattes antérieures qui suivent les premières le mouvement de la tête et du cou ; en deuxième lieu, c'est le tronc qui continue la rotation de la tête et du cou, et avant le contact avec le sol, les pattes postérieures se placent convenablement les dernières. Retenons seulement ici que : l'homme en décubitus soulevant la tête par flexion du cou, comme s'il dirigeait le regard vers ses pieds, augmente instantanément et considérablement le tonus des muscles plantaires intrinsèques. Cet effet augmente si, au départ de ce mouvement, les plantes des pieds pressent sur un plan résistant, sur une planche, par exemple, au bout du lit.

Il est possible d'utiliser cette constante-réflexe, qui existe entre la plante des pieds et l'attitude cervico-céphalique, dans un but thérapeutique. Chez les malades alités, pouvant soulever la tête, les plantes des pieds s'appuyant sur une planchette convenablement disposée, on règle la coordination de cet effort. Ce mouvement de flexion de la tête peut, au début, être associé à l'expiration. Cette thérapeutique d'immobilisme relatif a, de plus, l'avantage de produire la stimulation de la circulation de retour par les compressions alternatives de la semelle veineuse de Léjars de chaque pied. En revanche, l'homme debout invité à presser fortement le sol par les pulpes des orteils, peut constater, subjectivement, l'augmentation ascendante des contractions musculaires sur le plan postérieur du corps. Cette contraction ascendante arrive jusqu'à l'occiput. Le massage plantaire et le massage mobilisant du cou complètent considérablement cette activité vasomotrice de tout l'organisme. Mieux encore si on ajoute au massage plantaire, la mobilisation du squelette des pieds.

Pour bien concevoir la thérapeutique manuelle cervico-céphalique et le rôle joué par le cou dans la structuration de l'individu et ses relations à autrui, il paraît indispensable de revenir à la source de la motilité néonatale. René Spitz a cherché, dans son ouvrage *No and Yes* (1917), à déterminer les origines des premiers signes qui font accéder l'individu au statut de sujet. Les origines de cette symbolique gestuelle se distinguent du pattern moteur initial. En cherchant un modèle préexistant au geste cervico-céphalique de la négation, Spitz lui trouve des précurseurs dans certains comportements archaïques. Le « rooting » (vrillement, enracinement) est un pattern moteur fait d'une série de mouvements de rotation de la tête qui persistent jusqu'au moment où la bouche du nourrisson rencontre le mamelon. Dans cette fonction d'exploration de la bouche à la saisie du sein, le geste est chargé d'une tonalité affirmative, mais préfigure le pattern moteur de la négation. Le mouvement d'étirement, lorsque l'enfant détourne la tête à la fin de la tétée, doit être interprété comme un comportement de fuite et donc de refus. C'est lui qui confère à la négation céphalique le sens affectif d'un refus. Le geste signifiant la négation aurait une double origine, mais se trouve rattaché à l'allaitement et apparaît comme un vestige de la situation anaclitique (troubles qui évoquent ceux qui surviennent progressivement chez l'enfant privé de sa mère, après qu'il ait eu avec elle, pendant au moins les six premiers mois de sa vie, une relation normale). Le *non* est un symbole, car c'est un geste qui transmet intentionnellement une signification qui, à l'origine, n'y était pas incluse. C'est parce que le « rooting », réflexe d'appétition ayant le sens d'une affirmation, a subi un changement de fonction, qu'il est capable de servir de modèle à un geste investi ultérieurement d'une signification contraire. Le geste de la négation ouvre à l'enfant le domaine des relations sociales; le sujet se reconnaît comme soi indépendant de l'objet extérieur cependant désiré. Par suite, le *non* devient pour l'enfant le véhicule d'un nouveau stade d'autonomie, celui où il perçoit l'autre et se distingue de lui relativement à son désir.

Il faut donc insister sur le fait que c'est au niveau du cou qu'on trouve les premiers mouvements ataviques d'un geste intentionnel ou, si l'on veut, volontaire. La réussite ou l'échec, danc cette élaboration, peuvent déjà fausser ou perturber la cinétique future du cou.

ACTIVITÉS ARCHAIQUES ET SYMBOLIQUES DU COU

On peut utiliser le terme de compound pour désigner un complexe neuromusculaire et articulaire qui présente une activité particulière, de type cybernétique. Les deux compounds du rachis ont une mission d'organisation posturale : le supérieur pour la tête, l'inférieur pour le pelvis. Chacun de ces compounds articulaires possède un « tore » dont l'originalité était déjà remarquée par J.-C. Mennel. Un « tore » est un corps solide engendré par un cercle tournant autour d'un axe situé dans son plan et ne passant pas par son centre. Pour le compound supérieur, le « tore » est représenté par l'apophyse odontoïde de l'axis. Cette apophyse est considérée comme un ligament ossifié (le compound sacro-iliaque, où son tore correspond à l'axe, est représenté par le deuxième tubercule sacré avec son ligament court et puissant.

En définitive le compound supérieur permet l'orientation de la tête. C'est là que s'élabore le projet de tel ou tel mouvement du corps tout entier. Là aussi se réalise l'exigence d'équilibration, qui consiste à garder toujours les deux orbites sur une ligne horizontale avant le début de l'action.

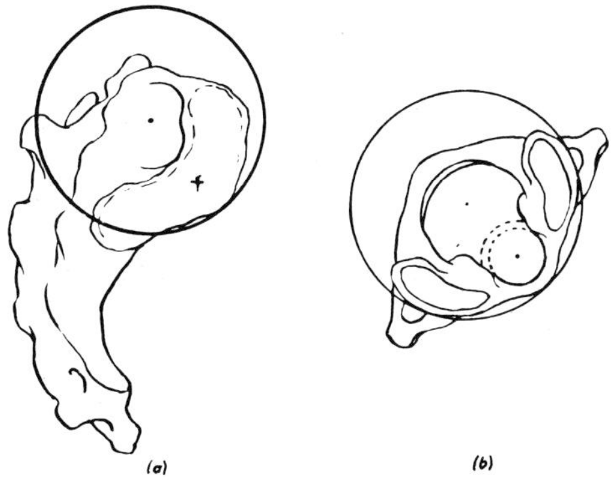

Schéma des « tore » sacro-iliaques et cervico-occipitales

On dit *oui* par la flexion de l'articulation occipito-atloïdienne et le *ah* de l'étonnement par l'extension. On dit *non* au moyen de l'articulation atlo-axoïdienne par rotation pure de la tête, de droite à gauche. Or, comme l'a montré un travail récent de MM. Serre et Simon, il n'y a jamais d'arthrose entre les condyles occipitaux et l'atlas. C'est seulement au cours des affections inflammatoires que cette articulation peut être atteinte.

La rotation simple de la tête s'effectue entre C1 et C2. L'apparente rotation du cou tout entier qui part de C3 n'est pas une rotation, mais une torsion, que les anatomistes appellent parfois rotation obligée. Il semble bien pourtant que cette rotation prétendue obligée ne soit pas toujours obligatoire. Aussi peut-on constater que presque tous les malades, même très jeunes, qu'un masso-kinésithérapeute est amené à soigner ont le cou raide. D'ailleurs, si on demande à n'importe quel malade de faire le geste : tourner le regard au maximum à droite, puis à gauche, il apparaît très rapidement que parmi ces patients, ceux qui présentent des troubles orthostatiques même minimes, n'utilisent pratiquement jamais d'une façon naturelle le maximum de la rotation cervico-céphalique. Cependant, si on mobilise passivement le cou et la tête, on n'éprouve aucune difficulté ni aucune gêne pour réaliser ce mouvement. On constate que la rotation du cou s'arrête bien avant le terme de ses capacités et qu'elle est vite reprise par le dos, les jambes et les pieds. Tant et si bien que souvent, dès l'âge de vingt ans, les compensations du tronc et des membres inférieurs se précipitent au secours de la tête et du cou. Cette rotation obligée de la tête n'est donc pas obligatoire.

On peut, peut-être, rapprocher cela de la déformation des mots que les linguistes ont souvent observée dans la prononciation rurale. Les sujets escamotent la difficulté de prononciation en disant par exemple *èd* au lieu de *de*, ou *èl* au lieu de *le*. De même, les sujets au cou raide simplifient, raccourcissent, la motricité cervico-céphalique. Peut-être est-il même plus facile pour les kimènes de se rétrécir que pour les phonèmes...

L'ampleur de la rotation du corps tout entier semble être régie par le regard et la distance qu'il peut appréhender. Moïse Feldenkraïs propose cette expérience : il demande au patient debout de tracer du regard un cercle imaginaire ayant le plus grand rayon possible. Puis il donne au patient un tube en lui demandant de s'en servir comme d'une longue-vue. On constate alors que le patient a considérablement accru son champ de rotation et est capable de tracer du regard un cercle bien plus grand.

Le chiropractor B. J. Palmer a fondé sa doctrine sur l'idée que toutes les misères et les malaises du corps provenaient du blocage ou malposition de l'atlas entre occiput et axis. Cette idée nous paraît sotte et naïve. Cependant, son retentissement fut grand. Les folles promesses de guérir toutes les maladies révoltaient le monde médical et l'ostéopathie sage de Still a prévalu dans la médecine officielle. Mais peut-être y a-t-il un grain de vérité objective dans les idées farfelues de Palmer, car si les travaux préalables surprennent chez le maître de Davenport, il est certain que cela a ouvert la première piste pragmatique en faisant sortir du laboratoire les réflexes simples du cou pour les placer dans la praxis de la médecine manuelle. Pour un masseur-kinésithérapeute, qui doit se garder des « manœuvres maudites », le cou est la seule région du corps où le massage micro-mobilisant peut être considéré comme une kinésithérapie totale. Il m'apparaît comme certain qu'aucune thérapeutique manuelle ne peut vraiment être efficace quelle que soit la motivation de cette thérapeutique, avant que le cou ne soit en possession complète de sa subtile motilité.

MASSAGE DU COU

La peau du cou

Ce mince protecteur des jointures vertébrales, la peau du cou, se galbe sur la forme et réagit à la frontière de la réflexion et de l'action. Tout est significatif, tout est signifiant à travers cette mantille qu'est la peau du cou peuplée de résonances qui souvent se traduisent en douleurs persistantes ou fulgurantes.

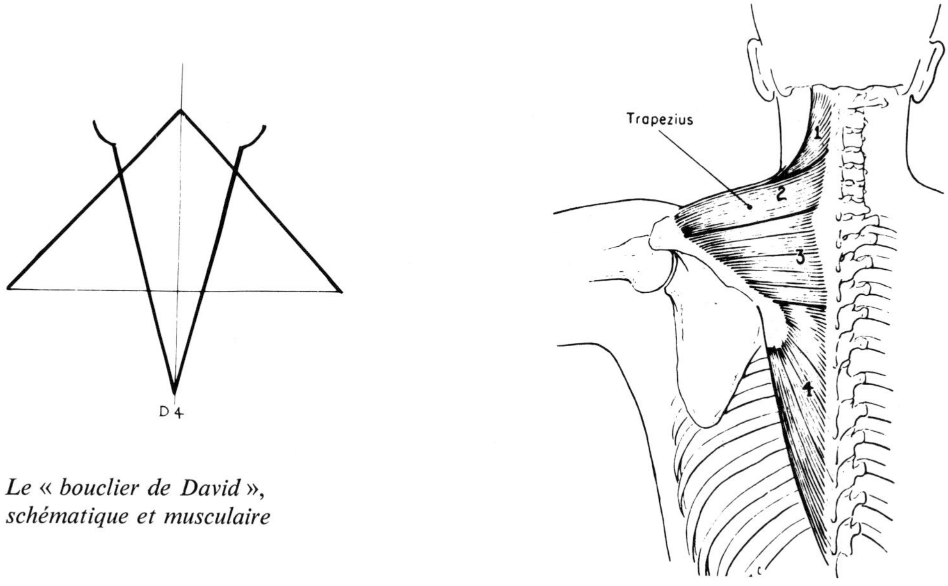

Le « bouclier de David », schématique et musculaire

Le visage et le cou suffisent à eux seuls à situer un homme sur le plan comportemental. Prendre l'homme par la peau du cou, c'est déjà le conduire, mais aussi le libérer, lui enlever de « faux mouvements » pour tout le corps. Quelle que soit la circonstance fonctionnelle, la peau du cou et du crâne doit être libre en permanence sur les plans sous-jacents.

Tout accollement ou adhérence au plan profond, tout infiltrat périphérique perturbent les informations extéroceptives cutanées. Cette région tend alors à devenir un bloc misérable, difforme, et démissionne ainsi de sa fonction. Le massage de la peau du cou a pour première mission de « décoller » les téguments, en se faisant restituer la fonction des récepteurs périphériques. En arrière, l'infiltration sous-occipitale est précoce, souvent très grossièrement engluante et irradie vers le front qui devient inexpressif, tandis que, centré sur C7, un empâtement se fait sentir c'est la « bosse de bison ». Au-dessus, la peau de la zone médiane épineuse reste plus près de la normale, parce qu'il s'y fait une tentative de compensation autour des C4, C5 (lieu de naissance du nerf phrénique, de l'anastomose phrénico-stellaire). Cette compensation bientôt échoue. La défaite fonctionnelle est alors consacrée et signalée par une spondylo-discarthrose parfois décelable autour de la trentaine déjà. Et s'il y a quelque chose de spécifique à la peau du cou, c'est le fait que le muscle peaucier, qui soutient la peau par sa tonicité, en fait pratiquement partie.

La topographie cutanée du cou est encadrée par les lignes suivantes : en haut par la protubérance occipitale externe et la ligne courbe occipitale supérieure;

en bas, par la ligne horizontale passant un peu au-dessous de la septième vertèbre cervicale; latéralement par les bords supérieurs des trapèzes. Mais, bien entendu, il ne s'agit pas d'enfermer cet espace dans un concept rigoureux. En effet, ce plastron cutané permet d'envisager les deux cous : un cou « cervical » décrit ci-dessus, et un cou « dorsal » — un triangle plongeant en se rétrécissant sous le muscle trapèze et qui se termine au niveau de D5. Les allemands ont baptisé cette région « sacrum supérieur » (Oberkreuz). C'est dans cette région en forme de « bouclier de David » qu'on trouve le plus souvent la « cellulite vraie » s'il est permis de parler ainsi. En effet, toute tentative pour faire un pli cutané complet (et pas seulement un pincement épidermique) dans cette région déclenche une douleur véritablement atroce. Dans aucune région du corps on ne trouve une telle tonalité douloureuse à résonnance affective. Cette dermalgie des sujets neurotoniques peut être déclenchée aussi par simple effleurement, ce qui la rapproche à tort ou à raison des comportements névrotiques, des psychalgies. On peut tout supposer ici car on ne sait rien de précis sur cette étrange douleur qui arrache des cris.

C'est aussi dans cette région que Langerhagen a décrit la « bonne douleur ». Quand on commence le massage de cette région on peut, malgré toutes les précautions, déclencher une douleur perçue avec une émotion vive par le patient. On s'apprête à ne plus toucher ce malade qui, contre toute attente dit : *mais non, n'arrêtez pas; continuez, je sens que ça va me soulager tout de suite.* C'est une « bonne douleur ». Il est tout aussi étrange de constater qu'une pression forte monodigitale est insupportable, tandis qu'une pression aussi profonde mais faite avec la pleine paume de la main procure un soulagement instantané. Enfin, il faut préciser deux notions trop souvent oubliées : la première est que cette carapace douloureuse annonce des perturbations au niveau des structures sous-jacentes (ligaments, aponévroses, muscles, vertèbres) et peut induire une erreur d'interprétation; la seconde notion qui découle de la première, est qu'une fois l'infiltration douloureuse dissipée, il faut chercher dans les couches profondes l'explication de ces douleurs cutanées. L'association des douleurs sur plusieurs plans, tégumentaires et musculo-tendineux, rend la compréhension et les traitements difficiles ou malaisés. Ce « syndrome flou » est très fréquent, aussi bien en rhumatologie qu'en médecine générale. Mais ce groupe d'affections est, de plus, difficile à situer exactement car nous ignorons la signification précise de ces algies qui évoluent dans un climat moral très particulier et qui fut si bien décrit, il y a longtemps, par José Morlaas qui était à la fois rhumatologue et psychiatre. C'est la chape de plomb de l'anxieux, la céphalée en casque des psychasthéniques. C'est souvent une douleur sourde, à type de pesanteur, de tension, en général bilatérale, plus ou moins symétrique, souvent « en pèlerine », dessinant le territoire des trapèzes.

Ces algies sont continues, tenaces, apparaissent dès le réveil, s'exagèrent avec la fatigue, mais le repos ne les améliore pas. Et cependant l'examen clinique ne montre rien d'objectif; en général, on ne trouve pas de point douloureux très précis.

Dans d'autres cas, à la seconde palpation, on trouve de nouveaux points douloureux qui n'existaient pas au premier examen. La suspension de la tête et les manœuvres d'élongation n'améliorent pas ces malades et souvent même les aggravent. Des douleurs semblables s'observent passagèrement chez tous les individus après la fatigue musculaire. La douleur est moins vive lorsque le malade élève les épaules et place ses mains au-dessus de la tête en détendant ainsi ses trapèzes. Alajouanine et Nick ont précisé, d'après les travaux de Wolff, que ces douleurs étaient localisées dans les structures musculotendineuses. On connaît aussi cette particularité, souvent notée, que la palpation de ces muscles ne décèle aucune contracture douloureuse, mais tout étirement ou distension de ces mêmes muscles est immédiatement douloureux. Tout se passe en somme, comme s'il s'agissait d'un déficit du contrôle fusorial. Ceci détermine une traction par le poids du membre supérieur qui étire les structures membraneuses et aponévrotiques de ces muscles incapables de répondre par ajustement de leur tonus. Il est possible aussi que l'atrophie modérée de ces muscles les rende incapables de contrebalancer l'étirement du sarcolemme qui est si richement innervé. Enfin, on peut évoquer le déficit de vigilance de la substance réticulée, chez les anxieux, dépressifs et psychasthéniques. Cette réduction de la vigilance inhibe le circuit réticulo spinal et donc la cellule gamma de la corne antérieure de la moelle, le tout associé à la psychasthénie.

A la suite des travaux de Vignon, Ricard et Rozier, on peut tout de même dire que ces algies cervicales ne sont pas de simples psychalgies, mais dépendent avant tout de structures musculaires, aponévrotiques ou tendineuses. On doit également souvent incriminer à l'origine de ces algies un trouble des dominances cérébrales, avec défaut de latéralisation, même quand les défauts ne sont pas très évidents chez ces malades. Dans un certain nombre de cas, enfin, l'élément statique est évident : il existe un abaissement net d'une épaule, une asymétrie morphologique du cou, des dysharmonies de courbure du rachis cervical, une asymétrie des ceintures scapulaires, des crêtes iliaques. Ces malades sont souvent désespérés par le caractère tenace de ces algies qui empoisonnent l'existence. Il est plus facile d'envisager ici la situation « somato-psychique » que « psycho-somatique ». L'idéal serait pour ces malades les traitements parallèles psychothérapiques et kinésithérapiques.

En ce qui concerne la masso-kinésithérapie, il convient, avant tout, de commencer par le massage cutané. Il faut pour cela envisager la position des mains

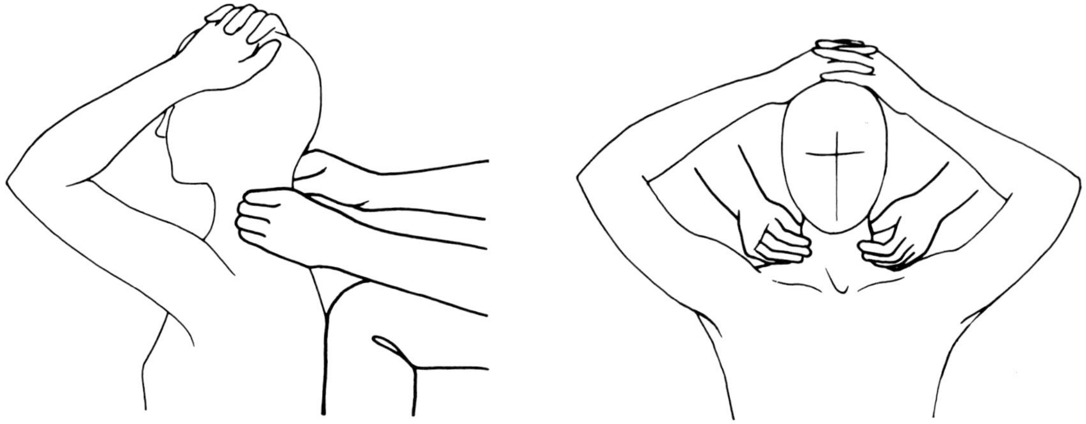

Massage de la peau du cou, de profil et de face

sur la tête pour relaxer, détendre les muscles, pour se concentrer avant tout; le malaxage cutané par la technique de Wetterwald comporte quatre temps : pli, glissement des deux plans l'un sur l'autre, torsions et enfin l'enroulement de progression. Ensuite, quand l'infiltration de la peau est assouplie et rendue indolente, il faut procéder à un large décollement du plan cutané des plans profonds sous-jacents. La peau du cou doit donc devenir largement libre et mobilisable sans difficulté. Les détails techniques seront donné plus loin. On peut ajouter, et c'est très souvent utile, la mobilisation par de larges frictions de la peau du crâne sur le périoste, des frictions sur les formations aponévrotiques de la ligne courbe occipitale supérieure, puis cette même opération sur la peau du sternum. On doit interroger les téguments par des stries d'ongle pour apprécier les réactions histaminergiques. L'apparition de triade de Lewis se manifeste par un œdème blanc en peau d'orange au centre, entouré d'un halo rouge vif et, à la surface, d'une couleur rose pâle. L'importance de cette réaction détermine la limite de la surface à stimuler : elle doit être très limitée et servir de test variant d'un sujet à l'autre.

Après quelques séances, on décide de l'importance de la surface à utiliser. Chez certains malades cette réaction est absente, chez d'autres elle est très vive. Quand cette réaction est suffisamment importante, elle provoque un effet sédatif sur les muscles. Trop largement utilisé, ce réflexe histaminique présente des inconvénients, il peut donner des malaises, sans gravité, mais gênants. Ces malaises évoquent chez le patient l'idée d'un traitement inadéquat, voire dangereux.

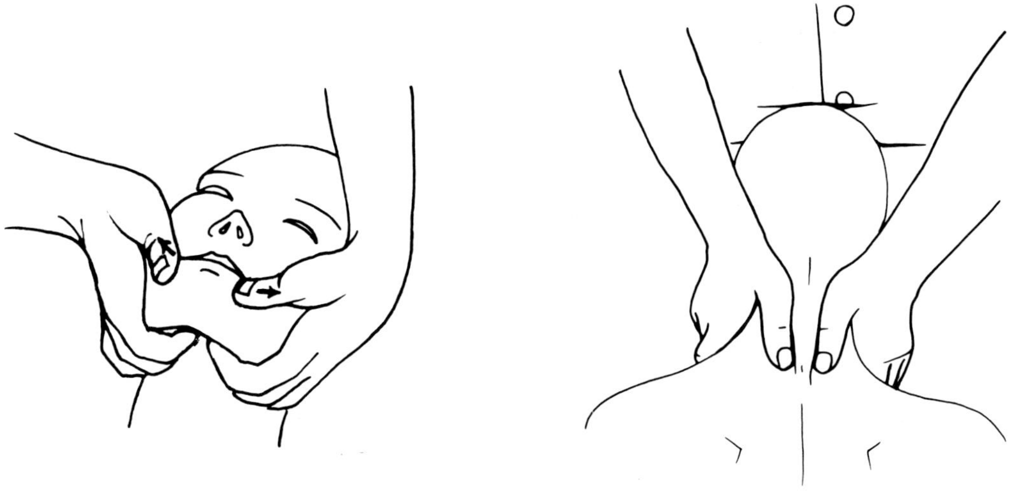

Massage simultané de la face et des muscles extenseurs du cou

Sous la peau

La peau du cou recouvre des structures anatomiquement complexes, autonomes, non automatiques, fonctionnellement indissociables. Elle épouse les deux galbes ostéo-musculaires, la lordose cervicale qui, embryologiquement, représente la courbure secondaire ; et la cyphose dorsale qui, embryologiquement, représente la courbure primitive. Ces deux courbures qui forment en réalité un couple, peuvent entrer en désaccord si elles reçoivent des messages non codés ; alors que le rachis cervical ignore le dos, celui-ci ne sait pas faire appel au cou et c'est un dialogue de sourds. A cette structure des formes est aussi lié le sens des régulations fonctionnelles. Les nerfs phréniques partent du milieu du cou, du plexus cervical et arrivent aux deux hémi-diaphragmes dont les piliers sont fonctionnellement plaqués sur le segment dorso-lombaire, où peuvent alors se traduire les effets du désaccord des courbures cervico-dorsales.

L'épineuse C2 est la première accessible à la palpation directe effectuée par le masseur. Là, on trouve des petits muscles mais combien importants : les deux droits et les deux obliques. De plus, on touche directement les premiers faisceaux des transversaires épineux, des rotateurs purs et secondairement des extenseurs, faisant apparaître l'existence d'une « poutre composite », si bien décrite, et étudiée par le professeur Pierre Rabischong. Le massage a ici une portée excito-motrice myotatique, la poussée spécifique transversale oblique agit grâce au massage par pression-relâchement, un geste court et bref, comme un acte proprioceptif, presque vertèbre par vertèbre; mais en faisant toujours participer, selon l'étendue de la poussée digitale sur le clavier, les épineuses, et en mettant en jeu dans les pressions extrêmes cinq à six étages vertébraux.

Rappelons que toutes ces couches des plans profonds appartiennent fonctionnellement au labyrinthe et au cervelet, et sont groupées dans l'ensemble des réflexes souples du cou que Magnus relie directement aux interosseux et lombricaux des pieds. L'importance du grand complexus dans la biomécanique du cou demande quelques précisions.

Ce n'est pas sans raison que le muscle semi-spinalis (transverso-occipitalis de Virchow) ou grand complexus a été ainsi nommé. Sa structure est effectivement complexe. Ce ne sont pas les nombreux points d'attache sur le rachis qui peuvent contrarier l'observation détaillée de ce muscle, mais bien au contraire, la façon dont les différents faisceaux se comportent. Leur mode d'acheminement d'un point à un autre du squelette entre leur origine et leur terminaison, l'existence d'interruptions fibreuses sur leur parcours, leur changement de direction dans certains cas, sont autant de facteurs qui sont loin de favoriser la compréhension de l'architecture de ce muscle. Ce sont ces difficultés qui ont incité Georges Winckler a élucider l'état de ce muscle.

Les origines vertébrales du muscle grand complexus s'échelonnent de C3 à D5, c'est-à-dire sautent par-dessus, et en quelque sorte enveloppent l'agencement complexe de l'occiput — atlas — axis, dans sa partie externe.

Il existe une intersection tendineuse placée sur le trajet des fibres charnues de la partie interne (biventer cervicis ou digastrique) située à la hauteur des apophyses épineuses de C4-C5. Est-ce pur hasard si c'est à ce niveau qu'on trouve le plus souvent les premiers signes d'arthrose cervicale? Elle prend la forme et la valeur d'un tendon intermédiaire aplati plus ou moins long, rétréci en sa partie moyenne et séparant les deux ventres charnus. C'est au niveau de ce tendon que l'on peut observer un changement de direction et de position des fibres charnues. Elles exécutent, ainsi que les fibres tendineuses, un mouvement de torsion spiralée. L'ensemble prend donc un tracé hélicoïdal, qui est encore mieux visible dans certains cas et qui est surtout accentué au niveau du tendon intermédiaire. Georges Winckler pense que le degré de torsion faite par ce muscle est de 90°.

Une intersection fibreuse plus rapprochée de l'occipital est comprise entre le tiers supérieur et les deux tiers inférieurs du muscle, et occupe toute la largeur du grand complexus. Elle est sinueuse et d'importance variable suivant les individus, c'est-à-dire que son aspect peut changer.

La partie externe se situe entre D3 et C3. Au niveau des vertèbres cervicales, cette insertion s'effectue sur les apophyses articulaires et la racine des apophyses

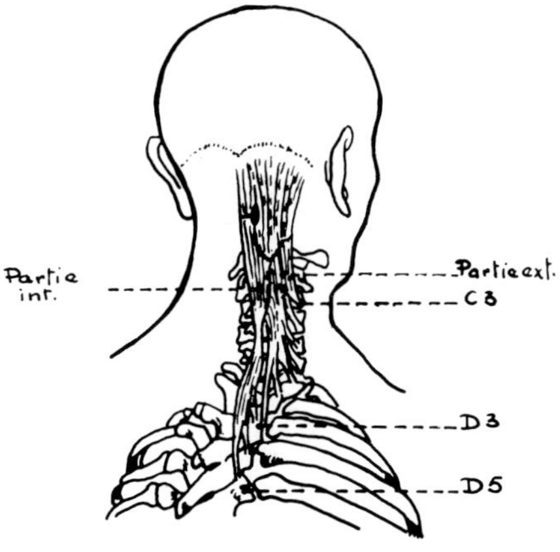

Cheminements complexes du nerf d'Arnold, plan superficiel

transversales. La direction des fibres charnues est aussi plus facile a apprécier, spécialement en ce qui concerne leur mouvement de torsion spiralée, car le chef latéral (externe) approche le menton de son côté, le chef interne le repousse du côté opposé. Tous deux prenant point fixe sur D5, tous deux produisent une extension de la nuque et accentuent la lordose cervicale; et leur déficit provoque une dysharmonie, par cyphose cervicale.

Il faut insister sur la nécessité pour le masseur, dans cette thérapeutique si particulière du cou, d'associer ses gestes thérapeutiques avec des postures adéquates à la région cervicale où la manœuvre est appliquée, visant à reconstituer la fonction libre et indolente, mais reconstruite comme un puzzle, c'est-à-dire arthron par arthron, étage par étage.

La subtilité motrice du grand complexus présente encore une autre particularité découverte par Winckler. Quand on procède à la dissection de ce tendon intermédiaire, on peut également voir, à ce niveau, que l'aponévrose qui entoure le grand complexus et le tissu conjonctif avoisinant sont un peu plus denses. Il se forme une sorte de frein reliant le bord interne du grand complexus à l'apophyse épineuse de C7. Cette dernière reste, malgré tout, à une certaine distance du grand complexus et ne saurait, malgré sa proéminence, être à l'origine du développement de ce tendon intermédiaire. On ne le rencontre d'ailleurs à un tel degré de développement que chez l'homme, comme l'ont montré les recherches dans le domaine de l'anatomie comparée. La structure fasciculée du grand complexus correspond au type de structure générale du système transverso-spinalis. De nombreux fascicules d'origine transversale se rencontrent avant leur terminaison.

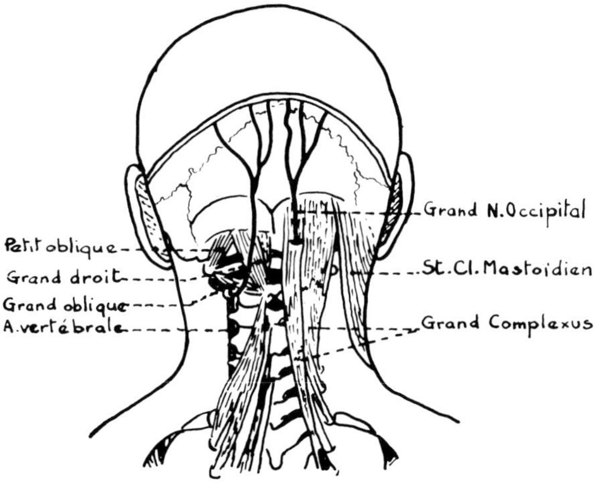

Cheminements complexes du nerf d'Arnold, en profondeur

Une autre remarque sur le chef interne du grand complexus : quand ce muscle possède deux faisceaux d'origine, l'un est placé à l'extérieur, c'est le principal, qui se détache des apophyses transversales de D5 à D3. Il reçoit en outre quelques fibres de renforcement de la face dorsale du muscle long dorsal. Les fibre charnues se groupent et se dirigent vers le tendon intermédiaire. L'autre faisceau, plus interne, se détache des apophyses transverses de D4 et D5. Les fibres charnues rejoignent le tendon intermédiaire du faisceau précédent en formant avec lui une boucle et une boutonnière livrant passage à des ramifications nerveuses. Après le tendon intermédiaire (digastrique), le chef interne se dirige vers l'occipital. Ses fibres charnues s'étalent alors dans le sens transversal; elles recouvrent ensuite progressivement la partie externe. Au cours de ce trajet, la partie interne se divise en deux faisceaux entre lesquels passe le grand nerf d'Arnold. Ce nerf ayant traversé le grand complexus occupe le triangle des splenius, puis traverse le trapèze et s'engage dans du tissu plus ou moins fibreux. selon les sujets, à un travers de pouce de la protubérance occipitale externe. C'est à ce niveau que ce nerf peut subir une striction.

Or, la branche postérieure du deuxième nerf cervical, ou grand nerf occipital d'Arnold est la plus volumineuse des branches postérieures des nerfs cervicaux. Son diamètre atteint 2,5 mm, et bien que mixtes, la majeure partie de ses fibres sont sensitives. Cette branche postérieure naît donc du deuxième nerf rachidien et traverse le ligament atloïdien postérieur, sous le grand oblique de la tête. Puis, elle se dirige en arrière et contourne le bord inférieur du grand oblique. Ensuite, elle se redresse pour se diriger obliquement en haut et en dedans; traverse obliquement d'avant en arrière et de bas en haut le grand complexus, celui-ci formant une boutonnière au nerf puis elle traverse également le trapèze près de ses insertions occipitales à 20 mm en dehors de la ligne médiane. Cette extraordinaire complexité des traversées musculo-ligamentaires explique, dans le sens purement mécanique du terme, les nombreuses variétés d'occipitalgies (syndrome canaliculaire).

Après le premier compund occipito-atloïdien, il faut considérer le premier relais du type rachidien, c'est-à-dire la jonction atlo-axoïdienne. Cela concerne « l'arthron » de rotation et intéresse la zone entre C1-C2 principalement. Au-dessous de C2, il n'y a plus de rotation, c'est la torsion jusqu'au sacrum.

Pour lier, dans la région du cou, forme et sens, comme il est dit plus haut, il faut établir un code entre les deux structures, lordose cervicale et cyphose dorsale, afin de rendre les messages parfaitement intelligibles entre les deux systèmes. En pratique, et pour ce qui nous intéresse ici, on procède de deux façons : tour à tour deux manœuvres visent à synchroniser et dissocier les deux fonctions. Une manœuvre met en tension le rachis cervical en procubitus, tandis que le masseur avec sa jambe à travers un coussin mousse ou avec son pied ou ses avants-bras, exerce une pression de 15 à 25 kg entre D 1 et D 7. L'autre manœuvre dissocie la pression imposée au segment thoracique vertébro-sternal, tandis qu'il y a mise en tension de la région cervicale en position rectiligne, en réduisant les deux courbures cervicale et dorsale. Pendant ce message caractérisé par la pression, on observe trois phases : au début de la pression on entend quelques courts mouvements de

Technique simultanée, main-genou

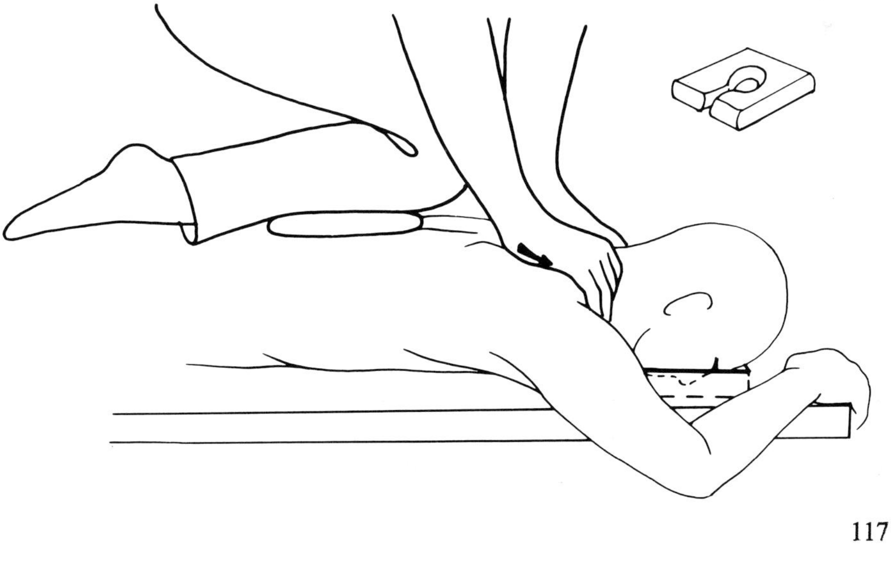

Diverses techniques du massage du cou

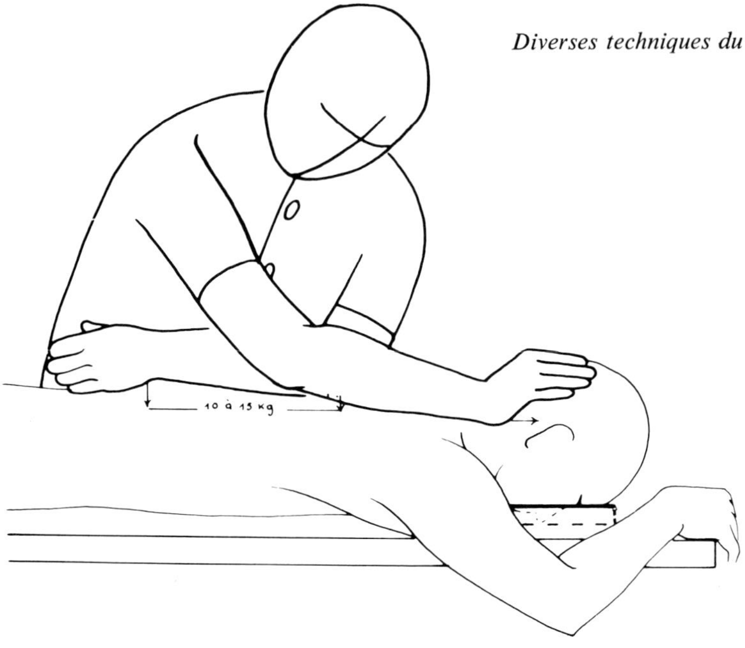

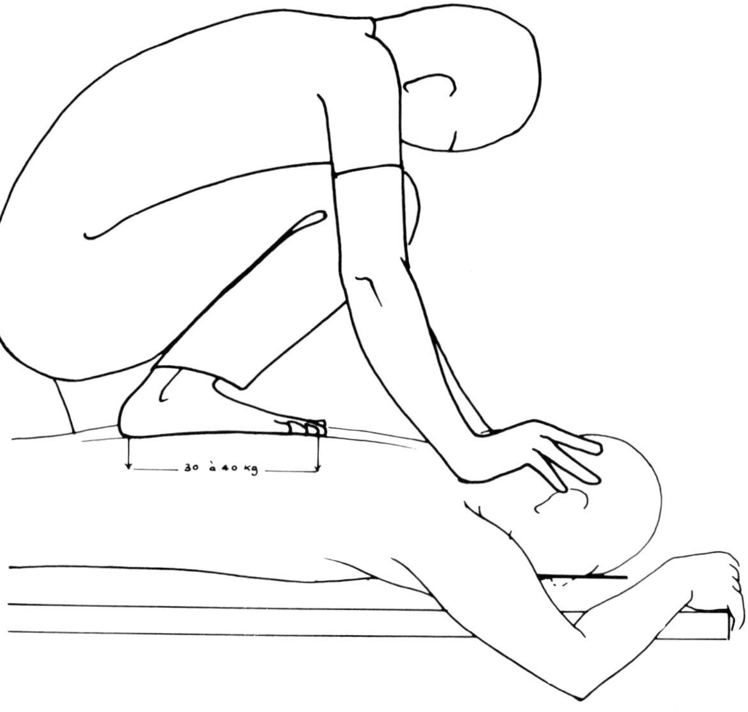

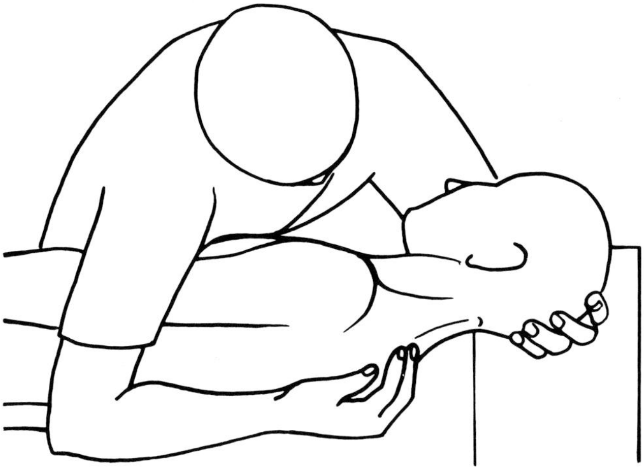

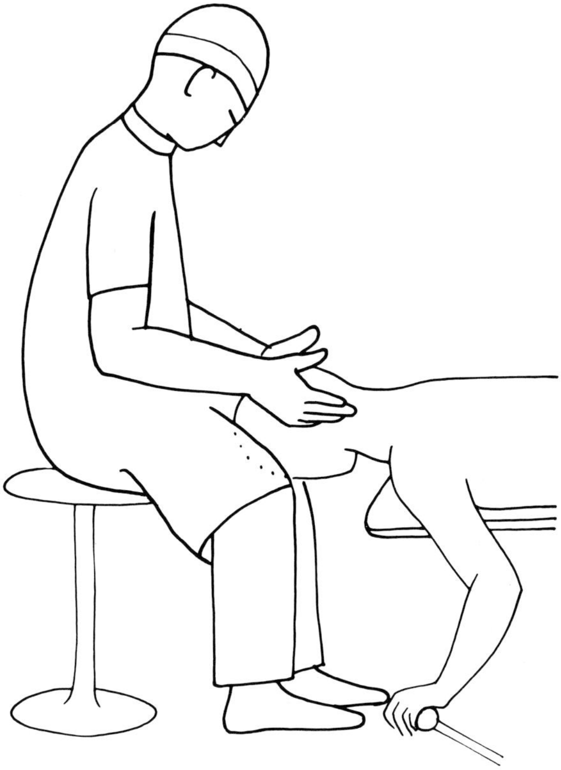

la glotte qui cherche une réponse au code proposé globalement, pour l'instant. Puis le silence respiratoire s'installe en apnée, intermédiaire, momentanée; ensuite, on constate quelques mouvements ou petits soubresauts des abdominaux; enfin, après un instant de latence, comme si le code et le sens étaient recherchés avant d'être trouvés, le mouvement thoracique démarre avec une puissance qui surprend le masseur et se poursuit en activité ample et régulière. La mise en tension du cou est maintenue tout au long de ce massage-pression. Selon les cas et les circonstances, il faut aussi masser en profondeur par des glissés serrés en escalade, ascension, avec de courts temps d'arrêt à peine marqués. Vous avez remarqué qu'il faut veiller à ce que le front ait un bon appui le temps de ce massage.

Ce massage-pression pour lequel je propose le nom de *massage-baro-kinétique*, établit un code entre la forme et le sens. En bref, la zone occipito-atloïdienne peut être en quelque sorte restituée au patient, avec le retour des messages proprioceptifs, adéquats et comme disait un patient « maintenant tourner et bouger la tête par le cou devient un plaisir ». Le massage baro-kinétique instaure des échanges dans la zone rythmique thoracique, avec des références cervicales. A chaque nouvelle séance, les combinaisons du code changent et appellent des réponses strictement adéquates aux gestes thérapeutiques, et ceci d'une manière immédiate. C'est donc seulement quand le codage est clairement déchiffré par la cybernétique du patient qui réagit aux gestes de son masseur, qu'on passe à la troisième séquence.

Particularités anatomo-physiologiques du cou

Il y a peu de structures molles, au niveau du cou, susceptibles de protrusion du type herniaire. En revanche : *nous sommes en présence d'un enchevêtrement de structures mobiles, enchaînées les unes aux autres, dépendant chacune de la mobilité de ses voisines et réparties différemment selon les étages* (Roger Lescure). En effet, il existe une différence radicale des fonctions. Dans la partie haute du rachis cervical, s'effectue essentiellement la rotation; tandis qu'au niveau de la base du cou s'exécute la flexion. Enfin la latéro-flexion est limitée mais répartie d'une façon assez égale sur tout le rachis cervical.

La médecine manuelle vise bien moins les réductions anatomiques qu'elle ne vise l'harmonisation physiologique des arthrons entre eux. *Au cou, plus qu'ailleurs, les traitements manipulatifs ne sont pas tellement plus orthopédiques (ou anatomiques) que fonctionnels (et de rééducation).* On sait aussi que le cou, dans son ensemble, présente une extrême sensibilité aux douleurs et aux irritations sympathiques cervicales antérieures et postérieures. On y trouve des irritations de type inflammatoire mécanique qui annulent souvent toute possibilité d'action de la médecine manuelle, lors de la période aiguë. Il apparaît évident cependant qu'en période aiguë, l'abstinence kinétique est de rigueur, tant pour le patient que pour le thérapeute. L'immobilisation par orthèse collier est indispensable et efficace, associée à la chimiothérapie anti-inflammatoire. Malheureusement tous les appareils d'immobilisation cervicale chauffent au lieu de refroidir. Les plâtres, la mousse de caoutchouc synthétique, et même simplement un collier en papier enveloppé dans une écharpe de soie, entretiennent la chaleur et même l'amplifient. M. Michotte a proposé le traitement par la vessie de glace pour la période aiguë de la périarthrite scapulo-humérale. Il semblerait plus utile de recourir à un collier tubulaire entourant le cou. Un tube de caoutchouc entourant le cou par-dessus une couche de flanelle serait branché sur un robinet d'eau à température variable. O. Troisier utilise en période aiguë l'immobilisation du malade au lit avec une légère traction de l'ordre de trois à quatre kilos, seul poids supportable durant toute la journée. Dans ces périodes aiguës ou suraiguës, l'immobilisation est prévue pour plus d'une semaine.

H. G. Wolff attribue un rôle considérable à la conjoncture des muscles cervicaux occipitaux dans le mécanisme des céphalées. Cette contracture douloureuse peut être liée à un trouble de posture, comme aussi la contracture du splénius et du grand complexus peut irriter le nerf d'Arnold. Fulton a décrit dans son traité de physiologie les expériences de Simons : par injection de solution saline dans le muscle temporal, on constate une douleur locale intense avec en plus transpiration, salivation, larmoiement, nausées et contractions douloureuses des muscles du cou.

Il a démontré que la douleur de la nuque pouvait être calmée par des massages. Fulton ajoute que le traitement manuel, et des pulvérisations locales de chlorure d'éthyle, peuvent arriver facilement à rompre le cercle vicieux comportant des douleurs profondes et des contractures réflexes des muscles cervicaux homolatéraux. On peut rapprocher de ces douleurs musculaires certaines céphalées décrites par Félix Wetterwald associées à l'infiltration hypodermique ou cellulite. Rubens-Duval, reprenant la question en 1950, insistait sur l'association fréquente de ces douleurs composées d'infiltrations douloureuses de l'hypoderme, de raideurs douloureuses des muscles avec souvent à la palpation la découverte de nodules infra-musculaires douloureux avec cervicarthrose débutante. Les nodules similaires existent aussi dans l'épaisseur du muscle grand pectoral.

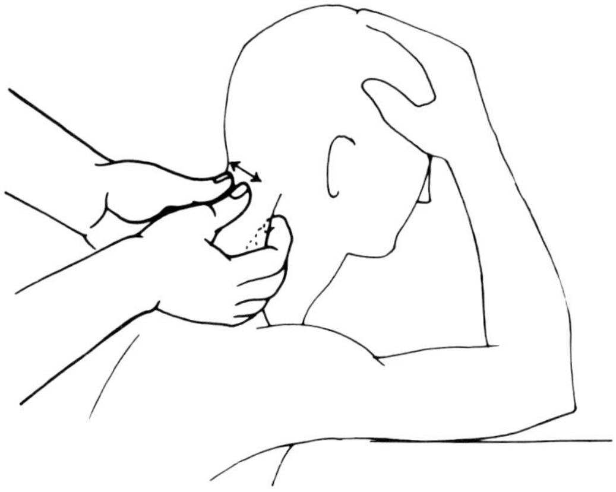

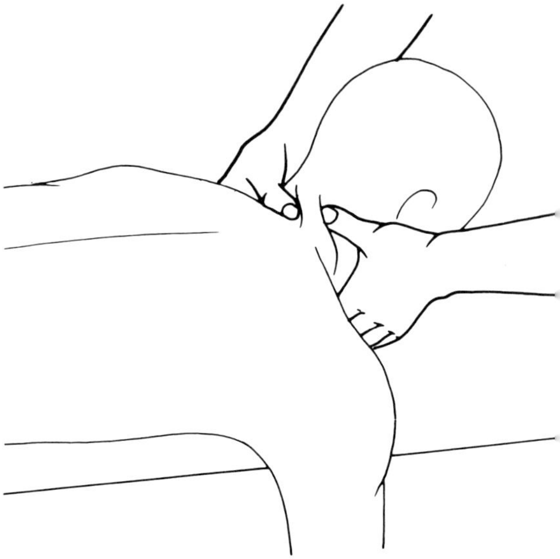

Clivages de plan, vertical et procubitus

Clivage des plans

C'est toujours une surprise pour un masseur débutant que de se rendre compte, par l'observation visuelle combinée à la palpation, combien les tendons occipitaux du trapèze sont minces par rapport aux coquilles supero-externes fixées à l'occiput, formées des deux côtés par le splénius et le grand complexus. Le jeu de ces muscles doit être préservé ou rétabli selon les situations. Le glissement de leurs plans respectifs doit être libre et non douloureux ainsi que leurs insertions occipitales. Le docteur Cavietzel a montré que les points douloureux les plus extérieurs sur l'occiput correspondent aux points douloureux les plus bas sur le rachis cervical, c'est-à-dire C7-D1. Les points douloureux les plus proches de la ligne médiane sur l'occiput correspondent aux points douloureux sous-occipitaux.

Dans un premier temps thérapeutique, on réalise la libération du glissement musculaire. Toute cette ligne occipitale est palpée et massée, soit selon la technique de Wetterwald, en plicatures successives déroulées, soit par le « poncing » de Cyriax que Troisier nous a enseigné. L'une des mains agit sur les zones tendineuses tandis que l'autre glisse sur un sillon profond en direction de la vertèbre correspondante. Cette séquence se fait en très légère flexion (juste ce qu'il faut pour écarter les épineuses) de la tête et du cou. Les manœuvres s'appliquent d'abord en dehors, ensuite à travers et enfin, sous le trapèze dans un état de relaxation maxi-

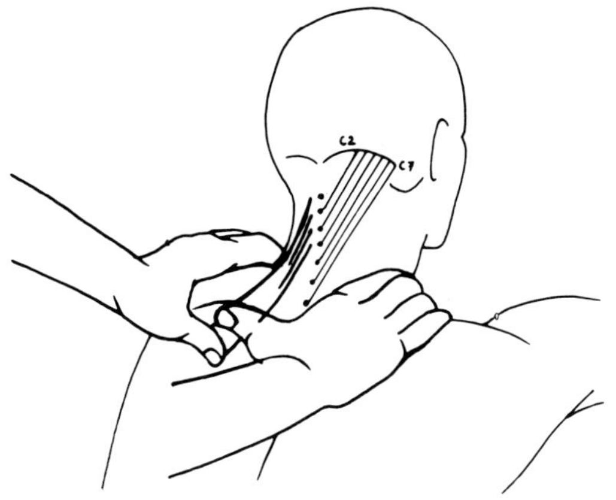

Topographie de la ligne occipitale

mum. Selon les cas, les manœuvres peuvent être exécutées de façon continue ou discontinue par pressions successives. De toute façon, leur direction est progressivement oblique de l'extérieur vers la ligne des épineuses. Dans la partie supérieure, l'obliquité se rapproche de l'horizontale, dans la partie inférieure, l'obliquité se redresse tendant à se rapprocher de la verticale. Quand toute douleur et tension musculo-aponévrotique ont disparu ou se sont atténuées, on passe au second temps, celui du clivage proprement dit. Pour ces techniques, les ongles du masseur doivent être très courts, sauf ceux des pouces où les ongles bien arrondis seront conservés, pour déclencher, si la nécessité en apparaissait, un tracé histaminergique : celui-ci est un élément régulateur des infiltrats; il décontracte les muscles sous-jacents, régularise sinon favorise la vasomotricité des capillaires, cette réaction histaminique peut indiquer les blocages ou raideurs mécaniques d'un ou des arthrons.

Pour ce qui est de la technique du clivage, dans un premier temps, trois ou quatre doigts sont placés dans l'espace splénio-trapézien, tandis que les pulpes des pouces s'installent sur la surface des trapèzes. Les quatre autres doigts sont mus alors, soit l'un après l'autre, soit solidairement. On cherche à s'insinuer dans cet espace, en imitant le mouvement du rocking chair; pendant ce temps, les pouces pressent et relâchent les faisceaux des trapèzes en cherchant à favoriser la pénétration des autres doigts sous ce muscle. Les doigts repoussent les fibres musculaires des trapèzes vers l'arrière et tentent de s'approcher vers la ligne des épineuses, puis cette manœuvre se globalise en quelque sorte par des ondulations lentes et longues du trapèze, alors bien en main. La dernière partie de ce deuxième temps de clivage s'adresse aux sterno-cléïdo-mastoïdiens, en suivant le plan de torsion de ces muscles dont les insertions extrêmes sont placées à 90°. Les manœuvres décrites précédemment pour le trapèze s'appliquent aux divers faisceaux du sterno-cléïdo-mastoidien. Dans cette séquence, on se propose de rétablir la cybernétique du code et de maintenir ce code dans son expression la plus claire, car l'espace celluleux de glissement entre les deux plans musculaires est riche en tissu conjonctif. C'est alors que le collagène, âme du tissu conjonctif, est en quelque sorte rénové par ce passage et rétabli dans ses fonctions de transiteur nutritif. Sa fluidité est indispensable pour la motilité libre et réciproque des plans musculaires du cou. Sa gélification ne donne qu'une motilité grossière dans laquelle les muscles ne peuvent travailler qu'en paquet ou en bloc. Dès lors, cette infirmité est compensée par les pieds du patient. Tout le corps tourne sur lui-même pour compenser l'infirmité du cou, qui gêne la rotation de la tête et la torsion du rachis cervical.

Massage du cou en « slack »

Je ne peux pas tourner la tête veut dire en réalité : *je ne puis me tordre le cou*, car à partir de C3 et plus bas, il ne s'agit pas de rotation, mais uniquement de torsion. Cette torsion est un enroulement. René Spitz lui a donné le nom de « rooting », enroulement lié en propre à la mimique du cou, mais aussi et obligatoirement à la motilité des globes oculaires. Thooris a beaucoup insisté sur ce point qui est en effet essentiel dans le rétablissement des fonctions cybernétiques que se propose le massage du cou.

Cette quatrième séquence demande un accord parfait entre les deux acteurs, le patient et le masseur, tous deux cherchant les plus subtiles résonances cybernétiques des affecteurs et des effecteurs de la sensibilité des régions en contact. Le patient est placé en latéro-cubitus, tantôt droit et tantôt gauche. Son cou repose sur la logette sus-trochléenne du genou proximal du masseur. Sa tête tantôt repose sur le genou distal, tantôt est abandonnée dans le vide à sa propre pesanteur. A ce moment là, le genou distal du masseur pressant sur la région occipito-pariétale du patient peut accentuer la latéro-flexion ainsi que la torsion du cou.

On cherche ensemble la position du cou en « slack », c'est-à-dire sans tension musculaire aucune. Les deux mains du masseur explorent les rigidités comme des touches de piano, sans fortissimo. On dialogue ici avec des rotateurs purs. Le cou est tantôt en flexion, tantôt en hyper-extension; le genou proximal du masseur

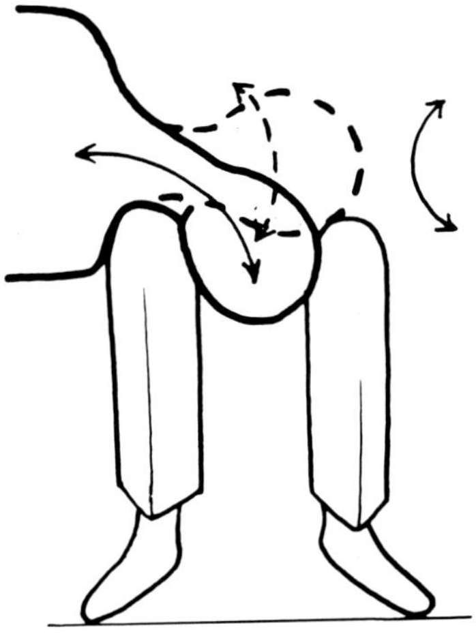

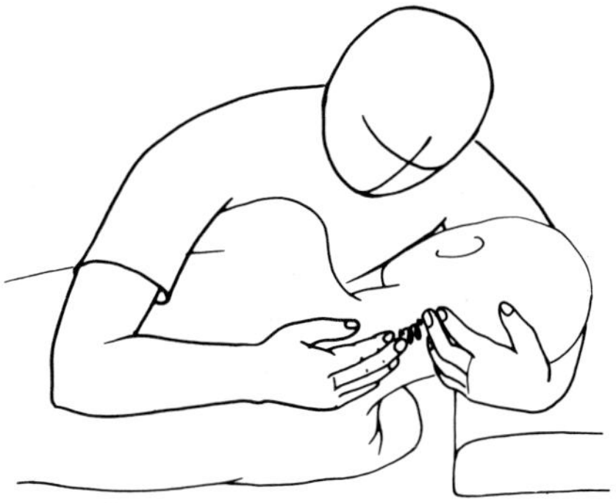

Massage en « slack »

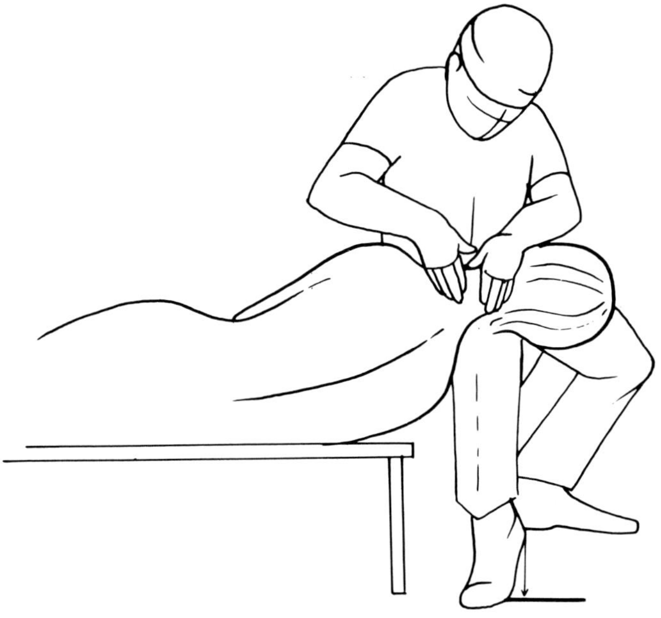

s'élève et s'abaisse juste ce qu'il faut pour qu'il puisse par ses doigts, tâter et agir sur les transversaires épineux, les droits et les obliques, et sentir leur état. Les doigts du masseur perçoivent, c'est souvent possible, le faisceau interne du grand complexus et sa portion digastrique, dénommée par Winkler « biventer cervicis ». Les pressions profondes réveillent les courtes mobilités entre les épineuses et on doit se souvenir que, dans la région cervicale, les contours de chaque arthron se trouvent à un doigt et demi au-dessous de l'apophyse épineuse correspondante. Une pince digitale presse de bas en haut et en diagonale ascendante cet interligne. Ce massage est, bien sûr, un simulacre du pattern du mouvement fonctionnel, mais toute kinésithérapie n'est qu'un simulacre de la fonction visant à susciter la fonction intéressée et bien intégrée. La sensation éprouvée dans ce simulacre qui consiste à être agi par l'autre et de faire semblant de participer quand même à ce massage, donne une perception proprement euphorique et libératrice. Ainsi, on retrouve la liberté « d'antan » : on peut tourner la tête vers l'arrière, c'est-à-dire regarder derrière soi, le pelvis restant fixe, ce qui est appréciable tout particulièrement au volant d'une automobile.

Ampliation de la flexion

Le patient est toujours couché sur une table, de préférence basse, en position de latéro-cubitus alterné, face au masseur. Supposons le patient couché sur le côté droit. Tout l'avant-bras droit du masseur est appliqué sur le dos du patient, les doigts de la main droite en C4, C5 aidés par le roulement de l'avant-bras d'un côté et de l'autre des épineuses, pressent plus ou moins, selon la nécessité de la situation et massent en profondeur la proéminence de C7 en tirant vers le bas le plus possible les masses musculaires intermédiaires. En même temps le bras et l'avant-bras gauche du masseur entourent la tête du patient, la main gauche du masseur allant à la rencontre de la main droite. Les doigts de la main gauche massent et tirent vers le haut, en les pressant, les masses musculaires du cou à partir de C4.

Ensuite, le patient restant dans la même position, ou éventuellement assis face au masseur, une des mains du masseur, présentée poing fermé s'interpose, le plus profondément possible, sans gêner le larynx, entre la pointe du menton et le sternum du patient. L'autre main accentue la manœuvre commencée précédemment, pression, flexion et étirement vers l'occiput, faisant ainsi s'enrouler en avant, le cou du patient sur le poing du masseur. Le patient est invité à faire une inspiration costale supérieure qui accentue ainsi la force de la compression-flexion, puis progressivement le poing du masseur s'aplatit, les doigts seuls repliés sur la paume

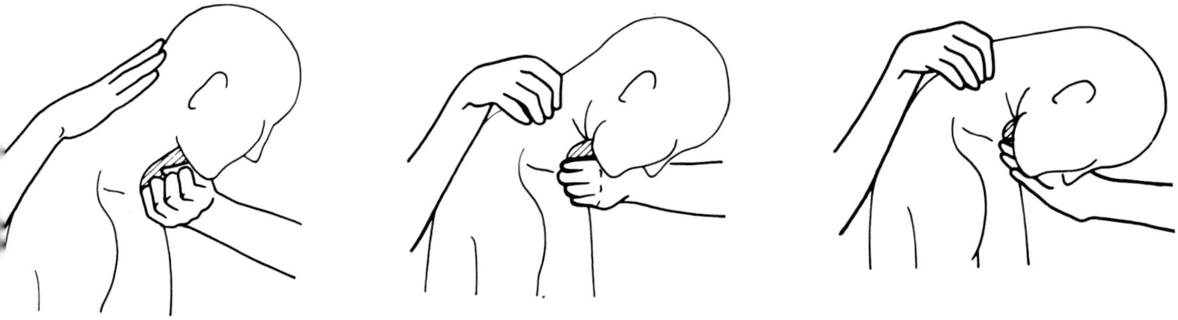

Différents temps de l'ampliation de flexion

offrent l'épaisseur digito-carpienne, l'inspiration du patient reste la même. Enfin, seule l'épaisseur des doigts est maintenue, la même inspiration costale supérieure étant proposée. Ceci faisant, on mesure la force nécessaire pour retirer la main du masseur formant ainsi entre le menton et le sternum un objet d'épaisseur variable. On choisit alors avec le patient la séquence la plus désirable, c'est-à-dire celle qui fut la plus difficile à réaliser, la plus nécessaire à l'effort commun qui vient d'être tenté. C'est à ce moment que la technique change. Tandis que la main sous le menton s'adapte à l'angle désiré, l'autre main masse et met en tension lente et progressive la partie postérieure du cou. Pendant ce temps, le menton du patient serre au maximum le poing du masseur; celui-ci se déplaçant vers la clavicule droite puis gauche provoque une véritable torsion-pression.

Si on désire agir plus bas, là où le cou se termine, c'est-à-dire aux confins des insertions du grand complexus là où les faisceaux de ce dernier font des boucles nombreuses tissées au passage des racines rachidiennes, il faut ajouter à la flexion du cou, la flexion des vertèbres dorsales jusqu'à D7. Pour faire cette manœuvre, on place le patient à genou, par terre, sur un coussin, le masseur étant assis. Le patient est prié se de hisser par le menton sur le genou proximal du masseur : la main homolatérale du masseur s'applique à plat sur le dos du patient pendant que le genou du masseur constitue un point fixe à l'appui du sternum du patient. Ensuite pendant un certain temps, le patient repousse la main du masseur et fait le dos rond, puis, en un autre temps, il cède à la main du masseur et laisse faire le dos plat. L'inspiration costale supérieure est demandée en dos plat, le patient souffle au moment du dos rond. Pendant tout ce temps, l'autre main du masseur fixe l'occiput du patient lui évitant ainsi de participer à la manœuvre activement et en assurant des balancements rythmés plus ou moins rapides, mais

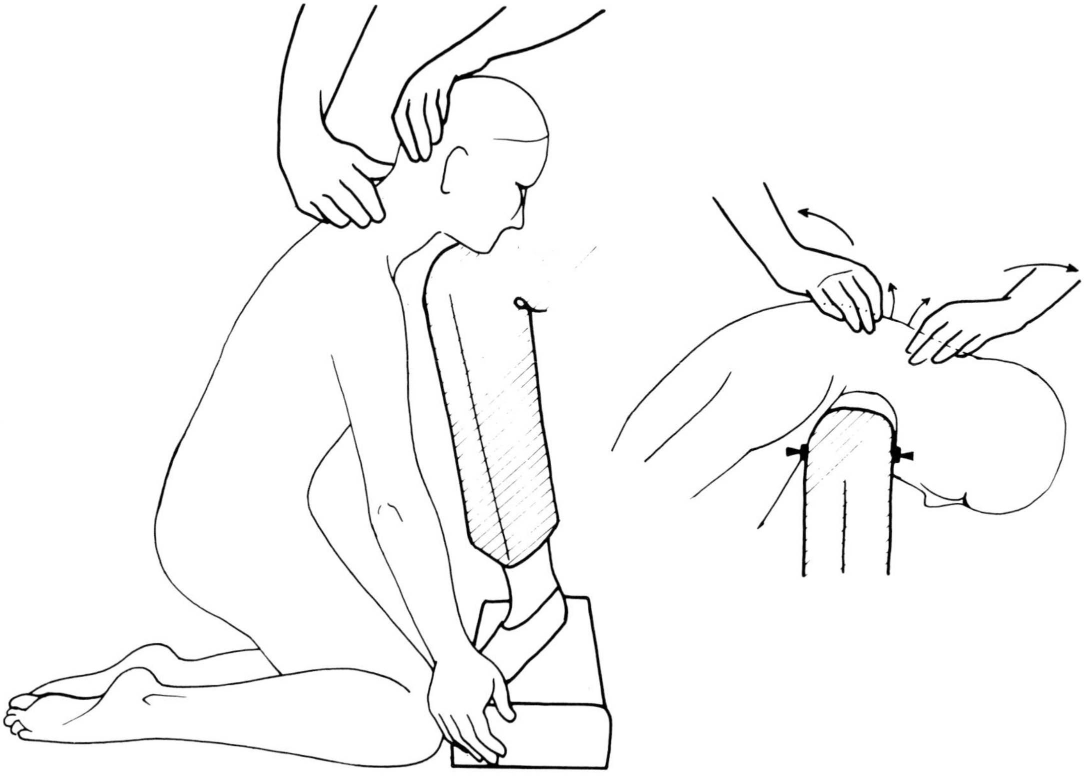

Ampliation de flexion, technique du genou

vibrés. Dans cette séquence, une multitude de variantes sont possibles, l'important étant d'avoir compris le sens du travail recherché, qui est l'ampliation qui harmonise l'état tonico-moteur des fléchisseurs, extenseurs et rotateurs du cou.

Adaptabilité verticale

Le travail fait jusqu'ici a presque mis la tête du patient en état d'apesanteur, autrement dit, la tête devenue légère lâche littéralement le centre de gravité du corps qui se déplace dans le bas du ventre, le « hara » des Japonais.

Pour la manœuvre verticale le patient est assis, le masseur debout, face à face, le front du patient est appuyé sur le sternum du masseur, le cou plus ou moins fléchi. Les doigts du masseur saisissent les épineuses ou les transverses des deux côtés et les poussent en avant et un peu en haut, en glissant sur les épineuses vers les transverses. Quand cette poussée-pression est suffisante et brusque, le retour en arrière se fait tout seul. On travaille vertèbre par vertèbre en montant en diagonale. On commence toujours par l'endroit le plus raide (C7 ou C3).

Une autre variante du geste est possible : avec une main, on pince et on fait bouger le segment tout en massant la transverse et l'épineuse au lieu de l'épineuse seule. On peut encore, en maintenant d'une main la transverse sus-jacente d'une vertèbre, faire bouger, avec les doigts de l'autre main, l'épineuse sous-jacente. De toute façon, il s'agit d'aviver la capacité motrice isolée de chaque arthron, en agissant par le massage-pression très sélectif sur le point unco-vertébral pour chaque structure bi-vertébrale.

Dans cette manœuvre, il s'agit d'ébaucher une latéro-flexion avec rotation associée du cou. Dans la manœuvre verticale les deux mains du masseur se placent, par leur bord cubital, étage par étage, le long du cou du patient en préparant une action rotatoire et oscillante combinée. Par exemple, latéro-flexion gauche, extension, rotation, torsion en haut et à droite, ensuite en sens inverse, le regard du patient s'orientant vers la direction suscitée. La main dynamique du masseur

« *L'arche d'alliance* »,
illustrant la technique d'ampliation

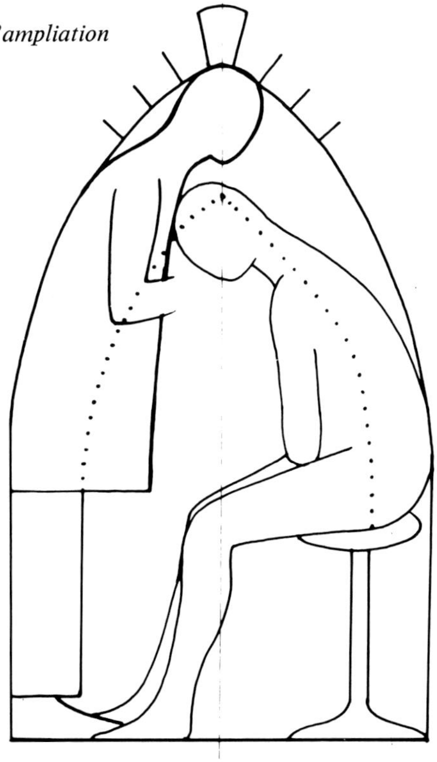

masse les muscles en glissant en un mouvement de striage spiralé; cette main massante cherche encore, au cours de cette conclusion, à atteindre les faisceaux du grand complexus, et surtout son chef interne digastrique. Enfin vient la manœuvre finale verticale.

La prise dernière est occipito-frontale, la seule applicable en tension-massage vertical du cou. Le masseur est debout, face au patient qui est assis, les genoux très légèrement fléchis pour certains; pour d'autres, les genoux raides et les talons prêts à se soulever. Le poids du masseur et celui du patient commandent le choix des positions. Le plus souvent, le front du patient est appuyé directement ou à travers un coussin plat sur le thorax du masseur; le masseur loge l'occiput du patient dans son pli du coude droit refermé et y maintient le cou du patient en

Technologie de l'ampliation selon « l'arche d'alliance »

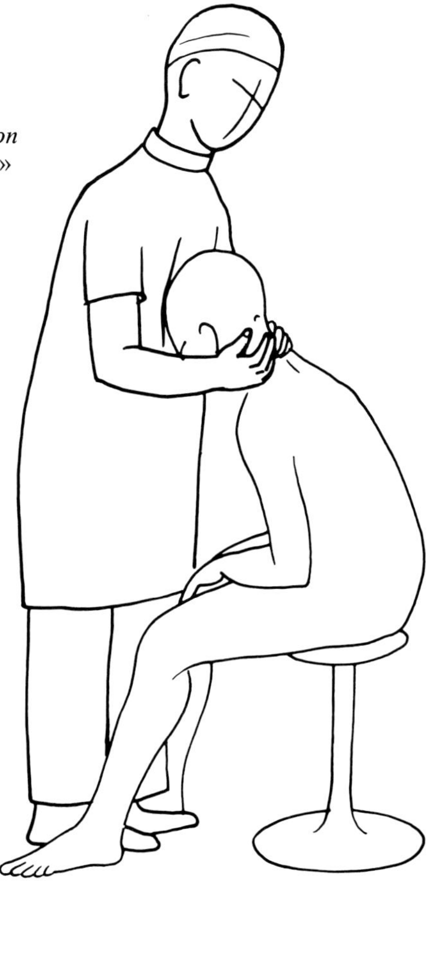

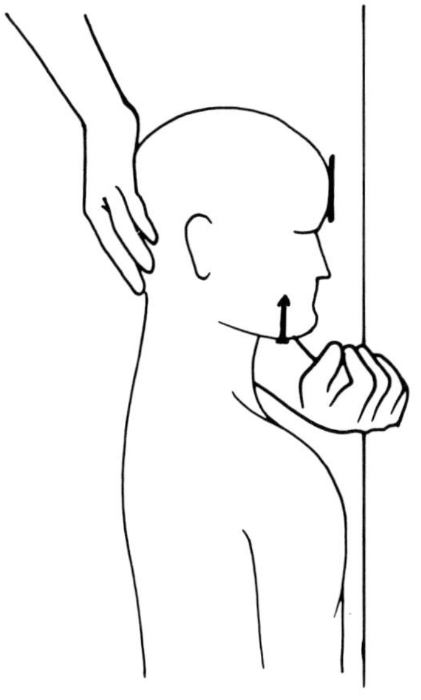

Le patient en position verticale, assis, s'enfoncé dans le siège

tension pendant que son autre main, s'appliquant sur les muscles postérieurs du cou, ajoute une traction musculaire ascendante. *Une fois la tension établie, on invite le patient à se faire lourd, à s'enfoncer sur le siège;* à ce moment, en synchronisant l'action, la main massante glisse profondément de C7 vers l'occiput. Il faut surtout bien s'accorder avec le patient : il ne s'agit pas d'une disposition pour s'asseoir, il ne s'agit que de se faire lourd, sinon le patient contracterait ses muscles du cou et empêcherait les effets du relaxe brusque. En général, la demande de s'enfoncer laisse sous simple détente des muscles du cou. Enfin, sans rien changer à la situation, la main opérationnelle remonte plus ou moins en zigzag, de la base du cou à l'occiput, tout en invitant, par la parole, le malade à se sentir léger comme une plume.

On peut dire finalement que le massage du cou constitue une activité privilégiée car, dans le traitement, le masseur trouve sous ses mains les structures les plus mobiles du corps vertical et dynamique. Parmi ces structures si mobiles et dont la fonction est si précieuse, les mains du masseur se doivent de découvrir les raideurs et de les libérer. Les espaces d'insertion des muscles profonds sont tellement courts et les amplitudes tellement réduites que seuls les doigts peuvent les objectiver sans même voir ces mouvements, et ainsi rétablir des relations normales entre les muscles profonds et périphériques.

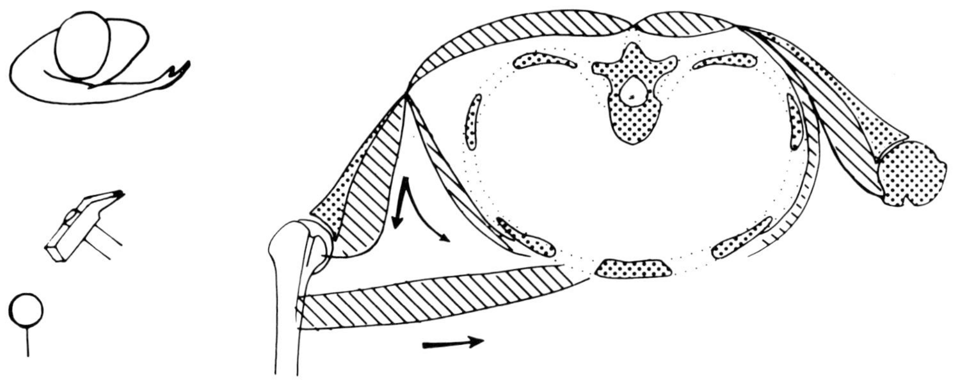

Biomécanique de l'épaule, le rôle de percussion du marteau

DE L'ÉPAULE AU GESTE

Il existe, au niveau des racines des membres, des organisations « à choix multiples » qui seraient plus nombreuses pour la ceinture scapulaire — au niveau des épaules — que pour la ceinture pelvienne — au niveau des hanches. Le jeu permanent des réflexes polysynaptiques que l'on trouve au niveau de l'épaule sert de guide pour la thérapie. Au niveau des épaules, points extrêmes latéraux de la ceinture scapulaire, il faut considérer un certain nombre de kinèmes, gestes, postures, attitudes et fonctions. Le lancer, par exemple, consiste en une propulsion rapide qui part de la catapulte scapulo-humérale. Tout le reste du membre supérieur est organisé en objet rigide.

Dans la préhension, l'initiative cinétique est imaginée et conduite par le bout des doigts. L'habileté, la précision et l'élégance du geste caractérisent alors l'efficacité motrice : attraper un objet au vol, saisir, atteindre, jongler, exécuter des tours de main. Dans le langage, de nombreuses expressions imagées de processus mentaux se rapportent à cette activité de la main. Dans l'exécution de tous ces gestes, la contraction musculaire *part de la main* pour aboutir aux muscles de l'épaule homonyme, gagner le cou, et même produire d'une façon plus atténuée la flexion des doigts dans la main du côté opposé.

Il est très utile de montrer à tout patient qu'on doit soigner pour les troubles moteurs du membre supérieur la symétrie fonctionnelle des gestes. Le sujet est en décubitus, les deux membres supérieurs sont placés le long du corps, les mains ouvertes vers le plafond. Nous plaçons alors les bouts de nos doigts sur les pulpes digitales d'une des mains du patient. Nous demandons au sujet de faire le geste de fermer la main contre la résistance que nous opposons à ses doigts. Dès le début d'effort de la main invitée à se fermer, nous constatons, et le faisons remarquer au sujet, que la main du côté opposé ébauche franchement le mouvement analogue de fermeture des doigts.

Là, il s'agit d'un simple réflexe médullaire transversal. C'est une action banale, mais utile au thérapeute car, en travaillant dans le sens kinésithérapeutique du mot, on commence par le membre supérieur sain pour ranimer le pattern d'activité du côté malade. Ceci est très important pour le traitement d'une périarthrite scapulo-humérale (P.S.H.). En définitive, les commandes balistiques partent des centres supérieurs mais la préhension est imaginée par la main qui suggère aux centres supérieurs la manière de faire. Le malade tout seul ne peut mettre en valeur ce choix multiple qui ranime et récupère la pathologie *non* articulaire de l'épaule (abarticutaire).

Plus l'imagination d'un kinésithérapeute est inventive, plus le traitement devient efficace et se revalorise dans ses nouvelles structures. Saisir et manier donnent leur sens aux mouvements de l'épaule et permettent au malade de savoir qu'il a une épaule rénovée. Comprendre les nuances subtiles qui relient les divers éléments de la ceinture scapulaire est indispensable à la bonne conduite de la thérapie manuelle de l'épaule et à sa récupération fonctionnelle qui, chez l'être humain, n'a de sens que liée à l'usage de la main.

TRAITEMENT DE L'ÉPAULE DOULOUREUSE

Quel que soit le tableau clinique, pendant les premières séances de traitement d'une épaule douloureuse il faut se garder de la toucher. Il faut faire de cela un véritable tabou et affirmer, dès la première séance, que ce sont les lombes, le dos et le cou qui sont responsables des malheurs de l'épaule qui souffre. Il faut expliquer au patient ce qu'est une épaule et lui en faire la démonstration technique sur l'épaule indemne.

Pour sa part, le kinésithérapeute ne doit pas oublier les muscles suspenseurs de l'humérus : le deltoïde, le faisceau supérieur claviculaire du grand pectoral, le coraco brachial et court biceps, la longue portion du triceps brachial. Au moment de la crise douloureuse aiguë de l'épaule, il s'établit ce qui semble déterminer toute la pathologie : une rivalité entre les muscles suspenseurs de l'épaule que je viens de nommer et les muscles abaisseurs (grand dorsal, grand rond, faisceau inférieur du grand pectoral dont je parle plus loin).

Les muscles suspenseurs de l'humérus, pour des raisons qui nous échappent,

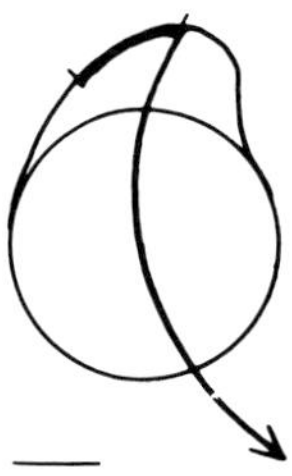

La glène de
l'omoplate droite

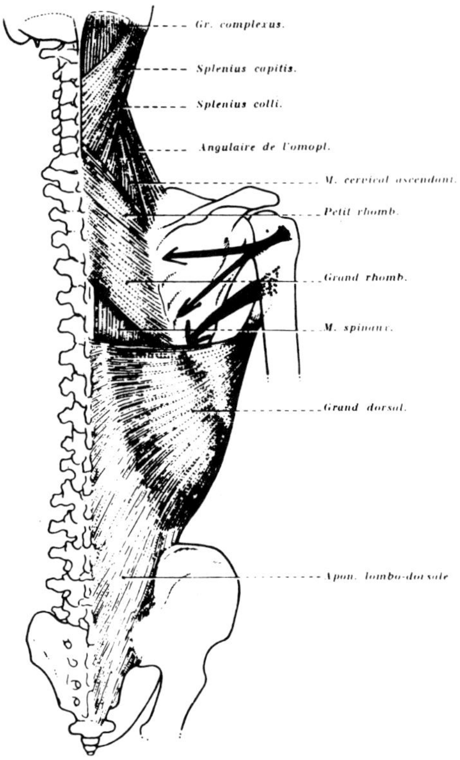

Les lignes de force d'abaissement
de la tête humérale

Exemple d'action du faisceau
inférieur du grand pectoral

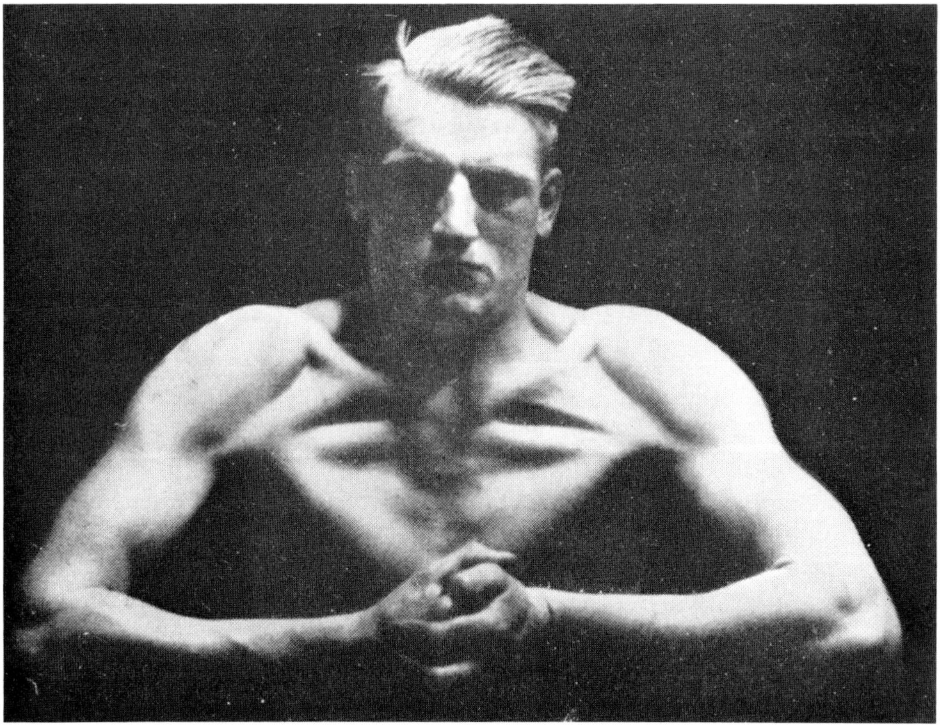

s'agrippent autour de la tête humérale, l'attirent et la maintiennent dans la partie haute rétrécie de la glène. Dans ce conflit, les muscles suspenseurs inhibent les muscles qui ont pour mission de faire abaisser la tête humérale et de la maintenir à sa place habituelle. Ces muscles abaisseurs sont essentiellement le grand dorsal, le grand rond et le faisceau inférieur du grand pectoral. Le grand dorsal est amarré en bas. On en montre les origines, on peut même pour le patient lui rendre son nom de torcheur de l'anus, ainsi que l'a nommé l'anatomiste Riolan. On note son insertion à la partie basse de la pointe de l'omoplate, qu'il fixe ou plaque au thorax et rapproche de la ligne épineuse. Cette notion est à retenir, car c'est pour cela qu'il s'associe avec le grand rond. Le second abaisseur de la tête humérale (dont on explique au patient la place et la fonction sur l'épaule indemne) se nomme grand rond. Grand dorsal et grand rond sont agonistes dans l'abaissement de la tête humérale vers le bas de la glène; mais ils sont antagonistes dans la rotation de l'humérus. Il faut faire comprendre que le grand dorsal tourne l'humérus en dedans et en bas pendant que le petit rond tire la face postéro-inférieure du trochiter en dehors et en bas. Pour rendre évidente la coopération de ces deux muscles, on demande d'abord au patient de rapprocher contre la résistance opposée par les mains du kinésithérapeute les bords internes des deux omoplates. L'omoplate du patient étant ainsi fixée, le kinésithérapeute s'assure en résistant contre le coude de la fonction d'abaissement de l'humérus. Il faut provoquer, tout en maintenant son coude plaqué contre le thorax, des contractions isométriques synchronisées qui ébauchent une rotation minime du bras tour à tour externe et interne, et presque simultanées. Pour que le patient comprenne la manœuvre, et la coordonne à celle du kinésithérapeute, on exerce d'abord l'épaule saine. Lors de cette épreuve musculaire, on contrôle l'absence de douleur dans l'épaule et on négocie l'orientation indolente (abduction, adduction, rotations associées). A ce moment, il peut être judicieux de sensibiliser le patient au rôle du faisceau inférieur du grand pectoral, qui, stimulé par l'appui du bord radial de la main libre du kinésithérapeute, ou de l'autre main du patient, aide à rendre évident à celui-ci le déplacement de la tête humérale et lui fait mieux comprendre la nécessité du geste à accomplir au cours de cette séquence thérapeutique (voir les trois temps d'abaissement de la tête humérale vers sa glène.

Pour relier en quelque sorte l'abaissement de la tête humérale par les deux muscles thoraco-lombaires, on compte sur le deltoïde. Ce muscle n'élève le bras qu'en prenant appui sur la tête humérale. Il suffit pour s'en rendre compte de faire cette expérience : on place deux ou trois doigts d'une main sur le versant de l'acromion pour prendre un contact ferme avec le deltoïde et à travers le muscle deltoïde l'on peut sentir la tête humérale. Dans l'effort contre la résistance que le

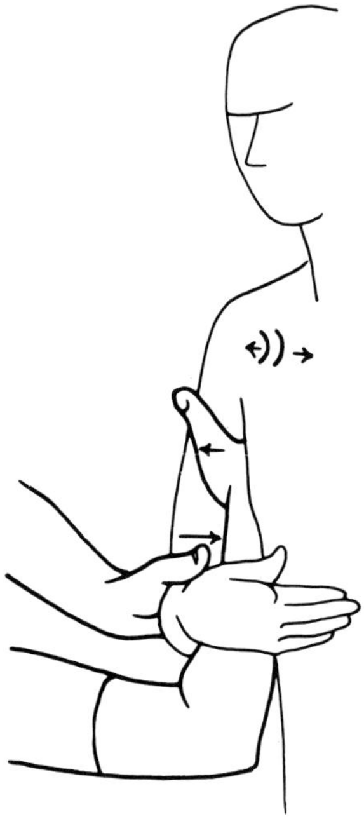

Serrage de l'épaule contre le thorax

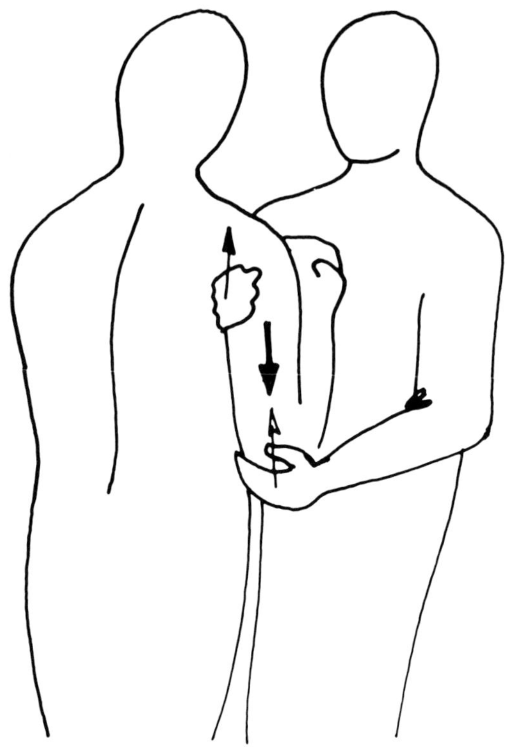

Abaissement serrage

Exercices de la mobilité de l'épaule

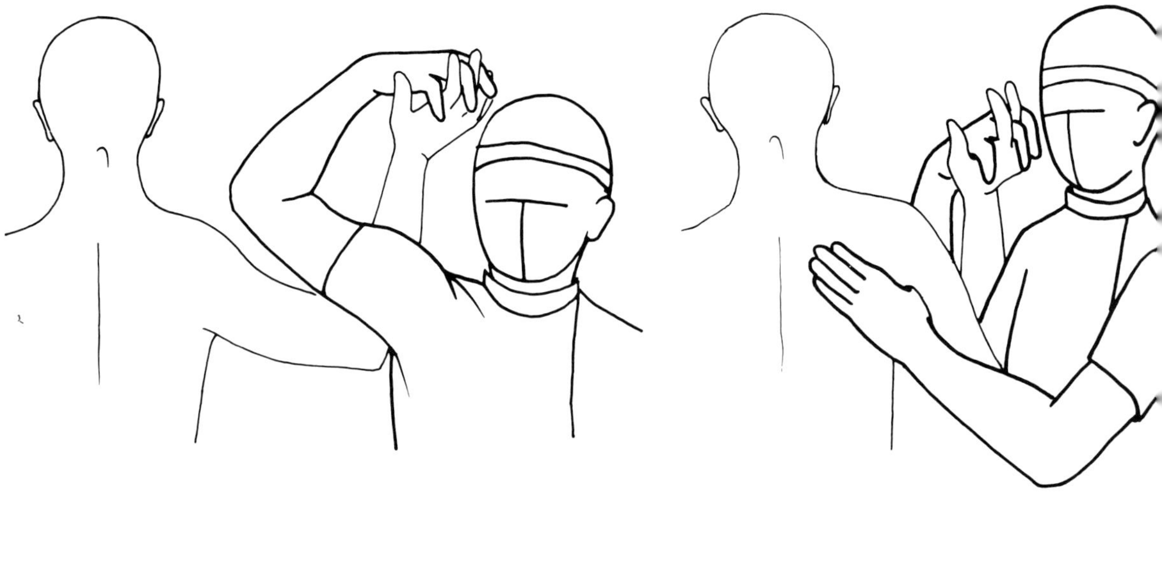

kinésithérapeute oppose au coude, il commande l'abduction. Celle-ci sollicite les trois chefs du muscle. Cette expérience fait éprouver au patient la sensation spécifique qu'il doit retrouver au cours du traitement du côté lésé.

On remarque facilement deux choses : le deltoïde *se gonfle* et ce faisant, il pousse la tête humérale vers le bas de la glène. Il complète l'action des deux muscles abaisseurs déjà examinés ci-dessus dans leur co-action. Les deux commandements peuvent être associés — ce qui permet de solliciter dans une même épreuve les trois muscles abaisseurs de la tête humorale : deltoïde, grand rond, grand dorsal. Mais surtout, quand la périarthrite scapulo-humérale est au stade avancé, le deltoïde n'est plus en boule active, mais en galette dure; il est fibrosé, rétracté. Ce muscle, dans cet état, ne peut qu'accentuer la traction anti-fonctionnelle de

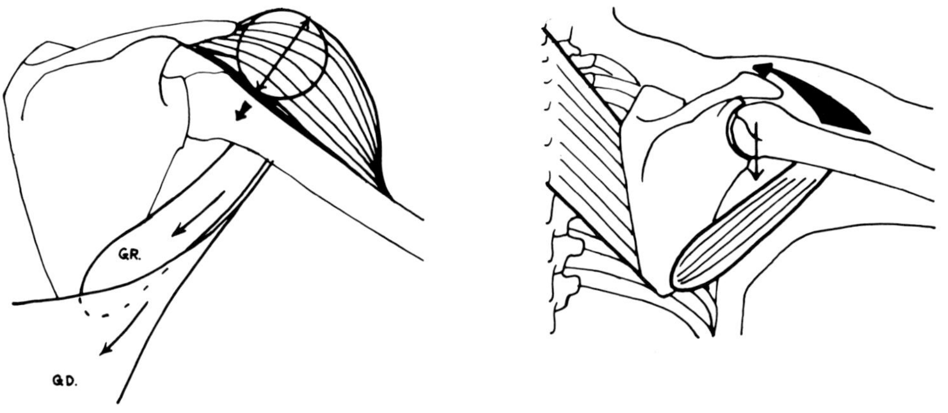

Rôle spécifique de l'abaissement abduction

la tête humorale vers la partie haute rétrécie de la glène et l'immobiliser, plaquée contre la glène. C'est alors le début d'une longue infirmité. On doit veiller à cela dès le début de la première crise car, dans la P.S.H., c'est le deltoïde qui est responsable de la gravité de cette affection ,du fait de son atrophie très rapide. Elle commence avec le début de la douleur. Quand le deltoïde est arrivé à l'état minable de galette, il est perdu définitivement et avec lui, l'épaule. Dans les cas les plus heureux soignés à ce stade, il ne peut récupérer sa fonction que très partiellement. Les séances de masso-kinésithérapie, même quotidiennes, ne suffisent pas à protéger ce muscle au stade sclérosé tardif.

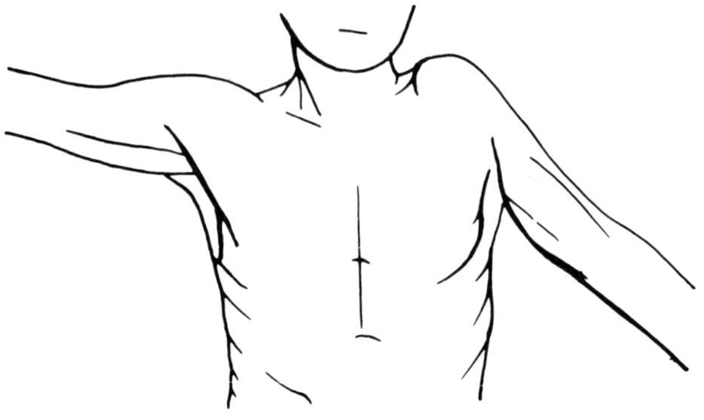

Atrophie du deltoïde gauche annihilant sa fonction

Pour le deltoïde, que faire? Il faut : plaquer les deux bras du patient contre son thorax, le ceinturer fermement à « bras le corps », ordonner au patient d'essayer de toutes ses forces d'écarter ses bras (si on ne se sent pas assez fort, on utilisera une large bande non élastique). On contrôle ainsi par la force que doit avoir la contention, la contraction la plus intense dont sont capables respectivement les deltoïdes droit et gauche. Ce geste doit être exécuté quatre fois par jour pendant quatre à six secondes, tous les jours pendant six semaines, même si l'évolution est très favorable. Bien entendu, l'exécution de ces contractions strictement isométriques doit être indolente. Elle l'est si le placage des bras est bien fait.

Quand le traitement est ambulatoire (trois fois par semaine, ou tous les jours, dans un centre d'hospitalisation), entre les séances faites par masseur-kinésithérapeute le patient doit absolument travailler ses contractions isométriques au rythme prescrit. Pour cela, il y a deux manières : d'abord un membre de sa famille peut l'aider, il lui demande de le ceinturer aux bras et, au plus fort de la contention qu'il lui demande de maintenir permanente, il essaye d'écarter les coudes en s'assurant de la participation des trois chefs du deltoïde. Les rotations minimes externes ou internes peuvent n'impliquer que la participation d'un ou de deux chefs du deltoïde; il faut alors recommencer en attirant l'attention du patient sur ce fait, au besoin modifier la tactique en établissant une position neutre dans laquelle l'ordre d'abduction fait entrer en jeu les trois chefs du deltoïde. Afin que le mouvement soit correctement exécuté, il faut que le patient ait senti que la contraction peut ne pas entraîner les trois chefs du deltoïde, mais seulement un seul ou deux des trois. Il faut le lui avoir démontré par l'observation des modalités de la contraction, sur nous-mêmes. Dans certains cas, pour rendre plus claire l'exécution de la

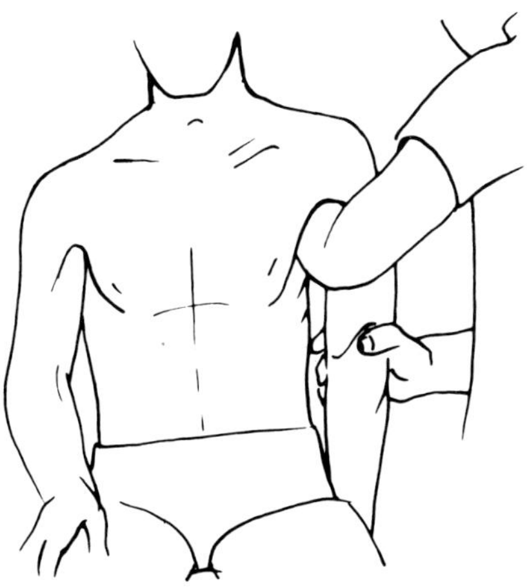

Autre technique d'abaissement serrage

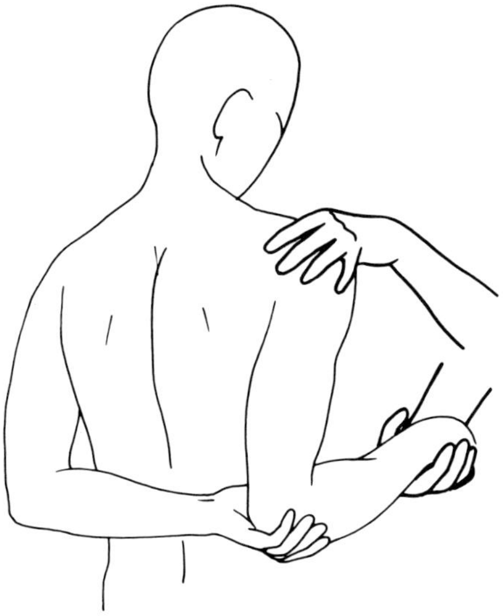

Abaissement rotation externe

contraction, on peut associer une légère propulsion avec abduction, ou une rétropulsion avec abduction en contraction toujours isométrique. Mais, il faut le plus rapidement possible obtenir la participation des trois chefs du deltoïde.

Si le patient ne peut obtenir l'aide d'une tierce personne, il doit se procurer une large ceinture de flanelle. Il en fixe une extrémité au mur ou la coince dans une porte. L'extrémité libre est maintenue contre le thorax par la main du côté indemne et le patient s'enroule dans cette ceinture en serrant bien ce bandage. Entre les deux séances de traitement par kinésithérapie, la contraction isométrique brève doit être faite quatre secondes, quatre fois par jour. On peut imaginer d'autres modalités; par exemple se coucher sur l'épaule atteinte (sauf si la douleur interdit cette position) et pratiquer soi-même des contractions isométriques du deltoïde. Protéger le deltoïde contre l'atrophie si particulièrement rapide dans cette affection doit être la préoccupation primordiale. Il faut absolument en persuader le patient.

Enfin, le kinésithérapeute ne doit pas oublier de palper, à travers le deltoïde, le tissu cellulaire sous deltoïdien. Dans l'épaisseur de ce tissu, se trouve une bourse séreuse, une des plus belles et des plus développées de l'organisme. Tantôt simple, tantôt cloisonnée, elle est étalée entre le muscle et la voûte acromio-claviculaire. Cette bourse séreuse possède une importance capitale du point de vue anatomophysiologique. Elle facilite les déplacements de la tête humérale et des muscles tubérositaires par rapport au deltoïde. C'est surtout sur cette région qu'on doit agir pour normaliser, au début de la période aiguë de la P.S.H., l'œdème congestif sensible aux médicaments anti-inflammatoires et à l'application de la vessie de glace. En période subaiguë, les applications de chaleur humide, d'infrarouges et d'ionisations calciques ou salicilées, ajoutent leur action bénéfique. Le massage est à faire systématiquement et dès que possible par des pressions de toute la main, pression et dépression brusques, pression et relâchement, avec l'éminence hypothénar, la pulpe du pouce ou deux à trois doigts. Les effets favorables immédiats, prolongés lors des séances suivantes, dictent notre conduite. On commence ces pressions sur plusieurs points moteurs du deltoïde deux à trois fois. C'est ensuite sous la pression profonde, qu'on ordonne la contraction associée contre résistance de chaque secteur deltoïdien. Ces contractions intentionnelles renforcent considérablement la normalisation des circuits vasculaires de cette région où la perméabilité des membranes est pertrubée.

Les structures cellulo-conjonctives mollissent sous nos pressions et la région tendue et dense reprend une consistance plus fluide. Ce changement de consistance permet de balotter à la main le deltoïde sur ce matelas qui le sépare de l'articulation scapulo-humérale. Tout ceci peut se faire à une double condition : que la douleur éventuellement provoquée par ce maniement soit « une bonne douleur » et que la moindre douleur déclenchée disparaissent instantanément dès qu'on retire la main. Si cette douleur revient la nuit ou quelques heures après la séance, il faut reconsidérer la technique et s'accorder avec le malade et le rhumatologue. Ce massage-pression associé à la contraction volontaire du muscle doit être continué par le patient après que la main massante se soit déjà retirée, la décontraction du deltoïde doit se faire le plus lentement possible.

Enfin, il faut attirer l'attention sur la respiration costale supérieure. Il faut se rappeler que dans cette affection, riche en troubles trophiques, les masseurs suédois ont signalé la présence, dans le muscle grand pectoral surtout, d'infiltrations hypodermiques pseudo-nodulaires qui peut-être, unissent le muscle à travers son aponévrose à la partie profonde de l'hypoderme. Le toucher simple montre que ces concrétions qui n'ont jamais été examinées par les anatomo-pathologistes, sont horriblement douloureuses. Mais, en pressant très légèrement, en vibrant, en malaxant, en tournant autour, en associant ces gestes avec de prudentes contractions progressives du grand pectoral, et en le laissant se décontracter on assiste à la fonte de ces nodules. Si cette phase est négligée, on constate une rétraction progressive du grand pectoral qui freine l'abduction du bras et sa rotation externe.

Le grand pectoral fait partie des muscles inspirateurs accessoires, avec les scalènes et le sterno-cléïdo-mastoïdien. La libération du pectoral de ses pollutions douloureuses étant obtenue, il est possible de demander au patient de respirer dans cette position que les emphysémateux ont trouvée tout seuls. En position assise, les mains arc-boutées sur les cuisses, le malade dyspénique fixe ainsi la

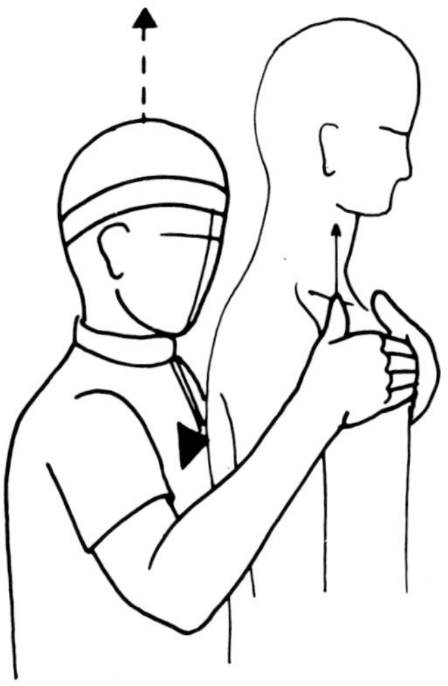

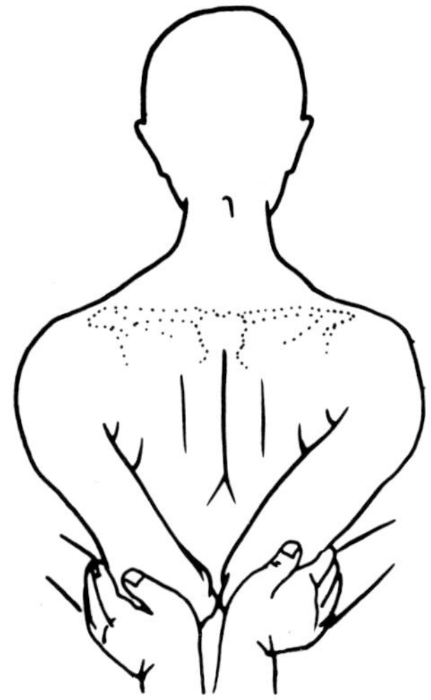

Deux techniques de déblocage sterno-acromio-claviculaire

ceinture scapulaire pour utiliser la respiration costale supérieure, tout en faisant la rotation externe de l'humerus, et « serrer » les omoplates.

Tout traitement d'une épaule douloureuse exige la préparation habituelle à la détente par la respiration abdomino-diaphragmatique; c'est une phase importante souvent négligée dans le traitement manuel. Un temps réservé à la respiration costale supérieure doit précéder celui du premier. Ceci implique d'éprouver l'élasticité et la capacité contractile des scalènes, des sterno-cléïdo-mastoïdiens, des grands pectoraux. Au sens strict du terme, les grands pectoraux doivent être

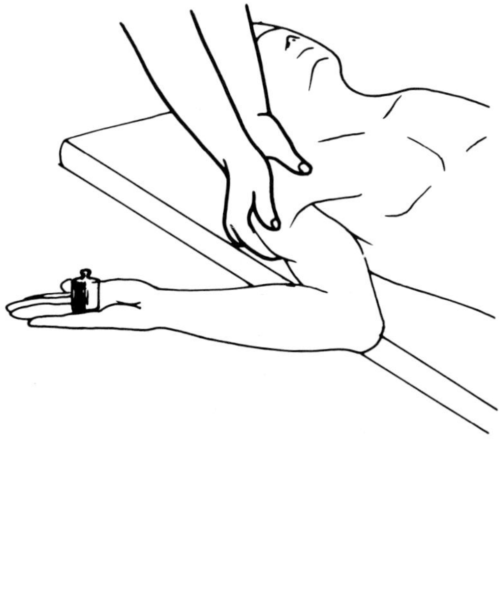

Technique de progression de la rotation externe

soigneusement palpés et mis en action dans les insertions costales et dans la lèvre externe de la coulisse bicipitale. Il est particulièrement utile de faire effectuer la contraction isométrique du grand pectoral, en partant de la rotation interne contre une résistance (l'avant-bras en flexion servant de bras de levier). Ici, la contraction isométrique du grand pectoral sert de mesure au relâchement résisté vers la rotation externe et on note son importance. Si le grand pectoral manifeste déjà une certaine rétraction, on peut la faire disparaître en plaçant sous l'aisselle un coussin souple et en demandant une contraction, la plus puissante possible, puis un relâchement brusque. Dans cette épreuve en « casse-noix », on remplace progressivement l'épaisseur des doigts par la main puis par le poignet. Par le jeu combiné du grand pectoral, du grand dorsal et du grand ronc, la fonction du casse-noix peut être réalisée plus ou moins en rotation externe ou interne, ou en les équilibrant.

FONCTIONNEMENT DE L'ÉPAULE

On a l'habitude de penser, depuis Merklen, que la pathologie de l'épaule est la rançon de l'extrême mobilité des cinq articulations qui composent l'épaule. L'articulation de l'épaule est un polyarthron, et de ce fait est soumise à des contrôles multiples coordonnés. Le glissement libre vers le bas de la glène est la fonction primordiale de cette articulation. Il semble que le plus grand nombre de mouvements ne peut s'effectuer que quand la tête humérale se trouve dans la partie basse, ronde de la glène. Le premier souci du masseur-kinésithérapeute est d'assurer que cette position est réalisable. En faisant croiser les mains en bas et en arrière du tronc, ou en effectuant des pressions vers le bas, ou encore en faisant tenir un poids variable selon la force musculaire du patient, on amène la tête humérale sur la plage ronde basse de la glène.

Quand l'épaule est examinée dans son orientation correcte, sa glène est orientée de haut en bas et du dedans en dehors. Cette pente de la glène joue un rôle important dans l'état physiologique de l'épaule normale, c'est-à-dire dans l'économie du jeu musculaire, comme Basmajian l'a montré.

L'abduction est une autre fonction importante de l'épaule et la plus souvent atteinte dans la périarthrite scapulo-humérale. Ce qui est important pour le traitement masso-kinésithérapique, c'est que pour le deltoïde, l'atrophie est un phénomène constant. Elle peut devenir apparente en quarante-huit heures. Elle joue bien évidemment un rôle de premier plan dans l'importance fonctionnelle du bras. Il faut protéger le plus tôt possible le deltoïde contre cette atrophie en provoquant des contractions isométriques de ses trois faisceaux. A chaque tentative de mobilisation, il faut abaisser et attirer la tête humérale vers le bas. Enfin, il faut aligner la gouttière bicipitale dans le prolongement direct de l'insertion du tendon de la longue portion du biceps brachial.

Le rôle du sus-épineux dans la pathologie de l'épaule n'a pas fini de surprendre. C'est un muscle de luxe dont on peut se passer, car après la cinquantaine le tendon du sus-épineux est rompu dans au moins 30 % des cas. Cette rupture passe inaperçue ; à aucun moment les sujets n'en souffrent ni ne constatent de difficulté dans l'exécution de tous les gestes de la vie quotidienne. Il convient donc de revoir les explications généralement données des perturbations fonctionnelles survenant dans une P.S.H. Dans la rupture du tendon du sus-épineux, ce n'est pas la perte de la fonction de ce muscle qui empêche l'abduction du bras, mais bien l'atrophie du deltoïde.

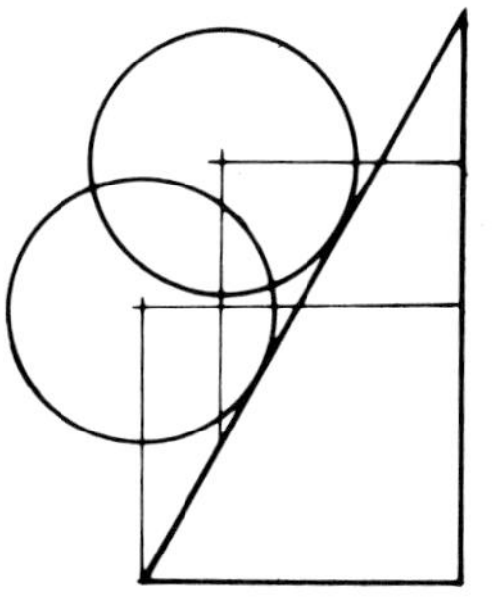

Calcul de Basmajian

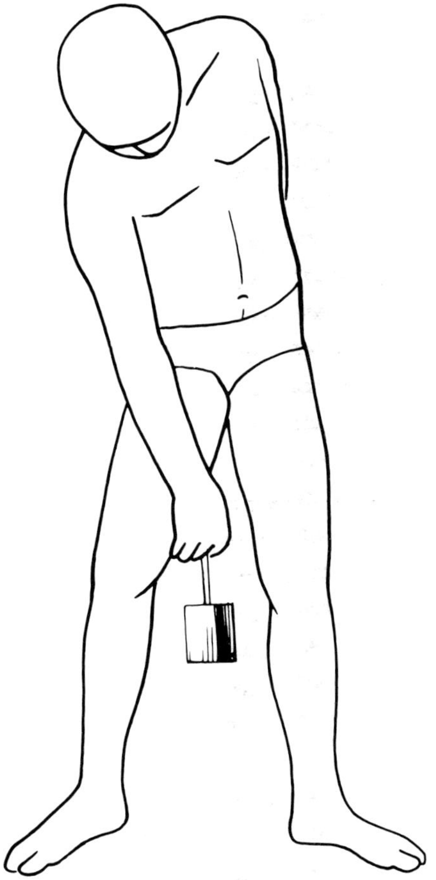

Exercice d'abaissement de la tête humérale

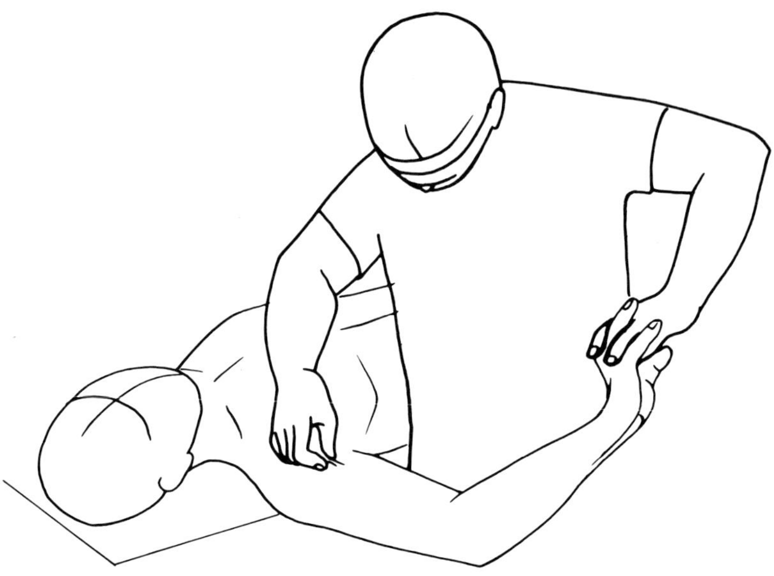

La « frotte » du tendon du biceps

Enfin, dans le fonctionnement de l'épaule, il faut aussi mentionner la grande variabilité du contrôle cortical sur les gestes effectués qui ne se superpose pas à l'habituel schéma anatomique qui en est tracé. La palpation orientée doit explorer chaque modalité des fonctions de l'épaule par le massage du cou, auquel il convient d'ajouter le massage dorsal et pectoral, sans oublier bien entendu le massage axillaire et la mobilité marginale des articulations sterno-costo claviculaire et acromio-claviculaire qui ne doivent présenter ni blocage ni douleurs. Dans le cas contraire, il faut les libérer par des déblocages, les fixer avec des protecteurs élastiques ou encore les immobiliser provisoirement avant de traiter l'articulation scapulo-humérale. L'articulation scapulo-thoracique est purement fonctionnelle; ce n'est pas vraiment une articulation dans le sens propre du mot, mais un lieu de motilité. Le plus important est l'espace compris entre le muscle grand dentelé et le grill costal (espace serrato-thoracique). Ici, le grand dentelé joue son rôle de percuteur. L'autre espace est le serrato-scapulaire où seul le muscle sous-capillaire utilise sa fixation sur l'omoplate pour assurer une puissante rotation interne de l'humérus et un fort serrage d'adduction scapulo-humérale; il participe aussi à l'abduction. Envisagé au point de vue kinésithérapique, donc fonctionnel, le compound scapulo-huméral est bien un vrai casse-tête chinois.

TRAITEMENTS MANUELS DE LA PÉRIARTHRITE SCAPULO-HUMÉRALE

Duplay a décrit la périarthrite scapulo-humérale comme une rupture ou une usure du tendon du sus-épineux. De nombreuses vérifications chirurgicales ont infirmé cette idée. Deux notions ont été retenues à la suite de ces travaux : l'une concerne la bursite sous-acromiale ou tendinite du long biceps; l'autre la rétraction capsulaire inférieure.

La périarthrite de l'épaule, disait Jean Lacapère, est la sœur jumelle de l'algie cervico-brachiale où les douleurs peuvent aussi bien se tenir au cou, à l'épaule, ou au bras. En fait sur des douleurs d'allure neuro-musculaire, on trouve toujours des perturbations trophiques vaso-motrices. Les chirurgiens qui interviennent au voisinage du trou de conjugaison constatent l'abondance des hémorragies, la turgescence du plexus veineux et la congestion péri-radiculaire. Il est pratiquement impossible dans les phénomènes douloureux, de dissocier l'élément nerveux de l'élément musculaire.

La séméiologie spino-radiculaire a été approfondie par Déjerine. Les algies cérébro-spinales qui correspondent anatomiquement à la souffrance des éléments nerveux myélinisés se traduisent par une douleur intermittente, survenant souvent brusquement, en éclair, pouvant se grouper en accès successifs avec des phases de sédation totale. Les comparaisons utilisées par les malades sont celles de *décharges électriques*, *coupure au couteau*, *morsure*, *broiement*. Les douleurs sympathiques qui correspondent en principe à la souffrance des filets nerveux amyéliniques sont différentes. Cette douleur habituellement a un début progressif et n'atteint son paroxysme que peu à peu. La sédation survient également par échelons successifs et laisse en général place à une tonalité douloureuse permanente qui persiste entre chaque poussée. La sensation douloureuse est décrite soit comme une brûlure, ou une forte chaleur, soit comme des picotements, des fourmillements, soit encore comme une tension pénible. Le caractère pulsatile est souvent signalé, et le tout est vécu avec une résonance psychique de nature obsédante et angoissante, dans un climat moral propre à la périarthrite scapulo-humérale.

Sans doute la période des maxima n'est-elle pas fixe, mais la recrudescence nocturne des douleurs est en rapport avec la position allongée et correspond vraisemblablement à une stase veineuse qui accentue les phénomènes compressifs. Un certain nombre de malades arrivent même, la nuit, en se levant, et en faisant quelques pas ou quelques mouvements du membre atteint, à modérer l'intensité des douleurs qu'ils éprouvent.

Pour d'autres, au contraire, la douleur est liée à la mobilisation du membre supérieur et elle disparaît presque complètement au repos. Les caractères dits sympathique ou cérébro-spinal se superposent car les fibres myélinisées se trouvent mêlées aux formations amyéliniques du système végétatif. On sait aussi que ce sont les fibres myélinisées qui sont vectrices des modifications neurales qui se traduisent par la douleur. Il faut de même se souvenir du rôle que joue le système végétatif dans la production de certaines algies, en déterminant une vasodilatation ou un œdème d'éléments nerveux cérébro-spinaux. Enfin, il convient de remarquer qu'il existe encore de nombreuses inconnues dans le mécanisme de la douleur et de sa transmission de la périphérie vers les centres analyseurs.

D'autre part la composante vasomotrice explique l'action sur cette douleur de thérapeutiques aussi dfférentes que la chaleur, le froid, les massages, la kinésithérapie, les tractions et les manipulations vertébrales, les rayons X, les injections locales intra-musculaires, intra-articulaires, intra-veineuses, de substances diverses, l'anesthésie radiculaire, les infiltrations novocaïniques du ganglion stellaire, les injections intra-dermiques d'histamine, de venin d'abeille, les vaccinations, une avulsion dentaire, etc. Tous ces actes thérapeutiques donnent effectivement dans la plupart des cas de bons résultats, même s'il s'agit d'une amélioration apparente ou partielle.

Il semble que dans ses désordres douloureux, avec les subtiles perturbations des agonistes, antagonistes, paragonistes, synagonistes, les mots perdent leur sens. Dans une telle situation, un geste réalisé volontairement par le patient, ou un mouvement accompagné par le kinésithérapeute, change le lieu et la nature de la douleur. Le patient constate, en refaisant le geste que la douleur rendait impossible, que cette douleur a disparu et qu'elle s'est déplacée à un autre endroit où il la perçoit différemment. Et souvent dans ces cas le malade semble découragé, il semble être soumis à des forces extérieures, à des souffrances cocasses qu'il lui est impossible de décrire, comme s'il nous jouait une farce dont il est la première victime, et il est confus de ne pouvoir donner les précisions qu'on lui demande. A certaines phases de l'évolution de la P.S.H., on trouve une impotence telle qu'il n'est pas toujours facile de savoir s'il s'agit d'une altération du nerf moteur, ou d'une appréhension de la douleur qui inhibe toute initiative de mouvement, ou enfin d'une atrophie musculaire qui quoiqu'en disent les classiques survient presque toujours pour le deltoïde, le sus-épineux et le petit rond.

MASSAGE EN PHASE AIGUE

Si d'un point de vue nosographique il est pratiquement impossible de faire une classification valable de toutes les causes et de toutes les variétés de P.S.H., on peut se contenter au point de vue pratique de cerner le problème d'une façon suffisamment concrète pour entreprendre un traitement kinésithérapique. Quoiqu'il soit classique de dire qu'en période suraiguë il ne faut pas toucher à cette articulation, qui est peut-être la plus complexe de toutes, il semble cependant, même au stade le plus atrocement douloureux, que la présence du kinésithérapeute soit indispensable.

Outre le traitement médicamenteux et le traitement par les contractions isométriques brèves, le traitement kinésithérapique consiste à maintenir l'épaule dans une posture antalgique, orientée le plus près possible de l'abduction à 90° et dans une rotation externe favorable et supportable. On sait, en effet, qu'une position spécifique pour chaque articulation s'oppose d'emblée aux enraidissements, aux rétractions, aux atrophies : abduction, rotation externe pour le bras, un certain degré de flexion en pronation pour l'avant-bras.

VESSIE DE GLACE

La cryothérapie peut également être utile si l'on respecte un certain nombre de règles. Il est souvent fait usage d'une bouillotte; mais sa forme, ses parois, son goulot, son remplissage, n'obéissent pas aux impératifs recherchés. Les compresses froides sont sans effet. Il faut, de plus, interposer entre la vessie de glace et la peau une double ou triple couche de flanelle ou de laine. L'application d'une vessie de de glace à même la peau risque de produire, comme dans les brûlures, des phlyctènes gênantes et néfastes. Il faut placer la vessie de glace sur la table et la remplir de glaçons qu'on aura partiellement concassés. A cette vessie de glace remplie aux 2/3 de glaçons, on ajoute de l'eau froide. Il ne faut pas trop remplir la vessie à cause du poids qu'elle représenterait; c'est affaire de bon sens, il faut décider en fonction de l'anatomie du malade et des dimensions de la vessie de glace. Il faut veiller à chasser l'air en laissant l'eau et les glaçons affleurer l'orifice avant de visser le bouchon. La vessie appliquée doit s'étaler largement en débordant le moignon de l'épaule et recouvrir jusqu'à la base du cou pour refroidir aussi, donc anesthésier, le ganglion stellaire. Selon la nécessité, on peut fixer la vessie, soit par un sparadrap, soit par une bande velpeau, ou la caler avec des coussins. Cette application glacée n'est pas toujours simple, elle doit être contrôlée dans ses effets qui sont vaso-constrictifs et anesthésiques à la fois. Si la réaction est trop brutale, la vasoc-onstriction est trop intense et le premier contact accentue la souffrance. Mais le plus souvent l'application de la glace est rapidement suivie d'un soulagement, d'une euphorie manifeste.

Deux choses doivent être signalées au patient : la première est que l'effet vaso-constricteur peut être retardé et n'apparaître qu'après une demi-heure. Dans ce cas, on enlève la vessie pendant le temps nécessaire pour revenir à l'accalmie. La seconde, c'est qu'il ne faut pas négliger de recharger la vessie réchauffée après quelques heures. Aux États-Unis, on vient de mettre au point une matière plastique qui, refroidie dans une glacière, garde la température au-dessous de zéro pendant un temps bien plus long.

La durée d'application de la cryothérapie varie selon les circonstances, en principe dans les périodes suraiguës jour et nuit pendant deux à trois jours, ou d'une façon discontinue pendant les périodes d'accès. Cette façon de procéder doit être aussi utilisée pour les mobilisations de l'épaule en période suraiguë, comme préparation anesthésiante de la région douloureuse. Dans certains cas, on utilise également le chlorure d'éthyle pulvérisé. Il est recommandé dans ces cas d'enduire la peau d'une très fine couche de vaseline, ou d'huile de paraffine, pour éviter les cloques ou phlyctènes du décollement épidermique. Ces applications épisodiques ont pratiquement la valeur des injections intradermiques, au niveau des dermatomes de projections régionales viscérales ou radiculaires. Tous ces procédés ont été étudiés par Sicard et précisés dans la thèse d'André Lichtwitz.

Le rôle du rachis cervical étant de plus en plus admis dans la genèse de P.S.H., le massage et la mobilisation du cou s'imposent. Le traitement des cervicalgies fait l'objet d'un autre chapitre. Mais il faut souligner ici que le massage et la mobilisation du cou doivent avoir leur temps et leur place en quelque sorte *obligatoire.*

DEUX ASPECTS DE LA PÉRIARTHRITE SCAPULO-HUMÉRALE

Il est classique et utile en pratique de distinguer deux formes de P.S.H. : la P.S.H. douloureuse mais sans raideur, et la P.S.H. avec raideur. Dans la P.S.H. douloureuse mais sans raideur, les douleurs sont absentes quand le bras est au repos complet, mais apparaissent à l'effort. Les points douloureux qui sont disséminés en plusieurs endroits doivent être recherchés par la palpation profonde. La mobilisation passive provoque une contraction involontaire des antagonistes et l'apparition de craquements ou de crépitations. Quant aux mouvements actifs, ils sont exécutés d'une manière très personnelle par le patient pour éviter la douleur. On décrit ainsi le signe de Basset-Jones où l'on demande d'amener le bras en abduction jusqu'à l'horizontale : le malade porte d'abord le coude en arrière et rejoint ensuite la position horizontale par un mouvement de circumduction. Dans le signe de Schober, le patient pour lever le bras cherche à porter la main sur la tête. Pour se mettre en abduction, le bras doit dessiner une rotation interne et la main se met en pronation au lieu de supination. A noter enfin un ressaut douloureux au passage de l'articulation acromio-trochiterienne (signe de Danburn).

L'évolution de ces périarthrites en épaule « libre douloureuse » peut être assez longue, avec des périodes de latence considérées à tort comme une guérison, et qui doivent être utilisées pour le renforcement des muscles cybernétiques.

La P.S.H. chronique avec raideur peut succéder aux formes de douleurs aiguës ou chroniques, ou se présenter d'emblée comme telle en quelques jours ou quelques semaines. Dans l'impotence qui s'installe, plusieurs facteurs sont intriqués, neurologiques, musculaires, articulaires, chacun véhiculant une tonalité émotionnelle caractérisée. On utilise toute une série de procédés comme le massage analgésique, la « frotte » à la manière de Cyriax, les balancements rythmés, la mobilisation sous tension élastique ou traction angulaire, ou enfin des tractions rigides à type de posture, voire des vibrations.

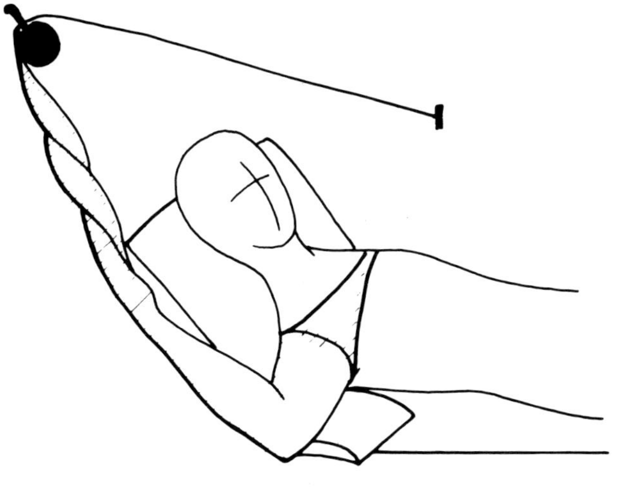

Immobilisation de l'épaule au stade de la crise

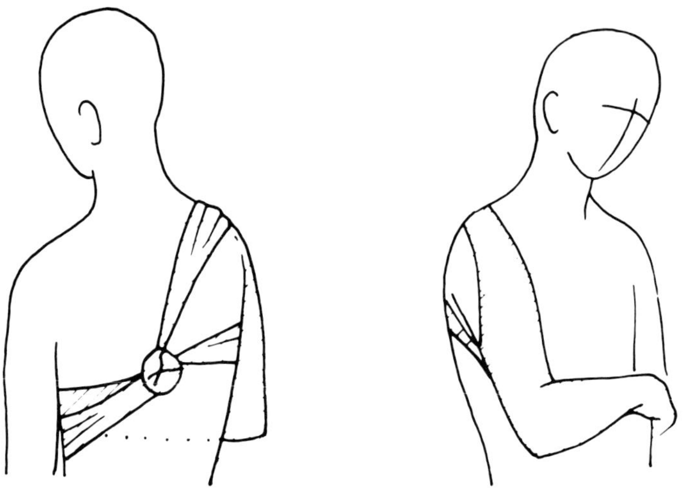

Immobilisation de l'épaule au stade de la crise

Dans les variétés où la note radiculaire est plus évidente, la posture traction sur la tête et le cou rend immédiatement disponible la mobilisation de l'épaule qui devient indolente grâce à la libération des agressions mécaniques du rachis cervical sur le canal de conjugaison. La mobilisation active provoque souvent la douleur. Par contre, la mobilisation passive, non volontaire, peut entraîner une relaxation musculaire pour laisser un certain degré de mobilité possible sans douleur. L'évolution de cette périarthrite est également très longue.

Pendant trente ans, un chirurgien de Boston, Codman, a fait mille autopsies et trois cents opérations de l'épaule. Il a constaté le caractère habituel de lésions dégénératives des tendons de l'épaule, rotateurs, long biceps à partir de la quarantième année, ainsi que la fréquence toute spéciale de la rupture du tendon sus-épineux, même chez des sujets n'ayant pas souffert de l'épaule.

LE PHÉNOMÈNE DE L'INHIBITION RÉCIPROQUE

Il a été décrit par Sherrington. Cette loi régit la coordination des réflexes médullaires. Plus près de nous (en 1966), J. S. Beritov a pu prouver que les processus les plus diffus de l'inhibition largement répandus étaient de structure *présynaptique*. L'inhibition réciproque des muscles antagonistes reste cependant un fait dominant de l'activité de la moelle épinière, dans les expériences de physiologie neuro-musculaire. Mais le phénomène se retrouve-t-il aussi dans la coordination des mouvements volontaires?

On conçoit bien que, pour conduire un mouvement de flexion par exemple, avec plus d'efficience, les extenseurs correspondants doivent se décontracter au moins durant une certaine phase du mouvement des fléchisseurs antagonistes.

Waccholler a montré par les études électro-myographiques qu'il en était bien ainsi. Lors de ces expériences, il est apparu que dans ce geste de flexion les extenseurs se contractent pendant la dernière phase de la contraction des fléchisseurs; et que, dans un geste d'extension, le même phénomène est observé. Les muscles extenseurs déclenchent leur activité les premiers; dans un geste d'extension, les fléchisseurs se décontractent dans la première phase et se contractent dans la phase finale de l'extension. Tout se passe exactement comme si un groupe musculaire, dans son rôle d'antagoniste, freinait la séquence finale de l'action du groupe musculaire dont l'action est inverse.

On sait que les antagonistes peuvent être activés simultanément dans les mouvements volontaires. Cela montre que les inhibitions réciproques ne se manifestent pas d'une façon automatique (comme on a pris souvent l'habitude de le dire), mais en « feedback » négatif ou stabilisant.

Dans tout mouvement volontaire existe un système complexe de régulation intelligente dans le sens cybernétique du terme qu'on désigne par le terme d'asservissement. Notons en passant que l'activité permanente de ce système échappe dans un assez grand nombre de nos activités au contrôle cortical-pyramidal. Il s'agit là non d'un circuit monosynaptique, mais d'un montage (pattern) oligo ou pluri-synaptique. Ce montage ne dépend pas de commandes raisonnées, mais il est l'inducteur des faits, des exercices d'adresse et d'habileté naturelle qui donne son style à la motricité. Les études de neurophysiologie musculaire montrent que le contrôle dit volontaire du moindre de nos gestes est la résultante d'un ensemble de montages cybernétiques associés à la maîtrise mentale.

Lors de son passage à Paris, W. J. Liberson a montré sur un assistant choisi au hasard, l'évidence de l'inhibition réciproque, inconsciente. Le sujet est assis, l'avant-bras placé sur la table. Une électrode est appliquée sur la région pectorale tandis que l'électrode active est appliquée sur le point moteur du muscle extenseur commun des doigts; ce courant provoque donc l'extension du doigt. L'expérimentateur augmente progressivement l'intensité du courant stimulant. Un moment arrive où le sujet se voit *incapable de fléchir volontairement* le doigt qui se trouve au maximum de l'extension du fait de la stimulation électrique. Si, à ce moment, on propose au sujet de fléchir à l'aide de l'autre main ce doigt étendu au maximum, il fléchit le doigt en question sans la moindre difficulté. Neuf sujets sur dix furent étonnés de découvrir que la contraction obtenue par stimulation électrique ressentie comme étant intense était en fait très faible par rapport à l'impression qu'ils en avaient. Les mêmes résultats furent obtenus sur les muscles fléchisseurs. On peut donc conclure en affirmant que s'il est difficile pour le patient d'admettre qu'il s'agissait d'une perception erronée, cela ne vient pas de la puissance de la contraction mais des processus d'inhibition réciproque.

L'épaule douloureuse, plutôt que d'être classée dans les rhumatismes abarticulaires, doit se situer dans les maladies de rupture de coordination entre les centres réciproquement inhibiteurs. Le désaccord biomécanique commence au niveau de la cinquième racine cervicale et probablement de ses anastomoses.

L'audio-analgésie peut être d'une extrême utilité. D'abord par la parole qu'accompagne chacun des gestes du kinésithérapeute, mais aussi à la suite d'un travail réalisé par John L. Echternach* après Gardner et Licklider, en utilisant la musique stéréophonique au cours des séances. L'originalité du procédé consiste à introduire un « son blanc » intercalé dans la musique qui est le bruit faible d'une cascade, pendant deux minutes au plus. Les résultats d'un groupe de contrôle comparés à ceux d'un groupe soumis à l'audio-analgésie ont montré que la récupération du mouvement était beaucoup plus rapide dans le groupe audio-analgésié que dans l'autre. Il est certain que la musique, en abaissant le niveau de l'anxiété, facilite la décontraction et le travail du kinésithérapeute.

* *Physical Therapy*, août 1966 (Educational Press Association of America).

CHAPITRE VII

Scoliose et dorsalgies

Dans l'expression populaire de l'image du corps axialisé, entrent trois éléments : la tête haute, le dos large et les reins solides. « En avoir plein le dos » est une expression antique, comme si le dos normalement était vide et présentant relativement à l'image de soi quelque chose d'incomplet, un vide, une légèreté indispensable pour se sentir à l'aise.

Le dos est une partie du corps qui bouge peu, comparativement au reste de l'organisme. Entre l'hypermobile, le cou, et les lombes bien mobiles, le dos est « stabile » comme dirait Calder. Dans le langage professionnel on parle souvent de « muscler le dos », de la « pratique d'une gymnastique médicale pour combattre certaines insuffisances musculaires ». En fait, deux tendances se sont établies dans la compréhension et les techniques kinésithérapeutiques des dorsalgiques.

D'un côté Holmes et Wolff (dont le travail est connu en France grâce à Pierre Marty et Michel Fain) montrent que chez certains malades il suffirait d'évoquer telle souffrance morale pour déclencher à l'instant même des douleurs rachidiennes. Le contrôle électromyographique a montré chez ces malades l'existence de contractures musculaires douloureuses très étendues et incontrôlables par le sujet.

Une autre tendance s'est concrétisée dans le travail de Ruesch et de ses élèves en Californie, *Maladie chronique et invalidité psychologique*. Ces auteurs ont insisté sur le fait que la douleur rachidienne peut coïncider avec des manifestations traumatiques psychologiques. Enfin, Ruesch notait que l'incapacité physique précédait plus fréquemment le traumatisme psychologique et que ce dernier aggravait ainsi la maladie physique; et Ruesch concluait en disant : *des circonstances défavorables deviennent insupportables quand l'anxiété, la douleur et la dépression deviennent intolérables.* Il apparaît comme évident que la psychothérapie n'influence pas directement les manifestations somatiques, mais elle tente de se mettre en rapport avec les sources de frustration. L'idéal serait que tous les dorsalgiques suivent parallèlement la psychothérapie et la masso-kinésithérapie, dans le cas où le facteur psychique émotionnel serait associé aux causes orthopédiques.

LA LÉGENDE DES SCOLIOSES

Si l'on pouvait comparer le rachis au mât d'un bateau dont l'équilibre est assuré par les *haubans* ou cordages des muscles, il n'y aurait jamais de scolioses, mais des chavirements.

La scoliose est l'opprobe de l'orthopédie, car le caractère essentiel d'une scoliose dite idiopathique, évolutive, et structurale, est de se nourrir elle-même en cercle vicieux, comme si l'aggravation acquise était le facteur principal à l'aggravation à venir. En effet, il est impossible de prévoir avec quelque précision l'évolution de cette maladie. On ne sait pas non plus quelle valeur accorder au traitement tantôt décevant, tantôt efficace, quelle que soit sa qualité. Presque toutes les statistiques publiées sur l'avenir des scoliotiques manquent d'objectivité, prônant tel mode de traitement pour critiquer tel autre. Une question essentielle reste sans réponse : que se passe-t-il quand on ne fait rien?

Mieux vaut renoncer à faire le catalogue des méthodes qui, dans l'histoire de la thérapeutique, ont laissé le nom de leurs auteurs. Tous, sans exception, se sont adressés, chacun à leur manière, aux grands muscles périphériques. On peut supposer que s'il y avait des succès, c'était malgré la thérapeutique et très probablement pas grâce à cette gymnastique de renforcement des haubans. Car la doctrine des suspensions qui était exposée par le docteur Desbordes-Ziller ne résiste pas aux connaissances anatomiques, et encore moins à la biomécanique. Il est vrai que l'équilibre est une question de force entre la pesanteur et les muscles, par opposition à ceux qui croient que seuls travaillent intensément les muscles qui rapprochent activement leurs insertions. Quand le sujet s'incline sur le côté, il contracte les muscles du côté opposé, ceux de la convexité de la courbure d'inclinaison. Si, alors qu'il est incliné, on le pousse en avant, la contraction active des muscles de la convexité précède celle des muscles de la concavité. Si, toujours incliné latéralement, on le pousse en arrière, il décontracte en dernier ses muscles de la convexité. Chez les scoliotiques, l'équilibre du dos est comme celui d'un sujet normal infléchi. La conclusion thérapeutique tirée de ces observations est erronée, car elle ne s'adresse qu'aux fameux haubans. Même élastiques et contractiles, ce sont des muscles périphériques et ils ne peuvent être mis en cause, au début du moins, dans la pathogénie des scolioses.

Il faut d'abord détruire pour toujours cette expression néfaste « attitude scoliotique ». Il n'y a pas d'attitude, mais des degrés d'acheminement avec une perspective faussement rassurante. Le terme de scoliose vraie est un pléonasme, mais la gravité des scolioses est variable et imprévisible dans leur évolution. A l'examen scolaire, on note l'attitude scoliotique et on la note souvent trop tard. L'ayant notée, on fait faire de la gymnastique corrective, et quand l'aggravation est manifeste, on songe à la kinésithérapie, qui ne peut plus rien, ou vraiment très peu, à ce stade déjà avancé. On connaît l'erreur classique « l'attitude scoliotique se corrige en flexion » alors que la scoliose vraie n'est pas modifiée. Mais toute attitude scoliotique est déjà scoliose et doit être traitée comme telle. La flexion atténue simplement la dystonie des muscles transversaires épineux. La palpation en orthostatique renseigne mieux ceux qui savent palper et connaissent le problème. Les muscles périphériques ont toujours trompé les examinateurs des « enfants diviés ». J. C. Risser, en 1964, a émis l'opinion suivante : *un grand nombre des cas de scoliose constituent une séquelle tardive d'une atteinte discrète de poliomyélite passée inaperçue et qui aurait laissé derrière elle une parésie des muscles spinaux et des muscles abdominaux.*

Il y a déjà longtemps que des auteurs suédois ont eu cette même idée ; or, elle n'a pas fait son chemin. Il est à rappeler que les scolioses indiscutablement dues au virus de la poliomyélite ne se sont manifestées cliniquement que plusieurs années après la période infectieuse. Ce sont surtout les cas où ont été observées des parésies légères. Les déformations de ce genre ne devenaient manifestes que lors d'une poussée de croissance.

Déjà en 1942, Pierre Lombard affirmait que le problème de l'activation dans la scoliose était d'ordre neuro-musculaire. La croissance ne parvient pas à redresser les déviations précoces du rachis alors qu'elle atténue si merveilleusement celles des membres. La raison tient peut être à la complexité d'organisation du tonus musculaire juxtavertébral, et la multiplicité des éléments osseux internes devenant incontrôlables à une certaine période de développement prépubertaire. C'est aussi souvent l'âge de l'anarchie motrice et caractérielle.

Mais, dans les scolioses paralytiques comme dans les scolioses idiopathiques, on retrouve toujours la prédominance inexpliquée des courbures dorsales droites et lombaires gauches. Inexpliquée aussi est la grande prédominance du sexe féminin, mais ceci est vrai seulement pour les scolioses de la seconde enfance.

J. P. James (1957) a examiné quarante-trois scoliotiques, porteurs d'une courbure dorsale haute postpoliomyélitique. Il n'a trouvé chez ces patients aucune faiblesse musculaire décelable, sauf des parésies des muscles intercostaux de la convexité. On sait que cette faiblesse des muscles intercostaux est très difficile à objectiver et James se basait sur l'asymétrie de l'expansion thoracique au moment de l'inspiration. C'est sûrement une estimation hasardeuse étant donné les raisons mécaniques de la convexité, mais cela permet de rappeler que, une fois de plus, l'activité thoracique doit avoir la prééminence tant mécanique que physiologique sur la mobilité costo-rachidienne et celle des muscles intercostaux.

Quant à la kinésithérapie, sa tactique thérapeutique présente de grandes analogies pour les scolioses et pour les algies du cou, du dos et des lombes. Dans les scolioses, en général, la convexité de la courbure se trouve du côté des muscles périphériques. Le rachis s'incline vers le côté paralysé et se suspend aux muscles encore fonctionnellement valables.

Par chance, toutes les attitudes des scoliotiques ne se transforment pas en scoliose vraie. Comme le dit Louis Charrière, *lorsque le contrôle médical scolaire a été créé et développé en France, les médecins ont d'abord été effrayés par la grande proportion d'enfants « déviés » : parfois près de soixante pour cent dans certaines classes de filles, surtout en troisième et en quatrième (soit douze, quinze ans). On pensait alors que toute inflexion latérale du rachis était l'amorce d'une scoliose... Mais on était bientôt étonné de voir ces proportions diminuer considérablement dans les classes supérieures : une grande partie des déformations semblait disparaître d'elle-même**.

En effet, la scoliose évolue pendant la croissance pour se stabiliser après. A cet égard, le test de Ritter sur l'âge osseux, ne semble pas toujours être très fiable. Plus l'âge d'apparition des premiers signes de scoliose est précoce, plus la scoliose a des chances de se développer. On distingue depuis le travail de Ponzetti et de Friedmann, une courbure principale et des courbures secondaires. La première s'accompagne de raideurs et d'anomalies des structures des corps vertébraux. Les courbures secondaires, qui n'évoluent jamais pour leur propre compte, ont au contraire pour but de tenter une sorte d'équilibration de la scoliose. La scoliose est dite équilibrée si l'addition des deux courbures secondaires à trois degrés près, est égale à la courbure principale.

En soi, la scoliose peut être indolente et l'apparition éventuelle de douleurs correspond à des phénomènes épisodiques. Par contre, les troubles de caractère, les perturbations fonctionnelles du système nerveux, sont pratiquement constants. Enfin, un scoliotique (non opéré) doit faire des exercices chaque jour et doit éviter

* L. Charrière et J. Roy, *Kinésithérapie de déviations latérales du rachis*, 1968.

à tout prix les métiers sédentaires — notamment le travail de dactylo et de couturière. Il est inutile d'insister sur l'importance de ces faits pour la prise en charge de tout scoliotique.

FACTEURS PSYCHOLOGIQUES

La *fonction apostolique* du thérapeute, comme le note Balint, explique que chaque thérapeute a une idée peut-être vague mais presque inébranlable du comportement que doit adopter un patient quand il est malade. Pourtant, si tous les scoliotiques se ressemblent, chacun a « sa » scoliose, son caractère, sa manière de réagir, sa façon de se présenter. Le thérapeute doit se garder de tomber dans la routine : *c'est une scoliose, voilà ma technique*. Dans sa recherche d'une solution, il doit à la fois garder son originalité et partager ses projets, ses intentions, ses constatations avec son patient. Il faudrait que ce soit un jeu permanent, inventif, pertinent, qui remplisse l'imagination du patient et excite sa curiosité de savoir ce qu'il adviendra de ce corps à corps.

Il s'agit de préparer, chez chaque patient, les conditions favorables au déroulement de chaque séance kinésithérapique. Ce qui doit apparaître le plus rapidement possible, c'est la responsabilité du scoliotique envers sa maladie. Ceci est vrai aussi bien pour l'adulte que pour l'enfant. Un fait particulier à la scoliose doit être signalé. Au contraire des autres maladies, la scoliose ne fait ni souffrir, ni mourir le patient. Ce sont les autres, les parents, le médecin, le kinésithérapeute, qui aux yeux de l'enfant exagèrent manifestement l'importance et la durée du traitement avec toutes les contraintes qui s'y ajoutent. Tout cela est vécu par l'enfant comme un reproche adressé à ses ascendants auxquels il attribue la responsabilité de son état. Ce sont les parents qui ont donné la vie à ce corps, et ce corps est mauvais à l'usage. Le kinésithérapeute l'aidera-t-il à sortir de cette épreuve? On voit là tout ce qui peut être fantasmé à propos du personnage du thérapeute.

En cas de scoliose en particulier, le narcissisme primaire est affecté. L'une des tendances les plus primitives et les plus puissantes de l'esprit humain, c'est d'être capable et surtout digne d'être aimé. Comme l'immense majorité des scoliotiques sont des filles, le facteur de séduction est au premier plan. Laquelle de ces petites scoliotiques n'a pas entendu dire : *tu seras bossue, tordue ; tu n'arriveras pas à te marier.*

Finalement, dans cette longue route vers la guérison qu'il faut parcourir avec le scoliotique, le succès ou l'échec dépendra des relations affectives qui s'établissent entre le kinésithérapeute et l'enfant. Plus que l'intelligence, plus que les qualités techniques du kinésithérapeute, c'est sa capacité à utiliser le levier narcissique de l'enfant qui constitue la possibilité de rétablir l'axialisation la plus proche de la normale de ce tronc tortueux.

S'il n'y a pas de plan standard pour y parvenir, il y a cependant quelques remarques de routine qui, bien utilisées, transforment la monotonie apparente du traitement. Lors des premières séances, il ne faut pas craindre de mettre l'accent sur la complicité du partenaire pour faire disparaître les soucis du dos. Il faut savoir être compris et savoir satisfaire le souci de connaissance et d'intérêt porté au problème commun. Il ne faut pas craindre d'y passer du temps. L'enfant a vite saisi qu'un examen trop rapide le réduit à l'image d'objet. Il ne faut pas trop critiquer mais proposer des explications et écouter les souhaits complémentaires. Il faut donc des périodes d'effort et de relâchement; mettre l'accent sur les zones palpées et les nommer. La parole doit toujours accompagner le geste. Et pour commencer et finir la séance, il faut nommer l'enfant par son prénom.

De toute façon, si les informations que je viens d'envisager sont difficiles à intégrer, il faut, surtout au début du traitement, stimuler au maximum les téguments par un éveil mécanique, les ligaments par des postures en position extrême, ce qui provoque un éveil douloureux dans l'étirement et la torsion.

TECHNIQUE DE MASSO-KINÉSITHÉRAPIE

Les repères sont obtenus au moyen d'un fil à plomb sur les points tracés sur les épineuses avec un stylo à bille ou crayon dermographique bien taillé et pointu. On note le départ de l'épineuse proéminente de C7; l'écart ou équilibre par rapport au pli interfessier; les « flèches » des concavités; la cyphose et la lordose de profil; et l'importance de la gibbosité avec une flexion.

La mobilisation de la peau apprécie son état trophique. Si l'enfant est déshydraté, la plicature est molle, sans élasticité. On mobilise la peau (technique de Wetterwald) : pli - torsion - glissement parallèle - enroulement. La vitesse de manœuvre cutanée est relativement rapide, on cherche à voir si la vaso-dilatation capillaire est facile et apparaît rapidement. On étire et on décolle la peau du cou, du dos, des lombes, de la région sacrée. En griffant avec l'ongle, on cherche à détecter la triade histaminique. Puis on pratique des percussions par claques sèches et courtes à la limite du supportable, toujours pour éprouver la vaso-dilatation. Tout au long de cette séquence, l'enfant transmet ses sensations; il parle le plus possible pour préciser, accepter ou refuser l'intensité de ces manœuvres cutanées révulsives.

L'enfant est assis, tournant le dos au kinésithérapeute. Ce dernier, assis convenablement quant à la hauteur, appuie sa tête successivement sous l'occiput de l'enfant, puis de plus en plus bas, pendant que les deux mains sont à plat et les pouces de chaque côté des épineuses. Si la tête du masseur-kinésithérapeute appuie sur l'occiput en se soulevant, elle étire le rachis dorsal et le cou. La pression des pouces et des mains produit un mouvement d'extension, mais les épineuses sont enclavées. On fait prendre alors une posture en cyphose régionale de quelques vertèbres pour désenclaver les épineuses. A ce moment, la rotation est explorée.

Imaginons, pour fixer les idées, que le pouce gauche presse sur l'épineuse D7 et la pousse vers la droite, et que, pendant ce temps, le pouce droit presse la D6 vers la gauche. De temps en temps on ondule (flexion-extension, latéropulsion et rotation font une légère circumduction de trois à cinq vertèbres dorsales) une courte région.

L'enfant est toujours invité à parler, à dire ce qu'il ressent, à stopper s'il éprouve une gêne ou une douleur, à se laisser aller (mais non à se laisser faire) aux sensations de la mobilité nouvelle, inconnue jusqu'à présent, révélatrice du degré de mobilité. On discute sur cette mobilité, on lui donne un sens, soit de contrôle, soit d'une action thérapeutique. Ce temps est euphorisant, la chaleur en profondeur du rachis est ressentie. Ce temps est à doser avec l'enfant; il ne doit être qu'agréable, un peu délassant. On passe en décubitus. On respire comme on veut. Le kinésithérapeute regarde, observe, s'imprègne de ce qu'il voit. Ensuite, il commente, propose une interprétation descriptive pour les rapports entre le ventre, le rachis, les côtes, le sternum, la position du cou, l'action des narines, l'état du cou (muscles tendus), l'expansion costale. La respiration ne doit jamais être forcée, j'allais dire caricaturale; elle doit correspondre à l'état harmonieux entre la détente musculaire recherchée et la correspondance du souffle au repos.

La position passe ensuite vers le procubitus. Le kinésithérapeute presse avec ses paumes sur le rachis et les côtes (voir massage du cou au paragraphe sur le barokinème), cette pression des paumes est remplacée si possible par une pression antibrachiale du kinésithérapeute sur les gouttières vertébrales. Il s'agit ici de mettre l'accent sur le plein souffle qui vide les poumons d'air et de bien sentir cet état où l'autre fait pour vous cette élimination, en stimulant l'élasticité thoraco-pulmonaire pour la rendre évidente et perçue le mieux possible.

A un moment donné, apparaît une certaine inquiétude : « si ça continue, je vais étouffer ». Il y a quelques mouvements de la glotte, des lèvres ou des narines, puis quelques mouvements des abdominaux qui sautillent, et enfin une inspiration lente et massive un tantinet forcée. On fait comprendre alors à l'enfant que cette provocation artificielle doit objectiver la mécanique respiratoire. Quand on a bien

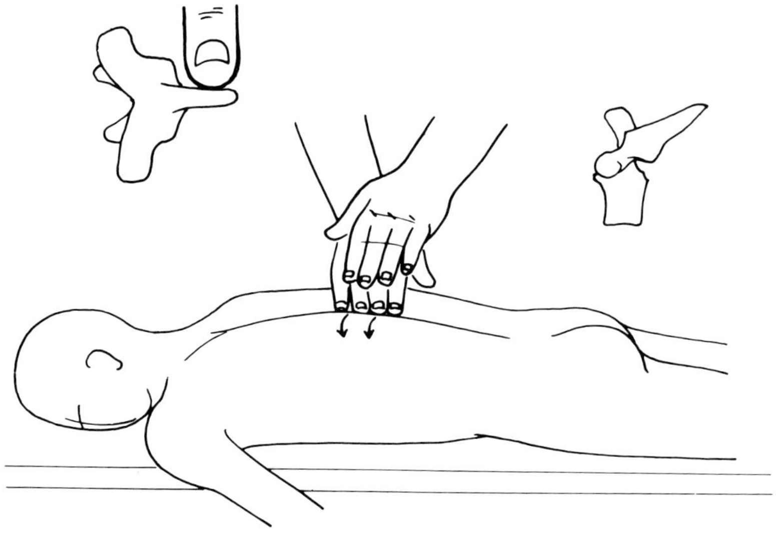

Épreuve et traitement des muscles transversaires épineux

soufflé à fond et sans aucun effort apparent, l'air rentre vite et tout seul. Il s'agit d'une expérience vécue à deux, et sa signification n'est pas oubliée. J'ai renoncé depuis longtemps à dire aux patients « expirez »; j'ai eu l'impression, actuellement bien confirmée, qu'il y avait une analogie inconsciente : expirez veut dire mourir en français. Je dis « soufflez ».

L'enfant est toujours en procubitus et le temps suivant est consacré à l'entraînement — contrôle de la non-raideur du rachis (et non de l'assouplissement qui semble avoir une valeur illusoire dans le traitement des scolioses). Les mains du kinésithérapeute sont placées sur les épineuses, le rachis dorsal calé rectiligne. Les deux mains placées en gouttière se regardent par les medius. Au rythme d'une respiration dont l'expiration est bruyante, on fait de courtes pressions rythmées sur tout le rachis dorsal. Ce sont des poussées postéro-antérieures sur le rachis placé bien droit sans tentative de dérotation. C'est une courte séquence faite de gestes rapides qui déraidit les côtes et les vertèbres, la respiration est un souffle court, bruyant, haletant, visant à entraîner l'enfant à se sentir « respirant ». L'étape suivante consiste à récupérer l'équilibre entre les forces symétriques des transversaires épineux. L'enfant en procubitus est placé sur un coussin mi-souple, longitudinal, pour faire des balancements latéraux en rotation axiale.

Prenons l'exemple de la scoliose dorsale droite, la plus fréquente. Rappelons qu'en position debout, l'enfant se suspend sur les muscles de la convexité dits forts (mais il n'est pas question de discuter ici de la force des muscles latéraux). Nous raisonnons de la façon suivante : les muscles transversaires épineux, *en se contractant du côté gauche*, par exemple, *attirent les épineuses de leur côté et dévient les corps vertébraux du côté opposé (c'est-à-dire en l'occurence les corps vertébraux tournés vers la convexité, les épineuses tirées vers la concavité qui est à gauche).*

Nous concluons donc que, dans cette rotation, ce sont les transversaires gauches concavitaires qui sont les plus forts, et que les transversaires épineux du côté convexe droit sont les plus faibles. Ils sont encore plus affaiblis, « affalés », sur la convexité et étirés.

Pour stimuler les transversaires épineux droits, nous devons leur appliquer le « stretching » ou provoquer les réflexes myotatiques par étirement bref, court, le plus rapidement possible, comme pour un réflexe tendineux. On efface au maximum ou en totalité la convexité par la posture provoquée en rectitude. Selon l'âge de l'enfant et sa force, on utilise soit les bouts des trois doigts médians de la main lançante (droite ou gauche selon qu'on est droitier ou gaucher), soit le bord cubital de la main lançante ou le pisiforme (je pense que les doigts en crochets ne donnent pas aussi nettement le choc).

Le choix de ce marteau à réflexes que sont nos doigts permet de pousser les épineuses concavitaires à gauche, c'est-à-dire vers la concavité; on fait quelques chocs, puis on explique à l'enfant : *je pousse les épines dorsales à gauche par un petit coup sec et vous devez, immédiatement après ce choc, tâcher de les faire revenir contre mes doigts.* Redisons que ces épineuses sont désenclavées en très légère cyphose. Après quelques tentatives, l'enfant a saisi le « truc » et après le choc à gauche, on sent que les épineuses ont répondu en se tournant vers la droite. L'en-

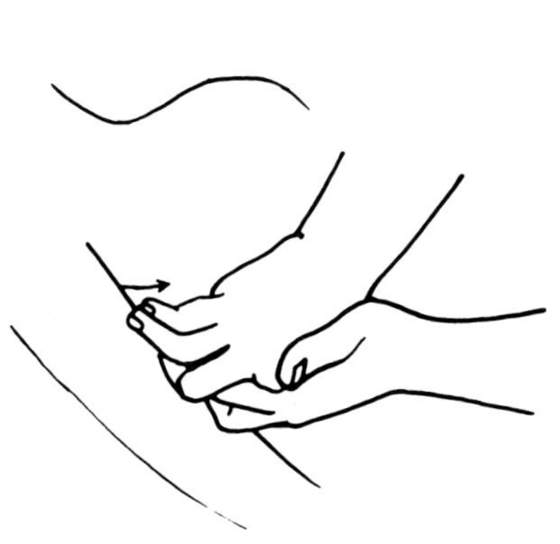

Palpation en agrippage digital des épineuses dorsales

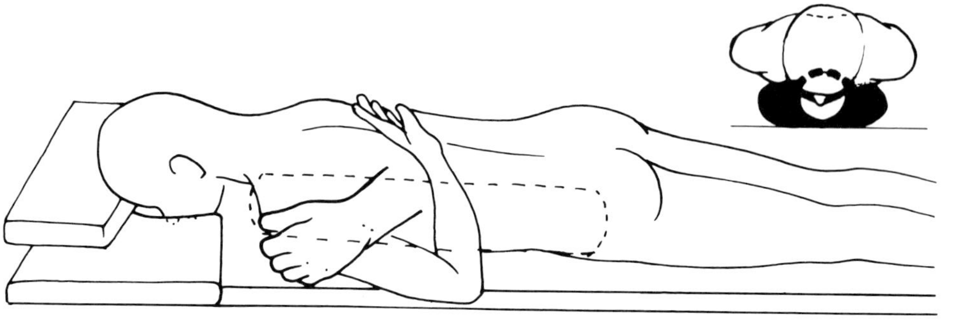

Épreuve de perception de rotation des muscles transversaires dorsaux

fant est couché sur le coussin sternal et en porte-à-faux qui facilite la rotation à droite après le choc.

Autrement dit, les transversaires épineux du côté droit sont capables de se contracter, ils sont valables et c'est une bonne promesse pour l'avenir. Sinon, on va tenter de les ranimer par les réflexes idiomusculaires, en les percutant doucement avec un marteau de Babinski. Puis on les masse avec des frictions stimulantes à impulsion sèche et vive du bout des doigts. Si les articulations costorachidiennes sont enraidies, il faut les secouer de haut en bas en divergeant angulairement en bas et en dehors de la ligne des épineuses. Il se peut aussi que ce soient les articulations qui soient trop serrées; on pratique alors la dérotation globale. Toujours en procubitus sur le coussin long, le bras droit le long du corps, la face dorsale de la main gauche du patient entre ses omoplates, où les bouts des doigts constatent la dérotation. Le membre inférieur droit de l'enfant doit surcroiser son membre inférieur gauche. De la main gauche, on empaume le moignon de l'épaule gauche. De la main droite on saisit l'épine iliaque antéro-supérieure de l'enfant. Cette prise faite, on tire d'une façon lente et rythmée : l'épaule gauche, l'os iliaque droit faisant la dérotation, antitorsion. Chaque dérotation est rythmée par la respiration de l'enfant. Si la détorsion est peu élastique, on détend en fin d'expiration; si elle est trop élastique, on détord en inspiration. L'élasticité musculaire est nettement détendue à la fin de l'expiration.

Si, après ces quelques manœuvres, on ne réussit pas à la dérotation volontaire, on peut supposer que la quantité de commandes pyramidales mise en jeu est trop faible, et il faut persévérer encore pendant quelques séances de la même manière. Il se peut aussi que l'enfant n'ait pas compris ce qu'on lui demande. La commande verbale ne suffit pas ou ne passe pas, ou ne fait pas image; il vaut mieux illustrer

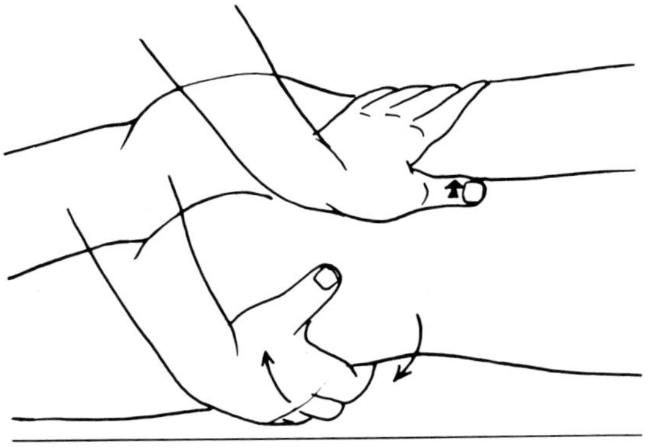

Épreuve de rotation de la troisième lombaire

notre demande*. Et ceci de la façon suivante : toujours en procubitus, on va explorer la région lombaire pour faire saisir le truc. On choisit la troisième lombaire, elle est en général la plus facile à sentir bouger. L'enfant place toute la pulpe de son pouce gauche sur l'épineuse de L3. Le kinésithérapeute, avec son pouce droit, recouvre la deuxième phalange du pouce gauche du patient. Puis, d'une poussée brève, il secoue l'épineuse de L3 vers la droite. Si l'élasticité régionale est bonne, ce petit choc vers la droite provoque un retour à gauche étant donné l'existence d'un feedback négatif.

De cette façon, l'enfant perçoit ce mouvement isolé d'une vertèbre. Il faut maintenant objectiver la commande intentionnelle (pyramidale) de la manière suivante : un choc sur l'épineuse vers la droite, sans attendre le retour, on oppose

Contrôle de la perception de rotation des dernières lombaires

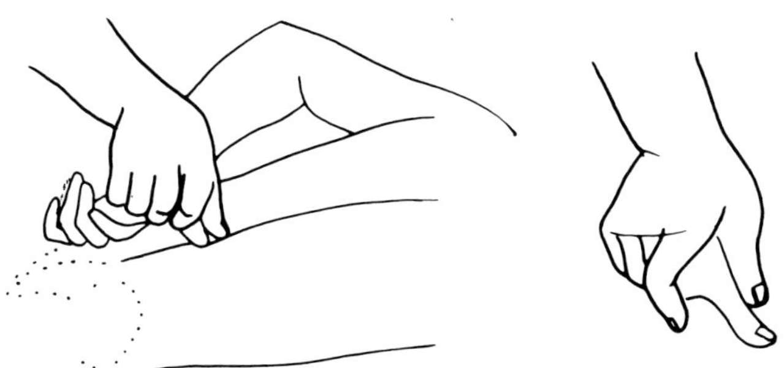

* *Toutes ces techniques ne sont pas destinées seulement au traitement des scolioses mais à toutes les algies dorsales ou lombaires.*

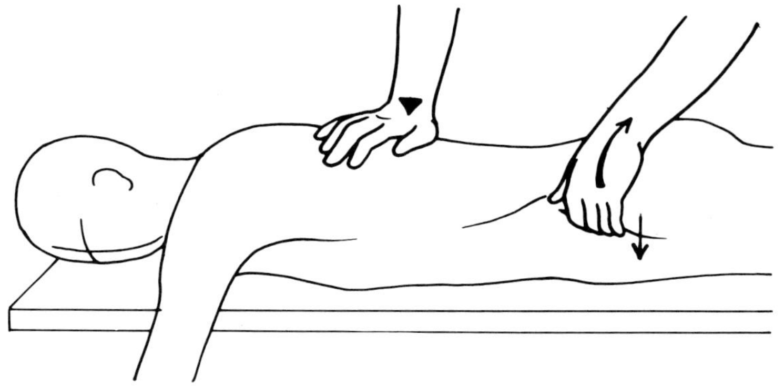

Contrôle de la perception de la rotation par soulèvement du bassin

la résistance au retour qu'on demande à gauche. Deux situations peuvent être observées : ou bien la possibilité volontaire se substitue au réflexe myotatique et l'épineuse revient en force contre la résistance des pouces vers la gauche; ou bien on n'obtient pas de réponse intentionnelle et on utilise un artefact. La main gauche du thérapeute empaume l'épine antéro-supérieure gauche par en bas, le jeu des deux pouces ne change pas, mais on propose d'objectiver le retour de l'épineuse à gauche en demandant de presser l'épine iliaque contre la main de l'opérateur qui offre une résistance plus ou moins importante à ces mouvements. Presque toujours dans le cas présent, le mouvement de l'épineuse L3 qui tourne sur son axe vers la gauche devient évident, et pour le patient et pour le thérapeute. On peut compléter cette expérience d'une manière un peu différente. Restant dans la position précédente, on fait fléchir la jambe droite qui, au moment de la réponse en retour de l'épineuse, est balancée vers le côté gauche d'une manière brusque.

Perception par le patient de l'écart de la jambe

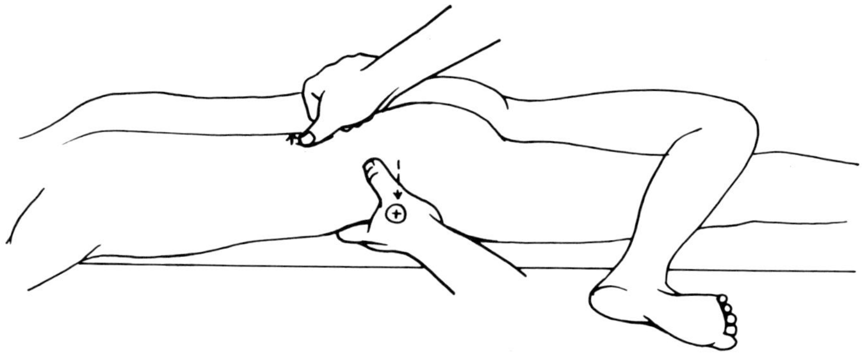

Il faut être attentif à cette vérité première, que l'activité proprioceptive anime ou réanime la célérité de l'arc réflexe simple, myotatique. Mais cette activité s'adresse au système nerveux et non aux muscles. Autrement dit, quelle que soit la répétition des réflexes proprioceptifs, cela n'augmente absolument pas la force des muscles qui y participent cependant d'une façon évidente, sous forme d'une contraction réflexe. C'est la résistance à la réponse volontaire qui recrute le maximum d'activité, et par action répétitive des stimuli, et par le recrutement le plus abondant possible des unités motrices. Cette épreuve lombaire n'est utile dans cette région que pour faire apparaître et pour interroger le mouvement très localisé qui est infiniment plus facile à obtenir que dans la région dorsale. Cette épreuve doit être faite jusqu'à l'intégration de cette évidence. Ceci fait sentir à l'enfant que la colonne vertébrale peut avoir l'initiative loco-régionale et qu'elle ne peut le faire que par les muscles courts, c'est-à-dire les transversaires épineux.

Intégration veut dire perception, compréhension, évidence acquise et mémorisée. Elle nécessite la perception suffisante de l'intensité de ce court et énergique mouvement. Il est enregistré par les centres cortico-sous-corticaux qui stockent les perceptions. Elles y sont mémorisées pour toujours.

Ainsi, l'activité de la région lombaire a fait sentir à l'enfant ce mouvement volontaire actif, presque étage par étage, de sa colonne vertébrale. On revient alors à nouveau vers la région dorsale, la zone des soucis majeurs. Mais en insistant sur le fait que, pour la région thoracique, il faut chercher la flexion du rachis dorsal pour désenclaver les épineuses, il faut placer le thorax sur un plan convexe et souple. L'enfant scoliotique présente souvent un déficit marqué, tant médullaire que cortico-pyramidal. L'information doit être activement stimulée avant de passer aux gestes intentionnels.

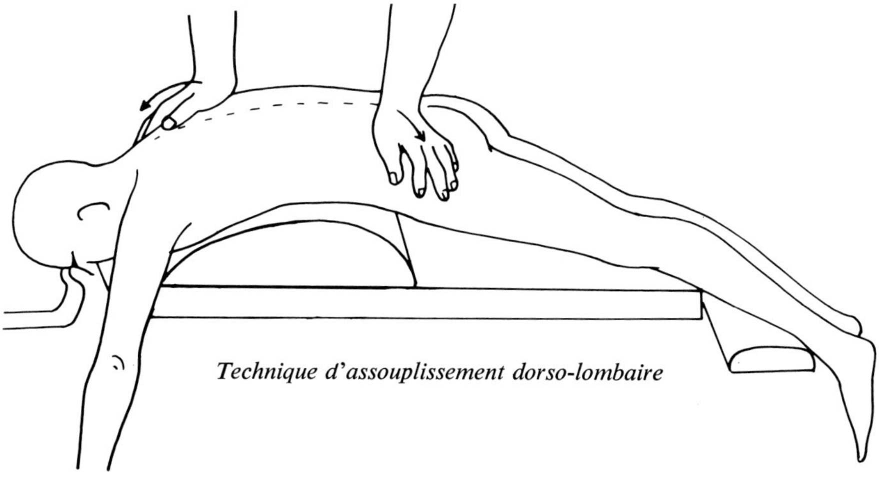

Technique d'assouplissement dorso-lombaire

La première étape englobe stimulation tégumentaire, massage des muscles spinaux, provocation des réflexes myotatiques en association avec des phases de lancer (comme celle de balancement de la jambe), et enfin réponse volontaire à la stimulation réflexe obtenue contre résistance, ou étirement lent jusqu'à la limite du possible. Toute l'activité horizontale n'est utilisée qu'épisodiquement, c'est une étape nécessaire de régression pour mieux bénéficier de l'étape suivante. En effet, dans cette étape, on fait semblant de ne pas se référer à « sa majesté la pesanteur », car en position couchée, les lois de gravitation sont à peine utilisées, sauf dans les roulements et balancements de la jambe.

La seconde étape montre qu'on ne saurait se passer des bons offices des lois gravidiques, moins évidentes en position couchée. Il en est ainsi pour le traitement des scolioses, comme par la suite des algies lombo-sacrées et des séquelles radicalgiques. On commence par la verticalité en position assise, avec la même idée de dérotation en sens contraire. La figure ci-dessous montre un accessoire que chacun

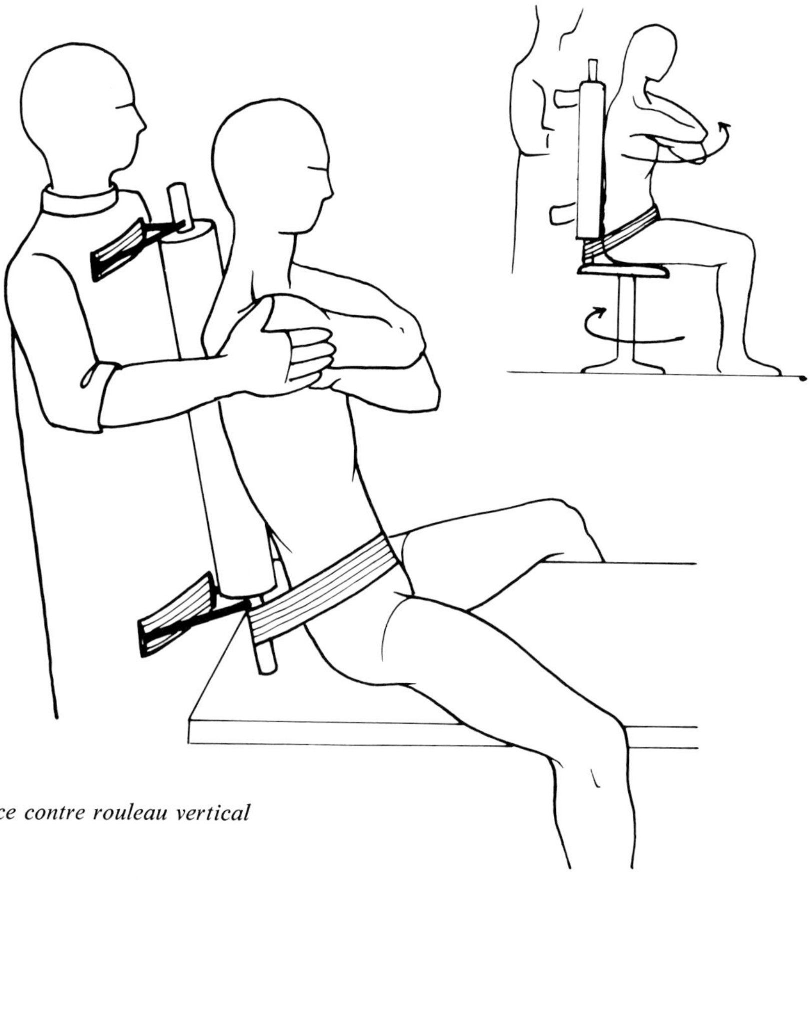

Exercice contre rouleau vertical

peut se fabriquer avec un rouleau d'imprimerie rotative recouvert de feutre et de moleskine. Il comporte un axe central avec un hémicadre fixant deux plaques, pectorale et abdominale, pour kinésithérapeute. Le malade est assis sur un tabouret, tournant horizontalement. Il s'appuie tout le long de la ligne des apophyses épineuses contre le rouleau vertical. Les mains du masseur-kinésithérapeute soulèvent ou tendent l'occiput de l'enfant qui presse son rachis contre le rouleau, et la dérotiation se fait de droite à gauche pour le dos. Les mains du patient saisissent les avant-bras du kinésithérapeute. Le bassin de l'enfant est fixé par la jambe du kinésithérapeute agissant sur le genou et sur la cuisse de l'enfant et assure la dérotation lombo-sacrée dans le sens inverse. Les membres supérieurs font bloc avec la région occipitale du patient, largement empaumée, les avant-bras du kinésithérapeute s'appuyant sur ses épaules. Il va de soi qu'à partir de cette position, une quantité de variantes kinésithérapiques peuvent être envisagées et adaptées à chaque sorte de scoliose ou algies de l'adulte. C'est ainsi que les pressions peuvent

Épreuve de roulement rachidien sur rouleau

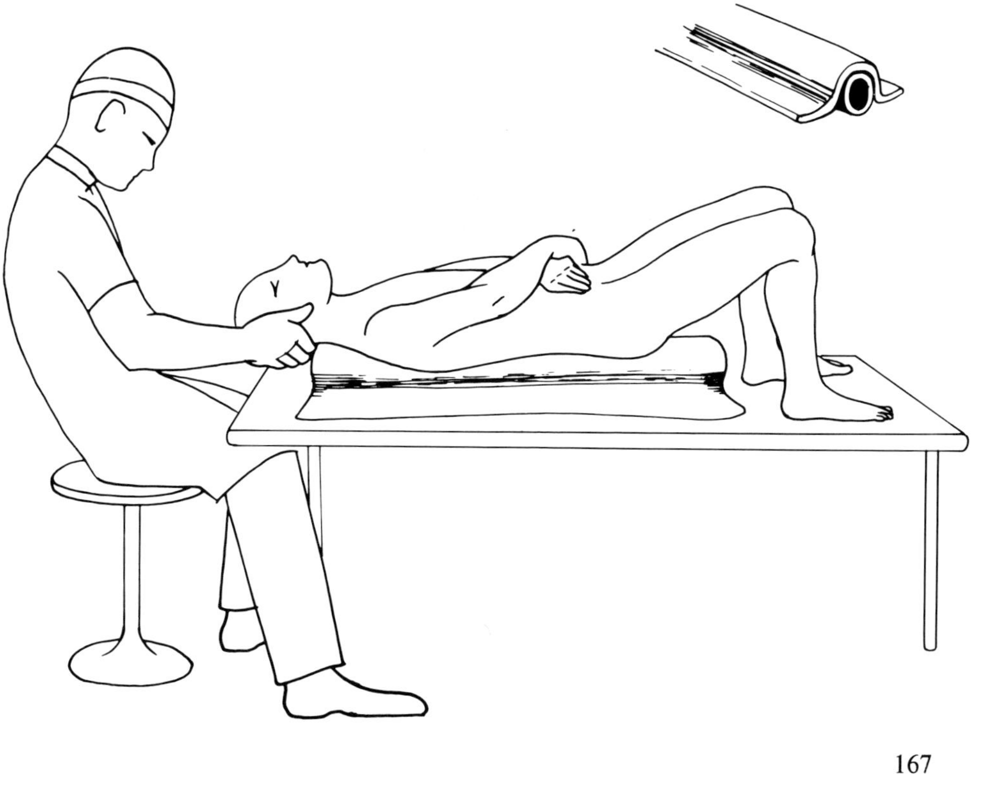

être latéralisées par exemple sur la convexité qui n'est pas encore une gibbosité et elles sont associées à la rotation détorsion.

L'ondulation du rachis peut être provoquée aussi par des appuis successifs, sacrés, lombaires, dorso-lombaires ou enfin dorsaux, en décollant une région et en pressant plus énergiquement sur l'autre. On assure les pressions d'arrière en avant à tel ou tel moment du sommet de l'angle de flexion. *Chaque pression sur les épineuses correspond exactement à l'extension.* Il est possible aussi de fixer ce rouleau au mur et à des hauteurs variables pour répéter l'alignement vertical du rachis.

La manœuvre au moyen de l'Y de Tissier se pratique de la façon suivante : debout sur une jambe, le patient pose la pointe de l'autre pied en demi-pas anté-

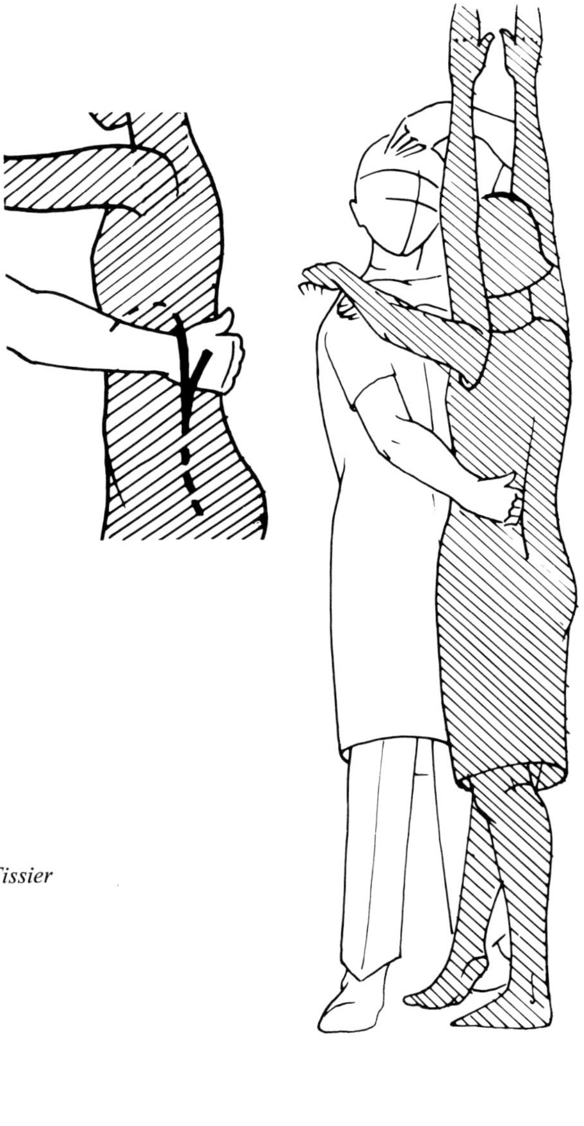

Mouvement de Tissier

rieur. Le kinésithérapeute en face de lui, place un avant-bras horizontalement et sur son avant-bras, place les avant-bras du patient jusqu'aux poignets. De l'autre main, le kinésithérapeute prend un point d'appui ferme sur l'espace entre D7, D10, avec ses trois doigts médians. Cette position une fois bien assurée, on propose au patient de faire une grande inspiration costale en même temps que le kinésithérapeute provoque une manœuvre en deux temps : *a*) pression dorsale bien résistante, *b*) élévation des membres supérieurs du patient. On fait une seconde fois cet exercice en alternant l'appui du membre inférieur du patient. Pour être efficace, cette manœuvre doit être bien synchronisée, surtout entre l'inspiration et l'élévation des membres supérieurs, et l'appui dorsal ne doit pas relâcher la pression ferme; par ces fixations de la jambe en verticale tendue, on assure la tension du psoas de ce côté; l'élévation des bras amplifie le jeu costal et assure une traction importante sur la charnière dorso-lombaire tractée par les piliers diaphragmatiques. Ce geste thérapeutique assure au maximum l'activité des articulations costo-rachidiennes. Il est certain que cette action stabilise cette région particulièrement malade et qui se trouve à la jonction des deux courbures scoliotiques. Toutes ces procédures préparent le rachis à s'assumer grâce à ses muscles cybernétiques : on s'intéresse nécessairement ici, non à la réponse pyramidale intentionnelle, mais la poussée maximum de ces muscles rotateurs (fortifiés au préalable par la technique décrite ci-dessus), à l'augmentation de la vigilance du motoneurone gamma, réagissant sur le motoneurone alpha. C'est en quelque sorte l'exploit du funambule qui se couche sur le dos, avec un balancier, sur son fil de fer.

Ici, on remplace la corde par un rouleau horizontal. En effet, dans aucune position mieux que celle-ci, on ne peut rendre possible le dialogue entre les rotateurs dans les deux directions. C'est ce qui ne peut être proposé qu'après l'entraînement précédent, tendant à la libération individuelle des arthrons. Imaginons une chenille sur une branche, c'est ce que le patient doit imiter : trouver l'équilibre de la rotation de la colonne vertébrale. C'est un geste proprement cybernétique, dans lequel les transversaires épineux, étirés par balancement, rétroagissent sur les homonymes controlatéraux. Ces exercices sont une affaire sérieuse pour un rachis menacé d'écroulement par enroulement et inflexion latérale. Il faut donc aller progressivement pour banaliser volontairement cet exercice, se familiariser avec lui. Mais, à lui seul, cet exercice est amusant.

Pour commencer, le kinésithérapeute glisse son membre supérieur tout entier selon la taille de l'enfant (et même parfois de l'adulte) sous le rachis dorsal en décubitus. La main à plat sur la table, l'avant-bras étendu sur le bras, le dos de la main sous le sacrum. Ensuite, la main se retire « en se dandinant »; les doigts en se fléchissant font faire un « gros dos » à la main, puis la main s'aplatit et se déplace progressivement sous le rachis du patient. Ceci faisant, la main opérante pratique une ondulation. Puis elle invite le rachis du patient à collaborer en imitant le dandinement ondulatoire. Finalement, l'enfant glisse sur le bras du kinésithérapeute en montant et descendant (ou en rapprochant puis en reculant ses épaules de celles de son kinésithérapeute). Cela ressemble à la chenille sur la branche. Cela affine encore le pouvoir d'initiative motrice des muscles profonds.

On peut compléter notre activité avec l'enfant en plaçant un manche à balai de chaque côté des épineuses juste le long des muscles des gouttières du rachis, et peser lentement sur le côté droit puis sur le côté gauche. Le temps suivant éprouve la rotation facilitée. On lève, restant en décubitus sur les bâtons par exemple, le membre inférieur droit d'abord mi-plié, puis plus ou moins étendu, se balaçant vers le côté gauche et pressant fort sur le bâton droit par la gibbosité présumée, ou réelle à droite. On revient aux mêmes exercices sur le bras du kinésithérapeute avant de passer à l'exercice similaire sur les deux tubes en carton d'imprimerie, garnis d'une couverture pour amortir la pression. S'inspirant du

Exercice sur double rouleau

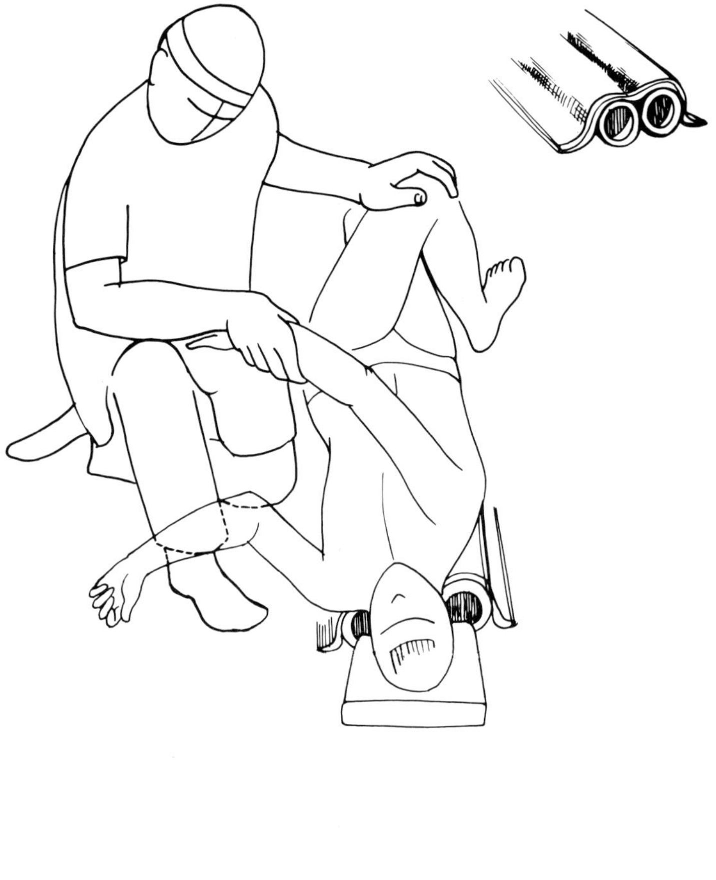

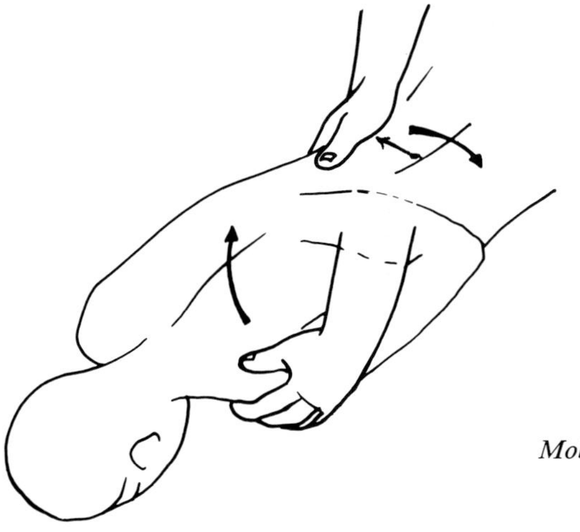

Mobilisation passive scapulo-pelvienne

même principe que les équilibristes, l'épreuve est faite ensuite sur un seul rouleau en utilisant comme balancier d'équilibration les membres supérieurs et inférieurs.

On peut terminer sur l'agneau d'exercice, c'est-à-dire le mouton des gymnastes, rapetissé, plus galbé en dos d'âne, arrondi. Au cours de ces dernières épreuves, le facteur psychologique intervient, la peur de tomber sur le côté, en rotation dépassée. Le rouleau au début est placé sur la table de travail. La chute sur le lit est peu redoutée. Sur l'agneau, la peur entre en jeu et rend l'exercice plus difficile mais on est protégé par le kinésithérapeute qui tient les membres, et rend possible la recherche efficace de la stabilité. Dans cette gamme d'activités kinésithérapiques, la place est largement laissée à l'imagination du kinésithérapeute et à l'ingéniosité d'exécution du patient.

Dans une telle programmation cybernétique, surgissent plusieurs difficultés qui doivent être résolues très progressivement. Le massage varié de toute la région dorso-lombaire aide considérablement à préparer les récepteurs des pressions cutanées. De plus, le massage profond des muscles des gouttières doit aviver leur proprioceptivité avant de commencer les épreuves d'équilibre sur le rouleau. On peut schématiser cette action de la façon suivante : un massage des différents segments contracturés, une association du massage à la mobilisation globale.

a) C'est le massage que pratiquait mon ami le docteur Bellon. J'appelle cette technique le « décordage ». Dans cette manière de masser, on envisage avant tout l'activité myotatique comme régulatrice des tensions et des détentes. Illustrons l'idée du docteur Bellon. On place le pouce droit sur la face latérale droite de l'apophyse épineuse, juste dans le sillon interne de la bande musculaire paravertébrale. Avec une force suffisante, le pouce tire la masse musculaire vers le côté externe comme on tend la corde d'arc ou de guitare. Ce geste est fait *très* lentement pour assurer l'étirement latéral externe. Puis, parvenu presque sur le bord externe du muscle, le pouce « dérape » et lâche sec sa prise. Ce procédé de décordage relâche et détend, stimule ou régularise l'arc réflexe court monosynaptique.

Avec la main gauche placée sur l'épaule gauche, on règle la tension des muscles concernés, soit par extension, soit par latéro-flexion, voire une certaine rotation, pour potentialiser le tonus postural adéquat au geste esquissé. Si le muscle est trop tendu, il résistera trop à l'étirement et à la charge brusque; dans ce cas, une latéro-flexion avec rotation stabilise le tonus de départ. Si, au contraire, le muscle est peu tendu et doit être stimulé, une rotation-flexion combinée lui donne une consistance valable pour répondre à l'impulsion finale qui stimule le circuit gamma et augmente son tonus de base.

Cette technique offre une série de régulations des tensions musculaires de la pathologie orthostatique du rachis. Une vaste gamme d'action peut être élaborée selon la variation de direction de la force orientée : soit franchement perpendiculaire, soit un peu oblique, ascendante ou descendante, soit en diagonale et alternativement croisée, une fois vers le bas et une fois vers le haut. Ces changements de direction visent à modifier la position enraidie de tel ou tel arthron, et à rétablir les tensions physiologiquement justes entre eux. Selon les situations, et l'état physique du patient, on introduit ces massages par de courtes séquences de travail. Et ceci pour deux raisons : introduire des périodes de repos actif d'une part, et pour abaisser le seuil des récepteurs périphériques (dans les muscles et au niveau de la peau), d'autre part.

Ces massages en « décordage » peuvent varier à l'infini; il suffit simplement de se laisser guider par les zones raides douloureuses, étendues en damier de l'occiput au sacrum, et alternées à droite et à gauche.

b) Dans d'autres circonstances, on doit utiliser une technique globaliste de massage et de mobilisation. C'est un massage en roulement axial sur un malade en procubitus, la manœuvre étant dirigée perpendiculairement aux fibres musculaires des gouttières. Par exemple, les saillies des deux éminences thénar des deux mains (le talon des mains) sont placées côte à côte contre la ligne des épineuses, dans le sillon musculo-spinal. Elles établissent une pression ferme sur cette gouttière ostéo-musculaire et, sans déraper sur la peau, poussent perpendiculairement sur les muscles en les foulant et en poussant vers le flanc correspondant. En faisant ce geste de va-et-vient, on communique à tout le corps un roulement axial, c'est le massage en roulis qui détend les muscles de tout le plan rachidien.

L'indication du traitement masso-kinésithérapique dépend du diagnostic. S'agit-il d'une scoliose par altération vertébrale, déformation cunéiforme, autre malformation passagère ou définitive ? Si la décision orthopédique prescrivant un plâtre ou un corset orthopédique est différée, le traitement kinésithérapique peut être prescrit en plus de la coquille plâtrée, utilisée pour la nuit et le repos.

Si le traitement par orthèse (ou tuteur de protection) est décidé, le kinésithépeute est chargé du traitement de « l'immobilisme ». Le corset doit être compris comme un soutien et comme un rappel, incitant le sujet en permanence non à subir le carcan, mais à réagir à sa présence. Il convient dans ce cas d'envisager deux façons d'agir : celle des contractions imaginées selon la technique des incitations isométriques et micro-isotoniques. Elles visent à intégrer la sensation d'activité des muscles et à renforcer leur puissance au lieu de les laisser inactifs. Il faut compléter par les contractions objectivables, palper les muscles en action en glissant la main sous le plâtre. Ce dernier ne doit pas être compris comme un agent de redressement passif qui serait générateur d'atrophie et de rétractions musculaires, mais comme un stimulateur des réactions ostéomusculaires. Les points d'appui sur l'orthèse qu'est le corset aident le patient à redresser ses courbures, à « dévriller » son rachis, à percevoir la petite mobilité costale. En somme, il doit se comporter comme s'il s'efforçait de « sortir » de son plâtre. Au cours de cette phase thérapeutique de « soutènement actif », on répète souvent qu'il s'agit là d'une « discipline à imposer au malade ». L'important pour l'enfant c'est que l'entourage affectif familial développe un contexte psychologique particulier qui l'aide à passer le cap de cette épreuve de contrainte. Malheureusement la plupart du temps on minimise le rôle du kinésithérapeute qui, en plus de l'orthopédiste et du médecin de famille, doit orchestrer la situation.

Pendant cette période, le rôle du kinésithérapeute devrait être prédominant. L'orthopédiste a fait le plâtre, le médecin de famille explique la nécessité du traitement, encourage comme il peut, quant au kinésithérapeute, il montre « le faire » dynamique à « l'enfermé » dans un univers clos de « murs » et dans une situation vécue comme solitude. Dans cette situation, les compassions donnent la nausée. L'action pure peut rendre la situation intelligente sinon intelligible; il s'agirait d'une étape à franchir *pour en sortir*, d'une épreuve et non d'une humiliation d'entravé.

Souvent le « plâtré » est considéré comme un objet fragile, à protéger, à materner, ce qui favorise des régressions affectives dans la relation de l'enfant vis-à-vis de son entourage. Au contraire, il doit bouger dans son univers, mobiliser ses bras et ses jambes pour les stimuler, les fortifier, les rendre encore plus actifs qu'il ne le ferait s'il n'était pas emprisonné dans ce tuteur de croissance qu'est le corset. En effet, un mouvement déclenché contre une résistance dans un segment de membre, propage l'effet contractile très rapidement à tout l'organisme. La contraction résistée chez l'enfant en corset plâtré appliquée alternativement aux membres supérieurs et inférieurs fait ressentir la réalité des contractions musculaires dans tout le tronc. En ajoutant les modifications d'orientation, de direction, en s'inspirant des simulacres fonctionnels, on change les activités des muscles du tronc, on amplifie et on dose l'activité cardio-respiratoire, on rend possible la perception de la motilité costale.

Cette activité respiratoire sous plâtre doit être particulièrement stimulée. Tous les enfants scoliotiques, ou presque tous, présentent une réduction de la capacité respiratoire proportionnelle à l'importance de la déformation. L'hémithorax de la concavité se trouve en quelque sorte à l'état d'expiration permanente avec les côtes serrées. Du côté convexe, il y a une entrave à l'expansion et les côtes se trouvent en état d'inspiration permanente.

Sous plâtre, la pression maximale est faite sur la convexité en orientant la dérotation et en laissant libre la concavité. La kinésithérapie peut en quelques semaines augmenter la capacité vitale de 30 à 40 %. Ceci est d'autant plus important à noter si l'on sait que le redressement thoracique est suivi de la *réduction de la capacité respiratoire*. De plus, cette activité respiratoire a pour effet aussi de modeler lentement les côtes sur les appuis du corset. La saillie de la gibbosité s'atténue grâce à la mobilité costale surentraînée sous plâtre, tandis que les côtes déprimées de la concavité se déplissent grâce aux inspirations profondes. Il faut bien noter que cet entraînement respiratoire sous le corset tuteur est un facteur essentiel de l'amélioration fonctionnelle du scoliotique. Tant que le rachis est encore en croissance, l'augmentation en hauteur des vertèbres, freinée du côté concave, est donc favorable à la déformation cunéiforme des corps vertébraux. Les côtes suivent l'inflexion rachidienne. Du côté concave, elles s'abaissent comme en expiration, du côté convexe elles s'horizontalisent comme lors de l'inspiration. Il en résulte une réduction du bras de levier des muscles abdominaux, des iliocostaux et du grand dorsal du côté convexe. Au contraire, leurs antagonistes se voient avantagés, du fait du changement des bras de levier; ils bénéficient d'un levier plus allongé du côté de la concavité. Mais, en situation verticale simple, le thorax se suspend sur les muscles de la convexité. L'activité de ces antagonistes ne peut être utilisée que si la déflexion et la dérotation du rachis peuvent être ramenées à la symétrie indispensable pour les rééquilibrer. C'est de cette modification des leviers de commandes que dépendra le succès assuré par le corset correcteur.

DORSALGIES BÉNIGNES

Une fois éliminées les maladies dorsales graves, mal de Pott, spondyl-arthrites graves, épiphysites de croissance (Scheuermann), maladie de Kahler, métastases cancéreuses, spondylites inflammatoires, le kinésithérapeute tout comme le rhumatologue, a à faire face aux dorsalgie bénignes. Un quart d'entre elles qui atteignent surtout les femmes entre trente et quarante ans, montre une corrélation entre la douleur très localisée ressentie par le malade et à la radiographie, des signes discrets de cyphose, de dos plat, de troubles statiques modérés. Au niveau de cette vertèbre la mobilité est réduite mais l'ensemble du dos est souple. Les autres présentent un contraste frappant entre l'intensité du syndrome fonctionnel et les quelques anomalies qui peuvent apparaître sur le cliché radiologique. Ces dorsalgies essentielles n'atteignent que les femmes jeunes, souvent après un accouchement, et les femmes aux alentours de la ménopause. Ici, l'indication de la zone douloureuse est imprécise, mal localisée, variable d'une séance à l'autre. Elle est généralement haute entre les omoplates, irradiant vers le cou et la nuque. Leur origine est souvent en rapport avec une position professionnelle (mécanographe, sténo-dactylographe, couturière, téléphoniste) et une insuffisance musculo-ligamentaire. Enfin intervient souvent un facteur psychologique, comme une névropathie anxieuse.

TECHNIQUE MASSO-KINÉSITHÉRAPIQUE DES DORSALGIES

La « palpation du regard » informe d'autant mieux qu'on a appris à voir. Le regard qui informe, attire parfois les doigts d'emblée vers telle ou telle région dorsale qui frappe par sa rigidité, sa convexité régionale ou son aplatissement insolite. La palpation de la main est un grand art si dès le début de l'apprentissage du métier on ne l'a pas négligée. La palpation superficielle (presque tangentielle) l'informe sur le relief de la peau elle-même, et souvent lui donne la notion des tensions des muscles sous-jacents. Mais il faut surtout se rappeler que la peau enferme dans ses couches des récepteurs nerveux qui à la fois informent et agissent sur les muscles et sur les structures complexes des « segments mobiles » de la colonne vertébrale. Il faut donc interroger la peau avec prudence, sans brusquer, pour éviter d'être trompé sur ces investigations.

Aussitôt après, c'est l'épreuve du pli qui doit être amenée par ces manœuvres des plicatures successives selon la vieille technique de Félix Wetterwald. Il faut rendre la peau libre de toutes infiltrations. Il faut ensuite s'assurer que la peau ne présente à aucun endroit exploré ni « adhérences » ni limitations de la mobilité. C'est seulement à ce moment qu'on peut proposer ou appliquer des stimulations physiques ou chimiques (chaud, froid, percussions vasomotrices, vibrations, pressions, pommades révulsives si nécessaire).

La palpation et le massage constituent un temps très important qu'il faut presque méditer avant de plonger plus profondément. Pour palper à l'aise sous la peau il faut réduire la cyphose physiologique par une position convenable. Ma préférence va vers une position assise du patient qui me présente son dos. Selon la hauteur à explorer, je place ma tête sous l'occiput du patient, ou un peu plus bas ou entre les omoplates; tout cela pour trouver une lordose favorable. Mes deux pouces se placent de chaque côté des épineuses; le bord radial des mains pousse et relâche dans le plan antéro-postérieur le rachis dorsal et la cage thoracique. Les pouces sont placés l'un sur le flanc latéral d'une apophyse épineuse, l'autre de même manière sur une épineuse au-dessus. On bouge ainsi vertèbre par vertèbre chaque segment mobile (ou arthron). La lordose du dos est successivement rendue adéquate en « ouvrant » plus ou moins les apophyses épineuses pour évoquer une très légère rotation vertébrale suivie d'une extension locale. Ensuite, cette rotation est « évoquée » puis sollicitée par une action très segmentaire et complétée par une réaction volontaire contre une résistance progressive. Placés profondément contre les apophyses épineuses et bien contre elles (ou entre elles) les pouces perçoivent la contraction des muscles transversaires épineux. Je pense que *la stimulation des muscles transversaires épineux constitue la base du traitement des dorsalgies*, car la puissance de ces muscles extenseurs et rotateurs rétablit l'orthostatique et la dynamique des maintiens indolents de la colonne vertébrale. On doit inclure dans chaque séance deux éléments : la stimulation volontaire qui rend évidente la présence de ces muscles dans l'état orthostatique et leur complète participation avec les muscles périphériques au cours des activités dynamiques et l'activité cybernétique de ces muscles profonds dépendante, en permanence, de circuits réflexes médullaires. Il faut, pour accomplir cette deuxième phase, travailler à rendre autonomes les muscles profonds en provoquant des équilibrations. On s'attache à faire pratiquer la reptation « en chenille » des épineuses sur l'avant-bras du kinésithérapeute; puis à imposer la même épreuve de « déambulation » épineuse entre deux rouleaux. Après deux rouleaux, on passe à un seul. Sur un cylindre seul on exerce un roulis; ce roulis correspond aux deux fonctions des transversaires épineux (rotation associée à l'extension).

Enfin, pour consolider et solidariser le plan profond et le plan périphérique des muscles, on procède de la façon suivante : le kinésithérapeute aux pieds du patient présente les bord radiaux de ses deux index qu'il tient au niveau du creux épigastrique. Le patient est invité à saisir ces index avec ses orteils, et à s'arc-bouter, le rachis étant rigide uniformément, ainsi qu'à se tendre énergiquement des orteils à l'occiput, lentement pour sentir la signification progressive de tout le rachis.

Dans cet exercice, l'union contractile associe des muscles profonds et des muscles périphériques. Cette épreuve est surtout intéressante car elle remonte très haut vers les centres intégrateurs du cerveau et y laisse des « traces » qui sont bien enregistrées et stockées dans la mémoire de la verticalité eurphorique. On peut ajouter à la fin de la séance des manœuvres de poussées de Fois et Thévenard; puis faire des secousses horizontales et ondulées : les mains du patient placées sur une barre de l'échelle orthopédique, le rachis horizontal à 90° par rapport aux membres inférieurs. On place ensuite le patient dans la position dite de la prière musulmane; ceci fait, on applique les pulpes jointes du pouce et index dans l'espace interépineux qu'on presse à petits coups secs, en ravivant le réflexe proprioceptif. On peut, de plus, après ce réflexe proprioceptif très localisé, demander au patient de se servir de ce point d'appui sur « segment mobile » pour revenir vers l'extension.

Le tube de carton décrit plus haut peut être utilisé en position assise en pressant fortement le dos contre ce rouleau qui, avec un petit dispositif pectoral, est contrôlé par le kinésithérapeute. Cette pression dorsale verticale s'accompagne de la pensée

Marche horizontale à la manière des Malwin

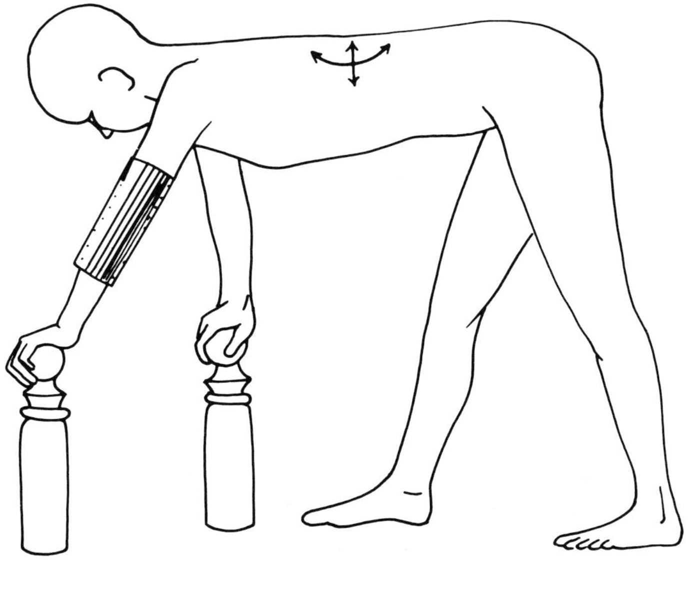

« devenir plus grand », récupérer verticalement en utilisant amplement la respiration costale maximale. Parfois il est utile de faire la manœuvre en Y de Philippe Tissier déjà décrite pour « débloquer » les piliers du diaphragme. Il est bon de terminer la séance par une posture empruntée aux asanas de Hatha Yoga, et de laisser le patient méditer sur sa nouvelle acquisition complétant l'image corporelle, et de retrouver la totalité de son dos, pour que la nouvelle découverte de soi-même laisse des « traces » profondes dans la mémoire auto-topognosique, ou de marcher horizontalement à la manière des danseurs de Malwin.

CHAPITRE VIII

Carrefour sacro-ilio-lombaire

Aux deux extrémités du rachis, existent deux articulations particulières (occipito-atloïdienne en haut et sacro-iliaque en bas). Dans le chapitre consacré à la fonction cervico-céphalique, j'avais évoqué la comparaison avec la définition mathématique d'un *tore :* solide engendré par un cercle tournant autour d'un axe situé dans son plan et ne passant pas par son centre.

Pour le compound sacro-iliaque, à la place de l'odontoïde de l'axis, se trouve le premier tubercule conjugué du sacrum (juste en dehors du premier trou sacré) et une surface articulaire sacrée ovalisée. Si on trace un cercle passant par cette auricule du sacrum, on trouve comme centre de ce cercle le premier tubercule axial, sur lequel vient s'insérer le court, épais et puissant *ligament axile.* J'emprunte à James Mennell ce dessin schématique qui illustre bien la réalité anatomique.

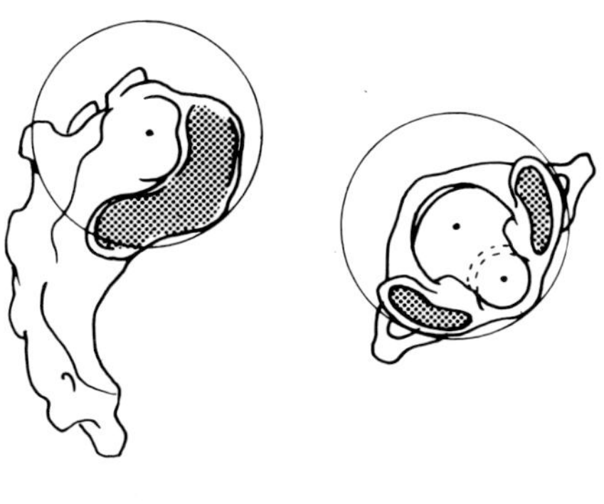

« *Tore* » *sacro-iliaque et cervico-occipital*

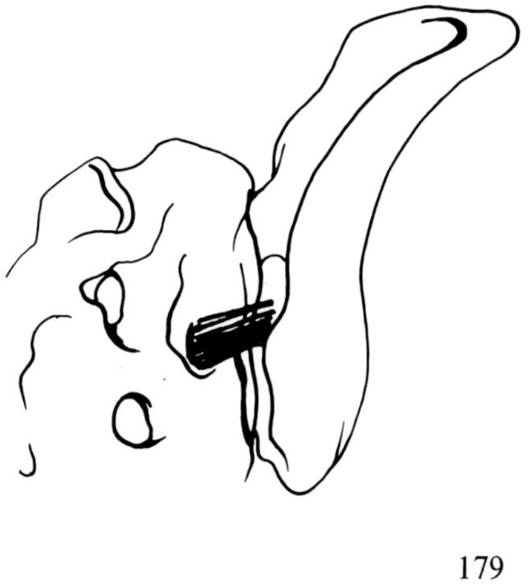

Le ligament axile : ouverture sacro-iliaque schématisée

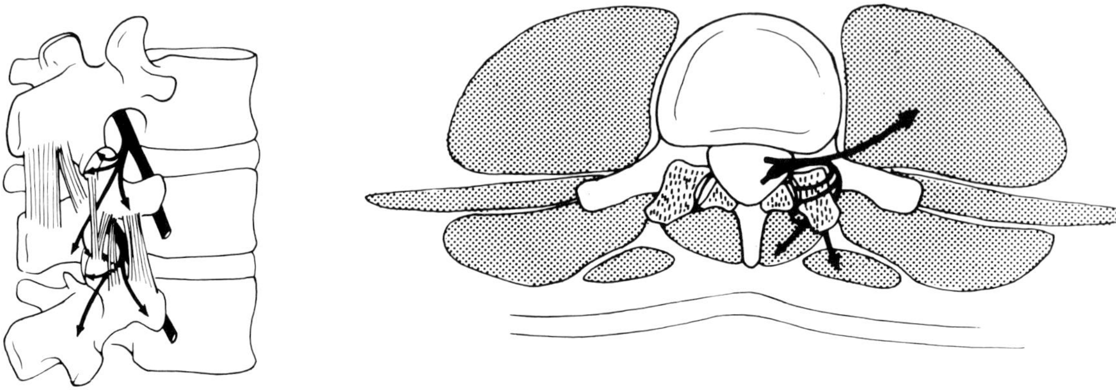

Branches postérieures des racines rachidiennes et coupe de la région lombaire

Les rhumatologues, en particulier les professeurs H. Serre et L. Simon, ont démontré l'inexistence d'arthrose occipito-atloïdienne.

Je crois savoir qu'il en est de même pour l'articulation sacro-iliaque (mais je dis cela avec réserve, à cause de l'analogie des structures) et si l'arthrose lombo-sacrée est très fréquente. Elle se manifeste souvent par une douleur provoquée par l'articulation sacro-iliaque. Mais on connaît bien l'ostéite condensante, vue sur les radiographies comme une opacification de la partie postérieure de l'ilion supportant la facette articulaire du sacrum. L'étiologie de cette affection est inconnue. On sait seulement qu'il s'agit d'affection de femmes survenant après l'accouchement ou chez les femmes obèses hyperlordotiques. Mais il est évident que que les deux articulations extrêmes du rachis peuvent être atteintes de rhumatisme inflammatoire.

Il faut rappeler aussi que les douleurs sacro-iliaques sont ressenties du fait que la distribution fessière haute des nerfs sensitifs provient de la distribution des branches perforantes des racines L5 et S1. On peut comprendre ainsi la douleur sacro-iliaque dont la cause est située dans l'espace transverso-ilio-sacré, se trouvant immédiatement au-dessus de la sacro-iliaque. Cet espace est parcouru de nombreux trousseaux ligamentaires unissant l'apophyse transverse L5 au sacrum et à l'ilion.

LE MÉCANISME LOMBO-SACRO-ILIAQUE

Mon cher et regretté ami Pascal Piedallu m'a appris cette vérité première, à savoir que « la détérioration structurale du disque » (ou des deux derniers disques) n'est pas toujours majeure, mais un phénomène secondaire dont la cause première est une perturbation du mécanisme lombo-sacro-iliaque. En effet, on oublie trop souvent que la physiologie vertébrale comporte : des inflexions latérales associées obligatoirement dans le sens biomécanique, des rotations et des torsions. Il est rare aussi que les rhumatologues prêtent attention aux articulations sacro-iliaques (sauf pour les processus inflammatoires). Le professeur A. Delmas affirme que ces articulations (en fonction du type rachidien) sont mobiles dans tous les cas et que leurs mouvements peuvent atteindre une amplitude comparable à celle de l'articulation lombo-sacrée.

On sait depuis H. Rouvière que la base et le sommet du sacrum se déplacent en sens inverse. Dans la nutation, la base se porte en avant et le coccyx en arrière. La contre-nutation est le mouvement par lequel le sacrum ayant basculé en avant, reprend sa situation habituelle. Le mouvement de nutation est arrêté par les ligaments appelés freins de nutation. Rouvière nous a appris que l'articulation sacro-iliaque ne ressemblait à aucune autre. Mais s'il faut absolument la définir, il faut la classer dans les articulations condyliennes. Ces articulations comportent les mouvements de torsion associés à l'inflexion latérale qui s'effectuent simultanément en sens contraire dans chaque articulation. Finalement, on peut affirmer l'interdépendance physiologique, vérifiée par les faits cliniques entre les trois articulations du sacrum, les deux sacro-iliaques et la lombo-sacrée. Cette notion était admise par de nombreux travaux des écoles ostéopathiques. Mais c'est surtout à Fred Illi, chiropractor suisse diplômé du Collège de Chicago, que Pascal Piedallu doit le schéma ci-après (I).

Schéma des articulations sacro-iliaques

I

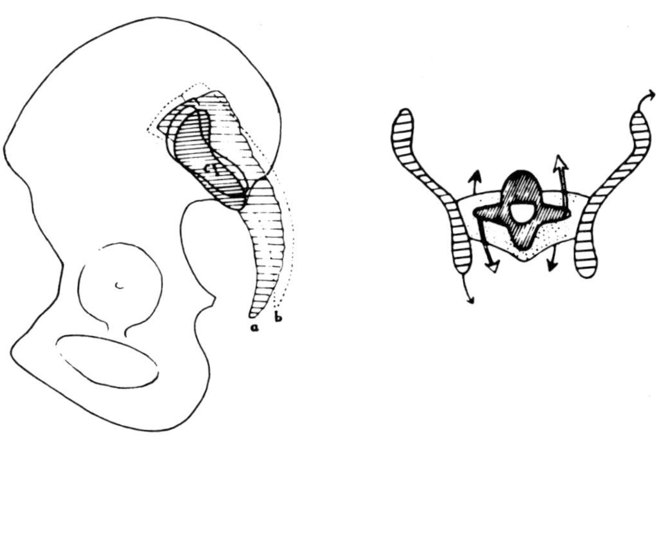

II

I) Le mouvement sacro-iliaque comporte un pivotement (*a-b*) et un glissement (*c*), en position normale de repos : auricule sacré en hachures serrées; profil du sacrum en hachures larges (*a*); en position du sacrum antérieur - auricule en trait plein, sacrum en tiret (*b*); en (*c*) le glissement.

II) P. Piedallu fait alors le schéma ci-après (II) du mécanisme lombo-sacro-iliaque, vu d'en haut, en position de repos; les flèches indiquent le sens des mouvements physiologiques au cours d'un sacrum antérieur bloqué (éventuellement dans cette situation) gauche. La partie gauche du S1 (en pointillé) tourne vers la droite (vers l'avant) et vers le bas, puisque l'axe longitudinal du sacrum est oblique de haut en bas et d'avant en arrière. L'aile iliaque gauche (en hachures larges) *tourne vers l'arrière et entraîne dans le même sens l'apophyse* transverse gauche de L5 qui tourne dans le sens inverse de S1 (mais en réalité garde une position intermédiaire relativement fixe dans l'espace); du côté droit tous les mouvements sont inversés. Nous retenons donc que les deux sacro-iliaques sont toujours le lieu de mouvements simultanés pendant la marche, mais ces mouvements se font dans le sens contraire. C'est-à-dire : la nutation d'un côté, la contre-nutation de l'autre côté. Il est impossible normalement que l'une fonctionne sans être associée à l'autre, ce qu'on nomme le mouvement « arqué oscillant » typiquement cybernétique.

Cela est banalement évident dans la marche. Au moment du pas antérieur droit, le sacrum de ce côté bouge dans le sens de contre-nutation, tandis que du côté gauche (pas postérieur gauche), le mouvement est en nutation du côté droit. En même temps les ilions décrivent de chaque côté un mouvement de sens opposé à celui des auricules sacrées. Il en résulte que dans son mouvement vers l'arrière et en bas, l'aile iliaque gauche tire le ligament ilio-transversaire gauche, qui fait tourner dans le même sens la 5e lombaire (c'est-à-dire l'apophyse transverse de cette vertèbre fait exécuter une rotation à droite, au-dessus du sacrum qui, lui, décrit le mouvement du côté gauche).

BLOCAGE SACRO-ILIAQUE

Examen clinique du sujet

L'opérateur se place derrière le patient assis sur un tabouret, les mains sur la nuque. Les index de l'opérateur se déplacent symétriquement sur la partie postérieure des crêtes et jusqu'aux épines iliaques postéro-supérieures E.I.P.S.); *il faut chercher la partie la plus basse des épines.*

Ensuite, on accroche les pouces symétriquement *sous* les épines (dans l'échancrure innominée). On demande alors au sujet de se pencher doucement aussi complètement que possible les jambes restant tendues. C'est le seul repère anatomique précis : on ne le lâche plus, ce qui permet de faire relever le patient et de le fléchir de nouveau ensuite. Si, dans ces mouvements, l'épine iliaque postéro-inférieure s'élève d'un côté, il s'agit alors d'un « sacrum antérieur » de ce côté-là et il est aussi probable que ce soit un sacrum antérieur bloqué. C'est *le signe de Piedallu.*

L'examen en procubitus : (la tête reposant sur le menton).

A) Dans le cas de sacrum antérieur double, la position en procubitus est insupportable.

B) Myron Beal utilise une autre variété d'examen sacro-iliaque. Il consiste à faire l'épreuve de mobilisation directe de la partie antérieure de l'ilion. L'opérateur empoigne l'ilion avec une main, tandis qu'il palpe de son pouce, ou mieux avec les trois doigts médians, en zone de connexion sacro-iliaque. On mobilise alors l'ilion en le soulevant et en l'abaissant. Cette mobilisation est faite à la cadence d'une ou deux par seconde.

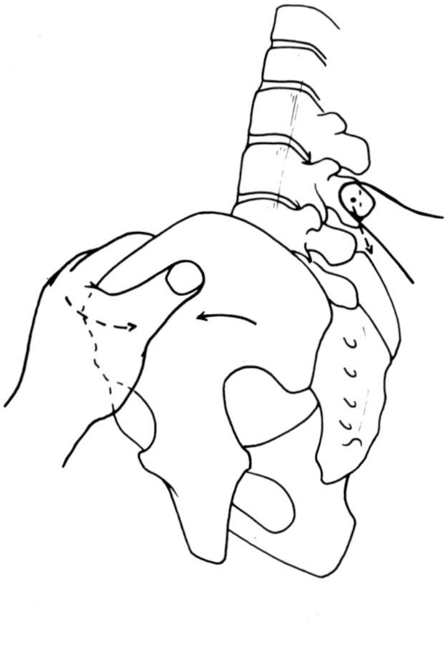

Mobilisation non volontaire de la région sacro-ilio-lombaire

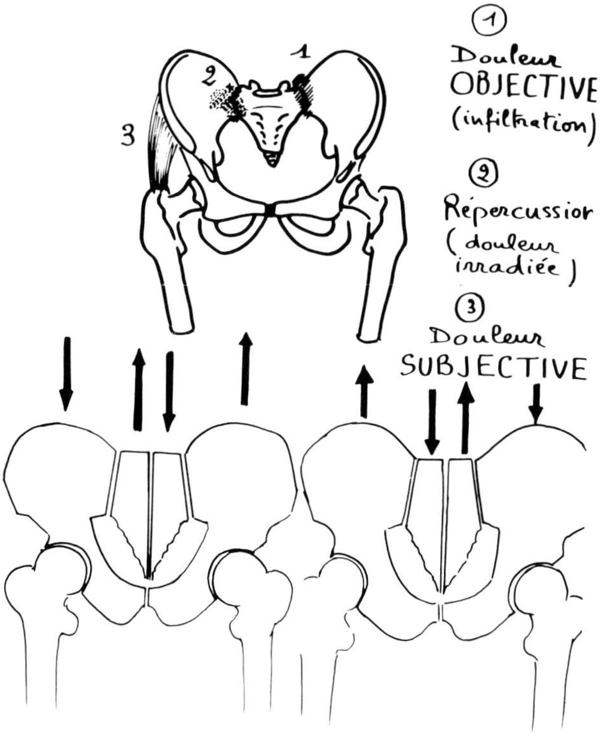

Schéma de Caviezel : la plainte du sujet indique une localisation erronée de la douleur

C) René Waghemacker nous a appris de palper les berges iliaques de l'articulation. Du côté du sacrum antérieur bloqué, cette berge surplombe nettement le sacrum antérieur (en comparant les deux côtés bien entendu).

D) Enfin Hans Caviezel nous a indiqué la complexité des signes cliniques entre blocale sacré et les signes collatéraux qui figurent sur le schéma de Caviezel.

E) Ici s'impose une remarque principale : la mobilisation sacro-iliaque doit être faite avec les surfaces articulaires *fermées*. La mobilisation vertébrale est faite en *ouverture* latérale. Donc la meilleure technique peut être faite de la manière suivante : le patient assis tourne le dos au kinésithérapeute. S'il s'agit par exemple d'un blocage du sacrum antérieur droit, le patient a les doigts entrelacés autour du cou, l'opérateur avec sa main droite saisit le coude droit du patient (ou son avant-bras hétéronyme) et incline le tronc du côté droit (bloqué). La main gauche de l'opérateur fixe la racine de la cuisse gauche du patient contre la table. Le temps

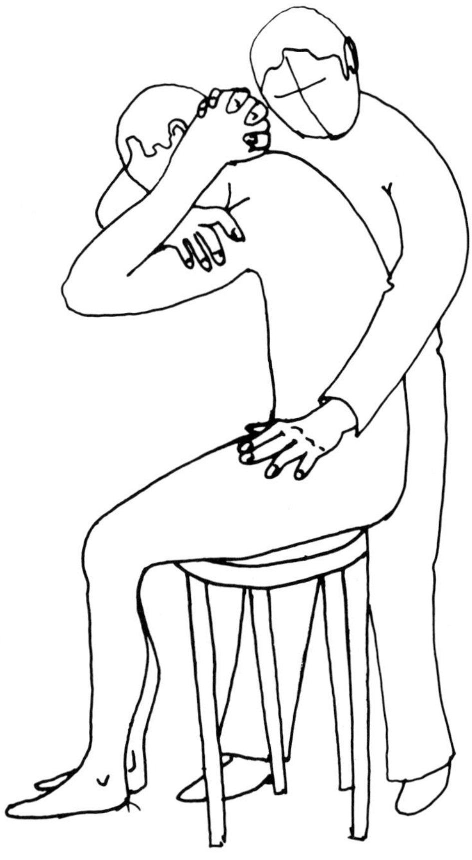

Manipulation imprimée du sujet amenant une rotation totale du rachis

suivant est la mise en tension de cette inclinaison torsion. Ceci fait, on donne une légère impulsion en rotation et rétropulsion de l'épaule droite (rotation avec *peu* d'amplitude, mais brève et ferme).

Deux remarques

1) La forme géométrique du sacrum dans le plan frontal varie d'un sujet à l'autre. Tantôt les bords latéraux du sacrum sont presque parallèles, tantôt, la face supérieure est bien plus large que la partie inférieure donnant un contour assez fortement triangulaire.

2) A. Delmas a décrit deux types d'articulations :

a) l'un qu'il nomme *dynamique*, remarquable par sa mobilité importante. C'est un type très évolué « suradapté » correspondant à l'exigence maximale de la marche bipède. Dans ce type, l'auricule sacrée est excavée, les aires d'insertion ligamentaire sont très accusées et les courbures rachidiennes fortement marquées;

b) le second type est nommé statique. Les surfaces articulaires sont plates, les aires d'insertion ligamentaire sont discrètes, les courbures rachidiennes nettement modérées. Cet aspect se rapproche de la cyphose lombaire (ou lombes sans cambrure).

En pratique

Dans notre jargon, nous disons *sacrum horizontal* pour le premier type (dynamique) et *sacrum vertical* pour le second type (statique). Il paraît probable que, dans le premier type (dynamique) la malposition se fait par blocage en nutation qui peut persister que dans le *type statique* (à bords parallèles); c'est plus l'*ascension* ou la *descente* qui peuvent constituer une gêne .On imagine ainsi que, dans ces situations de malposition verticale, il existe aussi un certain biais du sacrum perturbant le parallélisme.

La libération peut se faire par simple traction courte et brève dans la direction axiale du membre inférieur; c'est cette particularité qui a été nommée par Piédallu « la fausse patte courte ». La libération de cette malposition peut aussi être faite

Déblocage sacro-iliaque

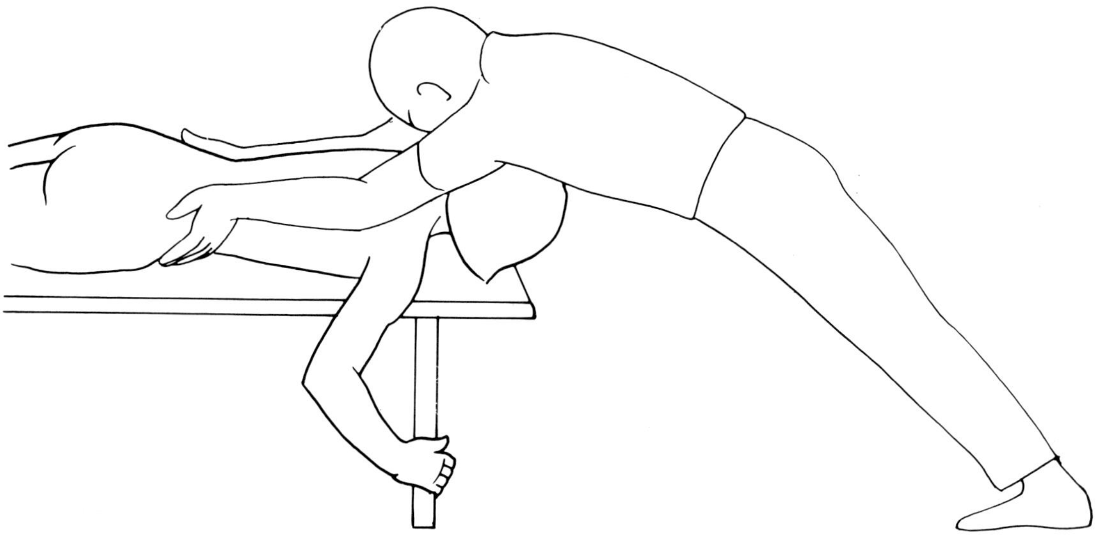

par une secousse ferme (non brutale) de la direction *craniale* vers la direction *caudale* (en terminologie allemande). L'appui ou prise est fait sur les crêtes iliaques en donnant une certaine direction ventrale ou dorsale.

CONTROLE DES ARTICULATIONS

Pour bien prendre le sens du mouvement, il faut commencer ce contrôle sur soi-même, pour bien l'expliquer au patient, couché sur le côté droit (sur la table de praticien) avec un petit coussin plat sous la tête, le regard au plafond, le moignon de l'épaule gauche est rejeté fortement en arrière. Les quatre doigts

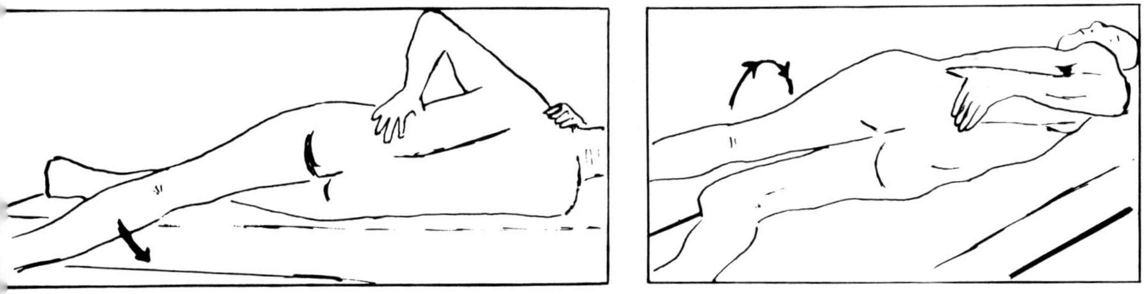

Mise en évidence de la mobilité de l'articulation sacro-iliaque

de la main gauche sont placés sur l'articulation sacro-iliaque gauche et le pouce sur la crête iliaque gauche. Les doigts de la main droite se placent sur la fosse sus-épineuse gauche. Cette position prise, on laisse tomber le membre inférieur gauche en dehors de la table, avec une légère flexion du genou gauche qui déborde en avant et un peu en bas. En partant de cette position, on exécute un mouvement dans le sens contraire de cette posture, c'est-à-dire en rotation torsion inversée (par rapport à la position initiale). Autrement dit : le membre inférieur gauche est franchement rejeté en arrière pendant que le cou, la tête et le coude sont projetés en rotation en avant.

Le sacrum étant plus étroit en arrière qu'en avant, et plus large en haut qu'en bas, il paraît évident que l'ilium soit repoussé en arrière *sur* le sacrum.

J'avais indiqué au début de ce chapitre que la malposition *persistante* de l'articulation sacro-iliaque peut rester longtemps ignorée. Cette situation perturbe la marche et peut brusquement se manifester par une crise de lumbago ou de sciatique. Il faut donc retenir deux conseils pratiques :

1) tout traitement des affections lombo-pelviennes doit commencer par le contrôle de la mobilité normale du carrefour lombo-sacré.

2) indiquer à chacun des patients chez qui le trouble est évident de faire tous les jours le contrôle sur lui-même.

Les figures ci-dessus montrent la manière antique des rebouteux ostéopathes pour mobiliser le sacrum. La main gauche de l'opérateur fixe l'épaule homonyme au maximum sur la table de travail. La main droite de l'opérateur pousse brièvement et fermement l'ilion gauche du patient, qui cherche à libérer le blocage du *sacrum antérieur droit*. Une mobilisation plus élégante est ce qu'on nomme « boomerang » inspiré de Alan Stoddard de Londres. Il s'agit du sacrum antérieur gauche. Le sujet repose par son creux axillaire droit sur le genou plié de l'opérateur et tient avec sa main le coude droit du manipulateur qui, lui, fixe bien l'épaule gauche du patient. Ensuite, il place sa main gauche à plat sur l'ilion gauche du patient, pour *fermer* la sacro-iliaque gauche et donne une brève poussée sur l'aile iliaque gauche en direction verticale. Ainsi, le sacrum antérieur gauche dérape de la position anormale en retournant brusquement vers sa position naturelle.

Contrôle des indications subjectives fournies par le patient

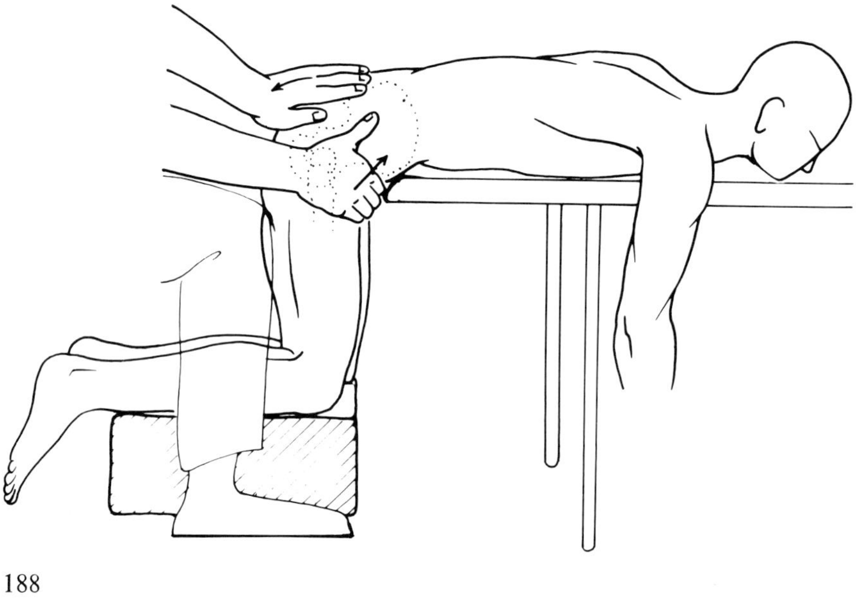

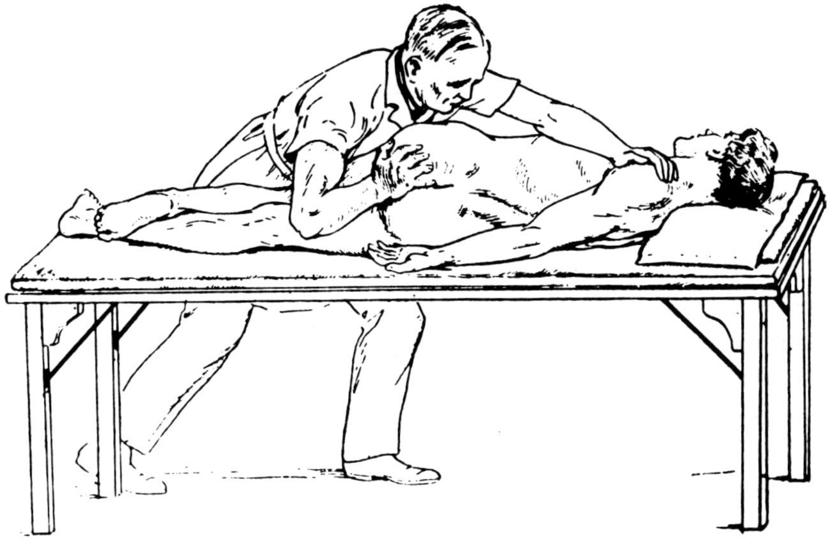

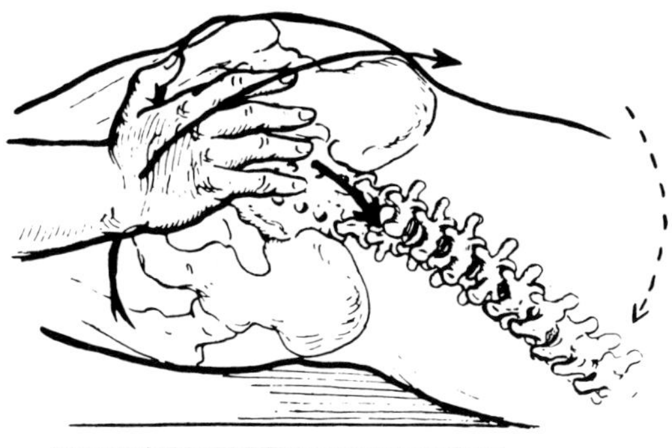

Manœuvre de déblocage sacro-iliaque en rotation étendue du rachis et détail du geste

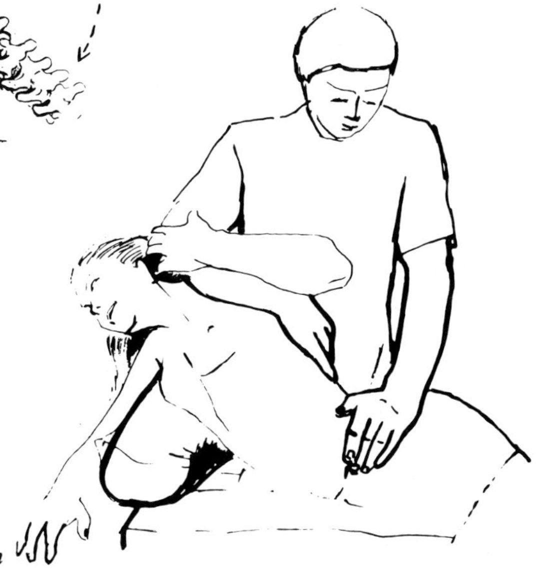

Autre technique de déblocage du sacrum

LIBÉRATION INTENTIONNELLE DU SACRUM

Le blocage du sacrum peut être dû à un dérèglement cybernétique et peut souvent être résolu par un ipsikinème contre une résistance orientée par le pyramidal associé avec l'obturateur interne. L'obturateur interne « ouvre » la fonction du casse-noix des ilions. Le pyramidal agit sur le sacrum par une minime rotation de la base du sacrum et sa très légère antépulsion, par rotation axiale du sacrum.

La position suggère un plan tactique kinésithérapique (déjà évoqué dans le chapitre consacré aux muscles pelvitrochantériens). L'opposition d'une main freine la flexion de la cuisse (le psoas est mis en situation raccourcie) et pousse en diagonale le fémur vers l'une des deux épaules et en rotation externe. En fin de course le pyramidal et l'obturateur agissent sur le sacrum du côté opposé à celui qui serait en position de *sacrum antérieur*.

Toutes ces propositions mobilisantes doivent toujours suivre la règle de Robert Maigne : on ne peut trouver le passage valable qu'en prenant le sens de non douleur et de mouvement contraire.

On peut conclure en disant : la malposition persistante de l'articulation sacro-iliaque peut rester longtemps ignorée. Cette situation perturbe la marche et peut brusquement se manifester par une crise de lumbago ou une sciatique. Parfois ce blocage du sacrum peut être la cause du syndrome de « la patte d'oie ».

Il faut donc retenir deux conseils pratiques : tout traitement des affections lombo-pelviennes doit commencer par le contrôle de la mobilité normale de ce carrefour, on doit indiquer à chacun des patients chez lesquels le trouble est évident de faire tous les jours le contrôle sur lui-même, comme c'est indiqué plus haut (par « psikinème »).

LES HUIT TEMPS KINÉSITHÉRAPIQUES

On a vu que les muscles pouvaient être divisés en deux catégories : première catégorie, les muscles cybernétiques. Ce sont les muscles qu'on ne voit pas, ce sont les muscles « qu'on ne sent pas agir ». Il faut les éveiller par des astuces et des détours. Les muscles pelvi-trochantériens appartiennent à cette catégorie. La deuxième sorte comprend les muscles de la « gymnastique »; ces muscles sont attachés aux fonctions imprévisibles, élaborées, phasiques. Les deux catégories de muscles sont toujours contrôlées par les centres supérieurs qui sont des computers (les plus simples appareils de contrôle cybernétique) et par des ordinateurs qui possèdent les programmes et surtout une mémoire allant du moindre geste

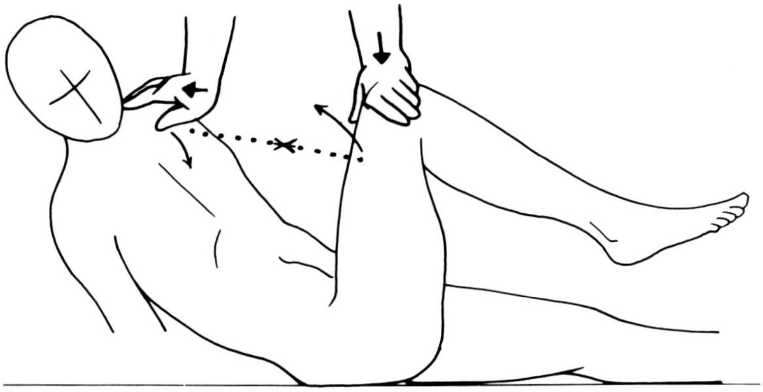

Premier temps : contrôle intentionnel du patient en action contre une résistance

aux mouvements les plus complexes et les plus raffinés. Pour rendre les muscles pelvi-trochantériens plus forts, il faut agir dans deux directions. Il faut savoir rendre perceptible leur existence dans l'image corporelle et augmenter leur force d'action — donc leur volume — sans lesquels les muscles périphériques ne peuvent atteindre leur endurance normale ni même une résistance maximale. Les deux fonctions sont complémentaires.

La technique comprend huit temps kinésithérapiques. Le *premier* doit faire l'inventaire de chaque articulation quant à sa mobilité non volontaire. Cette expression paraît plus convenable que celle de mobilisation dite passive, car cette dernière déclenche une série de réflexes médullaires courts et longs qui appartiennent plutôt à la technique de *stretching* ou étirement, qui n'est nullement passive. La mobilisation non volontaire devrait normalement être précédée de palpation à la recherche de toutes les variétés de points douloureux. La mobilisation de l'articulation est faite alors dans toutes les directions sans tension, sans force imposée, mais avec de légères secousses rythmées paisiblement, ou vibrées avec une certaine amplitude. A la fin de chaque tension ainsi réalisée, on applique une légère secousse sous cette tension. On insiste plus particulièrement sur un allongement très progressivement établi, associé aux mouvements ondulés en légère abduction-extension-rotation interne qui, à la fois testent et libèrent la capsule articulaire. Ce premier temps est celui de débrouillage, sorte de coup d'œil d'ensemble sur la région.

On peut alors passer au *deuxième temps*, celui de la participation active du patient. Ce second temps comprend la mise en tension des pelvi-trochantériens par abduction, rotation externe, et, tout à fait à la fin de la rotation interne : un bref et brusque étirement toujours en rotation interne pour provoquer un arc réflexe court. La plante du pied du patient est appuyée sur la face antéro-

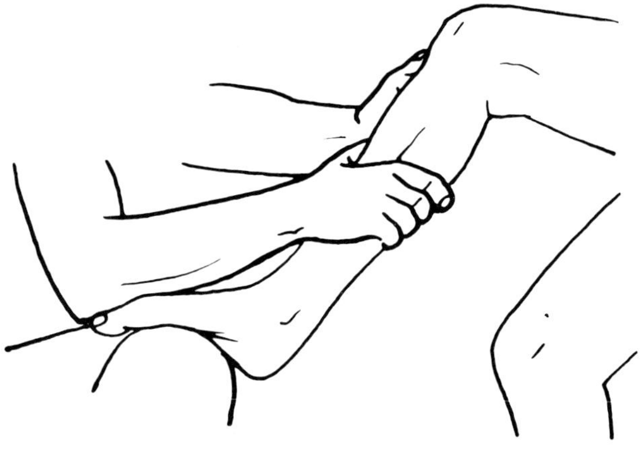

Deuxième temps : mobilisation combinée hanche, genou, pied

externe du bras du kinésithérapeute. Ce dernier empaume bien le genou du patient. On prépare ensuite le patient en lui expliquant le processus de façon à obtenir la réponse active du patient, immédiatement après le choc-traction, c'est-à-dire le stretching de la rotation interne abduction du membre soigné. Cette réaction active du patient vers la rotation externe est totalement empêchée par l'immobilisation rigoureuse du genou pour obtenir une contraction strictement isométrique.

Le *troisième temps* fait apparaître la perception des pelvi-trochantériens qui entrent en activité; il faut faire marcher le patient sur place avec une amplitude minimale ou moyenne du pas. Pendant que le sujet continue de piétiner, on imprime

Troisième temps : mouvement semi-circulaire imprimé au bassin par action sur les membres inférieurs

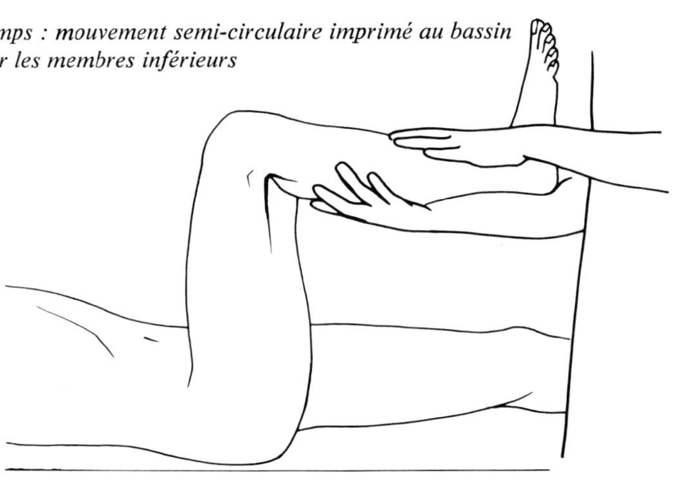

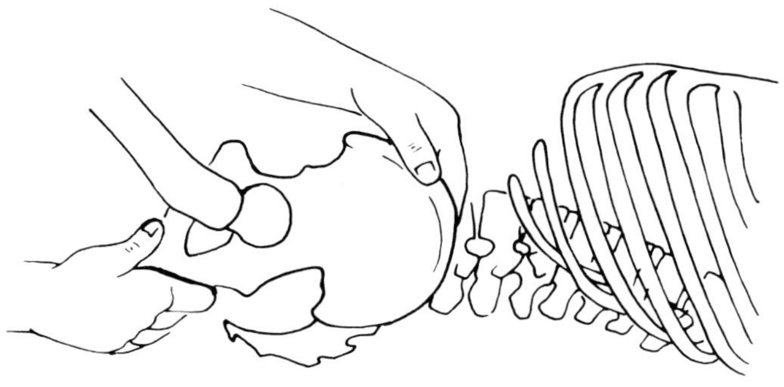

Quatrième temps : mobilisation du sacrum

au bassin des mouvements semi-circulaires sur un plan horizontal, en objectivant ainsi l'indépendance de la motricité pelvienne par rapport aux mouvements des membres inférieurs qui exécutent la marche. On accélère ces mouvements passifs et on intensifie l'amplitude tout en faisant avancer le sujet.

Le *quatrième temps* est celui où le patient est placé en décubitus, les jambes pliées, les plantes des pieds appuyées sur le lit de travail. On saisit alors les deux épines iliaques antéro-supérieures et les crêtes iliaques, et on imprime le mouvement de bascule du bassin en creusant les lombes, puis en pressant fortement la région lombaire sur le plan du lit. Ensuite ce même mouvement est réalisé en diagonale, ajoutant ainsi une certaine rotation-torsion du rachis lombaire. Le patient est invité à sentir et à enregistrer ces mouvements effectués avec une certaine force pour qu'ils soient intégrés, bien saisis, gravés dans la mémoire kinétique des ordinateurs supérieurs (c'est la chaîne cinétique de Payr).

Le *cinquième temps* comporte des étirements rythmés de tout le rachis, se rapprochant peu à peu de la posture fœtale avec un balancement régulier, lent, qui sollicite la détente des muscles para-vertébraux. On transforme progressivement ce mouvement non volontaire en rotation torsion volontaire en dirigeant par exemple le genou droit vers l'épaule gauche et dans le sens inverse pendant l'extension en décubitus. Insistons sur la lenteur monotone nécessaire à ce temps thérapeutique (traction étirante). Toute une série de variantes peuvent ici être imaginées, ayant pour but de briser ou de diluer les tensions parasites, les rigidités du système dit injustement antigravitique, mais qui est implement « gravito-stimulable ». C'est un temps qui est d'autant plus efficace que le malade a pris la décision de ne pas participer activement, mais de laisser faire « l'autre », de récolter et d'inté-

Cinquième temps :
flexion diagonale du genou
vers l'épaule gauche

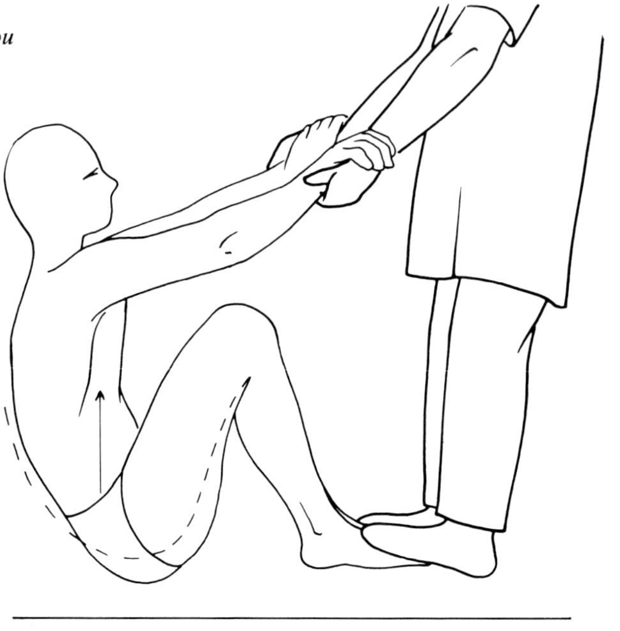

Cinquième temps :
sollicitation de la réponse corticale

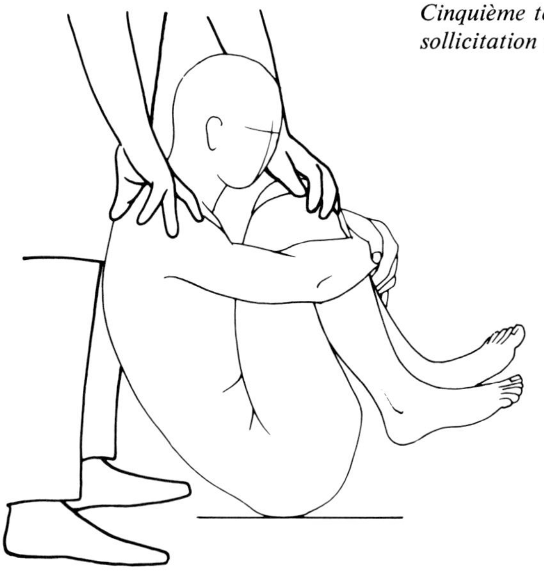

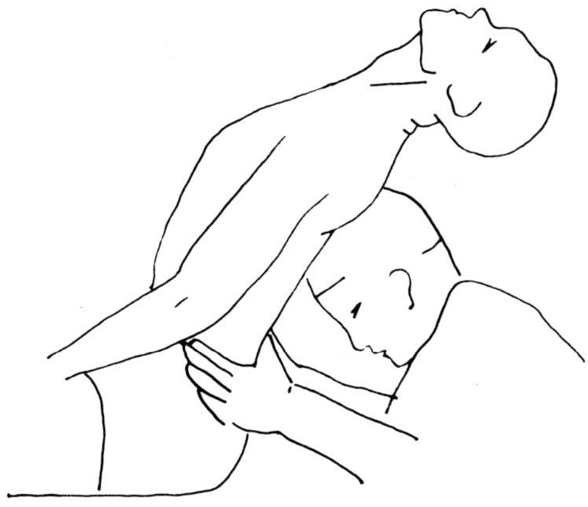

Cinquième temps :
en suivant l'inclinaison de la tête
du patient, le pouce du kinésithérapeute
règle étage par étage
les muscles transversaires épineux

grer les multiples sensations devenant des perceptions; ces perceptions reçues comme des informations qu'on ne peut réaliser par sa propre activité volontaire.

On peut amplifier le travail recherché sur un tapis par terre avec appui des ischions et des pieds, genoux écartés, bras tendus comme pour prendre son élan. On saisit les poignets et le kinésithérapeute avec ses pieds nus presse sur l'avant-pied du patient. Dans un élan donné aux poignets, on décolle les ischions et ce même élan décolle les talons. Parfois les bras tendus annoncent un élan, tandis que le kinésithérapeute donne une impulsion sur la région cervico-occipitale pour réaliser le même décollement ischions-talons.

On peut réaliser d'autres positions, s'installer sur le bord du lit ou à califourchon si le lit de travail n'est pas trop large, ou en position dite en tailleur, ou encore en padmassana pour les patients déjà préparés par le hatha-yoga. Enfin, en latérocubitus, on répète des gestes thérapeutiques analogues. Quand le terrain

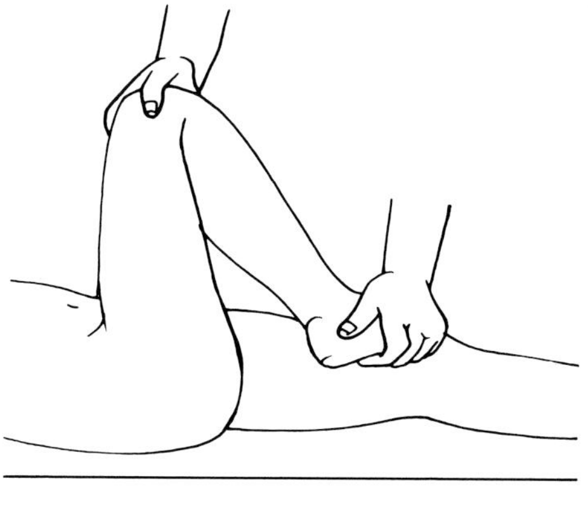

Cinquième temps :
travail du kinésithérapeute
sur le patient assis
avec appui des ischions
et des pieds

est bien préparé, on passe à l'utilisation des facilitations proprioceptives pour revigorer les muscles pelvi-trochantériens et paravertébraux lombaires. Autrement dit, à la fin de chaque étirement, on sollicite une réponse corticale, en gardant la pose finale en tension, pour n'exiger que les contractions proprioceptives sur les muscles allongés au maximum. On ramasse le patient placé sur les ischions, le front près des genoux pliés, avant-bras croisés sur le thorax, et on saisit ses deux épaules Prenant les genoux, on les couche à droite puis à gauche, pour donner une souple rotation torsion sacro-lombaire.

Avant de décrire le *sixième temps*, comme tout ce chapitre concerne la thérapeutique manuelle des lombalgies et la récupération des coxopathies arthrosantes, il faut insister sur la signification des tensions, rigidités et algies si particulières et si souvent notées dans cette région lombo-femoro-pelvienne. La méthodologie de ces examens est complexe et aussi difficile que celle du cou. Sauf dans une crise d'algie persistante d'origine franchement discale, les sensations subjectives du patient sont la plupart du temps vagues, imprécises, changeantes, de peu d'utilité.

Mais si l'interrogatoire constitue un moment important pour un rhumatologue appelé à poser le diagnostic et à en déduire les indications thérapeutiques, pour un kinésithérapeute débarrassé du souci du diagnostic on ne peut tenir compte que des douleurs objectivables, par la palpitation qui est le moment essentiel, puis par les mouvements imposés en épreuves d'abord sans résistance dans toutes les directions, puis avec résistance du kinésithérapeute aux gestes volontaires du patient. Les mouvements avec résistance appropriée et progressivement accentuée, permettent de comprendre la source et peut être la cause de la douleur qu'éprouve le malade. La palpation profonde est toujours associée à la mobilisation très localisée autour de la zone palpée. On doit repérer et palper l'espace interépineux, les transverses, les articulaires, en associant la rotation latéroflexion, flexion extension et les combinées. La technique de Félix Wetterwald peut être appliquée de deux manières : sur la peau, dans la région où la peau peut être décollée des plans sous-jacents, c'est la première manière — avec soulèvement, torsion, et enroulement sur le pouce qui sert de rouleau compresseur. Mais la situation dans le secteur lombo-sacré est très spéciale. On note dans cette région, comme on ne le trouve dans aucune autre région du corps, un accollement mou et visqueux des plans sous-jacents. De telle sorte que lorsqu'on soulève le pli en tirant ferme, avec la main nue sans aucun ingrédient médiateur, et qu'en soulevant on enroule pour forcer un peu plus, on entend un bruit de rupture, un bruit sec semblable au son d'une petite ventouse qu'on enlève. Ce geste important est indispensable, il constitue la préparation au temps suivant du massage. Notons seulement ici que la manœuvre en question ne doit pas être répétée et que l'enroulement

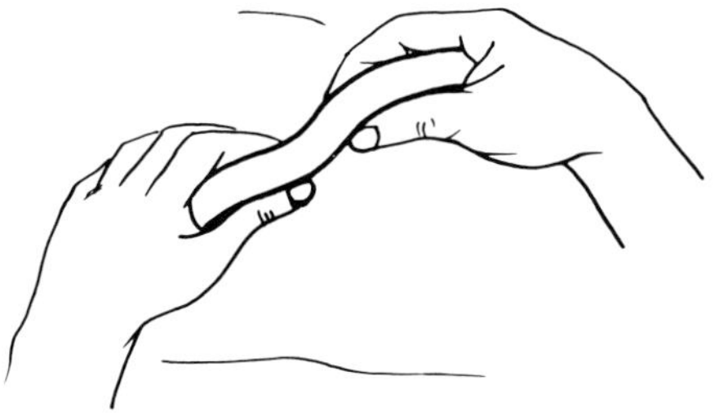

Sixième temps : palpation étirement

successif ne doit être ni trop rapide, ni trop longtemps appliqué au même endroit. Cette manœuvre doit être largement étalée sur toute la région lombo sacrée. Le bruit du décollement de ventouse n'est constaté que dans la région juxta-épineuse.

La seconde manière de procéder de Félix Wetterwald s'adresse aux endroits du corps où la peau est tendue et étalée sur le plan dur conjonctivo-osseux. C'est la situation qu'on trouve sur le sacrum, face aux articulations sacro-iliaques, sur les pourtours des crêtes iliaques. Par une pression ferme, bien décidée, la main du kinésithérapeute fait corps avec l'épiderme et le derme, elle maintient énergiquement le contact, bouge avec toute la peau tenue sous les pulpes, sous les éminences thénars, ou sous les paumes; la main tourne et glisse sur le plan sous-jacent en mobilisant dans toutes les directions par une sorte de dérapage freiné. L'une comme l'autre de ces manœuvres est accompagnée ou suivie de signes vasomoteurs parfois associés aux manifestations histaminiques. Pour tâter plus activement ces réactions on peut tracer avec l'ongle des surfaces choisies dans la région sacro-lombaire; on y trace des stries grillagées pour faire apparaître la triade histaminergique de Lewis. Il ne faut jamais perdre de vue que l'épreuve histaminergique doit être strictement limitée aux secteurs les plus tendus et les plus douloureux.

La surface histaminisée ne doit jamais dépasser douze centimètres carrés, sous peine de malaises accompagnant les décharges histaminiques et la chute de la pression artérielle. Ces malaises peuvent aller de simples lipothymies à l'état présyncopal sans gravité, mais qui doivent être évités. Il faut ajouter aux manœuvres de Félix Wetterwald, qui s'adressent aux téguments aussi bien pour les algies locales que pour des douleurs projetées (viscérales par exemple), la technique de « poncing » de Cyriax, ou, comme dit Olivier Troissier la « frotte ». Cette technique s'adresse aux tendons et aux muscles. La « frotte » ne doit être pratiquée que sur des ligaments et des tendons en état de bonne trophicité.

Le *septième temps* s'adresse aux renforcements de l'activité corticale au niveau des muscles pelvi-trochantériens. En effet, l'activité cybernétique de ces muscles peut échapper en grande partie aux commandes du faisceau pyramidal et être moins contrôlée dans le laisser-aller du comportement de l'homme dont la seule activité sportive est l'automobile. L'abandon du contrôle cortical de la région lombo-pelvienne perturbe ou dérègle la chaîne cinétique décrite par Payr. Les afférences de cette région deviennent de plus en plus imprécises, puis réduites et imperceptibles pour la région du système de vigilance qui n'intervient plus pour rétablir l'ordre des choses. Et de lumbago en lumbago, l'homme s'oriente vers la détérioration des derniers disques, éventuellement les hernies discales et les lombo-sciatiques.

Septième temps : animation de la charnière lombo-sacrée

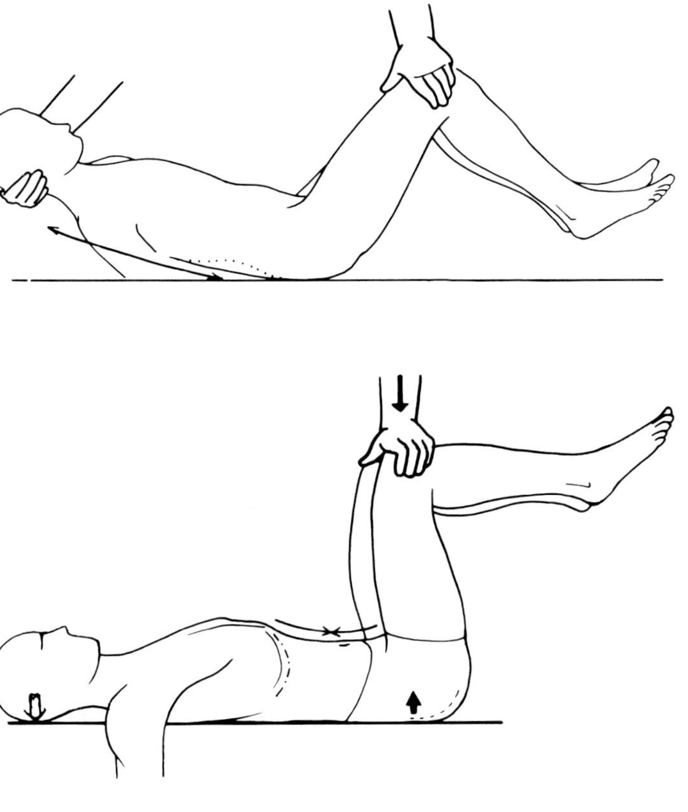

Chez une femme présentant des lombalgies ou des algies coxo-fémorales, quand on arrive à cette septième phase, on trouve toujours (ou presque toujours) des difficultés pour faire mouvoir le bassin en décubitus dans un but kinésithérapique. Après les sept temps décrits ci-dessus, si on demande de bouger le bassin en cambrant et en décambrant la région lombaire, on ne rencontre que de l'inertie. Le ventre bouge, se gonfle, s'agite, se dégonfle, et le bassin plus ou moins secoué ne bouge pas. Le kinésithérapeute peut assister à une manifestation trompeuse de la respiration abdominale dans laquelle les abdominaux semblent tirer le pubis vers le thorax. En réalité, les abdominaux aplatissent le ventre et abaissent les côtes, et le pubis ne monte pas vers le thorax. Pour donner en décubitus plus de puissance aux muscles pyramidaux, les jambes sont fléchies sur les cuisses, les cuisses fléchies sur le bassin, les plantes des pieds posées sur le lit. Si, en plaçant la main sous le sacrum, vers sa partie supérieure, on accentue la lordose et si on demande de décambrer, on constate sous l'action des pyramidaux que le pubis bouge dans la direction du thorax. Ainsi seulement s'anime la « charnière » (qui n'en est pas une) lombo-sacrée.

On obtient ainsi les mouvements alternés de balancement du bassin dans le plan sagittal, à un rythme lent et même très lent pour mieux faire sentir les afférences cinétiques, proprioceptives. Il faut souligner par la parole descriptive le phénomène parvenu à la conscience, insister sans se lasser sur les perceptions lombaires d'étirement, de cambrement, puis de décambrement. Les mains du patient sont placées sur son ventre et il est invité à constater et à contrôler l'absence de toute contraction des muscles abdominaux. On passe alors à la rotation torsion

Septième temps : roulement du bassin en corrélation avec les positions imaginées sur uncadran de montre

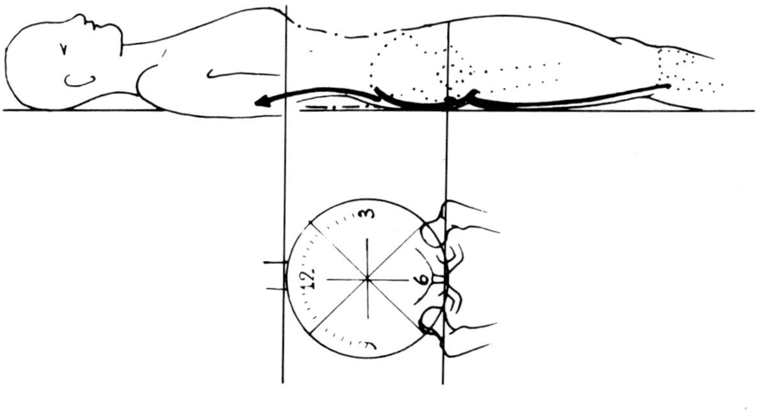

associée du rachis lombaire. Cette fois on presse légèrement sur l'épine iliaque gauche en invitant le patient à suivre ce même mouvement de décambrement en diagonale et en rotation lombaire. Au départ, on oriente cette épine iliaque gauche vers le côté droit. On propose alors d'imaginer le cadran d'une montre sur le ventre (12 heures sur le pubis, 6 heures sur l'ombilic, 3 heures à droite et 9 heures à gauche. Ce geste de roulement du bassin devient de mieux en mieux accompli, le patient se familiarise avec cette découverte de mouvement pelvien sans les abdominaux. La règle de Robert Maigne* est toujours appliquée, à savoir que le choix du maximum d'amplitude s'exerce dans le sens non douloureux et du mouvement contraire. Ensuite, tout en continuant cet exercice, on demande l'allongement progressif des jambes et on laisse constater que le mouvement lombaire devient de plus en plus difficile, avec tendance à l'appui et à l'arc-boutement sur les talons. En décubitus les lignes de force des pyramidaux s'approchent de plus en plus l'axe du sacrum en donnant moins de puissance.

Le kinésithérapeute fait constater cette difficulté, annonce qu'un autre muscle va s'ajouter à l'effort demandé (obturateur interne), et continue sur un ton mi-rassurant, mi-encourageant : *ne vous arc-boutez pas sur les talons; accentuez l'effort du roulement du bassin. Laissez traîner les jambes comme des chiffons mouillés. Insistez encore.* Et le patient doit rouler les membres inférieurs en cherchant à donner une sensation de mollesse et une accentuation à l'effort pelvien. On voit alors apparaître la rotation externe (qu'on peut freiner un peu pour l'objectiver et l'intensifier) pendant que le grand trochanter et le sacrum se rapprochent l'un de l'autre au moyen du pyramidal et de l'obturateur interne.

Cet exercice doit être fait avec patience et insistance. Si cette épreuve est vécue avec une égale intensité par le patient et le kinésithérapeute attentifs, elle établit et laisse une trace de ce qui est l'évidence d'un nouveau geste séparé d'un mouvement de masse, d'une globalisation régionale aussi obscure qu'elle l'était auparavant pour la conscience du patient. Tant et si bien qu'à la séance suivante la trace de ce vécu à deux n'a pas disparu mais réapparaît facilement « à la demande », avant de devenir un besoin quotidien, une découverte précieuse et cette fois-ci bien contrôlée, donc intégrée avec bénéfice fonctionnel. Cette préparation peut être utilisée comme kinésithérapie efficace dans les lombalgies et dans les états précliniques de coxopathie arthrosante. Ces étapes tracent le pattern de la motricité pelvi-lombaire rendue claire et évidente, il s'agit maintenant de la renforcer. Il faut se rappeler aussi que ce renforcement de volume conduit à la stimulation des muscles périphériques, ceux de la gymnastique. Il est peut-être bon de

* R. Maigne, *Douleurs d'origine vertébrale et traitement par manipulation.*

rappeler ici, une fois de plus, l'analogie, probable sinon certaine, des pelvi-trochantériens avec celle des transversaires-épineux.

Le *huitième temps* est celui de la force pure, ce qui veut dire en pratique : augmentation de volume musculaire. Ce volume est augmenté par l'utilisation d'un nombre maximal d'unités motrices par l'effet de plus grande résistance à l'effort. Le pattern est le plan mouvant et plastique d'organisation motrice d'un geste. Ce pattern est entretenu par la répétition. Il entretient l'habileté, la finesse, la précision d'exécution, mais n'influence le développement de la force musculaire qu'en résistance maximale. Mais ici la résistance maximale atténue ou perturbe les modulations des afférences. Il paraît préférable de ne pas mélanger le pattern-acte à dominance neurogène — avec le développement du volume musculaire. Dans ce huitième temps, on cherche à globaliser le geste qui s'ajoute aux pelvitro-chantériens dans l'aménagement du contrôle pelvi-rachidien lombaire. Il est indispensable d'associer ici la facilitation proprioceptive et la contraction isométrique brève. Le patient est toujours dans la position de décubitus, jambes pliées, plantes sur table. On applique un coussin petit et mou sur le bord supérieur du pubis; le patient pousse son pubis vers les pieds ce qui l'abaisse et fait cambrer les lombes. A la fin de la poussée, on donne un petit choc terminal stimulant l'arc réflexe simple à travers les fuseaux neuromusculaires. On a déjà préparé le scénario avec le patient. C'est-à-dire que le choc du pubis est suivi d'une contraction volontaire maximale contre une résistance maximale. Le pubis s'efforce à faire le chemin inverse, à remonter vers l'ombilic contre la résistance qu'il ne parvient pas à

Huitième temps : secousse axiale et résistance à la flexion

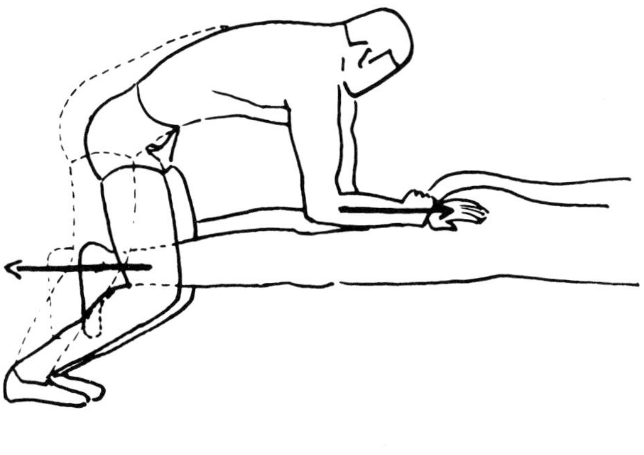

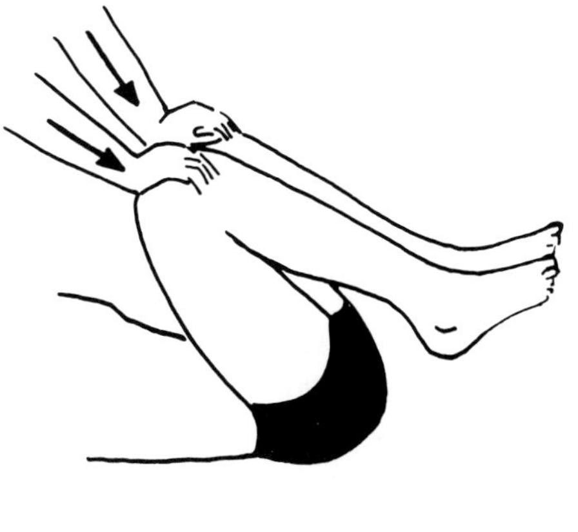

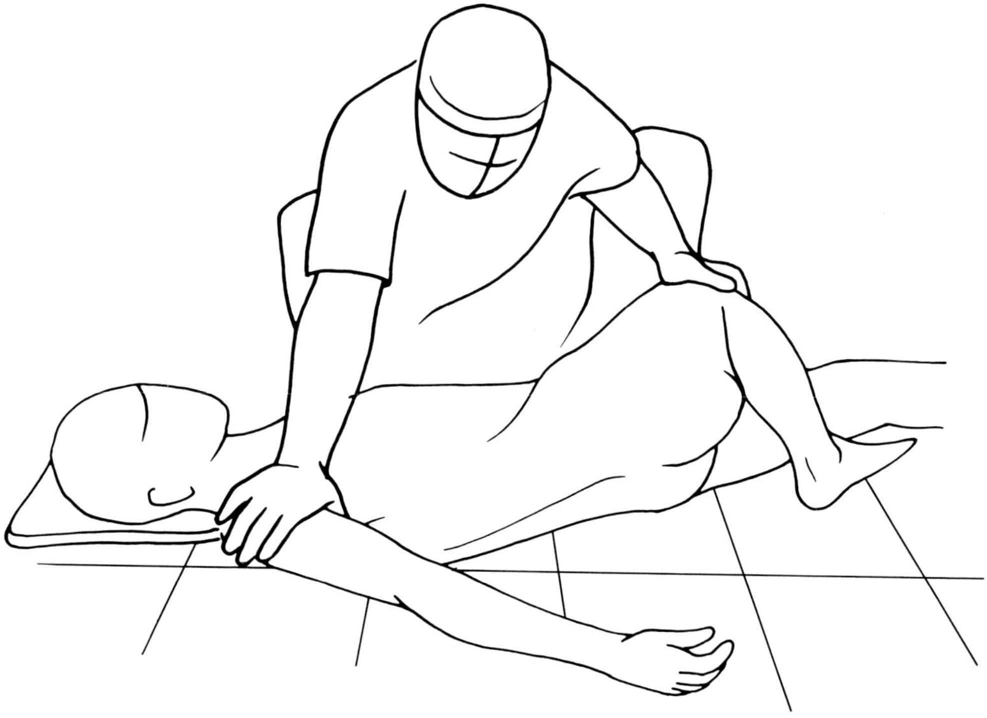

Action du kinésithérapeute sur la résistance musculaire du patient

vaincre. On réalise ainsi la contraction isométrique brève, suivant immédiatement le geste de facilitation proposée. Le choc proprioceptif, fait dans la position envisagée, s'adresse aux pyramidaux et aux obturateurs, et ceci d'autant plus efficacement que les fémurs se trouvent en rotation interne et les plantes des pieds écartées au maximum; les genoux pressant fortement l'un contre l'autre. Mais si on passe progressivement, ou immédiatement, à la position avec les membres inférieurs allongés et en rotation interne maximale, le geste facilite donc stimule, en plus des pelvi-trochantériens, les muscles iliaques et les psoas. Ces derniers participeront au décambrement, associés aux pelvi-trochantériens. Récemment, Basmajian a montré qu'en position debout naturelle la manifestation d'activité des psoas apparaît dans l'extension, donc pour protéger la chute en arrière. Mais il semble aussi que les muscles psoas, qui sont ou qui ont été accusés d'être cambreurs en aggravant la lordose, peuvent parer d'une façon différente, en fonction de la position du sacrum. En effet, plus l'axe du sacrum incline sa base en avant, plus il stimule par étirement le psoas, et la contraction de celui-ci favorise et entretient la lordose lombaire modérée. Si, au contraire, le sacrum est placé en extension, la contraction du psoas affirme et accentue l'effacement de la lordose, c'est-à-dire provoque l'attitude cyphosante des lombes. Dans l'ensemble, les formes congénitales d'effacement de la lordose physiologique des lombes échappent à l'action bénéfique de la kinésithérapie. C'est le rachis des primates. La kinésithérapie est payante dans les formes intermédiaires, là où il s'agirait de dys-harmonies des formes musculaires ou de rétractions ligamentaires. L'objectivation est en faite en décubitus sur le mouton de gymnastique, ou sur le rouleau placé en simple ou en double couplage. Le patient est en décubitus, jambes pendantes. Cette posture accentue la lordose ou la fait apparaître, ou l'efface au moyen du psoas. Mais en fait, avant tout, c'est le renforcement maximal des obturateurs externes qui doit être utilisé en premier geste thérapeutique. En position précédente : décubitus, jambes pliées, plantes des pieds sur la table, on mesure la capacité de cambrement lombaire, en glissant les doigts ou la main dans le soulèvement lombaire et sacré. Si au lieu d'appuyer la résistance sur le pubis, on place les mains sur les cuisses pour résister à la flexion demandée (sur l'une ou l'autre cuisse, ou sur les deux), on voit se dessiner la cambrure lombaire, ce qui est particulièrement indiqué dans le traitement de la cyphose lombaire.

CHAPITRE IX

Physiologie, psychisme et lombalgies

LES LOMBALGIES PSYCHOSOMATIQUES

Depuis les travaux des rhumatologues et des orthopédistes qui ont tout découvert dans la mécanique disco-rachidienne, on peut se demander ce que vient faire la psyché dans cette région, aussi concrète et aussi objective. On peut penser que ce n'est pas dans cette catégorie de malades que l'on rencontre les hystériques ou les névrosés, victimes de leurs appréhensions ou de leurs imaginations morbides. Et, cependant, beaucoup de lombalgiques sont plus ou moins victimes d'une névrose, ou du moins ils deviennent très souvent névrosés quand ils sont frappés par leur lombalgie. On doit donc souvent considérer la névrose en tant que telle comme un soubassement étiologique essentiel. Tous ceux qui ont eu pour tâche d'assurer la récupération fonctionnelle des lombalgiques ont pu noter (s'ils sont bien informés du problème psychologique) que ces malades forment, parmi les handicapés physiques, un groupe à part et particulièrement décevant quand une composante névrotique participe à leur affection. En effet, la majorité d'entre eux, lorsqu'ils ne guérissent pas rapidement, se figent dans une attitude irréductible et deviennent rebelles et méfiants vis-à-vis de toute thérapeutique rationnelle. Nous avons noté plus haut que depuis que la « psychologisation » du métier de kinésithérapeute est tentée, on emploie beaucoup trop souvent l'expression « c'est psychique » quand l'échec de la thérapie manuelle s'est confirmé.

La névrose lombalgique se construit autour d'une vraie phobie : c'est-à-dire une peur injustifiée qui s'éternise et qui est entretenue par les précautions imposées par la peur elle-même.

P. Bergouignan a donné le plan des étapes à travers lesquelles s'édifie cette névrose lombalgique :

— le drame émotionnel initial apparaît dès le premier accident lombo-sacré; la douleur « bloque et immobilise » donnant une impression angoissante d'une rupture du rachis. Il n'est pas rare que des phénomènes végétatifs accompagnent cette douleur angoissante, pâleur, sueurs profuses, lipothymies, qui traduisent la résonance profonde du drame;

— la cristallisation secondaire se produit parfois dès le drame initial; parfois, ce n'est qu'après l'expérience suivante (qui renforce l'angoisse). Le malade semblait oublier sa première crise, et voilà qu'après s'être baissé avec quelque appréhension, il éprouve de nouveau en se relevant « sa » douleur et « son » craquement;

— l'état d'alerte et la politique d'évitement s'installent dès la première crise et surtout après les récidives; la névrose est constituée. Le malade sent en permanence la région atteinte perturbée, ce qui le met en état d'alerte. Au prix de mille précautions, le patient s'ingéniera à éviter toute sollicitation de la région lombo-sacrée;

— la représentation mentale et son corollaire thérapeutique font que le patient, lui, « sent » qu'il y a quelque chose de cassé ou de émis dans la colonne. L'intégrité radiologique du rachis n'ébranlera pas cette conviction désormais ancré dans l'esprit et sur laquelle aucune démonstration rationnelle n'aura de prise.

Ce tableau schématique, s'il forme un éventail des aspects névrotiques du problème lombalgique type, ne représente pas cependant toute la séméiologie des formes atypiques qui sont nombreuses. On voit souvent s'installer une composante dépressive, avec un sentiment douloureux de dévalorisation, d'incapacité, d'impuissance sexuelle; des insomnies, des troubles de caractère, de l'insociabilité, etc., le tout inclus dans une dimension phobique.

Les statistiques oscillent entre 30 et 50 % de manifestations névrotiques pour les algies lombaires. En fait, le masseur-kinésithérapeute est appelé à coordonner les traitements de malades relevant de divers spécialistes. Il doit d'abord se soucier de l'attitude à adopter. N'ayant pas le souci du diagnostic, il peut perfectionner sa pratique et n'a pas à se préoccuper de statistiques; il doit s'inspirer de la recommandation védantique : « avant de parler de loi, regarde à qui tu parles ». En effet, chaque lombalgique réagira à « sa » douleur d'une façon personnelle, selon la structure de son *moi*. Par ce terme, on désigne la convergence de la structure personnelle remontant à sa première enfance, avec son comportement social actuel, familial et professionnel. Sans entrer dans les détails des manifestations psycho-affectives, on peut envisager le plus souvent un contexte névrotique de base avec ses lignes d'orientation psychosomatique latente (comme c'est le cas de tout homme civilisé qui veut, à tout moment, adopter ou conserver vaille que vaille un comportement apparent juste). Lors d'émotions inconscientes, une poussée énergétique risque d'ouvrir une faille dans le fragile équilibre psychosomatique de l'homme normal, c'est-à-dire justement de quelqu'un qui n'est pas de « ceux qui s'écoutent ». Il ne s'agit pas ici des névrosés, mais de ceux qui font les accidents somatiques appelés « faux mouvements », sans lien apparent avec un état émotionnel. Et cependant, le rôle de la relation au kinésithérapeute qui sait « réconforter le moral » de ces patients atteints dans leur fierté de gens actifs est important. Il doit les aider à reconsidérer leur mode de vie qui a perdu son rythme initial, mode qui les conduit aux freinages subits que leur impose sagement leur état physique. Il y a aussi les lombalgiques chez qui le kinésithérapeute détecte un état névrotique plus manifeste.

On peut schématiquement reconnaître trois grands types constitutionnels :

— un état dépressif exhibant le syndrome neurasthénique de Béard, ou la dépres-constitutionnelle de Montassut;

— une constitution anxieuse hyper-émotive (Dupré et Camus), terrain électif de la névrose d'angoisse, avec des cénesthopathies de l'hypochondrie mineure;

— une composante hystérique, du genre hystérie de conversion, dans le sens freudien du terme.

Comment aborder le traitement de fond des lumbagos chroniques chez les déprimés? La première séance masso-kinésithérapique doit être conduite de manière à laisser le patient très passif. On peut dire, par exemple, *voyons ensemble votre cas; comment vont les choses quand vous ne faites rien, absolument rien. Ne m'aidez pas, laissons parler la mobilité non volontaire des muscles et des jointures. Vous laissez faire passivement des déplacements ou des mobilisations que je vous propose, et que je fais à votre place, à la place de votre volonté. Nous faisons l'inventaire de vos tissus, pas de votre personne en action. Abstenez-vous totalement de faire la moindre contraction de vos muscles, de vos articulations. Un simple clignement de l'œil pour stopper la mobilité et revenir en arrière. En passant, on fait, dans certaines régions, quelques massages de la peau et des muscles pour faire « baisser le tonus »*. La situation d'une « non participation » est proposée. Elle sollicite l'abandon total pour mieux voir ce qui se passe dans la réalité à la fois objective et subjective. Il faut que le sujet soit déconnecté, sans visées psychogènes de relaxation. Cela donne une sensation nouvelle, c'est le « repos actif », c'est le « vide opérant » (Bergson), c'est le retour vers les cénesthésies positives sans douleur, car le corps confié « s'étale ». Cette séance revêt une signification particulièrement importante pour ces malades qui ont reçu souvent jusque-là, au cours de la rééducation ou de la gymnastique qui leur a été imposée, des appels d'ailleurs inefficaces, à leur volonté consciente de guérir. Donc, dans cette ambiance de la première séance, on se tâte, on « s'apprécie » et parfois on « se compare » aux situations déjà vécues. Le patient compare ses propres sensations antérieures aux nouvelles exhortations du thérapeute : *ne faites rien, mais sentez et dites comment « passe » cette sensation.* Le kinésithérapeute a une tâche difficile : pour être efficace, il ne doit pas comparer son malade à d'autres. Il doit donner un sens plein à celui qui est soigné en invoquant le retour à la normale de ce qui est aujourd'hui perturbé.

Après cette approche, il faut se préoccuper de la technique proprement dite. On s'adresse ici à un malade dépressif qui ne peut pas véritablement se servir de ses muscles et qui se fatigue vite. Il convient alors de donner des contractions maximales et brèves faites par lui-même sans résistance; de choisir les muscles dont la contraction n'éveille pas la douleur redoutée par le malade; de posturer tels muscles qui sont plus tendus, juste à la fin du temps expiratoire poussé au maximum, quelques secondes par région.

Les états dépressifs avec prédominance végétative vaso-motrice ont été particulièrement étudiés par P. Marchais. Ils se situent dans le contexte dépressif avec asthénies profondes, insomnies, sueurs, tremblements, crises de larmes, céphalées. Des cervicalgies et des dorsalgies accompagnent le plus souvent la lombalgie, préoccupation dominante pour laquelle le malade consulte. Dans tous ces cas, il existe une douleur à la palpation profonde de l'aorte abdominale et des vaisseaux iliaques primitifs. *Il s'agit d'une douleur vive dont l'absence doit, à notre avis, faire rejeter le diagnostic de lombalgie dépressive, c'est dire l'importance séméiologique que nous donnons à l'existence de ce « lambda »* abdominal douloureux dans ces formes*, dit P. Marchais. On note dans ce syndrome des conflits affectifs : dyspareunie, frigidité, surmenage réel, positions professionnelles défectueuses, travail dans un bruit intense. Ce sont des facteurs à retenir et il faut tenter d'y remédier dans la mesure du possible, avec l'aide de l'assistance sociale. Les docteurs Bachet et Marchais ont noté, en particulier, que les tractions et les élongations aggravent toujours les douleurs chez ces malades. Cette aggravation est presque toujours immédiate, dès la première séance, même si ces tractions sont faites avec un maximum de prudence et avec une progression bien dosée. Par contre, des postures, des étirements rythmés très lents sont toujours très bénéfiques, à condition d'être précédés par des massages profonds.

Il faut toujours régler la respiration qui, chez ces malades, est « paradoxale »,

* Lambda (λ) est la lettre grecque dessinée par l'aorte abdominale et sa bifurcation en iliaques primitives.

selon l'expression consacrée du professeur Cara; paradoxale, ou simplement anarchique, comme l'humeur de ces malades. La respiration abdomino-diaphragmatique lente et profonde, associée au massage délicatement compressif, assure régulièrement de très bons résultats.

Voici une observation type de ces formes de lombalgies dépressives avec troubles vago-sympathiques : Mme X, 34 ans, *une lombalgie est apparue après l'accouchement (depuis six ans), j'ai l'impression d'être dévorée, ça me cuit, ça me pique.* Sur la radiographie on trouve des flèches tracées à l'encre, désignant de bien vagues irrégularités du contour de certains plateaux vertébraux. Ces flèches ont pris une signification importante, tant dans l'esprit de la patiente qui, à plusieurs reprises, reviendra sur ce sujet, que dans celui du thérapeute. L'état général s'avère altéré; insomnie à cause des douleurs, asthénie, nervosité avec impression de *tension et crispation intérieure*, sueurs abondantes, douleurs précordiales, fourmillements dans les extrémités, congestion pelvienne douloureuse avant les règles. Sur le plan psychologique, on apprend l'existence d'une hyper-émotivité; cette patiente a beaucoup souffert de conflits familiaux. Les fameuses flèches radiologiques lui ont fait craindre une maladie évolutive incurable. De plus, cette jeune femme méticuleuse, habitant un grand pavillon, se croit obligé de faire chaque jour le « ménage à fond », aussi complet qu'épuisant. Tant et si bien qu'une hospitalisation de trois semaines est indispensable. Le traitement suivi comporte un traitement médicamenteux sthénique et neuroplégique, un traitement masso-kinésithérapique quotidien, et une psychothérapie associée. Le résultat obtenu est tout à fait satisfaisant; c'est celui qui était recherché sans succès depuis plus de six ans. P. Marchais (psychiatre) insiste beaucoup sur la *surprenante action de la stimulation et de l'excitation cutanée appliquée sur les dermatomes régionaux.*

On note le plus souvent l'apparition des lombalgies dérivant d'une névrose d'angoisse après un accident qui s'est accompagné d'une frayeur intense. Après de tels accidents, on voit apparaître une angoisse persistante et des peurs multiples. Anxieux et inquiets, ces lombalgiques ont peur pour la « colonne », peur qu'elle se casse lors d'un mouvement brusque; ils entendent des craquements, ils sentent parfois leurs « becs de perroquet ». Ces états phobiques sont certainement plus fréquents après un traumatisme cervical que dorso-lombaire. Ce sont généralement des sujets pusillanimes, impressionnables, dont on a parfois insuffisamment ménagé la fragilité émotionnelle.

Une comparaison riche en enseignement a été faite récemment par les docteurs J. Guyotat et J. Guillaumin, grâce au test de Rosenzweig, test des frustrations. Ces tests permettent d'opposer les « vertébraux et les périphériques ». On constate que les vertébraux réagissent beaucoup plus violemment à la frustration, c'est-à-dire qu'ils la ressentent comme un élément subjectif; ils apparaissent comme plus « concernés », plus « visés » par le destin et par leur atteinte corporelle que les périphériques. Ceux-ci sont plus objectifs, ils sont en mesure de contrôler directement par la perception externe (la vue et le toucher) leur membre traumatisé; les vertébraux, à l'opposé, ne peuvent avoir qu'une connaissance introceptive de leur mal qu'ils ressentent, de ce fait, comme une atteinte globale du *moi.* C'est bien là, probablement, la cause première de ces manifestations anxieuses, de ces angoisses, de ses craintes, qu'on retrouve de façon si fréquente chez les lombalgiques. En l'absence du traumatisme initial, chez les anxieux, dès l'apparition des premiers signes du lumbago naît l'idée d'être atteint d'une maladie très grave, voire incurable. On trouve des raideurs segmentaires de surprotection dans certaines positions déterminées. C'est dans cette variété de lombalgies qu'il faut appliquer la règle sloganique : *la colonne n'a rien, ce sont les muscles qui font souffrir; vous ne sentez pas l'état de vos muscles, c'est pour cela que la douleur est là. Ce sont les rotations de l'axe du corps qui vous informent sur la manière de les gouverner.*

Pour gouverner votre colonne, il faut régler les commandes. Lâchez vos épaules; laissez-vous tomber dans vos reins.

Ce ne sont pas des douleurs d'os ni d'articulations, ce sont des douleurs de contractures. Tout le travail s'organise autour du travail des muscles et de leurs contractures.

Les manifestations dites hystériques, en général, frappent plus un observateur que le patient lui-même qui se joue une farce dont il n'est pas l'auteur. Par exemple, pour un lumbago qui immobilise d'une façon immédiate et dramatique, *la malade a besoin d'intérêt et de sollicitude; elle désire être considérée comme une malade exceptionnelle; le théâtralisme outrancier est habituel, la malade, pour capter l'attention, joue la politique de la maladie.* Finalement on en arrive à penser qu'une hystérie est un gouffre rempli d'imaginaire, qui dépasse la capacité d'imagination des médecins, lesquels reçoivent ces démonstrations corporelles comme un défi porté au savoir actuel de la médecine. L'unité psychosomatique représente un binôme « fonction-structure » qui exprime à chaque instant l'interaction avec le milieu extérieur du corps vivant, transformé en un organisme, voire en une unité active, animée de besoins soutendus par la libido. Cette pulsion s'objective dans le comportement, dans les relations, et peut être aliénée par la société.

Le terrain organique (somatique) résulte de l'interaction (dans le passé) du milieu extérieur et des capacités d'échange de l'organisme. L'organisme est donc le résultat de ce que les pulsions en ont fait, à force d'échanges avec le monde extérieur du réflexe à la réflexion, échanges qui constituent l'historique de chaque individu. Le milieu extérieur est alternativement source de satisfactions, d'épreuves, et de stress. Tout ceci façonne l'individu qui ne vit pas dans un vase clos. Ce monde extérieur change sans cesse et est perpétuellement transformé ou modifié par l'organisme vivant, sexué. Captation et rejet ou jaillissement transforment l'énergie qu'il reprend à nouveau pour la dynamique existentielle que représente « sa présence au monde ». De plus, cette unité psychosomatique ne demeure pas une combinaison physico-chimique (biologique) d'échange ou de consommation d'énergie. Le monde extérieur du sujet, son environnement, le lieu de son évolution, a pour caractéristique d'être un milieu verbal. Dans la perspective psychosomatique, la maladie cesse d'être un accident pour devenir une conduite d'échec. Mais il faut rappeler que ces malades souffrent dans leurs muscles. A la palpation, on trouve dans les muscles paravertébraux des contractures douloureuses disséminées d'une manière bizarre, anarchique. Les examens électriques des muscles ont montré que :

— en demandant de serrer la main de l'expérimentateur, on constate la réponse musculaire intense non seulement des muscles intéressés, mais aussi de groupes musculaires éloignés (muscles dorsaux, faces postérieures des cuisses, des jambes);

— ces rachialgique réagissent par la voie musculaire devant la simple évocation de leurs difficultés affectives;

— l'hyperfonctionnement musculaire de ces rachialgiques évolue de pair avec la douleur rachidienne.

Les expériences de Holmes et Wolff montrent que l'activité musculaire quelconque et les conflits affectifs provoquent tous deux chez ces rachialgiques (du type psychogène) une réponse musculaire (contracture douloureuse) générale et la manifestation d'une douleur. Les effets des deux stimuli, kinétique et affectif, s'additionnent évidemment. De plus, ces expérimentateurs ont remarqué que la douleur n'apparaissait qu'à partir d'une certaine quantité d'activité musculaire générale. Cela veut dire que, même chez les rachialgiques, l'activité musculaire localisée qui pourtant déclenche les syncinésies signalées plus haut, irradiation aux cuisses et aux jambes, ne provoque pas seule la douleur rachidienne; laquelle, pour se manifester, doit dépasser un certain seuil. Ce seuil est dépassé grâce à l'effet de l'hyperfonction supplémentaire déclenchée par l'état affectif conflictuel existant chez ces malades.

Sur le problème des localisations douloureuses, déjà avant 1950, Pierre Marty, André Thomas et J. de Ajuriaguerra, ont précisé que les rachialgies hautes (cervico-dorsales) sont presque constamment accompagnées de céphalgies. Elle coïncident avec une érotisation des fonctions mentales (intelligence) puis, par extension, de la tête et du cou. Les rachialgies dorso-lombaires et lombaires correspondent à la valeur philogénétique de la verticalité de l'homme, du redressement dans la série animale. La zone lombaire affirme la présence musculaire dans l'acte génital (voir aussi la physiologie des muscles pelvi-trochantériens) comme cela apparaît presque toujours confirmé par des manifestations plus ou moins indirectes dans les lombalgies en général.

En repensant les idées de Pierre Marty, il est possible de retenir que presque tous les rachialgiques ont des difficultés dans leurs relations sociales et familiales; leur activité est grande, mais souvent *niée* et en tout cas *retenue;* ces malades ne manifestent pas leur colère dans les activités motrices, mais les transforment en tension : ce sont les carapaces, les armures, que Reich a décrites. Lors de l'examen, cette incoordination entre la violence affective que l'on devine chez ces patients et la pauvreté de leurs manifestations musculaires apparaît souvent comme évidente.

Dans la sphère génitale, des difficultés sont presque toujours présentes : frigidité ou impuissance de formes diverses, plus ou moins importantes, plus ou moins camouflées. Chez plusieurs auteurs, on trouve que des tentatives homosexuelles ont souvent fait une apparition épisodique et se sont toujours soldées par des échecs et une aggravation des rachialgies surtout lombaires, bien localisées dans la zone sacro-pelvienne et lombaire basse. Les rachialgies augmentent d'intensité pendant ou après les rapports sexuels, même dans les jours qui suivent, et servent de prétexte à la diminution ou à la suppression de la vie génitale. De tout ce qui vient d'être dit, il apparaît que la psychanalyse est la seule possibilité d'aborder le problème dans sa totalité. Mais, commencer une psychanalyse est une affaire très sérieuse, et cette décision *doit être motivée.* On ne peut psychanalyser contre la volonté du rachialgique. Cela ne peut être un remède qu'on impose comme un médicament ou une piqûre. Même si l'on pense que les troubles dont souffre le patient ont à voir avec des conflits émotionnels ou sexuels inconscients qu'il ignore, il est difficile pour un malade qui n'éprouve aucune notion de l'insuffisance de sa vie relationnelle et aucune souffrance émotionnelle de s'astreindre à une cure psychanalytique. P. Marty et M. Fain qui ont étudié les pathologies myalgiques en psychanalystes ont souvent conseillé à ces malades une kinésithérapie seule ou dans certains cas associée à une cure psychanalytique si pour d'autres symptômes d'ordre psycho-affectifs ces patients la désiraient.

PSYCHO-PHYSIOLOGIE LOMBO-SACRO-ILIAQUE

La psycho-physiologie des instincts sexuels loge, techniquement parlant, dans le complexe abdomino-lombo-sacro-pelvi-sexuel. C'est bien là que l'on trouve le domaine des pulsions de vie, que Freud a nommé la libido. La psychogénèse du comportement et les manifestations du « ça » sont liées avant tout aux lombes où la libido génitale concentre ses énergies. C'est le lieu ou le physiologique et le psychologique ne peuvent être étudiés dans leur singularité, tellement les deux énergies sont mêlées. Les pulsions psychosexuelles peuvent être domptées, jamais domestiquées.

Les répressions et censures socio-familiales font que dans les refoulements du « ça », le sujet proteste plus souvent à travers le corps que par le langage « ouvert », contre ces « empêchements à être ». Le « ça » cherche à franchir les barrières « imposées » et trouve les moyens souvent les plus absurdes, les plus louvoyants et violents, pour affirmer sa réalité emprisonnée. Les symptômes morbides s'expriment par des affections de type paralysies hystériques, angoisses « du ventre » continues ou épisodiques, phobies, ou de véritables perturbations de type psychiatrique. Dans ces « ratés du comportement », les lombes et le ventre (vulgairement appelés les « reins » et le ventre; ou encore les « flancs ») sont utilisés comme des soupapes de sûreté. Ce sont des névroses bénignes ou graves, et à première vue, elles ne sont pas confiées aux kinésithérapeutes.

C'est à G. Groddeck et à Freud, bien entendu, qu'appartient le mérite d'avoir reconnu les « minuscules fissures » de la façade de l'organisme. Dans le chapitre X j'expose les tactiques thérapeutiques pratiquées et enseignées par Groddeck. Il était à la fois psychanalyste et masseur-kinésithérapeute. Mais, avec l'expérience, il a presque abandonné la psychothérapie pour pratiquer davantage le massage, la kinésithérapie, et l'hydrothérapie. Pour lui, la notion du « ça » doit être envisagée comme *la pensée d'avant le cerveau. N'oubliez jamais que notre cerveau, et avec lui notre raison, sont une création du « ça »*.

L'engagement psychologique, c'est-à-dire émotionnel, est d'ordinaire plus grand dans les sciences du comportement humain que dans les sciences naturelles purement physiologiques. Chaque homme porte en lui des représentations imaginaires et plus spécialement concernant son corps. Cela expliquerait-il, par exemple, pourquoi en allemand le lumbago s'appelle « le coup de pied de sorcière »? Il faut surtout reconnaître qu'une fondamentale identité psychique permet seule la communication; elle permet de rester autant que possible dans la « co-efficience » de la guérison qui nous est demandée dans notre exercice masso-kinésithérapique. Pouvons-nous ignorer que toute étude de l'homme, et à plus forte raison le traitement de corps à corps, éveille une angoisse dont on se défend par transfert ou contre-transfert; ce qui fausse la relation avec celui qui sollicite notre aide, et fausse aussi les résultats de l'observation thérapeutique.

L'on peut supposer que des inégalités de répartition des forces, dues à des asymétries des muscles rachidiens profonds, peuvent dépendre de la façon dont a évolué la « portance » (« gestare » veut dire porter) du fœtus. Les courbures lombaires de l'enfant et de la mère se présentent en cyphose parallèle. La courbure primaire, c'est-à-dire une cyphose globale du fœtus, est plus ou moins en rotation-torsion pendant l'évolution de la grossesse. Comme il s'agit des muscles profonds, la palpation ne permet d'apporter des constatations valables sur le plan clinique que partiellement. L'asymétrie fonctionnelle des muscles spinaux peut être équitablement stimulée par la masso-kinésithérapie, sans laisser s'installer des déformations orthopédiques et plus tard rhumatologiques, ou du moins les favoriser.

COMPLEXE ABDOMINO-LOMBO-PELVIEN

Il faut aborder avec prudence la biomécanique lombaire à cause du dérèglement cybernétique régional. Car il s'agit là d'un carrefour inconsciemment redouté qu'exprime la métaphore « reins brisés », qui est sensée réduire ou supprimer l'activité sexuelle, ou coïncider avec elle. La colonne lombaire, dans sa composition segmentaire et liée, dans son riche peuplement nerveux, médullaire, radiculaire, méningé, mais aussi dans la région qu'elle assume, est d'une réelle complexité. Certaines affections de ce système désignent le rachis *sans y siéger;* d'autres y siègent *sans s'y manifester*. Les viscéralgies les plus diverses s'y donnent rendez-vous. Toutes les affections rachidiennes et surtout lombaires parlent un idiome difficile à comprendre parce qu'il est composé de multiples patois : orthopédique, rhumatologique, métabolique, hématologique, cancéreux. Devant la confusion des paramètres des souffrances lombaires, une conduite plus spécialement attentive s'impose.

Plus encore que pour les autres régions du rachis, la frontière entre les « psychiques » et les « organiques » est ténue, et on risque de la franchir sans s'en apercevoir. La conduite du traitement doit être *bien en main*, et tous les signes nouveaux ou insolites qui apparaissent parfois au cours du traitement ne doivent pas échapper à notre vigilance, mais nous commandent de stopper le traitement manuel et nous incitent à reconsidérer le premier diagnostic.

La particularité de structure et de fonction de la douzième vertèbre dorsale, vertèbre pivot, est d'être le lieu où s'organise la rotation et la torsion du rachis. Cette torsion peut être homonyme générale de toute la colonne. Elle peut, dans d'autres cas, produire une rotation thoracique et cervicale à gauche, tandis que le rachis lombaire, et avec lui le pelvis, tourneront à droite.

Chaque segment mobile du rachis ne participe ni régulièrement ni constamment dans la vie quotidienne. Certains secteurs s'enraidissent, d'autres se surmènent. Le plus souvent les secteurs qui s'altèrent par ce surmenage, statistiquement notés, sont dans le haut : atlas-axis, plus bas C4-C5, ou C5-C6; en bas L4-L5 ou L5-S1. J'ai l'impression que c'est la rotation qui est la première atteinte dans l'un ou l'autre de ces lieux non privilégiés. Ce qui est surtout frappant, c'est de constater chez les humains encore jeunes, qu'au signal d'appel du regard, la tête et le cou tournent spontanément de moins en moins, dans leur gestique de rotation spécifique. Précocement, la compensation qui, en réalité, n'est pas une vraie compensation mais une espèce de secours mal venu, se manifeste au niveau des membres inférieurs et surtout au niveau des talons antérieurs et des orteils. Si cela est très manifeste pour la rotation du secteur céphalo-cervical, au niveau lombaire, une solide limitation est déjà plus étendue. Cette fausse quiétude lombaire peut durer jusqu'à un âge avancé sans jamais provoquer d'alerte. Et puis, subitement, lors d'un effort un peu plus important que ceux de la routine quotidienne, la décompensation surgit. Elle est soudaine, intense à hurler. Sur les clichés radiologiques, on voit d'énormes ostéophytes, et l'aplatissement important d'un ou de plusieurs disques.

Il en est de même de l'homme qui, sans le faire exprès, a appris à ployer les genoux plutôt que de fléchir son rachis lombaire. Fort de ces observations, en examinant les rachis en général et surtout le rachis lombaire, il faut appliquer un soin tout particulier à la vérification de la rotation bilatérale de chaque vertèbre lombaire. Cette rotation est très limitée dans chaque « segment mobile ». Mais, si petite que soit cette rotation, elle s'additionne, valable et indispensable, pour assurer à la colonne son rôle de serpent et non d'une trique comme le disait Thooris. Cette motricité provoquée sur le patient est « non volontaire », comme le disent les Anglais, expression qui me paraît plus adéquate que celle de « mobilisation passive » que l'on donne chez nous. Qu'elle soit faite en position assise, en procubitus, ou en décubitus, cette rotation provoquée par le thérapeute, rythmiquement, lentement, pendant quelques minutes, n'a pas seulement valeur d'épreuve mais elle est déjà un acte thérapeutique en soi. L'anneau fibreux qui entoure de plusieurs couches le disque intervertébral est tissé de fibres (dix à douze rangées) en diagonale, dont la direction est inversée d'une couche à l'autre. En mettant chaque région en « slack » comme disent les Anglais, on donne au client (personne qui confie ses intérêts, en l'occurrence sa santé, au thérapeute) à sentir, à percevoir ce « quelque chose, ce je ne sais quoi » d'une mobilité non volontaire inconnue avant et qui laisse des traces (gravées dans les centres médullaires et supérieurs), qui intègrent le *nouveau connu* et le mémorisent comme un pattern signifiant, utile.

Le mot slack n'exprime pas une relaxation, au sens propre du terme, c'est une situation articulaire flasque et molle. Pour illustrer cela par un exemple précis,

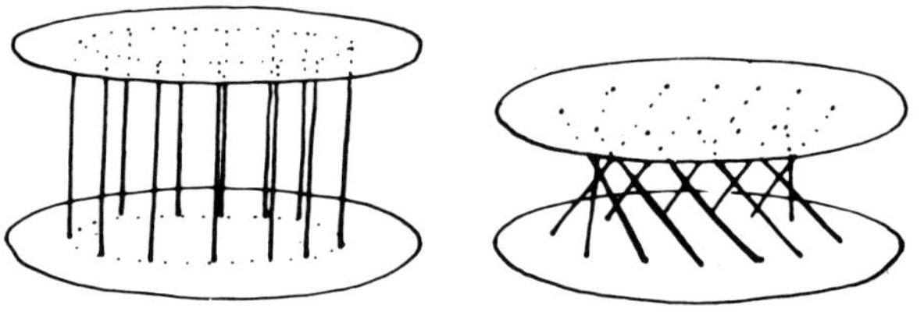

La vie des disques

prenez un des doigts de la main, fléchissez-le passivement à l'articulation métacarpo-phalangienne ainsi que la deuxième et la troisième phalange, de façon à ce que le doigt touche presque la paume de la main; et vous constaterez sans difficulté que vous pouvez mobiliser la dernière phalange, absolument molle, dans toutes les directions de sa motilité.

Pour le rachis lombaire, la situation de slack est obtenue en cherchant la position intermédiaire entre le début de la flexion et le début de l'extension. Chaque rotation sollicite, jusqu'à sa limite extrême, l'elasticité disco-ligamentaire et la mollesse des muscles obtenue par position en slack. Une autre manière de procéder, une fois le slack obtenu dans le rachis, est la pratique du « pumping ». On acquiert cette réaction par rotation axiale du rachis qui montre que le disque est tantôt comprimé, tantôt décomprimé. Ce geste thérapeutique vise et obtient deux effets liés l'un à l'autre : la torsion des fibres de l'anneau fibreux du disque, en sollicitant leur mise en tension rythmée dans les deux sens, à droite et à gauche, stimule leur solidité et leur élasticité — ce pumping réhydrate le disque; à la limite de chaque rotation, on réalise la compression discale et sa décompression — dans le passage intermédiaire, on réactive le passage plasmatique du contenu fluide du disque vers l'espace lacunaire de la moelle osseuse des corps vertébraux. Le pompage et le rejet des substances tropho-métaboliques purgent la stase intradiscale; et en quelque sorte, fait « respirer » le disque et le protège de la déshydratation; il lui restitue le bénéfice de la régulation nycthémère. Le nycthémère, on le sait, est une unité physiologique de temps, comprenant pour l'homme une période de veille et une période de sommeil, rythmés par le jour et la nuit.

On sait aussi que nous nous levons le matin plus grands que nous ne sommes couchés le soir. En position verticale, la compression des disques par le poids du corps et par la contrepression géotropique permet au fluide discal de s'écouler vers les méandres ostéo-médullaires du corps vertébral. Pendant le repos nocturne, en position horizontale, l'écoulement plasmatique se produit dans le sens inverse, c'est-à-dire de la moelle osseuse du corps vertébral vers le disque qui récupère le plasma nouveau et régénéré. Il reprend sa densité normale le matin au réveil. Ce va-et-vient assure donc la vétalité naturelle des disques intervertébraux, par l'alternance d'un mouvement d'hydratation et de déshydratation dont la direction change selon que la position est vertical ou horizontale. Mais cette harmonie peut être pertubée, par exemple par « l'orage pubertaire », bien décrit par Jean Lacapère.

A cause de la sécrétion massive d'un enzyme, la hyaluronidase, dans le cas d'une puberté trop brusque l'harmonie d'échange plasmatique est perturbée. Car le plasma, à cause de l'hyperperméabilité de la membrane péri-discale, pénètre dans le disque « en sens unique ». Le disque se gonfle et augmente sensiblement surtout en épaisseur et, par distension, déclenche une contracture réflexe des muscles péri-rachidiens. Dans ce cas, il perd son liquide et ne peut plus remplir son rôle d'amortisseur et répartiteur des pressions. Mais, en dehors de cette perturbation due à un trouble épisodique, le poids des ans produit plus lentement la déshydratation discale réalisant ce que Stanislas de Sèze a nommé le *syndrome tropho-statique*. Le masso-kinésithérapeute peut souvent ralentir le processus de détérioration par tassement des disques et des vertèbres en les protégeant des agressions dirigées sur les rachis lombaires par l'élaboration d'un manchon musculaire péri-rachidien.

MASSAGE DE LA RÉGION LOMBAIRE

L'épiderme est-il lisse ou rugueux, fin ou épais? La couche cornée est-elle irradiable ou solide? Nous devons considérer la plastique, la couleur, la température; ensuite il faut apprécier la réactivité de l'épiderme. « Rétif » (prêt à se défendre sans cesse ou du moins à se protéger) s'il a une certaine exigence, il y a une technique à trouver pour le premier contact; « placide », c'est-à-dire docile, soumis, sans réaction, sans réponse naturelle à ce contact, il est dans une certaine indifférence au monde extérieur.

Dans la première catégorie, les gestes à envisager sont des pressions dosées dans leur importance, alternant avec l'absence de pressions; on agit par séries de pressions lentes plus ou moins profondes, suivies de relâchements brusques, pas de glissements, mais une mobilisation « en masse ». Il faut bouger la peau sur le plan sous-jacent, et noter la liberté indolente de cette mobilisation, ou la fixité devenant douloureuse dès qu'on tente de mobiliser un peu largement. La peau entière est tendue, le « costume cutané » paraît trop resserré sur son habitant, le corps. La « rétivité » dans ces cas n'est pas seulement cutanée, elle est celle de l'organisme, de l'individu tout entier. Cela peut être tout pour la première séance quant au travail de la peau. Ce temps peut être complété, dès cette première séance, par un appel aux contractions densifiantes ou isométriques des plans musculaires sous-jacents pour faire se rencontrer la pression externe, celle du masseur, et les contre-pressions internes, par « ramassement » des muscles.

Dans la seconde catégorie, la peau « placide » et « docile » demande à être rapprochée du corps. Ici, le costume du corps est lâche. La peau s'applique sans couvrir, avec une certaine densité. Elle doit être sentie comme « collant ». Ici, donc, on applique plicature et révulsion, percussions claquées, angiomotrices, grattages, *pincements épidermiques*, effleurages très superficiels pour réveiller la tonicité. Tous ces gestes sont conduits par l'intention de stimuler, parfois « agacer » la peau. On doit associer l'activité respiratoire : plus rapide, costale, dans les massages du thorax; plus lente, en abdomino diaphragmatique, associée au massage lombaire et abdominal.

C'est dans un but didactique que l'on fait cette différenciation technique. Mais, en réalité, l'une et l'autre des situations envisagées sont guidées et modifiées « à la demande » et à l'acquiescement du patient. Sans forcer la motivation, il doit déclarer que cela lui convient. *Il faut ensuite tâter le derme et l'hypoderme.* Déjà, la technique des pressions larges l'interroge. Puis on passe à la plicature complète. La première épreuve (surtout dans la région lombaire) est celle du décollement perpendiculaire : l'index couché complètement sur les surfaces dorsales de ses deux dernières phalanges, soit alternativement soit simultanément par rapport à la ligne épineuse, est perpendiculaire à cette ligne. Le pouce saisit la peau en pleine épaisseur, dans la pince avec les dernières phalanges de l'index. Cette « pince » peut être faite par l'opposition entre les pulpes, d'une part index médius et de l'autre le pouce (ou trois doigts et le pouce). Mais, en position couché, le pouce me paraît moins éprouvé et cela retarde, ou permet d'éviter, le risque de *rhizarthrose du pouce* qui est la maladie professionnelle du masseur. La prise en pince étant faite, on tire perpendiculairement, en enroulant légèrement sur l'index. En faisant cette traction, produite comme par une petite ventouse, on entend souvent un petit bruit de « clock » semblable à celui qu'on entend dans le décollement d'une ventouse de petit calibre. On fait dans ce cas, étage par étage, cette manœuvre de décollement tout le long de la ligne épineuse du rachis. Dans un second temps, on utilise le *malaxage*, la *plicature*, le *roulement*, la *progression*, comme dans la technique de Félix Wetterwald, technique décrite dans le chapitre consacré au massage qui pour la région rachidienne est légèrement différente. On procède

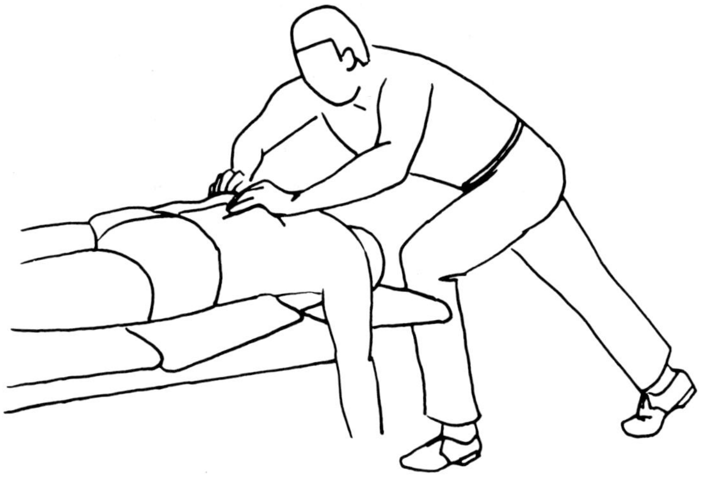

Massage des muscles postérieurs du rachis

par une succession de plicatures (comme des barreaux d'une échelle). On continue par une escalade de pinces, formées par la pulpe des quatre doigts pressant contre la ligne passant par les deux éminences thénar, une main à droite et l'autre à gauche de la ligne épineuse.

Ce qui vient d'être dit a un caractère indicatif. D'autres techniques peuvent être utilisées : *dérapades* par talonnage, soit avec la ligne bithénarienne de chaque main ou les pulpes de quatre doigts. Le but général est de désinfiltrer, de décoller la masse cutanée des plans sous-jacents, de la trame conjonctive (périmysium) qui s'oppose à la circulation humorale, ou qui perturbe la trophicité des téguments. En définitive, la peau ne doit éprouver aucune gêne dans le déplacement, ni sur le squelette ni sur les muscles. De plus, cette *trituration* dermo-épidermique réta-

Traitement des lombes en latéro-cubitus

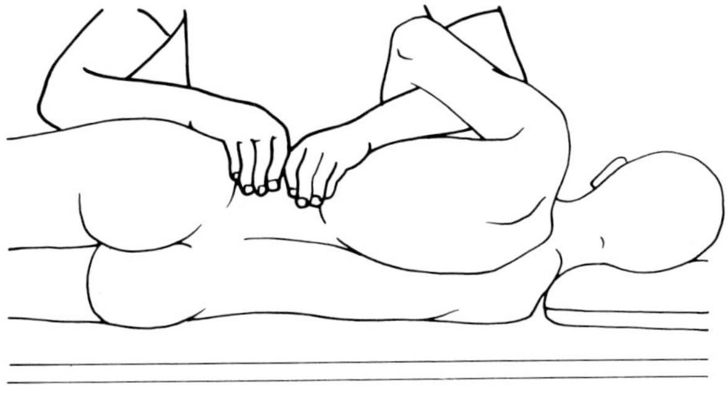

blit la normalisation glomique nécessaire pour le « libre-service » des vaisseaux capillaires de la peau. Et enfin, on veille à l'entretien du rôle du dermatome viscero-somatique. C'est pour cette raison que l'usage des ventouses appliquées tout le long des muscles paravertébraux rend un grand service. Mais ces outils d'infirmières sont oubliés ou inconnus des masseurs-kinésithérapeutes. Toutefois, dans les pays anglo-saxons, il y a des ventouses avec une espèce de pompe à bicyclette, ce qui permet de placer des ventouses par simple aspiration de cette pompe, sans usage de mèche à alcool, ce qui simplifie l'application de ce révulsif qui, en même temps, réalise l'auto-hémothérapie.

Le massage des muscles de la région lombaire et dorsale commence par une investigation du plan musculaire sous-jacent. Il faut rendre par le massage cutané, décrit ci-dessus, la peau mobile et indolente. Toute exploration des muscles à travers un dermatome infiltré et douloureux est erronée, car on risque de prendre la douleur cutanée pour une douleur musculaire. Ce n'est qu'à travers une peau indolente qu'on peut explorer par la palpation les muscles de chaque région; tout contre les épineuses, on trouve des muscles transversaires épineux, un peu en dehors « dans les gouttières » des muscles paravertébraux longs, et enfin plus superficiellement on peut palper les aponévroses des grands muscles périphériques.

Roulement global du patient tout fléchi

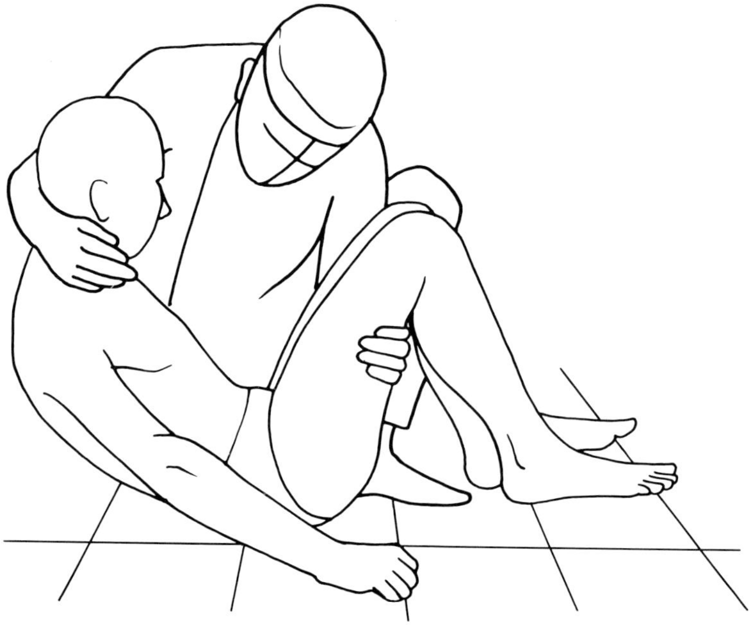

On peut trouver des contractures douloureuses, ou peut-être que cette douleur protège et annonce une irritation inflammatoire mécanique disco-ligamentaire, et des facettes articulaires du rachis. *On commence un roulement global* (ou ballottement latéro-axial du rachis). Le malade est en procubitus, relaxé, détendu. Les éminences thénar des deux mains se placent sur les muscles spinaux *du côté opposé à la position du kinésithérapeute*. Alors, sans glisser sur la peau, on bouge le patient en va-et-vient roulé du tronc, comme dans une gouttière. Ceci est valable et bon pour tout le rachis dorsal et lombaire et prépare la mobilisation du rachis, étage par étage, avec un minime balancement latéral.

LE GRAND PSOAS

Habituellement, le grand psoas est rendu responsable, des hyperlordoses puisque toujours associé aux inclinaisons latérales dites antalgiques et improprement appelées scolioses antalgiques. Mais il vaut mieux conserver le teme de scoliose à la maladie qu'il désigne ordinairement.

Le psoas n'est pas un muscle mais, une espèce de consortium ou association de faisceaux musculaires. Chacun de ces faisceaux peut être sollicité par une sti-

Le grand psoas

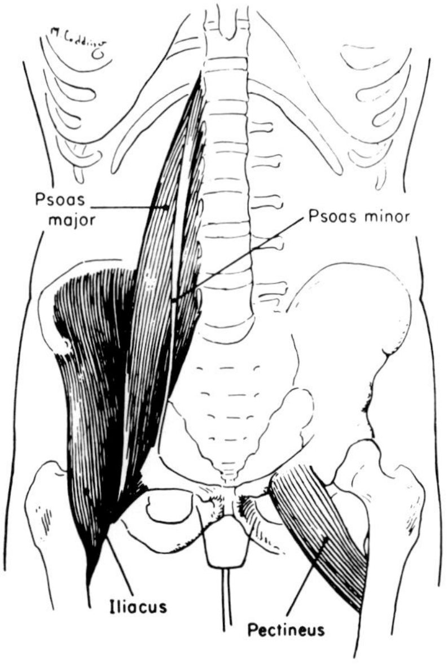

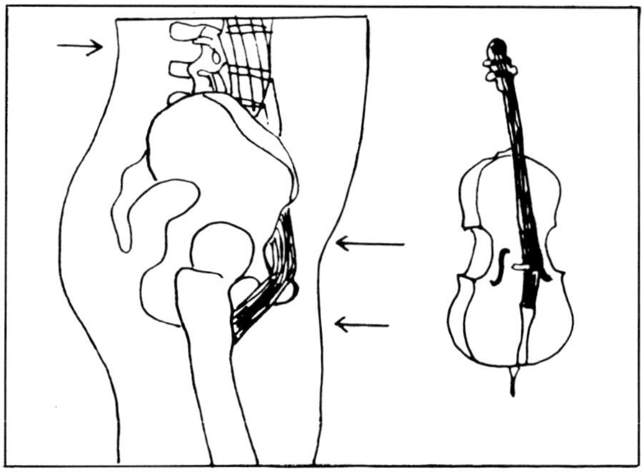

Le psoas est un muscle versatile comparable aux cordes d'un violoncelle

mulation proprioceptive et en particulier par les diverses positions des segments mobiles du rachis lombaire.

La position du pelvis peut également modifier l'action du psoas. Selon la position du pelvis au départ de l'action, le psoas peut se comporter comme un cambreur ou un décambreur. Un physiologiste anglais disait du psoas que c'est un muscle versatile. Versatile, c'est celui qui change souvent d'opinion, mais ici cette versalité motrice est nécessaire et doit être en parfait état de fonction. En supposant le rachis libre de toutes contraintes, on peut parler des fibres du psoas en les comparant aux cordes d'un violoncelle, selon l'image proposée par Moser. Chaque psoas possède par sa structure et son volume une force de 600 kg. C'est le muscle majeur de l'homme, et paradoxalement, il est le moins entraîné de tous les muscles.

En station verticale, le psoas fonctionne en muscle rouge, lent, cybernétique. Il est alors infatigable (tant qu'il n'est pas altéré), peu exigeant envers « l'intendance trophique » au cours de cette activité. Mais, pendant une course, il devient le muscle de la célérité; là, il fonctionne « en blanc » : il est intelligent et rapide, c'est lui qui commande le pied; il « drive » et marque les points au football. Son training thérapeutique doit être pensé en fonction de cette double activité, tantôt tonique, tantôt phasique. Trop négligé dans la posture assise, il s'atrophie et se rétracte histologiquement parlant. N'a-t-on pas souvent parlé de rétraction du psoas lors de la rééducation de l'homme debout?

La puissance implicite du psoas doit être en permanence dans l'esprit de chaque kinésithérapeute. Cette puissance doit être contrôlée très soigneusement chez chaque patient présentant des troubles orthostatiques.

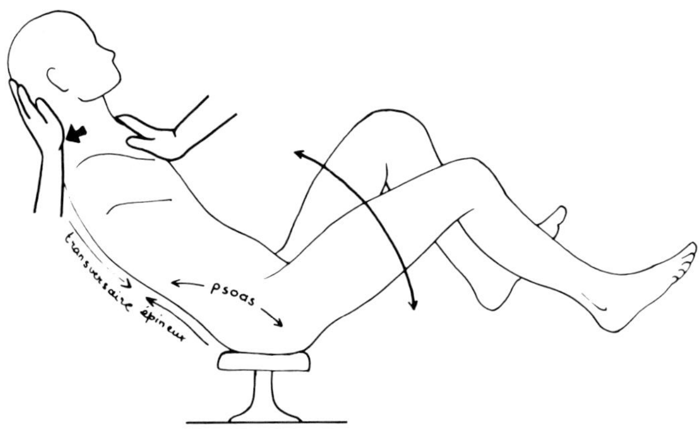

Contrôle de l'équilibre du patient

Bien entendu, le contrôle de cette puissance doit toujours être fait d'une façon asymétrique, tant en flexion qu'en rotation rectiligne et en rotation curviligne. Il faut se rappeler que la rotation en extension s'adresse aux segments mobiles bas, et que la flexion agit sur les rotations plus hautes. Mais, pour commencer, il faut justifié de faire le travail symétrique pour éveiller le manchon musculaire du rachis lombaire. Il s'agit ici surtout de frapper l'imagination du malade, de lui faire éprouver l'insécurité de son équilibre, de lui faire percevoir l'instabilité du rachis lombaire. Cela permet de mieux inscrire d'une manière nouvelle, expérimentale, la région lombaire et sa puissance dans le schéma corporel du patient.

La préparation peut commencer par la mise en flexion extension, désécurisante dès le début. Le malade est assis sur un tabouret relativement peu stable, les pieds nus au sol. Le kinésithérapeute place une main au niveau du sternum, l'autre au niveau des omoplates. On commence par faire les ballottements avant-arrière à petite amplitude pendant trente à quarante secondes. On demande au patient de résister, à chaque poussée, un peu plus fort, de raidir progressivement tout le rachis. La poussée antéro-postérieure est la plus anxiogène des deux. La poussée postérieure réveille le tonus des transversaires épineux. La contraction isométrique des muscles du manchon s'accentue et s'étend. Cela doit être détaillé.

Dès le dépassement de la verticale en arrière, on lâche brusquement la résistance. A ce moment précis, le menton doit être fortement fléchi. Dans la crainte d'une chute en arrière, dans cette position en porte-à-faux, apparaît une réponse vigoureuse du psoas. Il s'agit donc d'établir une poutre composite péri-rachidienne ressentie au maximum et intégrée. Le moment critique est le passage à la double participation du psoas, d'abord à l'extension mise en action par les transversaires épineux, ensuite à la flexion par une contre-résistance. Il est important de susciter cette double activité de chaque psoas.

On peut exécuter deux variantes : le kinésithérapeute est assis à cheval sur les genoux du patient, face à lui, ou un genou du kinésithérapeute placé de côté par rapport au patient, est posé sur les genoux de celui-ci. Une des deux mains est placée au niveau des omoplates du patient, puis déplacée vers l'occiput; l'autre main est sur le sternum. Les mains ainsi placées résistent à l'extension et protègent le dépassement vers la chute en arrière. On peut également susciter le mouvement de la flexion résistée du tronc par l'opposition accrue au sternum. Si les abdominaux sont de très bonne force, on peut faire jouer le patient au « rocking chair », en réglant la flexion et l'allongement des genoux, les mains à la nuque.

A ces épreuves antéro-postérieures, il faut ajouter progressivement des rotations. Sur un tabouret tournant on fait des torsions, ou bien on place les épaules dans un sens, pendant que les jambes pliées se projettent dans le sens opposé. Le tout durant cinq à dix minutes éveille la proprioceptivité cybernétique.

En provoquant des contractions isométriques maximales brèves, on peut apprécier les amplitudes motrices des muscles péri-rachidiens lombaires. La succession rapide des contractions symétriques à petite amplitude ou strictement isométriques, et avec résistance maximale, est faite en flexion-extension puis en rotation à droite et à gauche; enfin, on y associe une ébauche de circumduction, avec latéralité peu marquée. En cherchant une rotation élective, il faut se rappeler que, en position assise, *à la verticale*, la rotation maximale se manifeste dans la région D12. En extension progressive, cette rotation va se manifester de plus en plus bas. En intensifiant la résistance à chacun de ces mouvements « centrés » sur différentes régions, on récupère ou on établit la cybernétique lombaire normale. Une cybernétique normale ne veut pas dire seulement une bonne coordination, ce qui est habituellement conseillé, mais cette coordination ne s'invente pas, elle ne peut suivre des règles pédagogiques comme l'imitation de gestes *proposés.*

Elle doit être conduite au moins en deux temps. Le premier temps est consacré à l'inventaire des possibilités. On commence par une palpation soigneuse tégumentaire, pour apprécier les infiltrats des dermatomes, en s'assurant de la *mobilité parfaite* des téguments sur les plans sous-jacents. La palpation des muscles périphériques peut apporter de précieuses informations. Il faut placer ensuite la région en hyperextension « non volontaire », ce qui doit régler la tension fusoriale. Cela permet de créer une hypotonie des muscles de la carapace ou muscles d'armure qui assurent la « mimique » régionale.

Le dernier temps permet alors de palper les muscles profonds cybernétiques;

à condition que cette palpation soit nécessairement destinée à la perception de la latitude et de la mobilité dont dispose chaque segment disco-somatique. Dans cette mobilisation, ni kinésithérapeute ni segment mobile ne restent absolument passifs. Des chocs courts, des poussées profondes avec les pouces du kinésithérapeute sont utilisés à fond, fermement, à la limite du possible, puis on lâche très brusquement. Cette technique (qui est en fait un dialogue muet « thérapeute-patient ») est d'abord orientée en rotation minime mais perceptible, puis en flexion extension également limitées, en vérifiant successivement étage par étage lombaire la liberté des fonctions locales. Ce temps est capital car il permet d'avoir une claire notion de la mobilité ou de la rigidité articulaire du rachis lombaire, de l'état des disques, et de l'état des muscles périphériques. Ces muscles périphériques ne peuvent être utilisés pour les mouvements d'amplitude suffisante sans cette vérification préalable. Leur activité sera d'autant plus aisée et profitable que les muscles cybernétiques auront préparé les rouages des segments disco-nucléaires en réalisant la répartition des points d'appui d'une façon juste.

Il faut insister sur la dissociation fonctionnelle entre le grand psoas et son acolyte, *l'iliaque*. En effet, l'iliaque est mono-articulaire. De plus, le mariage du psoas avec l'iliaque est aussi « versatile »; ils sont unis comme un couple autour du *petit trochanter*. Mais, physiologiquement, l'iliaque flirte dans son jeu moteur avec l'obturateur externe et serait, à mon sens, synergique de ce dernier. Cette synergie s'attache à l'inclinaison du pelvis en avant et vers le bas, tout en contrôlant utilement cette inclinaison. Tous les deux, le psoas et l'iliaque, sont antagonistes du couple pyramidal obturateur interne. Ainsi envisagés, il obéissent à la règle cybernétique d'inhibition réciproque dans l'activité courante.

La rotation externe du fémur est classique et indiscutablement produite par le psoas. Mais, à l'occasion de l'ablation d'un appendice, Pol le Cœur a planté une aiguille dans l'iliaque; cette aiguille était reliée à un stimulateur faradique. Une impulsion électrique a provoqué une rotation interne de la cuisse. Knoche, au cours de ses études biométriques sur les coupes transversales de la racine de la cuisse, a établi la notion suivante : l'insertion tendineuse du grand psoas se faisant sur le versant *franchement postérieur* du petit trochanter agissait bien dans le sens de la rotation externe. Mais l'insertion tendineuse de l'iliaque se faisant sur le versant *franchement antérieur* du petit trochanter, agit sur la rotation interne du fémur à la manière d'un vilebrequin.

Grant, de son côté, a démontré que la rotation du fémur par le psoas iliaque, devait être comprise dans la rotation externe. Cette rotation externe était d'autant plus manifeste et puissante que le fémur se trouvait au départ au maximum de la rotation interne. Mais Grant, en poursuivant l'étude de la rotation fémorale,

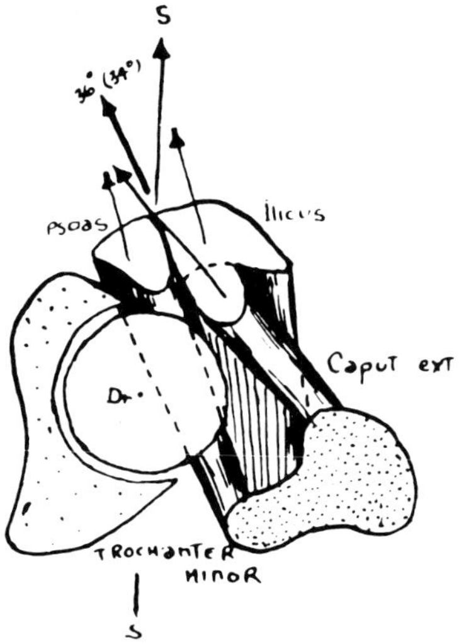

L'insertion tendineuse de l'iliaque sur le petit trochanter

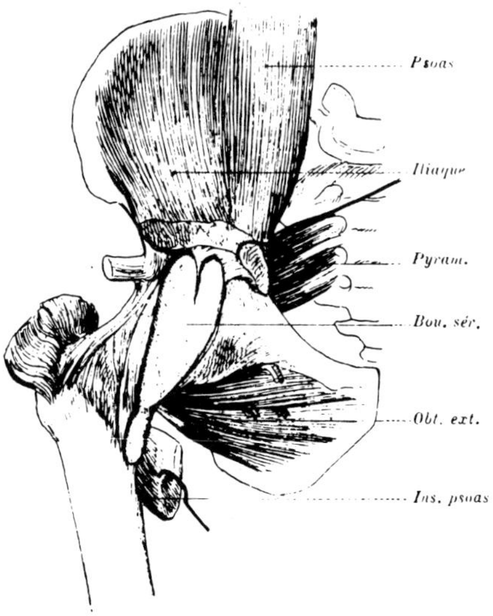

Rotation interne du fémur dans le psoas

a conclu que *quand le pied est appuyé au sol*, l'axe de la rotation fémorale passe par la tête fémorale et par le milieu de l'échancrure intercondylienne du fémur. Dans cette position, le psoas iliaque peut développer la rotation interne en tournant le pelvis de son côté. Il précisait que dans cette position, le petit trochanter se trouvait en *position latérale*, c'est-à-dire à l'extérieur de l'axe en rotation. Cette biomécanique est *comparable à un vilebrequin* identifiable à l'angle cervico-dyaphisaire du fémur, et ce vilebrequin est mu par une bielle qui, anatomiquement, correspond à l'action du muscle iliaque, seul ou associé au grand psoas.

On peut dire finalement que la réponse maximale du psoas est manifeste et très active dans la flexion résistée de la cuisse sur le ventre. Les deux fonctions rotatoires semblent agir pour déterminer le plan de flexion de la cuisse. En effet, la flexion de la cuisse peut orienter la rotule soit vers l'aisselle homonyme, soit vers l'aisselle du côté opposé. La limitation de cette flexion par l'apparition d'une douleur dans l'aine est souvent le signe le plus précoce d'une coxarthrose. Elle montre la rétraction déjà existante du psoas. Elle est mise en évidence par l'association de la rotation interne, qui correspond à la rétropulsion du petit trochanter, et « cela » tire sur le tendon.

La pathologie fonctionnelle peut suivre deux chemins dystrophiques. Comme nous l'avons vu plus haut, le psoas est peu utilisé dans la vie courante. Dans ces conditions, sa trophicité est mal assurée, par simple réduction du débit vascu-

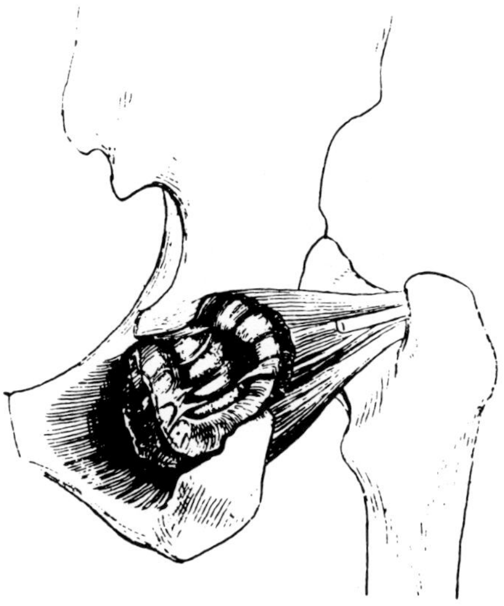

Coupe des muscles obturateurs internes avec sa forme fasciculée

laire, peut-être. Il peut s'agir d'un surmenage passif, par un étirement lent non stimulant comme c'est le cas lors de grossesses, d'obésité avec atrophie des muscles abdominaux. Enfin, il peut s'agir d'une perturbation des fonctions cybernétiques des muscles associés, pyramidaux sacrés et obturateurs internes. La flaccidité des psoas annule la fonction du manchon ostéo-musculaire et devient une espèce de « suspensoir » du rachis lombaire hypercambré. Les psoas ne sont dans ce cas que très faiblement stimulés par un renversement en lordo-cyphose lombo-dorsale. C'est comme s'ils étaient trop longs pour le squelette qu'ils sont sensés mouvoir.

L'autre chemin pathologique est celui de fibro-sclérose rétractile dont la nature est encore mal connue. Dans chaque pays la dénomination est différente : myogélose, fibromyose, fibrositis, aponévrositis, etc. Dans cette dystrophie, les éléments contractiles s'amenuisent et le tissu scléro-conjonctif envahit progressivement tout le muscle qui se rétracte.

ÉTUDE ÉLECTROMYOGRAPHIQUE DIRECTE DU PSOAS

Jusqu'au travail de Robert D. Keagy* et de ses collaborateurs, les tentatives d'exploration électrique des psoas étaient faites de deux façons : soit par les aiguilles électromyographiques implantées à l'aveuglette, soit par des électrodes cutanées placées sous l'arcade fémorale à la sortie du nerf crural. L'équipe de Keagy a implanté des électrodes « à vue » dans le psoas, lors d'opérations de sympathectomie lombaire, faites pour le traitement des artérites des membres inférieurs. Ils ont choisi cinq malades ainsi opérés. Tous ces malades avaient une musculature normale et, à l'examen neurologique, ne présentaient aucun trouble; leur force musculaire était normale.

Sans entrer dans les détails techniques de ce travail, examinons les résultats qui s'en dégagent pour compléter nos connaissances en kinésithérapie.

Dans les expériences de Keagy, aucune stimulation exogène n'a été utilisée. On a tout simplement enregistré les décharges électriques des muscles, pendant leurs contractions nécessaires à l'exécution des mouvements de la vie quotidienne. Il résulte de ces expériences :

1. Trois sujets sur cinq pouvaient par la contraction volontaire du psoas exécuter les rotations internes *du fémur*. Les rotations internes étaient toujours moins fortes que les rotations externes.

2. Un des cinq patients a subi une sympathectomie bilatérale. Chez lui, les contractions volontaires des psoas se sont montrées particulièrement actives aussi bien en rotation externe qu'en rotation interne.

Mais, ce qui me paraît particulièrement intéressant à souligner, c'est que cette activité était présente *dans les deux muscles quand l'un des deux seulement se contractait*. Les réflexes croisés horizontaux sont connus, mais la coactivité des deux psoas est à souligner. Cette coopération paraît constante et doit être toujours en mémoire dans les problèmes posés par la récupération fonctionnelle des troubles de la marche.

3. Aucune activité électrique n'a été trouvée dans les psoas, au repos debout.

Je suppose qu'on peut trouver l'explication dans la « règle de suspension sur les muscles postérieurs ». En effet, l'hypertonie des muscles postérieurs était déjà mise en évidence dans le phénomène de la poussée de Foix et de Thévenard. On peut donc conclure que dans cette éventualité, la participation active des psoas n'est pas sollicitée par le système équilibrateur de l'organisme.

* *Journal of Bone and Joint Surgery*, Oct. 1966.

Il faut noter cependant que si, chez ces malades « en repos debout passif », les psoas étaient silencieux à l'électromyographie, il suffisait de demander « de faire un effort pour se tenir droit », ou de s'asseoir en position droite ou encore de tirer sur le menton, ce qui, pour se faire, les obligeait à se pencher en arrière pour que l'activité apparaisse dans les psoas. Si les auteurs de cette expérience d'exploitation directe des psoas concluent que ces muscles sont stabilisateurs du tronc, ils insistent sur la vivacité de la réponse à la moindre extension. Ils me confirment ainsi, sans s'en douter, dans la certitude qu'il s'agit là d'une organisation de la poutre composite ostéo-musculaire du rachis.

PHYSIOLOGIE DU CAISSON ABDOMINAL

Une observation de pratique courante a amené à modifier complètement certaines notions classiques de physiologie. Un homme penché en avant qui soulève une poutrelle de cinquante kg, est sensé développer une force de sept cent cinquante à huit cent kg avec les muscles extenseurs du rachis. On trouve ce résultat dans l'action des muscles spinaux, opérant sur les leviers des apophyses épineuses (vingt-cinq à trente mm) et des mains présentant à bout de bras soixante-dix-sept à quatre-vingt-dix cm. Cet effort de contrainte est le plus souvent situé au niveau de l'un des deux derniers segments mobiles du rachis lombaire ou lombo sacré. A l'évidence, cela paraît absurde. Et cependant, plusieurs orthopédistes ont poursuivi ces calculs jusqu'en 1956. Cependant, en 1951, Virgin a voulu tester la tolérance discale en soumettant les disques à des compressions progressive-

L'origine des hernies : un poids soulevé du sol s'accroît dangereusement au niveau du disque intervertébral

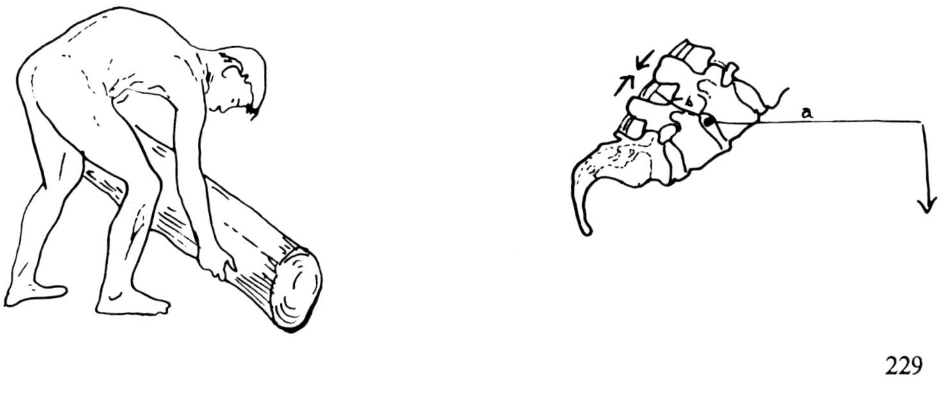

ment évaluées grâce à une machine de compression précise. Pour ces expériences, il a utilisé les disques de cadavres, en ayant conservé une mince couche osseuse des corps vertébraux. Il a trouvé qu'avec une compression équivalente à cent cinquante kg, le disque se déshydrate mais peut récupérer son volume initial s'il est plongé dans un liquide comparable au sérum sanguin. Si la pression augmente, les altérations des disques deviennent irréversibles.

Les expériences les plus précises et les plus riches sur la compression biomécanique ont été publiées par D.L. Bartelink*. Il a refait les expériences de Virgin et les a complétées par des constatations fort intéressantes, mais qui dépassent le problème qui nous touche ici. Bartelink a affirmé que ces expériences montrent avec évidence que les disques et les corps vertébraux ne peuvent être soumis, dans la vie réelle, aux contraintes décrites, car ils ne pourraient y résister. Il s'est posé la question suivante : n'y aurait-il pas d'autres structures, en plus de la colonne vertébrale elle-même, qui seraient chargées d'assumer au moins en partie l'agression des contraintes calculées, en partant du raisonnement des flèches des grues mécaniques. Bartelink a pensé alors qu'on pouvait adjoindre à la colonne vertébrale, matériau rigide, un matériau mou compressible, en ajoutant sa tension au secours du rachis. C'est ainsi qu'il a élaboré la théorie du support complémentaire pour la colonne vertébrale. Il a noté que le fait de soulever un poids lourd est accompagné d'une augmentation de la pression intra-abdominale, et qu'il n'était pas nécessaire de mesurer cette accentuation de la pression abdominale. Il suffit de regarder un homme qui soulève une charge lourde. La couleur de son visage change, il rougit par l'afflux subit du sang à la tête et on sait le risque d'apparition de hernies de force : inguinales ou crurales.

Bartelink a voulu tout de même vérifier ses impressions. Il a introduit alors dans l'estomac un ballonnet gonflable, relié à un manomètre. Il a constaté que la pression abdominale augmente avec le poids soulevé et que cette pression varie selon le degré de flexion. La pression n'est pas maximale en flexion totale du corps, elle devient maximale quand les mains du sujet s'éloignent de trente à quarante-cinq cm du sol. Si le sujet continue à se redresser *lentement*, la pression abdominale diminue progressivement et atteint son minimum, ou presque à 20° de flexion. En position verticale, la pression abdominale est très basse, quelle que soit la charge soutenue par les mains, et n'a pas de signification particulière. Mais je pense, quant à moi, qu'elle est significative et traduit la *répartition équitable* dans un effort soutenu, sur tous les disques du rachis, y compris le rachis

* *Journal of Bone and Joint Surgery*, 1957, pp. 718-725.

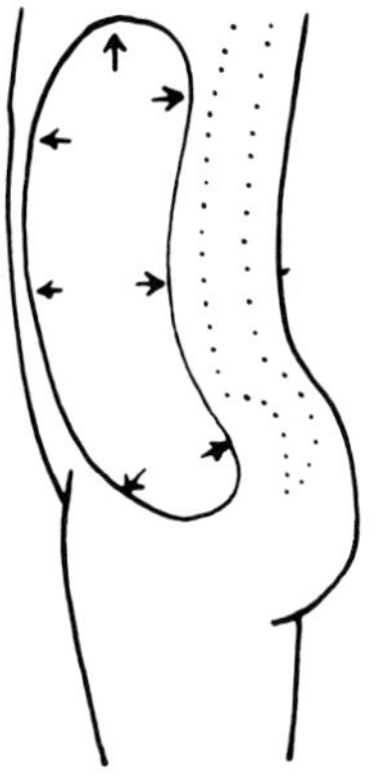

Caisson abdominal

cervical à partir de l'occiput. Mais Bartelink a remarqué que la pression abdominale varie selon la puissance musculaire du sujet. Il dit avoir constaté que chez des sujets possédant une excellente puissance musculaire, la pression intra-abdominale est de cent quarante mm de mercure, ce qui correspond pratiquement à la pression artérielle systolique. Et chez les « chétifs », la pression abdominale tombe à soixante mm de mercure, ce qui correspond à la pression diastolique chez les sujets de cette morphologie du type « hyposthénique » ou « faiblard ».

Si, ayant soulevé un certain poids, le sujet reste un moment dans une position de flexion déterminée, on constate que la pression intra-abdominale tombe à zéro pendant l'expiration, même si le sujet développe son effort maximal d'élévation du poids. Dans ce cas, Bartelink ne donne aucune explication et ne fait aucune référence ni à la morphologie du sujet-ni à son intelligence cybernétique musculaire. L'explication est que la fonction musculaire d'intelligence cybernétique transverso-psoïtique rend compte de l'effort assuré par le rachis, et ceci sans dommage pour les disques. C'est seulement dans cette situation que les abdominaux accompagnent simplement le diaphragme sans augmenter la pression intra-abdominale. Mais, on comprend aussi qu'un redressement soudain du corps, « surpris » en quelque sorte en position de flexion, s'accompagne d'une élévation initiale très forte de l'abdomino-pression. Cela signifie que la surprise et l'exigence soudaine éveillent en priorité des réflexes ataviques, des réflexes abdominaux d'orthogradie. Et c'est en un second temps, mais très vite, que les réflexes proprio-spinaux lancent les sommations aux muscles péri-rachidiens.

Dans une autre expérience, Bartelink provoque une épreuve contraire quand il dit : *lorsque le sujet se penche en avant, et s'il arrête son mouvement brusquement, la pression intra-abdominale augmente subitement au même instant.* Enfin, il ajoute : *on peut comprendre que l'abdomen puisse jouer un rôle si on imagine un squelette dans lequel on aurait calé un grand ballon entre le rebord costal inférieur et le bassin, en l'attachant au rebord costal. Si on ne soutient plus le rachis, le squelette ne s'effondre pas en avant, et le ballon supporte le thorax.* Sur le vivant, le rebord costal est aussi attaché à un ballon fluide qui résiste aux déformations dès que la pression intérieure augmente. *On peut donc concevoir facilement que de cette façon le poids du thorax est transmis à travers l'abdomen jusqu'au bassin, parce qu'on peut appeler un squelette musculaire**.

Il semble que le terme de caisson abdominal doit être préféré à celui de squelette musculaire. Ce caisson prend appui en arrière sur le rachis lombaire et en avant sur les muscles grands droits de l'abdomen. Les grands droits de l'abdomen ne se contractent pas. Leur tension est réalisée par la traction symétrique des muscles transverses. Le caisson abdominal en tension forme donc le cylindre hydropneumatique interposé entre deux coupoles diaphragmatiques, et stabilise le rachis lombaire. Aussi, le « hah ! » du bûcheron correspond à l'ouverture épiglottique laissant s'échapper l'air au moment où la pression intra-abdominale se relâche à la fin de la cognée.

Bartelink a fourni une certaine idée directrice. Mais c'est le « paradoxe de Tucker »** qui fournit des directives pour comprendre et agir en kinésithérapeute. Dans la crise dramatique d'un lumbago aigu, il faut mettre en évidence le conflit de l'homme avec son disque et ce nucleus qui percute l'anneau fibreux du disque.

Lors d'une flexion inopinée, si minime soit-elle, mais faite contre résistance, l'espace intersomatique postérieur s'ouvre et reçoit le nucleus comme une balle de tennis contre le filet. Ses fibres tissées en diagonales successivement inversées, sont innervées par les branches du nerf recurrent de Luchka. Cette douleur est transmise avec une tonalité nociceptive extrême (comme la crainte d'être cisaillé, coupé en deux), du casse-noisette que sont les corps vertébraux. En général ni fracture ni entorse ne mettent les patients dans un état d'angoisse-douleur aussi intense que la discalgie et la sciatique qui sont le prolongement d'une détérioration discale.

On peut proposer l'interprétation suivante : le grand psoas, proprioceptiment au service de la flexion du tronc contre résistance, est perçu comme cause de la douleur et est sommé de tenir c'est-à-dire de se contracturer. Son geste contractile a ouvert en arrière un espace intervertébral, et en même temps a lancé en « smash » la balle nucléaire. Les plateaux sont en situation de casse-noix. Les corps

* Pierre Nordin, Réflexion sur la statique du tronc; compte rendu du congrès national de la kinésithérapie, Paris, 1955.

** W. E. Tucker, *Active alerted posture*, Édimbourg et Londres, 1960.

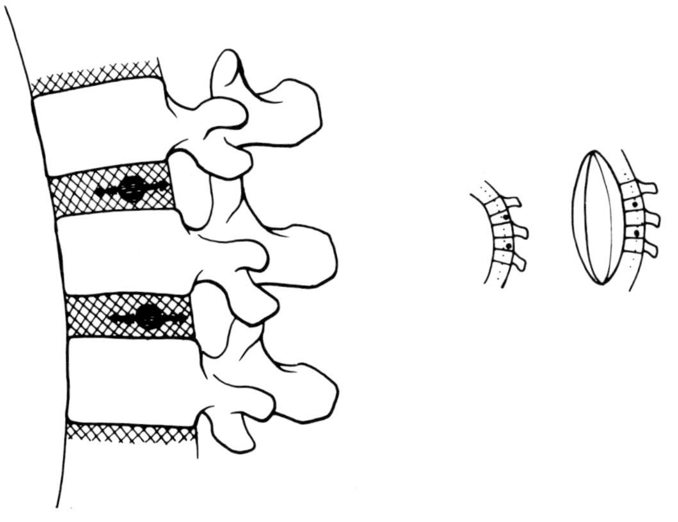

Comme la pression répartie sur un ballon de rugby, le caisson abdominal empêche le jeu en casse-noisette des corps vertébraux

vertébraux sont resserrés en avant, s'ils tentent de se rapprocher en arrière, ils ne peuvent que pousser le nucleus qui est déjà au summum de la douleur. L'ensemble « oblige » le psoas à tenir sa contracture pour éviter l'expulsion. C'est cela le cercle vicieux, car plus le psoas est contracturé, plus il s'oppose au retour du nucleus à sa place, c'est-à-dire vers l'avant.

Ce « fléchi obligé » causé par la douleur lance l'alarme en « parachute » c'est-à-dire en mettant en tension importante les muscles postérieurs du rachis. Cette réaction d'extension ne peut qu'accentuer le drame local. La position couchée-fléchie en latéro-cubitus rend la tension des spinaux inutile, et le psoas peut lâcher prise. La douleur peut s'apaiser par le double relâchement des extenseurs et des fléchisseurs du rachis lombaire, mais les signaux nociceptifs du disque maintiennent le désarroi cybernétique.

La plupart du temps l'adression est latérale. Le « clou » est ressenti comme planté à droite ou à gauche; il s'accompagne de la flexion associée à la rotation du rachis. On l'appelle attitude antalgique en cypho-scoliose lombaire, compensée par une attitude homologue inversée dans la région dorsale. L'unilatéralité de la scoliose peut être directe ou croisée, et son mécanisme sera étudié avec le chapitre consacré au traitement de la lombo-sciatique. Le conflit disco-musculaire ne sert qu'à introduire la description du « paradoxe de Tucker ».

Si l'on reconsidère le schéma naïf du parachute lombaire et de la tenaille psoïtique, on se dit naturellement que s'il en est ainsi chacun de nous devrait

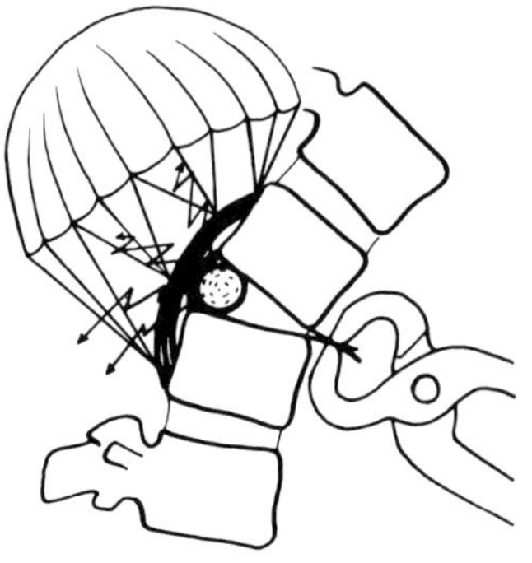

Comme un parachute, le muscle postérieur du rachis prévient l'action d'expulsion du noyau du disque par la contraction du psoas

très souvent faire de ces « tours de reins », surtout si l'on se réfère à la figure reprise d'Armstrong.

Il faut envisager deux situations; on doit considérer que la victime ne sait pas utiliser le manchon musculaire. La collaboration des psoas et des transversaires épineux a un feedback déréglé. Et, au lieu de fonctionner en feedback stabilisant, dit négatif, il fonctionne en feedback positif non stabilisant mais tendant vers *l'infini*. Ce risque, grâce à la participation du caisson abdominal, est évité.

Supposons que le manchon doive être aidé par le « ballon abdominal fluide », c'est-à-dire la pression intra-abdominale; imaginons une colonne vertébrale montée nue (sans muscles ni ballon). Provoquons avec une main l'immobilisation du pelvis, et avec l'autre main fléchissons le rachis lombaire. Et, constatons ce qui se passe : les rebords antérieurs des deux corps vertébraux se rapprochent tandis que les postérieurs s'ouvrent. C'est le casse-noisette qui fait son apparition, mais, et ce dont on est redevable à Tucker, si la face antérieure du rachis lombaire se couche sur un ballon, cet enroulement diminue ou protège un relatif parallélisme du disque incorporé dans le segment mobile. Tout le segment mobile joue sans contrainte et c'est la situation normale, celle qui est conforme à la physiologie. Pendant ce temps, les muscles transversaires épineux contrôlent comme un ordinateur bien programmé ce jeu quotidien du nucleus tout à fait à l'aise entre les plateaux vertébraux. Mais, si le même effort est fait avec le ventre mou, même pour une fraction de seconde, le conflit se déclenche facilement. La chose devient pressante « que faire? »; l'entraînement des abdominaux doit être modulé car c'est la vigilance des transverses associés aux deux diaphragmes qui fait le jeu; la contraction des obliques agrippés aux grands droits règle la pression dans le ballon. Accentuant alors la cyphose lombaire, cette activité des abdominaux risque de comprimer simplement les disques intervertébraux et de les altérer progressivement et répétitivement, même dans les mouvements banals qui provoquent des lombalgies chroniques ou à répétition.

En résumé, le paradoxe de Tucker nous enseigne que le ballon fluide de Bartelink sert non seulement à accomplir une sorte d'élongation du rachis, mais offre par son bombement rassurant une facilitation des muscles péri-rachidiens. Ces muscles tantôt coopèrent pour assurer l'espace intangible des amortisseurs discaux en se contractant en même temps; tantôt nuancent leurs contractions, pour fléchir, pour étendre et pour tourner le rachis lombaire.

Et, en somme, faire usage de la poutre composite pour le rachis lombaire, c'est bien ajuster sa biomécanique et protéger le disque, et peut-être éviter la lombarthrose.

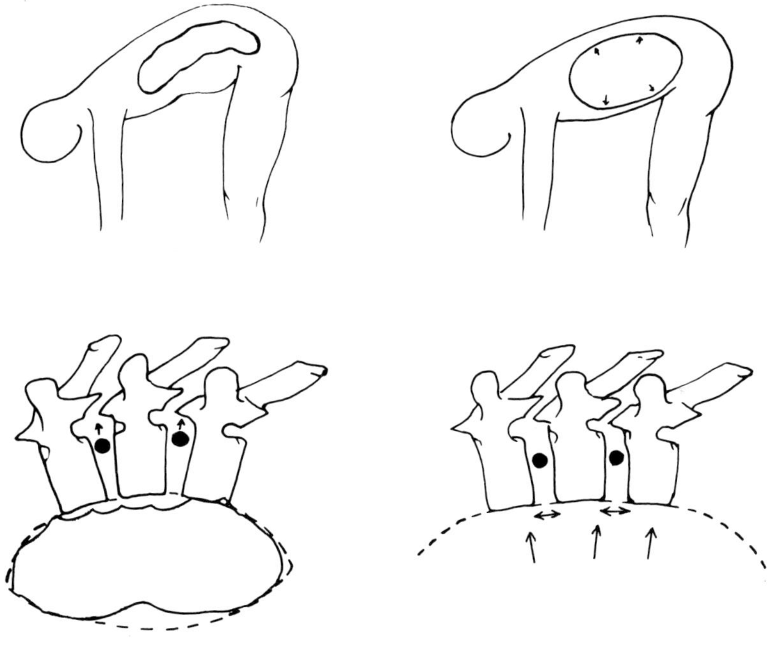

Suivant la tension du caisson abdominal, le noyau du disque est expulsé ou maintenu en place

LA NOTION DE POUTRE COMPOSITE

Cette notion a été développée pour la première fois* sur l'initiative du professeur Pierre Rabischong**. Ce dernier disait que la résistance à des contraintes mécaniques est le fait non seulement du système osseux, matériau de base de la charpente squelettique, mais encore du système musculaire dont les caractéristiques mécaniques sont telles qu'elles n'ont pas encore leur équivalent dans la technologie actuelle.

Comment établir la définition de la poutre composite? Considérons trois poutres A, B, C. La poutre B, deux fois plus épaisse qu'une poutre A, est quatre fois plus résistante. Deux poutres identiques à A, mais simplement juxtaposées, bien que représentant la même quantité de matière que B, sont seulement deux fois plus résistantes que A. Par contre, si elles sont rendues solidaires par collage à leur point de superposition (ou par placage intime muscle-os), la composition devient quatre fois plus résistante que les deux poutres A simplement superposées. Quand l'assemblage est constitué des deux matériaux différents (os, muscle) on a une poutre composite.

De plus il a été démontré, par le calcul de base sur la résistance des matériaux, qu'il était nécessaire dans cette comparaison (os, muscle) de tenir compte de la traction, de la compression et de la flexion. En partant du raisonnement mécanique, il faut rappeler qu'un matériau, quel qu'il soit, réagit lorsqu'il est soumis à une collicitation mécanique. Cette grandeur qui caractérise l'intensité des forces de contact superficielles s'appelle la contrainte et s'exprime en kilogrammes par millimètre carré. Pour avoir une notion de ces calculs, il est très intéressant de consulter le texte situé en marge. Enfin, il faut préciser que la flexion, telle qu'on la décrit en anatomie fonctionnelle, est la fermeture d'un angle articulaire. Et ce qui est une ouverture correspond à l'extension des allongements.

Lors d'une extension de la tête sans résistance, la première composante d'action est faite par les muscles sous-occipitaux; si la résistance augmente les transversaires épineux et le grand complexus entrent en jeu. Si la résistance augmente encore, les splénius ajoutent leur effort, et enfin le trapèze complète l'action d'extension maximale. Il y a un partage des forces entre les premières composantes d'extension du cou et les suivantes. Sans cette notion de placage des muscles sur l'os, les muscles seraient encore considérés comme étant des câbles; les forces

* A l'inauguration de la Société internationale de biomécanique à Montpellier.

** P. Rabischong et J. Avril. « Rôle biomécanique des poutres composites os muscles », *Revue de la chirurgie orthopédique*, T51 N5, 1965.

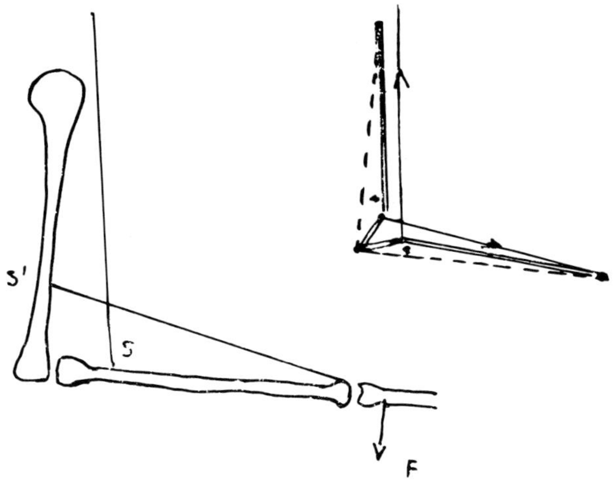

Schéma des muscles comparés, au niveau de leur insertion, à des cordes plus ou moins tendues

en jeu produiraient ainsi des déformations angulaires, comme au début d'une fracture attirant les deux points d'insertion des câbles l'un vers l'autre, en voussure préfracturale. On présente souvent l'exemple suivant : un homme qui soulève une charge de cent livres était sensé développer un effort de compression sur disque de mille six cents livres. Cela reste vrai pour un geste mal conduit qui mène « à la casse ». Grâce à la notion de la poutre composite, tout change si les lois qui président à sa réalisation sont respectées.

Cependant l'effort ainsi demandé, le muscle est solidement plaqué sur l'os, qu'il fait agir par une contraction puissante. Le muscle considéré modifie ses volumes et son module de Young, c'est-à-dire le coefficient caractérisant l'élasticité longitudinale d'un matériau. Ce module de Young se modifie donc selon l'intensité des contractions du muscle.

Cette pression latérale, déterminant un nouveau type de contrainte, est indispensable pour protéger l'os. Le solide unique ainsi réalisé obéit à la loi de flexion-torsion de la poutre composite. En même temps, les conditions de travail changent. Ici, il ne s'agit que du membre supérieur, mais cette démonstration moins « spectaculisable » est analogue à la biomécanique du travail lombaire. Attendons-nous à cette illustration parfaite de la poutre composite, sur le rôle joué dans ce « spectacle » par l'organe de Golgi musculo-tendineux, donnant naissance au message afférent de la voie Ib. Ceci rend possible l'interprétation « in vivo » d'une telle opération au niveau du rachis lombaire. La poutre composite devient alors une « poutre fourreau » ou « poutre manchon ». Elle s'adresse aussi bien aux membres qu'aux quatre poutres musculaires qui entourent la colonne lombaire.

La poutre composite ou manchon de garde du rachis cervical et *lombaire* est assurée en particulier par les transversaires épineux postéro-latéralisés et les grands psoas latéro-antérieurisés; leurs relations sont souvent complexes pour tenir la colonne en action (pour la région cervicale, ce sont les muscles longs du cou qui sont les analogues des psoas). Mais les anomalies discrètes morphologiques et physiologiques, sont plus fréquentes qu'on ne le pense habituellement Plusieurs anatomistes ont établi qu'il était préférable de ne pas commencer à étudier la structure des muscles profonds paravertébraux postérieurs sur un corps d'adulte. Des phénomènes de *fusion secondaire* et de transformations morphologiques ont pu se produire au cours du développement de l'individu, par suite d'adaptation fonctionnelle.

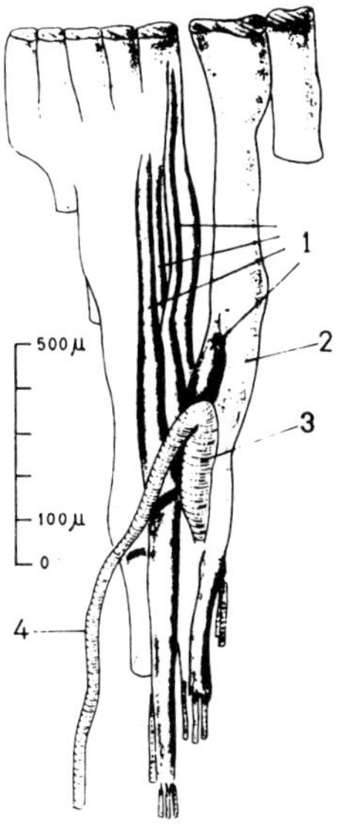

A la jonction du tendon du muscle se trouve placé l'organe de Golgi (ci-dessus) répondant à la fonction de poutre composite

A droite : rôle de la notion de poutre composite

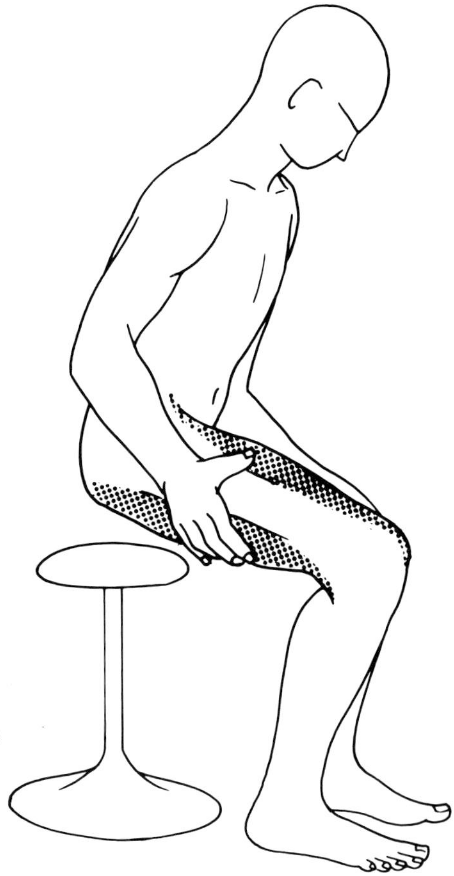

Il est possible de contrôler la poutre composite du rachis lombaire. Après qu'une crise aiguë de lumbago ait disparu, le patient et le thérapeute devraient avoir mauvaise conscience. Parfois cette quiétude se confirme et la guérison peut être définitive. Mais ce n'est pas sûr, car si le comment est résolu, le pourquoi sape lentement les résultats espérés, et les lumbagos récidivants deviennent chroniques.

Toutes sortes de « gymnastiques » ont été proposées. Leur nombre et leur variété ne sont que la preuve de leur efficacité aléatoire, tant dans l'esprit du patient que dans celui des thérapeutes. On sait, depuis quelques années, que le budget social des lumbagothérapies grossit comme un monstre redoutable dont le coût doit être supporté par toute la collectivité. Pour mieux élucider ce problème, les recherches des motivations psycho-affectives, qui sous-tendent les causes de ce syndrome, ont été entreprises. Les tests de Rosenzweig faisaient apparaître chez les lombalgiques un état de frustration. Faut-il donc traiter les algies lombaires par la psychanalyse ou par la psychothérapie de « soutien » lombaire ? Il est évident que la région sacro-lombaire assume une fonction technique dans la copulation. La douleur de ce lieu du corps entraîne chez le patient une politique d'abstinence sexuelle, fonctionnellement justifiée de son point de vue, mais qui entraîne le sentiment de frustration. Mais il faut attirer l'attention sur les perturbations nodales, localisées dans l'organisme, qui sont tout à fait superposables aux perturbations du servomécanisme de la poutre composite. Il est nécessaire pour la médecine manuelle de privilégier le sens biomécanique de la poutre composite (neuro-ostéo-musculaire) pour mieux traiter les affections douloureuses pelvi-lombaires. Cette précaution est nécessaire pour éviter d'aboutir au syndrome trophostatique, source de douleurs et parfois d'infirmité fort gênante, dans tous les actes de la vie quotidienne. Tout examen orthopédique de la région lombaire doit comporter quatre contrôles qui guideront par la suite nos gestes au nom de la thérapeutique manuelle. Le premier d'entre eux concerne le système musculo-articulaire pelvi-trochantérien pour s'assurer de l'harmonie fonctionnelle de la plate-forme sacrée. C'est dans ce complexe que s'élabore l'organisation de la poutre composite du rachis lombaire. On propose à chaque lombalgique guéri le contrôle élémentaire pelvi-trochantérien, associé à la torsion tant du rachis lombaire que des articulations sacro-iliaques.

Cet exercice très simple doit être pratiqué cinq minutes matin et soir entre les séances de traitement, dont il doit assurer la *continuité* par la mémorisation; cela devient d'ailleurs un besoin. La technique de ce geste est la suivante : *en décubitus*, de préférence par terre le soir, et au lit le matin, pour ranimer intentionnellement ce servomécanisme qui est peu (ou pas du tout) utilisé pratiquement par la plupart des gens, surtout en ce qui concerne les muscles pelvi-trochantériens

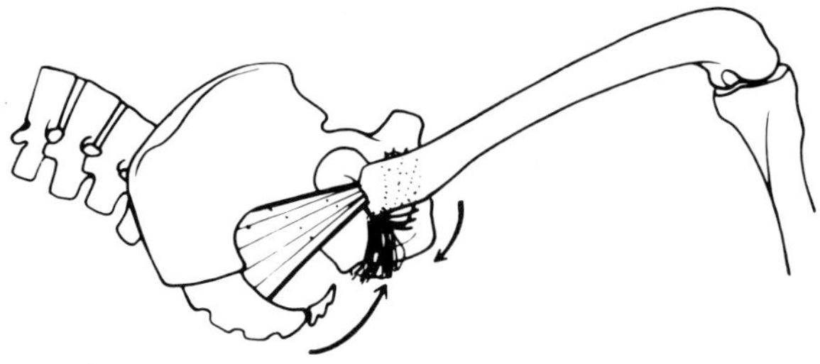

Jeu vertical du bassin mû par les muscles pelvi-throcantériens

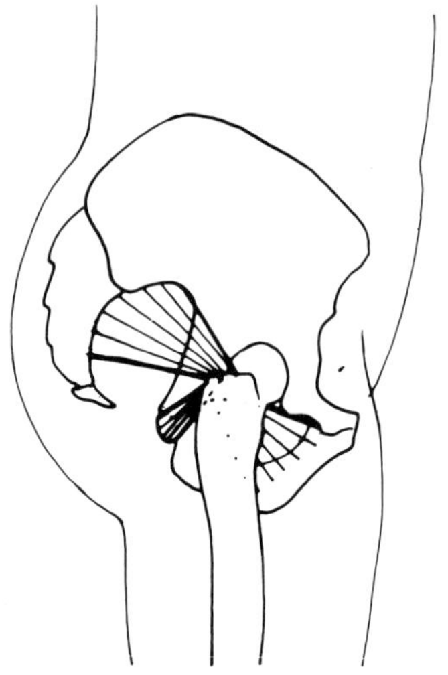

Position d'exercice des muscles pelvi-throcantériens

et lombaires. Les membres inférieurs à mi-flexion, les deux mains sont superposées sur le bord supérieur du pubis (la main directement pubienne par le matelas thénarien); les avant-bras prennent appui sur la face interne des épines iliaques antéro-supérieures. C'est alors que les deux mains, bien perpendiculaires au pubis, poussent ce dernier vers les pieds. Cette pression peut être brusque, comme pour stimuler la proprioceptivité, ou lente et ferme si le pattern du geste est déjà acquis.

Il faut s'assurer que les abdominaux ne prennent absolument pas part à ce geste. Contre la résistance des deux mains, le pubis doit « monter » vers le thorax par les muscles *décambreurs* (pyramidal, obturateur interne). Une fois que ce mouvement est bien acquis, bien possédé et mémorialisé, on passe à la « torsion, rotation ».

A mi-course du pubis, on demande une pression de l'un des avant-bras sur l'épine iliaque droite ou gauche; et, tout en gardant la pression sur le pubis, on demande une rotation du bassin qui nécessairement entraîne la torsion à la fois des articulations sacro-iliaques et du rachis lombaire. Ici, comme dans la règle de Robert Maigne, il faut au début « négocier le virage », c'est-à-dire choisir pour commencer la rotation indolente. Et, de temps en temps, on interroge le côté douloureux. Si l'accalmie du côté douloureux s'estompe, on tente de faire passer le mouvement qui cesse d'être douloureux à la torsion. Il en est de même pour la hauteur d'ascension du pubis, donc des sacro-iliaques répondant à leur rotation faite par le muscle pyramidal sacré, de l'obturateur interne de chaque côté et le psoas. Pendant la séance, les pieds sont très écartés et les genoux serrés par le thérapeute avec une main (tandis que l'autre main de ce dernier palpe le ventre). Cette palpation est faite pour s'assurer que les abdominaux ne bougent pas — ne bombent pas — d'une part, et qu'au moment de la torsion du bassin, le psoas correspondant se contracte nettement du côté de l'épine iliaque qui va vers la ligne blanche.

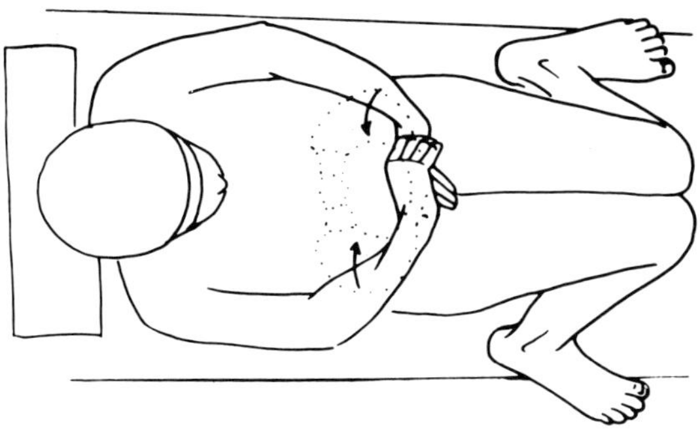

Stimulation par le patient des muscles soutenant le bassin

Il faut ensuite rendre actif le rôle des genoux quand le malade va faire cet exercice chez lui. Il est évidemment préférable d'intéresser, ou de faire participer à l'action, l'autre partenaire du couple. Peut-être la difficulté vient-elle que cette « gymnastique » évoque l'acte sexuel. Précisons cependant que pendant l'acte sexuel, la mobilité similaire du bassin est fondée sur un réflexe génito-pelvien, et de ce fait ne fortifie pas les muscles impliqués car on ne le fait pas d'une manière « volontaire ». Seule la motricité volontaire maximale fortifie les muscles. Si, cependant le patient fait l'exercice par lui-même, il faut faire des remarques complémentaires. Les genoux qui ne sont plus tenus ensemble par « l'autre » doivent agir activement. Supposons que le bassin vire du côté droit vers le côté gauche, c'est alors que le genou gauche ira s'arc-bouter contre le genou droit et vice versa dans l'autre direction.

Le second moment est constitué par l'examen de la puissance symétrique des psoas. Le troisième moment vise la coopération puissante des transversaires épineux avec les psoas. Homolatéralement, ils sont agonistes de la rotation vertébrale. Symétriquement, ils sont antagonistes de la flexion-extension de cette région. La loi de Fryette est bien connue des ostéopathes et est énoncée de la façon suivante : sur un sujet normal en station debout, la latéro-flexion s'accompagne d'un mouvement de rotation vertébrale de sens opposé (le corps de la vertèbre s'oriente vers la convexité du rachis). Sur un sujet en flexion ou en extension la latéro-flexion ne peut se faire que si elle est précédée d'une rotation dans le même sens. Cette loi tient compte de la fonction associée des transversaires épineux et des psoas.

Il est bien évident que la rotation dite passive en position verticale provoque une compression du disque qui se déshydrate épisodiquement et aussi « repompe » le plasma qui lui fournit le corps vertébral au moment du relâchement de la rotation passive extrinsèque (en même temps que l'anneau fibreux du disque est soumis

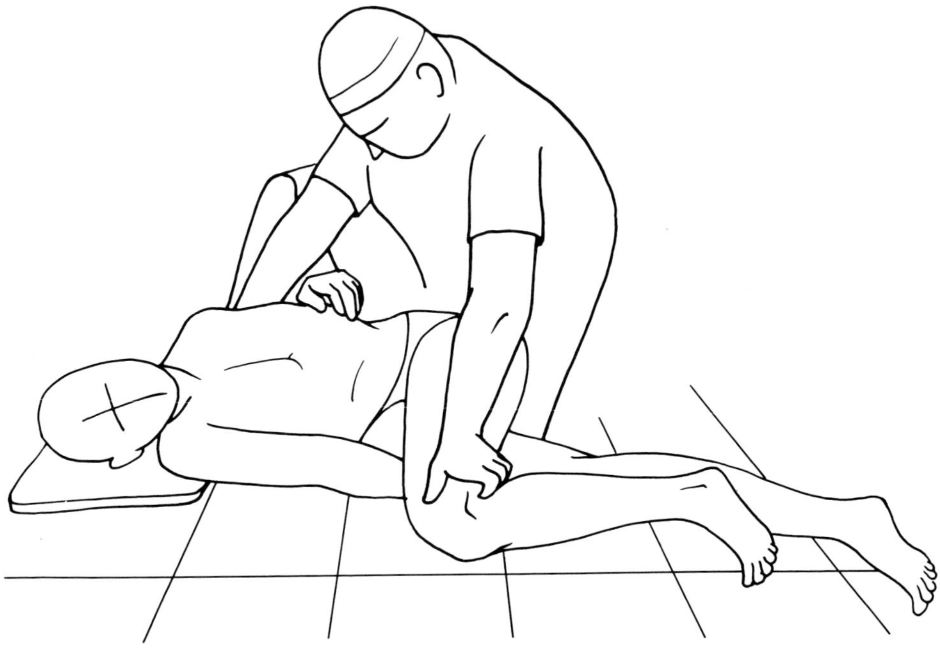

Un des modes du traitement du lumbago : la rotation bilatérale

sagement à ces épreuves et se fortifie). Les apophyses articulaires contrôlent le mouvement rotatoire du rachis et coordonnent le jeu des muscles juxtavertébraux. C'est cette motilité subtile de la rotation qui s'altère la première fois dans la motilité rachidienne, tant au niveau des lombes que du cou. Une lombalgie banale, surtout non latéralisée, peut être traitée et guérie par la manœuvre simple derotation.

Le sujet est allongé par terre, les cuisses en légère flexion; ses deux genoux rapprochés sont saisis (comme le font les rebouteux) et alternativement poussés d'un côté, ensuite tirés de l'autre. Ils libèrent ainsi les contractures des rotateurs du rachis et font disparaître la douleur en très peu de temps, par quelques mouvements rotatoires. Ce même geste peut déjà mettre en évidence la liberté ou restriction uni ou bilatérale dans chaque entreprise de récupération fonctionnelle de tous les lombalgiques.

L'utilisation permanente de la poutre composite est élaborée et mémorialisée. Apprendre à monter et à rouler sur une bicyclette est une chose facile; cette petite performance, ainsi que la nage, est acquise pour la vie. Cette expérience est pour toujours mémorialisée, elle a inscrit des traces indélébiles dans les centres organisateurs supérieurs. Ainsi, la poutre composite du rachis doit être découverte par le sujet lui-même, vécue et perçue. Ou, plus simplement, il faut amplifier les messages proprioceptifs, et de ce fait s'en servir sans y penser. L'utilisation récente de la L. Dopa a ouvert la porte aux connaissances des métabolismes affectant les noyaux gris de la base du cerveau et en particulier au niveau de locus niger. A première vue, cela ne nous concerne pas dans la médecine manuelle, et cependant?... Avant l'emploi de ce médicament, la cause de la rigidité des parkinsoniens restait sans réponse. Mais certains physiologistes ont pensé que la cause de cette rigidité dépendait d'une hypersensibilité du circuit golgien. Il ne faut garder que la notion suivante : la poutre composite est liée aux récepteurs myotendineux de Golgi. Il est établi que ces récepteurs de Golgi manifestent leur activité à partir de trois cents grammes de contrainte ou de stimulation. Le circuit gamma, c'est-à-dire les récepteurs du fuseau, est alerté à partir de trois grammes. Il semble donc que dans la vie de chaque jour, le peu d'activité musculaire qui s'effectue à partir de la spiralée suffit pour se manifester normalement ou presque par le tonus musculaire. L'excitation de la réticulée en ajoute encore, et va jusqu'à la régulation de ce tonus. Mais il apparaît que l'activité golgienne s'amenuise assez tôt dans la vie et dérègle l'activité musculaire qui répond mal aux sollicitations devenues insuffisantes, et peu souvent entendues, dont il est assez peu souvent tenu compte. C'est pour cette raison que j'avais commencé à stimuler le circuit golgien une fois après avoir compris le fonctionnement des muscles pelvi-trochantériens.

En pratique, le patient est allongé sur la table de soins. On place une main sous son occiput. On demande une pression progressive sur notre main. Très

Traitement de l'armature musculaire de la région pelvo-rachidienne

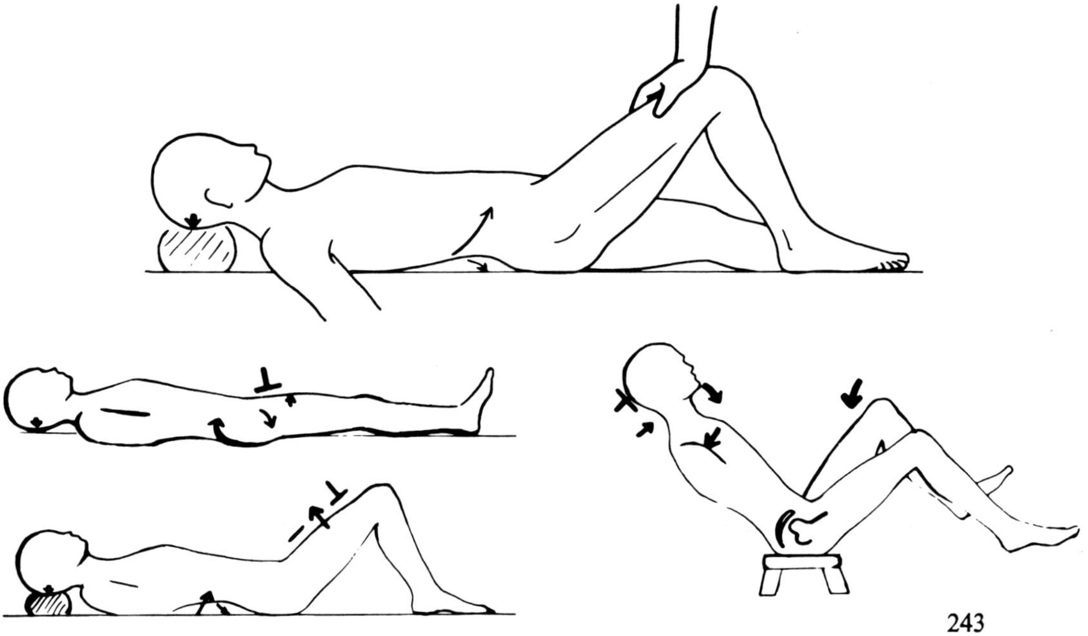

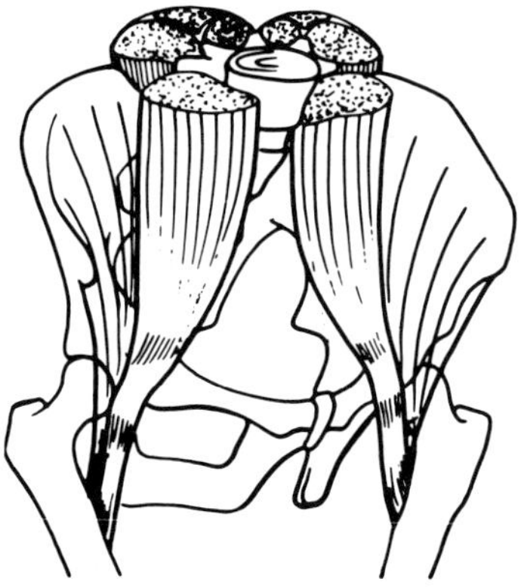

Organisation de la poutre composite autour du rachis lombaire

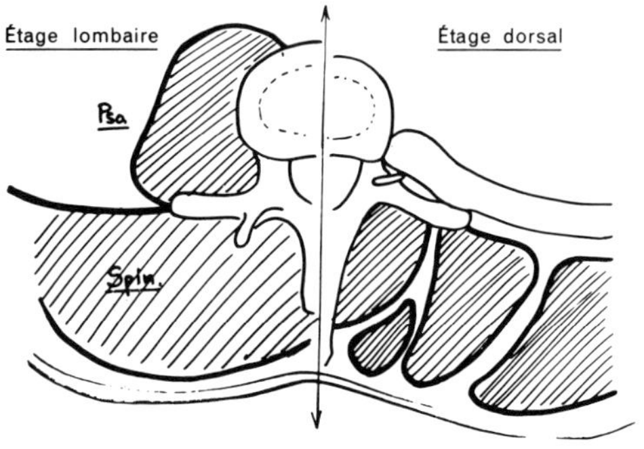

Schéma fonctionnel et coupe anatomique

rapidement, il « sent » descendre la tension de l'occiput au sacrum. Comme il s'agit d'une stimulation axiale d'extension pure, seuls les transversaires épineux sont stimulés. Ce contrôle peut être fait en position assise, avec une de nos mains sur l'occiput, ou encore son cou s'appuyant sur notre tête ce qui permet de stimuler les deux apophyses transverses avec un de nos pouces de chaque côté.

Il est plus compliqué de le décrire que de le faire : stimulation des transversaires épineux et surtout entre D12 et L5. Le rachis lombaire est tenu par deux valves, ou tuiles musculaires, le psoas en avant, et les transversaires épineux en arrière. Il s'agit maintenant d'accorder les deux placages des quatre colonnes musculaires contre les structures disco-somatiques. La mise en tension des transversaires épineux est aidée par celle du pyramidal sacré et de l'obturateur interne. Ceci fait, on sollicite contre résistance les deux psoas, ou l'un après l'autre, en flexion résistée et en diagonale. Ainsi envisagée, l'armature musculaire du rachis le rend déjà indépendant et capable de pivoter tout seul sur la plate-forme sacrés. Reste la protection du nucleus, pour lequel la pression intra-abdominale est nécessaire; il s'agit cependant d'un autre problème, trop souvent confondu avec celui de la poutre composite.

Espérons qu'un jour ou l'autre on abandonnera le terme de haubannage, car la *colonne vertébrale n'est pas une trique, mais un serpent.* Méconnaître cette sentence fait du tort à l'homme et à sa colonne vertébrale. Les muscles cybernétiques sont les seuls à agir véritablement pendant la vie intra-utérine, et cette activité motrice s'atrophie quand le cerveau commence à penser.

Il faut que se stabilise la coexistence et la coopération entre les muscles du maintien et ceux de la célérité.

Les rhumatologues et les médecins de médecine physique possèdent des moyens chimio-biologiques qui offrent la possibilité de couper court à la situation parfois dramatique. Cependant, deux situations doivent être envisagées :

1. Le lumbago suraigu signifie parfois le premier signe qui annonce l'éjection du nucleus, c'est-à-dire une hernie discale avec le spectre d'une sciatique paralysante (surtout quand il s'agit de la racine L5 avec « chute » du pied et steppage). La solution dans ce cas est chirurgicale sans perdre de temps, car, même une intervention précoce risque de ne pas laisser récupérer totalement cette paralysie. Même sans paralysie, si le noyau pulpeux est éjecté, il doit être enlevé rapidement par une neuro-chirurgien. On a souvent entendu le malade dire « mon lumbago est descendu dans le pied », cela veut dire que la protrusion discale s'est terminée par une éjection du nucleus.

Dans l'idée commune, la névralgie sciatique est la douleur qui empêche de marcher, il n'y a pas de paralysie. Toute la question est dans l'intensité balistique de la projection du noyau discal. Plus le sujet est jeune, plus son nucleus est dur et volumineux, plus l'éjection de cette « balle » se comporte comme un projectile. Doit-on rappeler que 75 % des fibres composant la racine du nerf sciatique sont des filets nerveux sensitifs (cela fait mal), mais les fibres motrices constituent 25 % du « câble » nerveux et leur atteinte donne au moins une parésie. Dans les traumatismes nucléaires modérés, c'est seulement les fibres sensitives qui crient leur douleur, mais les muscles bougent, même au prix d'une certaine douleur. Si ce sont les fibres motrices qui ont été atteintes, c'est la paralysie, cela veut dire que la racine a été atteinte massivement. C'est le cas surtout des sujets jeunes, après un effort d'un geste raté ou un accident, comme l'éjection d'une voiture, ou autre contusion extrinsèque.

2. Le lumbago est dû à un « faux mouvement » un geste fait « bêtement », dit parfois le patient « autovictime ».

Robert Maigne* affirmait que le lumbago était une affection, dans la majorité des cas, spontanément et rapidement curable par un simple repos.

C'est souvent vrai, mais il est certain qu'un geste raté, signifie que la cybernétique lombaire est perturbée et c'est ici, comme je le disais au début de ce livre, que la kinésithérapie n'est pas le traitement par le mouvement, mais bien le traitement d'un mouvement qui a pris un mauvais pli. De plus, pour nous, kinésithé-

* R. Maigne, *Manipulations vertébrales*, 1960, p. 163.

rapeutes, il est bien évident que : qui a trompé, trompera. Le souvenir de la crise reste pratiquement gravé dans la mémorisation d'un fait abominablement pénible. Ce souvenir d'un lieu « méchant » du corps propre, reste redouté quant à la récidive possible, souvenir tapi dans l'angoisse de « l'inconscient ». C'est le renouvellement d'un coup de marteau sur un doigt auparavant meurtri, seul le kinésithérapeute bien intentionné peut, non seulement réparer les séquelles, mais restituer un corps *réélaboré*, qui ne fait pas oublier l'erreur déclenchée dans ce lieu du corps, mais rentre dans une nouvelle manière d'être « comme avant » l'épreuve pénible.

Tout le monde sait tomber en avant en comptant sur les mains et les bras pour se protéger la figure. Mais tout le monde a une peur atavique de tomber en arrière, à la renverse. C'est là, semble-t-il, que se trouve le problème de « redressement ».

A) Une personne est penchée pour ramasser un objet; elle doit être véritablement exorcisée, pour se redresser sans endommager ni ses derniers disques, ni bloquer les sacro-iliaques. Pour le faire, il faut :

1. Bien se rappeler que la flexion ne doit jamais se faire dans le plan sagital, mais le rachis fléchi en associant ce mouvement à la rotation du rachis dans ce mouvement. Il faut donc se pencher vers l'objet à saisir légèrement en biais, pour offrir à son rachis une manière juste pour le faire : c'est une flexion en vrille du rachis. A la fin de ce mouvement, il faut se suspendre littéralement sur les grands fessiers en *sentant bien leur mise en tension.*

Le premier geste initiatique consiste à palper ces fessiers par le sujet lui-même. L'inclinaison est faite en plaçant tout le rachis en arc homogène (c'est-à-dire sans la moindre lordose). Ceci fait avant de se redresser, il faut contracter le plus possible les abdominaux pour faire du ventre un ballon oval.

2. Pour se redresser, il faut ployer les genoux. C'est à cet instant qu'il faut se soulever comme par un lifting *sous les ischions.*

3. Cela évite de déclencher une étincelle douloureuse dans la région lombosacrée.

B) Une personne assise veut se lever; elle comprime d'abord les viscères par les muscles abdominaux. Ceci fait : s'élancer non verticalement, mais en arc de *cercle vers l'arrière*, en faisant, en second temps, un lifting, en se redressant sur les articulations coxo-fémorales (et non pas les « reins »).

A. Redressement évitant le traumatisme de la région lombaire

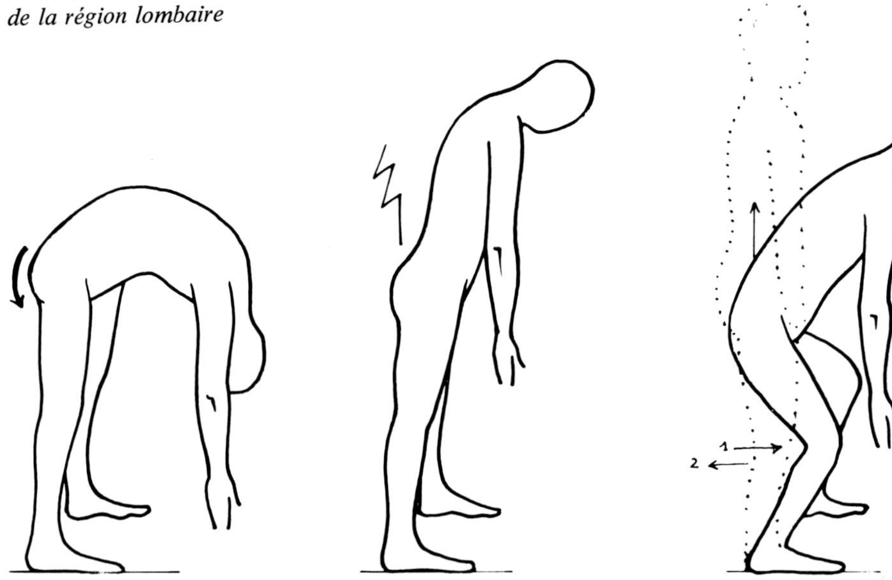

B. Redressement idéal du sujet

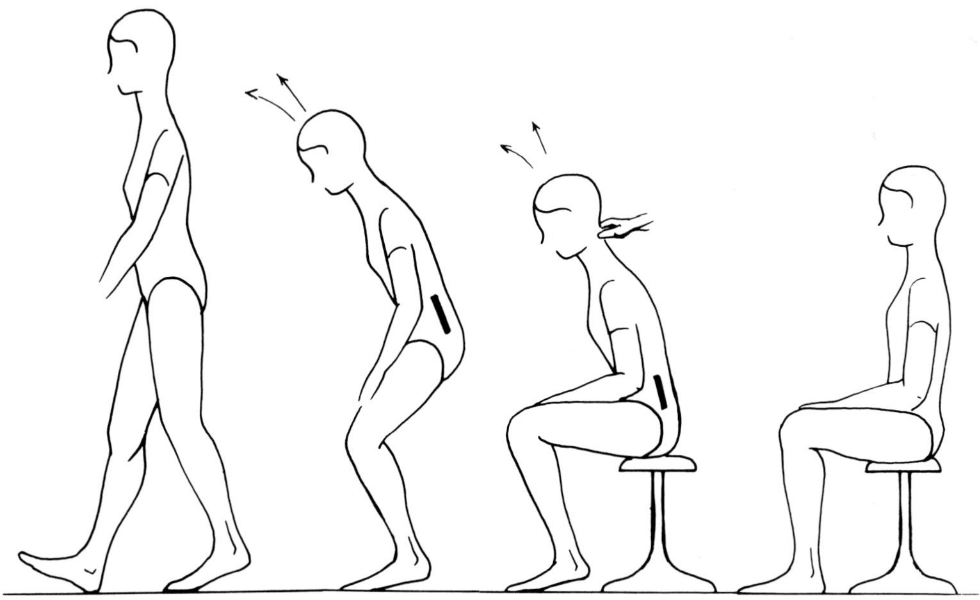

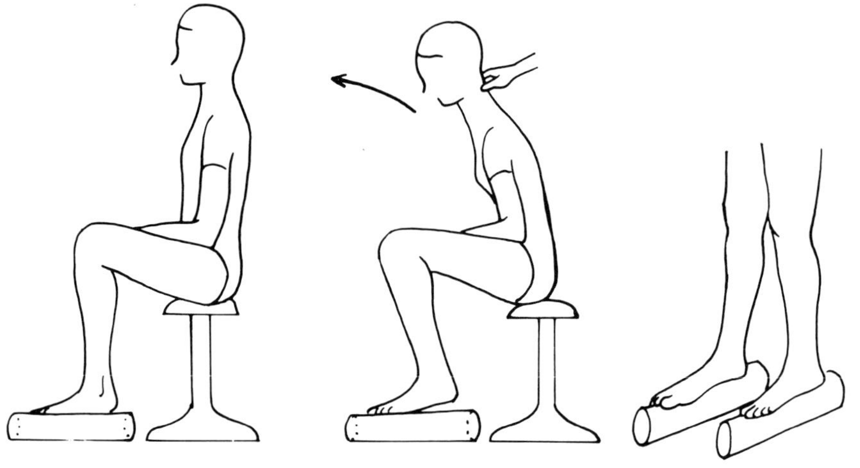

C. Exercice de stabilité dans le redressement par utilisation de rouleau

C) Pour rendre la chose plus mémorisabilisée, terminer l'initiation en plaçant chaque pied sur un rouleau de bois blanc, non glissant, de 8 cm de diamètre et de 25 cm de longueur. Le kinésithérapeute donne une brève poussée sous l'occiput pour orienter le mouvement et son sens.

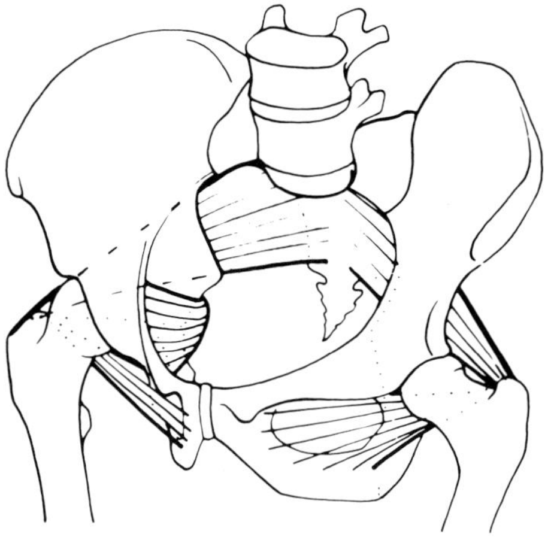

Anneau du muscle pelvi-throcantérien

CHAPITRE X

L'âme du ventre

Du ventre humain et de son âme, selon la belle expression de Groddeck*; cet empire qui fait suite à celui de la tête et de la poitrine, commence avec le diaphragme. Il indique également que le diaphragme est un organe qui commande la colère, la dompte et la comprime. Les grecs de l'époque d'Homère en faisaient le lieu de manifestation de la vie.

Le premier acte de séparation de la mère commence par un cri, un souffle, c'est le premier acte de l'individu séparé du corps maternel. Entre le premier cri et le dernier soupir, le souffle soutient le parcours d'une existence. Le premier mouvement du diaphragme signifie l'arrivée au monde des hommes, la naissance, et son arrêt marque le départ du monde des hommes vivants, la mort. Toute une mythologie s'est élaborée autour de ce muscle singulier tissé comme un tapis volant pour orchestrer la ventilation aérienne ou devenir la coupole solide qui comprime alternativement les viscères de la colère.

Dans les traités d'anatomie, on ne trouve pas le diaphragme dans le chapitre des muscles, mais tout seul. C'est une coupole ou un dôme. Fixé en arrière par des piliers sur la colonne, le diaphragme couvre et protège en avant le plexus dit solaire, et au milieu le centre trifolié, le centre phrénique, où est ménagé « un lit » pour le repos du cœur. Une certaine poésie se dégage de ces descriptions et trahit le mystère qui entoure ses fonctions. Les grecs employaient le mot « phren » pour désigner l'humeur, l'âme, l'état d'esprit. Un médecin parisien, le docteur Maingot, ne prétendait-il pas, dans les années vingt, brosser le caractère d'un individu en observant simplement sur radioscopie la mobilité de son diaphragme ? Si la phréno-

* Goerg Groddeck, *Du ventre humain et de son âme*. Présentation et traduction par Roger Lewinter, dans Ed. Gallimard, *Lieux du corps*, 1971.

scopie a pu exister, c'est bien parce que ce muscle a une double qualité d'action; l'une est pyramidale et volontaire, l'autre est liée à l'émotion, à l'humeur, à l'intelligence cybernétique. Des états émotionnels inconscients ne sont-ils pas capables, par l'intermédiaire du diaphragme, de couper le souffle et de rendre halentant?

EXPRESSION DU VENTRE

Dans certaines circonstances, le « ça » ressent le contenu de l'âme du ventre comme contraire et même hostile à l'être de l'âme de la poitrine et de la tête : ventre affamé, creux, ventre encombré, dilaté, distendu-douloureux. Ce ventre hostile gêne ou perturbe l'activité du cœur et de la respiration. Or, la respiration varie tout au long de la journée, selon l'humeur du moment, ou les événements imprévus. Si l'on fixe son attention, on retient son souffle, et c'est alors qu'il faut immobiliser le diaphragme. Ainsi chez l'être humain, la respiration est tantôt pleine et généreuse, tantôt parcimonieuse et craintive, tantôt lente, tantôt rapide, tantôt forte, tantôt faible. Il arrive parfois que la respiration se bloque. Groddeck insiste en développant ce sujet : ... *la manière de respirer change prudemment ou ombrageusement. C'est souvent par ce va-et-vient de la surabondance de leur intérieur primitif que la journée est vécue.*

Il y a des cas où une névrose non ressentie par le patient comme telle, ne se manifeste que par le ventre. Dans ces cas, la névrose étant un état morbide stabilisé, c'est le ventre qui résiste au traitement pendant les premières séances. Le kinésithérapeute doit savoir s'armer de patience et soutenir la persévérance de son client, et non pas se dire, agacé par l'échec apparent et sur une impression faite au « pifomètre », ce malade-là n'est pas pour moi, mais pour un psychanalyste. C'est peut-être vrai, mais le patient qui a confiance en vous et qui n'est pas du tout conscient de troubles affectifs abandonnera la kinésithérapie, mais n'ira pas chez un psychanalyste, ou s'il y va n'aura rien à lui dire car c'est son corps seul qui parle et son état s'aggravera. Si son ventre pouvait aller mieux, ce qu'il attend de vos soins, il récupérerait son état antérieur (peut-être névrosé à son insu), qui lui paraissait un état de santé viable. Chez de tels patients la perte de la spontanéité motrice a déjà été manifeste vers quatre ou cinq ans (c'est à cette époque déjà que le kinésithérapeute devrait soigner de tels enfants) : l'enfant vit de façon engourdie, emmurée, figée. Le tronc ne fait qu'un bloc autour duquel les membres s'agitent ou se contractent, maladroits, inefficaces, ayant perdu toute esthétique expressive. Tout enfant qui évolue dans une atmosphère qui lui est propice se meut naturellement avec grâce et efficacité. Laissé à ses difficultés, cet enfant peut avoir développé une bonne adaptation verbale et intellectuelle et sa scolarité peut n'avoir guère posé de problèmes. Mais son maintien fait apparaître une certaine rigidité; sa mimique est pauvre, un peu superficielle, et sa sociabilité est plus rituelle que chaleureuse.

Au niveau de ventre, la manière de traduire les états de souffrance psycho-affective est exprimée d'une façon particulière. La surcharge ortho-sympathique inhibe le tonus des muscles lisses. Les bulles d'air, les gaz, prennent de l'expansion et dilatent les viscères creux. Cette hypotonie gastro-intestinale a comme suite immédiate la mise en tension des muscles abdominaux. Ainsi, l'âme du ventre crie son malaise. Les idées de Reich comme celles de Groddeck, ont permis de confirmer que le traitement de la tension abdominale, même dans les cures partielles des névroses les plus banales, est inconcevable si l'on ne connaît pas la symptomatologie du plexus solaire. Il est actuellement certain que les troubles respiratoires, dans les moindres états névrotiques, sont consécutifs des tensions abdominales ou en résultent. On peut facilement constater que la tension abdominale s'accompagne toujours d'une hypertonie évidente des muscles du thorax et du cou. Le fait de retenir sa respiration par le blocage du diaphragme est un des premiers et des plus vieux mécanismes destinés autant à supprimer les sensations de plaisir dans l'abdomen qu'à surprendre l'angoisse à sa source.

La cybernétique la plus élémentaire suppose la mise en jeu d'un feedback négatif dans lequel l'abaissement du diaphragme déclenche nécessairement une réponse isochrone de contraction des autres composantes du caisson abdominal. C'est ainsi qu'apparaît la contraction isométrique des muscles du plancher périnéal et des transverses abdominaux, comme réponse à la contraction du diaphragme. Tout le monde a ressenti épisodiquement, ou plus ou moins durablement, des pressions abdominales intolérables parfois comparables à une ceinture qui serre. Cela se passe comme la contracture abdominale d'un boxeur qui craint un coup de poing sur l'estomac. La tentative d'explication de ces perceptions végétatives donne des réponses stéréotypées telle que : *il y a quelque chose dans l'estomac qui ne peut pas sortir; j'éprouve dans mon ventre comme des assiettes plates*. Tout converge vers l'idée que la plupart des fantasmes des petits enfants sur la grossesse sont centrés autour de sensations végétatives de l'abdomen. Georg Groddeck dit exactement ceci : *tous ceux qui ont des yeux qui voient peuvent faire quotidiennement cette constatation sur l'être et l'action du symbole de la grossesse : beaucoup d'enfants et d'adultes aussi, avancent le ventre en marchant ou en étant seulement debout.*

La mimique du ventre reflète la physionomie du visage. Les plis horizontaux du front ont comme corollaire les plis du ventre : trans, supra et infra ombilicaux. Ces cicatrices des soucis, des inquiétudes, des épreuves non résolues, ces plis cutanés peuvent laisser entendre avec une quasi certitude qu'il s'est déroulé pendant des années un combat entre l'âme de la poitrine et de la tête d'une part, et l'âme du ventre d'autre part, et que ce combat, vraisemblablement, se poursuit toujours. Le ventre alors a perdu pour toujours sa fierté de beau damier des statues grecques.

Le terme groddeckien de « psychéique » (réunion du psychique, du mental et du sensible) s'adresse plus particulièrement aux dysfonctions phréno-abdomino-thoraciques.

Le ventre est peuplé de signifiants maléfiques, pénibles, ou donnant simplement un mal-aise. A cela s'ajoutent d'autres habitudes de l'empire du ventre; l'avarice qui se traduit par la constipation, la lâcheté par toutes les diarrhées de l'angoisse, comme aussi le trac des examens. Les contraintes et les contrariétés « resserrent ». Mais, cette fois, le lieu de gêne se situe au niveau du plexus solaire, et c'est sous le diaphragme que la plainte muette retentit, provoquée par des soucis, des peines et des chagrins.

Pour les dystonies végétatives récentes, on pratique alors le massage par pressions progressives, torsions cutanées et musculaires, associées à un relâchement assez brusque; ceci tout en parlant et en expliquant la situation. Le thérapeute et le patient sont tous les deux surpris et il n'est pas rare de voir apparaître des résultats rapides et satisfaisants. Il arrive même que des affections qui traînaient depuis des années disparaissent en quelques séances. Il va de soi qu'il s'agit là des problèmes du ventre sans lésions organiques. Si de telles lésions sont decelées, il n'est pas question de les traiter par la thérapie manuelle ni même de l'utiliser accessoirement.

Le docteur Bernard This nous rapporte que pendant la période où il préparait à l'accouchement sans douleur, il a eu à rassurer une parturiente, agrégée de l'université; celle-ci demandait : *pouvez-vous, docteur, me donner l'assurance totale qu'à aucun moment l'enfant ne peut faire fausse route et sortir par l'anus...* Cette parturiente ne présentait aucun comportement névrotique. La question bizarre ci-dessus n'est venue qu'à la fin de sa grossesse seulement. On peut comprendre que, devant l'angoisse de l'accouchement, le vécu archaïque de la petite fille qu'elle était avant trois ans lui remettait en mémoire des fantasmes défécatoires. La seule issue libératrice du ventre pour l'enfant qui rêve de maternité est associée à des processus tour à tour digestifs ou magiques. Le mot même de pousser, qui en français fait partie du vocabulaire de la parturition, soutient un pattern fonctionnel ambigu quant à son sens. En médecine générale, on a centré l'attention clinique sur la régularisation des selles et la manière de s'alimenter dans chaque affection gastro-intestinale. Si un patient est malade du tractus digestif, ce ne peut être qu'en rapport avec ce qu'il lui donne matériellement à consommer. Or, dans les troubles fonctionnels digestifs, le fait d'imposer un régime sans considérer toute la symbolique affective soutendue par l'angoisse du sujet aux prises avec des conflits relationnels, ne fait que soutenir le patient dans sa régression névrotique passagère ou durable. Malheureusement, en pratique médicale, le médecin est formé à considérer le ventre comme s'il n'existait que pour digérer des aliments bons ou mauvais en qualité comme en quantité. Groddeck est le premier, à l'époque même où Freud découvrait la psychanalyse, qui ait compris que le ventre exprimait par ses troubles la souffrance du cœur.

Le ventre est une source profonde de la vie. On pourrait dire que les médecins ont tout lieu de s'occuper à fond de ce médiateur de toute vie. Les affections gastro-intestinales ont fourni aux psychosomaticiens la première confirmation que certaines maladies physiques étaient l'expression d'un désir inconscient. Tel ulcère à l'estomac traduit une auto-agressivité, une autophagie. Telle crise bilieuse indique que le sujet doit avaler une contrariété ou faire face à une épreuve. Le mélancolique n'est-il pas, sur un plan étymologique, celui qui se fait de la bile noire?!!! Et que dire des constipations, des diarrhées, des anorexies mentales, des fameux vomissements de la grossesse et de nombreux autres troubles encore, si ce n'est qu'ils ont fourni un faisceau d'arguments à la médecine psychosomatique.

Toutes les activités du « ça » (terme inventé par Groddeck et repris par la suite, par Freud) sont à la fois psychéiques et physiques dans nos structures et nos fonctions corporelles. *Tout cela demeure comme dans l'esprit de l'enfant, aussi longtemps que nous ne tenons pas compte du fait que l'œil, le nez, le cerveau, les poumons, la peau... bref, qu'absolument toute chose est aussi bouche, absorbeur de nourriture, organe de l'âme du ventre* (Groddeck). Dans l'esprit de l'enfant que nous avons tous été, le « faire » est magiquement relié à la miction et à la défécation avant que les mains n'en prennent le relais créatif et industrieux. Cela donne à penser qu'une affection aussi tenance, aussi désespérante que l'est la rectocolite hémorragique, toujours difficile à traiter, peut être très favorablement influencée par la régularisation de la détente neuromusculaire, l'apaisement des tensions des structures neurovégétatives, en association avec le massage.

Le ventre est composé d'organes qui sont sensibles aux compressions et dont les contours sont clos. Le nom de panse, né au treizième siècle, signifiait le réceptacle des entrailles, et protégeait les fragiles viscères. La défense abdominale conserve toujours son sens de l'équilibration des pressions intra-abdominales. Les muscles qui accomplissent le réglage adéquat de leur tonus évoquent l'analogie du terme « pansière », une pièce d'armure. Mais entre l'âme du ventre et l'âme de la poitrine, il existe une perpétuelle méfiance. Ainsi, les tensions entre ces deux empires se contrôlent réciproquement d'une manière cybernétique, grâce aux réflexes longs médullaires et vago-sympathiques. Il y a de plus une alliance entre l'âme de la poitrine et l'âme de la tête, qui se défendent ensemble contre les manifestations indésirables du ventre. L'inverse existe aussi, car le ventre se protège contre les influences de la tête et de la poitrine : la tension abdominale offre au diaphragme un point d'appui indispensable pour élargir la base thoracique au moment de l'inspiration. Les zones érogènes dans la terminologie freudienne ont donné leur nom à des stades du développement psychophysiologique que traverse tout homme au cours de sa croissance : anal, oral, génital*. Notons que chacune de ces zones correspond à des trous, à des ouvertures du ventre. En latin, ventre se dit « venter », phoniquement apparenté à « ventus » : concept d'air. Ainsi, la nature a donné à l'âme du ventre, qui fait des vents par l'anus, la contrainte du langage anal, et par les rots qui s'expriment par la bouche celle du langage oral. Mais l'âme de la tête et de la poitrine considèrent ces manifestations comme des actes malséants et indécents. Cependant les mères savent bien que les pets et les rots sont un signe de bonne santé chez le nourrisson, et que celui-ci ne peut les contrôler.

N'oublions pas le trou, cicatrice du cordon ombilical césuré qui est obturé à la naissance : le nombril**. L'existence de l'ombilic ramène à la nécessité de se souvenir que l'âme du ventre conserve le souvenir de sa gestation. C'est au nombril qu'est conservé la marque de la première indépendance vitale. C'est au cordon ombilical que survit dans l'être tout entier à l'état de souvenir inconscient l'expérience des pulsions du sang maternel, l'expérience aussi de la prise (réception) du don maternel. Là aussi, au trou du nombril, reste gravé le souvenir d'une des premières manifestations du « ça ». Il s'agit de sensations perçues d'un jeu intra-utérin des mains du fœtus avec son cordon ombilical. Ce cordon relie le fœtus au placenta. A travers ce pipe-line de vie passent trois cents litres de liquides par vingt-quatre heures. Le cordon ombilical est rigide comme un tuyau d'arrosage, et de ce fait ne peut se boucher; cette rigidité cordonale est due à la gelée bleue qu'il contient. A partir du cinquième mois de la vie intra-utérine, le fœtus s'accroche et se suspend à cet arbre de vie, en quelque sorte. Il saisit le cordon ombilical

* Françoise Dolto, par l'étude des troubles symboliques du désir chez des enfants psychotiques, a décrit des stades encore plus archaïques; olfacto-respiratoires, fœto-circulatoires et auditifs.

** Denis, Vasse, *L'ombilic et la voix*, 1974.

avec une ou deux mains. Ainsi naît le premier réflexe intentionnel du « ça », qui est nommé « grasping reflex ». C'est le long de cette corde que va commencer son « dernier et premier voyage », au bout duquel (à condition de laisser pour toujours son premier amarrage à ce cordon), il naît au monde aérien et à la connaissance de sa masse; sur son ventre, il a gardé la cicatrice du cordon et aux mains et à la bouche le désir de s'aggriper au sein de sa mère*.

* Françoise Dolto, *Psychanalyse et pédiatrie*, 1971.

CHAPITRE XI

La hanche

La hanche humaine est la plus retardée lorsque l'on considère l'anatomie des bipèdes. Le cotyle de l'*homo erectus* est trop proche de celui des quadripèdes. Dans une hanche humaine, la région antéro-supérieure du cotyle en position debout est une zone exposée au maximum de pression. Comme le dit Le Damany, *nos hanches sont parfaitement constituées pour la marche à quatre pattes, mais elles sont mécaniquement peu satisfaisantes lorsque nous sommes en position verticale : notre système articulaire est trop haut et en avant.*

Ainsi, le désir de déambulation à quatre pattes du petit enfant est signe de vitalité et favorise le développement de la cage thoracique, des muscles de la ceinture scapulaire et pelvienne, ainsi que leur coordination. La rapidité de déambulation de l'enfant, son déplacement intentionnel et ludique, signalent bien plus sa vitalité psycho-musculaire que la position debout. Celle-ci, qui fait cependant la fierté des parents, est artificiellement proposée aux enfants quand on les installe dans ces parcs-prisons qui les limitent dans l'espace ou les incitent à se lever sur leurs jambes en s'agrippant aux barreaux.

LA HANCHE QUI MARCHE

Pour comprendre le fonctionnement de l'articulation sacro-iliaque et d'éventuelles lésions, il faut d'emblée s'intéresser à la biomécanique de la marche. En station debout, immobile, une des composantes principales des forces subies par l'articulation passe par l'axe du col fémoral; la tête fémorale est comme poussée en haut, en avant et en dedans. La forme et l'orientation du cotyle font que la zone d'appui de la tête fémorale répond au quadrant antéro-supérieur du cotyle.

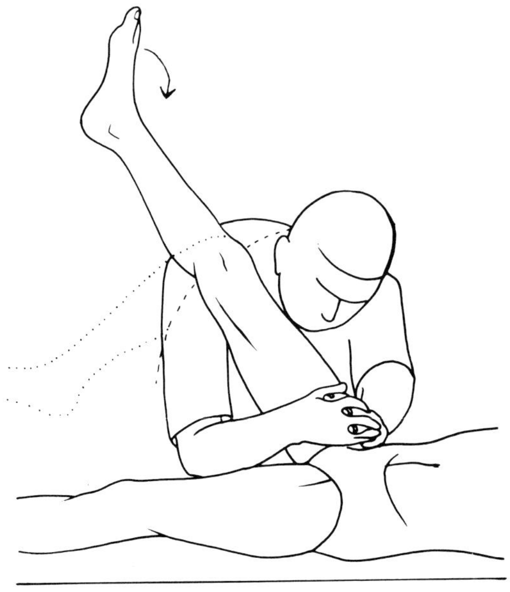

Contrôle de la hanche fléchie ou étendue

Dans le déroulement du pas portant, la zone d'appui se déplace de l'arrière vers l'avant, car l'antéversion fonctionnelle augmente quand le membre inférieur passe de la flexion à l'extension. Au moment de l'attaque du talon, le fémur est en flexion; l'antéversion va en diminuant (ou disparaît). C'est le début du pas pelvien qui est assumé par les pelvi-trochantériens. Le sacrum se rapproche du grand trochanter (réduisant ainsi la pression de la tête fémorale sur le toit antérieur du cotyle). L'appui de la tête devient postérieur et inférieur. De plus, le muscle iliaque grâce aux mécanismes progressifs, empêche l'extension inutile du pelvis; il fait alors entrer en jeu le psoas qui galbe la lordose lombaire (au lieu de la cassure angulaire sacro-lombaire). Dans cet instant, le bord antérieur du cotyle couvre en plongeant la tête fémorale qui tourne davantage vers la partie postéro-externe du cotyle. A la fin du pas antérieur, le fémur est en extension et rotation interne, ce qui assure le verrouillage du genou pendant que la jambe fait sa rotation externe.

Dès que le talon se prépare à se soulever, le muscle poplité déverrouille le genou, tandis que le fémur commence sa rotation externe. Mais, ce déverrouillage ne dépend pas seulement de la rotation externe du fémur, il résulte aussi de sa synchronisation avec la jambe. C'est cette séquence coordonnée qui est souvent mal comprise. Elle est souvent mal exécutée au niveau de la hanche et elle est compensée par la pronation de l'avant-pied et la supination de l'arrière-pied (articulation calcanéo-scaphoïdienne). Cette combinaison cybernétique, quand elle

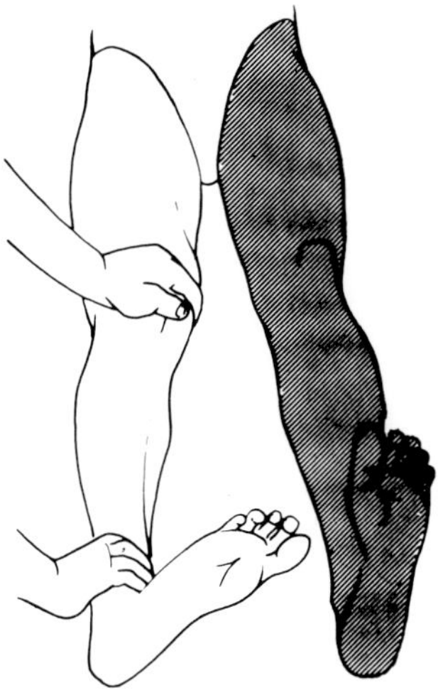

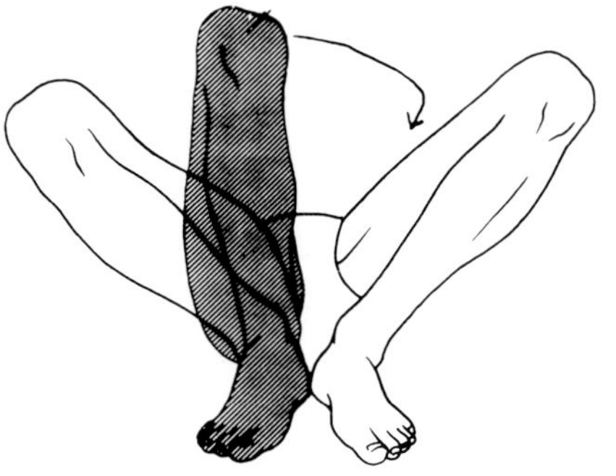

Principales épreuves des possibilités de rotation interne et contrôle des abductions

est bien réalisée, amortit la poussée antérieure de la tête du fémur. Ainsi s'annule physiologiquement le choc d'antéversion. On doit contrôler l'hyper-extension d'un des fémurs en position de latéro-cubitus, sur la hanche du côté opposé. Ce test est nécessaire pour contrôler et déceler à temps la rétraction du ligament de Bertin, dont le destin est lié à celui de l'état capsulaire. Ce test doit se faire en rotation interne avec contraction isométrique stricte des abducteurs-rotateurs en dedans. Par ailleurs, c'est en décubitus que l'on contrôle le déverrouillage du genou du côté qui vient d'être testé. On peut contrôler et éprouver le verrouillage du genou au moyen de la dorsiflexion isométrique du pied ainsi qu'avec la mise en évidence de la puissance du quadriceps. Il va de soi que la kinésithérapie horizontale ne s'adresse qu'au contrôle du premier temps.

Le second temps doit être pratiqué debout, en position unipodale protégée dont on peut voir la technique sur les fresques égyptiennes. Le membre inférieur

Fresques égyptiennes attestant la position debout du patient lors du traitement kinésithérapique

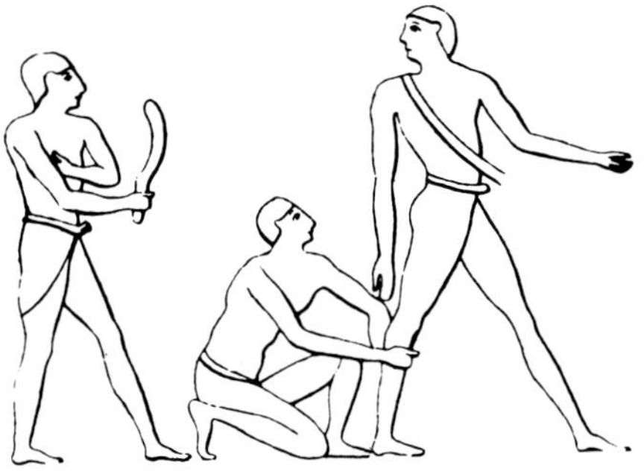

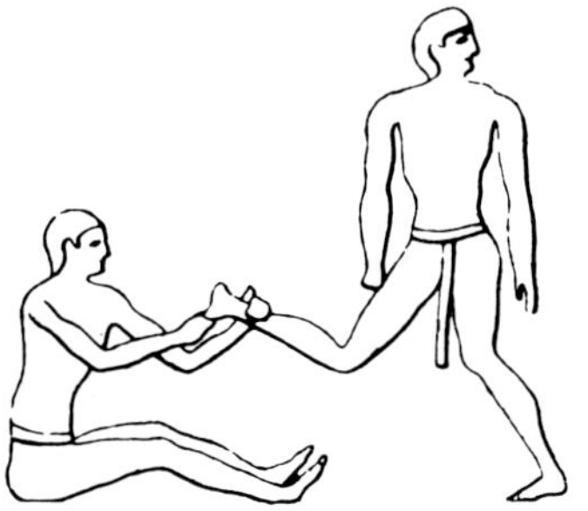

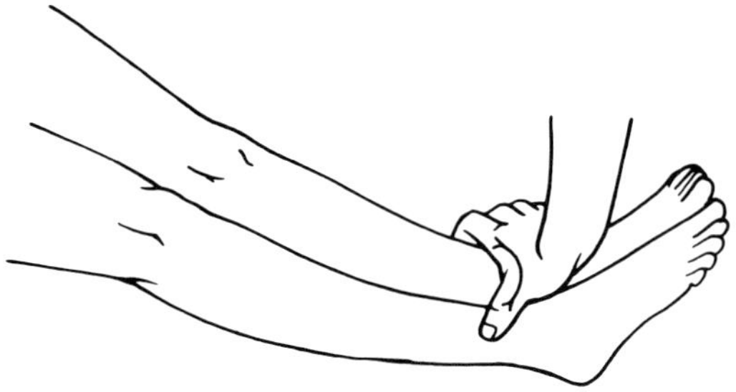

Épreuve de force des moyens fessiers

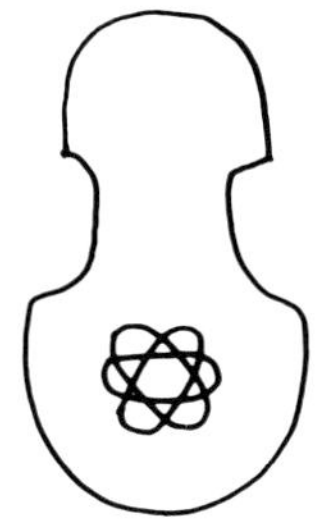

Schéma du mouvement circulaire du sommet de la tête fémorale

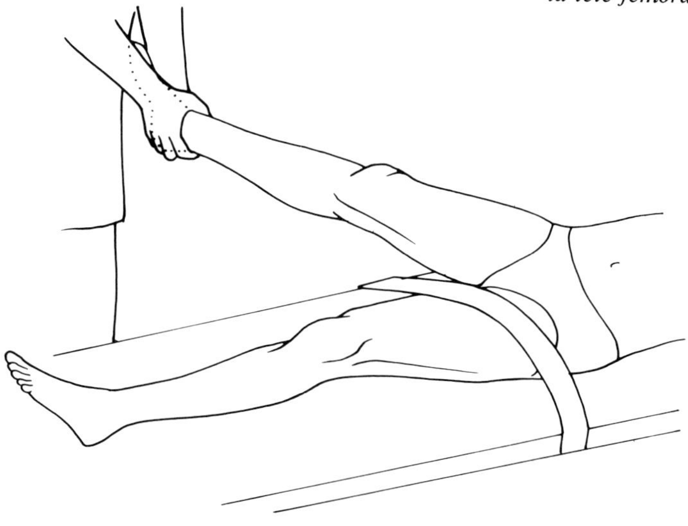

Traction tendant à décoller les articulations fémorales

tenant s'agrippe, par le pied, au sol. Le kinésithérapeute tient l'autre pied pour diriger cette position dans une épreuve que l'on peut comparer à la posture équilibrée de la statue du génie de la Bastille.

La flexion et l'extension du membre portant sont contrôlées et mues par une rotation flexion assistée. Les abducteurs sont à contrôler en position isométrique par des flexions successives en rotation interne et variées. A la fin de l'extension du membre portant, on contrôle le mouvement et le maintien de la posture pour susciter la mémorisation cybernétique. On laisse choisir au cotyle des messages arthrocinétiques; un « apprentissage » se fait pour la capsule et le cotyle, messages vers les centres supérieurs analyseurs, avec la participation des récepteurs périphériques.

La manœuvre de « pumping » peut être utilisée pour le traitement d'une hanche raide. La tête du fémur dans le fond du cotyle n'effectue pas à proprement parler une rotation, elle exécute en réalité une sorte de giration-pivotement, un mouvement circulaire dans la zone que Georges Desse a nommée le triangle de sécurité. Henri Cardin a réalisé un film sous écran fluoroscopique. L'image centrée sur l'articulation coxo-fémorale met en évidence un très net élargissement de l'interligne articulaire sous une traction manuelle appliquée dans l'axe du col fémoral.

Dans une coxarthrose au stade de la hanche raide, on doit toujours tenter le micropumping, que l'on peut effectuer de trois manières. Le massage direct des points moteurs de la région sacro-pubo-fessière s'effectue d'abord, soit par les vibrations du type Hagbarth, soit par des pressions digitales associées à la rotation torsion sur les points moteurs neuromusculaires. On ajoute la manœuvre de la « frotte » qu'Olivier Troisier nous a enseignée, s'inspirant du « poncing »

Massage des points moteurs des membres inférieurs

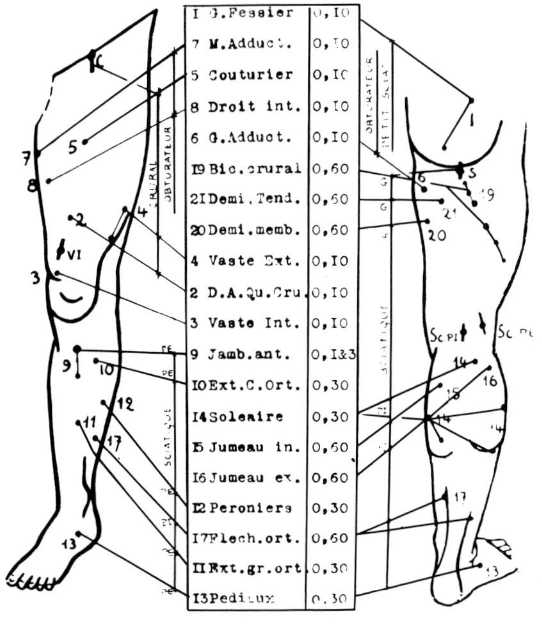

de James Cyriax. Les lieux préférentiels se situent au niveau des tendons conjugués des pelvi-trochantériens sur le grand trochanter et le tendon du couturier ainsi que sur le paquet tendineux de l'insertion ischiatique des ischio-ambiers. Il faut penser à contrôler toujours l'état du tronc commun du sciatique, qui passe en arrière juste entre le muscle pyramidal, au-dessus, et l'obturateur interne au-dessous et en avant. Ensuite on empaume la racine de la cuisse avec les deux mains et on tire fermement et lentement dans l'axe du col fémoral un peu en avant; on maintient un court instant la prise, puis on lâche brusquement et on recommence cette séquence un certain nombre de fois.

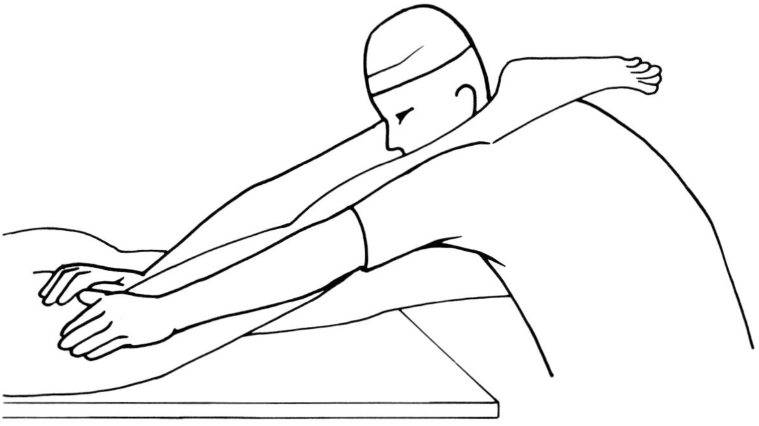

Contrôle de l'élasticité et de la force des muscles ischio-jambiers

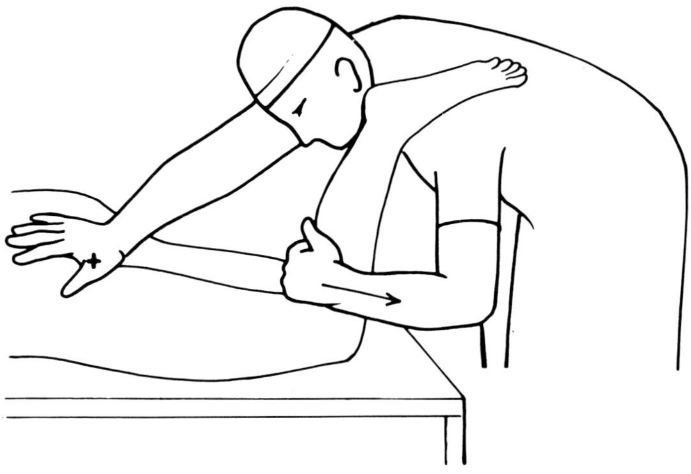

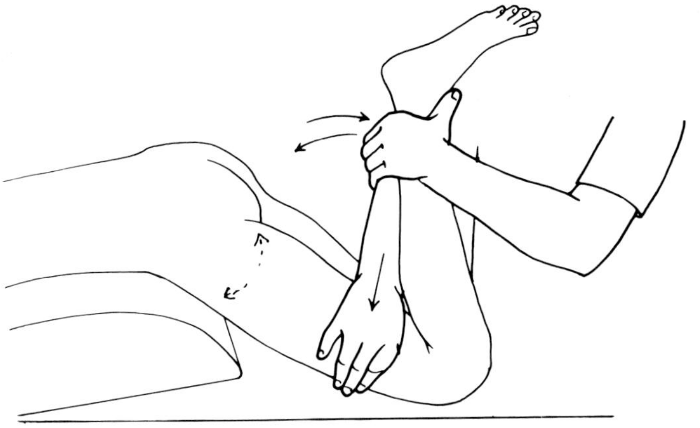

Synchronisation de la hanche et du genou

On peut aussi appuyer la face supéro-interne de la cuisse du patient sur le tiers antéro-inférieur de la cuisse du kinésithérapeute. Pour cela, les membres inférieurs du patient débordent la table de travail sur laquelle on a placé un coussin. Les plis des aines, sont au niveau du rebord de la table; on fait alors plier le genou correspondant, on saisit à pleine main la jambe du patient contre le bras de l'opérateur, et on presse le creux poplité du patient avec le genou du thérapeute. On obtient ainsi l'adduction rotation interne.

Il y a une autre technique; la position et la prise étant la même que pour la mobilisation du sacrum, le genou de sa jambe pliée, le kinésithérapeute place une paume sur la ligne articulaire sacro-iliaque correspondante et sur l'ilium, l'autre main saisit largement l'articulation tibio-tarsienne et presse avec son genou plié sur le creux poplité du patient.

Enfin, la troisième variété est la suivante : le patient debout, écarte les jambes et tourne en dedans sans forcer. On place un coussin de caoutchouc à quinze centimètres, un peu ferme, et on demande au patient de serrer fortement le coussin entre les cuisses. Pendant ce temps, le thérapeute palpe les deux grands trochanters pour constater leur léger mouvement d'écartement. Si cette épreuve se montre indolente et efficace, on engage le malade à s'exercer tous les jours pour provoquer quelques-unes de ces dépressions coxo-fémorales.

L'arthrose est une maladie chronique dont les lésions anatomiques consistent principalement en une altération destructive du cartilage articulaire, associée à des lésions prolifératives du tissu osseux sous-jacent (osthéophytes). La synoviale ne présente pas que des lésions chroniques inflammatoires inconstantes et secondaires. On considère habituellement ces lésions comme étant de nature dégénérative et on les assimile à une sorte de sénescence articulaire prématurée. Cette définition et cette conception paraissent beaucoup trop simplistes. Le processus dit de sénescence prématurée s'explique dans un certain nombre de cas, non par une défectuosité qualitative du cartilage, mais par la structure architectural de congruence des surfaces articulaires.

Les travaux de Von Lanz (1950) ont montré que la morphologie de l'extrémité supérieure du fémur n'est pas déterminée une fois pour toutes à la naissance. A la naissance, l'angle d'inclinaison (cervico-diaphysaire) moyen est de 137°. Il atteint 144° entre un et deux ans. Puis, à mesure que l'enfant marche, cet angle se ferme. Le remaniement continue au cours de la vie entière. Chez l'adulte, l'angle moyen est de 126°, chez le vieillard de 120°, parfois de 90°. Cette évolution lente, continue, implique une activité des forces varisantes (composante de flexion du col fémoral et des muscles). Les muscles varisants sont : moyen fessier, petit fessier, psoas, grand adducteur (qui en réalité est surtout extenseur) et tenseur du fascia lata.

Les muscles valgisants sont : les muscles obturateurs, le pyramidal, les deux adducteurs supérieurs (petit et moyen). Il faut ajouter la notion que dans la coxa vara, le grand trochanter s'éloigne de la ligye médiane du corps, tandis qu'il s'en rapproche dans la coxa valga. Le prototype de la varisation est l'action du muscle moyen fessier (le petit fessier est fonctionnellement uni au moyen fessier). La coxarthrose commence (si la plasticité du col fémoral fait défaut) par la prédominance des muscles valgisants. Cette dynamique musculaire peut concerner le masseur-kinésithérapeute si le diagnostic de la coxarthrose est fait précocement avant les déformations irréversibles. Or, quand le malade se plaint de la hanche et va consulter, les lésions sont déjà importantes et peut-être l'intervention chirurgicale s'impose. L'ostéotomie (Pauwels ou MacMurray) peut tout remettre dans l'ordre. Si l'évolution a fortement destructuré l'articulation, la prothèse totale a modifié favorablement l'évolution de la maladie. Mais, pour un certain nombre de raisons, le chirurgien peut faire retarder cette intervention si le sujet est trop jeune.

La douleur et la raideur sont les premiers signes cliniques qui frappent les

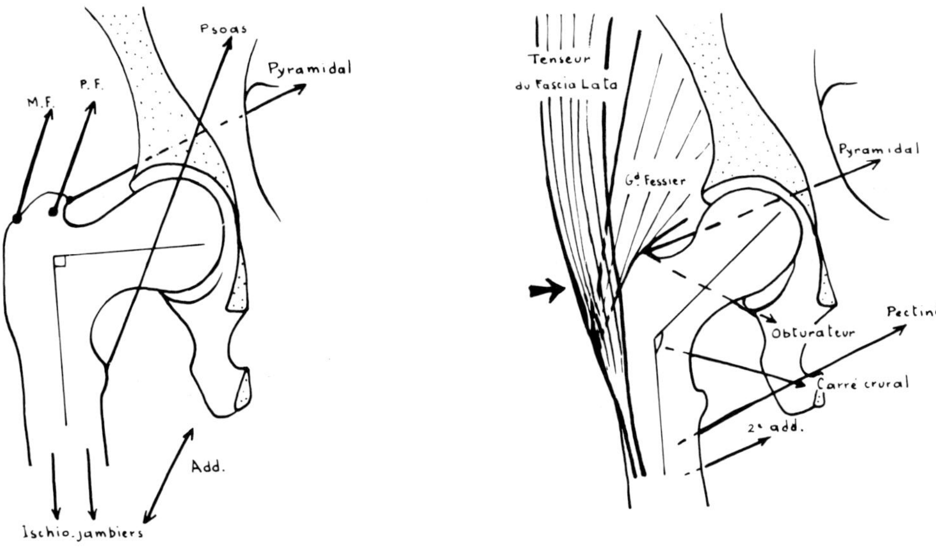

Les schèmes de Valgisa; schémas de varisation et valgisation de la hanche ayant conduit à la chirurgie de la hanche

coxarthrosiques. La pathogénie complète de cette affection n'étant pas connue, le traitement médical n'apporte pas de résultats satisfaisants. En cherchant le soulagement pour ces malades, P. Padovani a pratiqué la section du nerf obturateur qui entraînait une diminution de la douleur associée à la paralysie totale des adducteurs de la hanche.

En 1930, Brandes a eu l'idée de faire une opération décompressive dans l'arthrose de la hanche par myotomie périarticulaire. Il restait à savoir quels étaient les muscles sur lesquels il fallait intervenir. Toutes ces interventions ne s'attaquent pas aux facteurs d'architecture osseuse, ce qui fait leur faiblesse et explique les résultats fort variables d'un chirurgien à l'autre.

MacFarland donnait en exemple les nègres de l'Afrique du Sud qui n'étendent jamais complètement la cuisse et ne souffrent jamais de coxarthrose. *Aussi, peut-être*, précisait-il, *que si on coupait ou si on allongeait les fléchisseurs de la hanche, on pourrait éviter l'apparition de la coxarthrose*. Et il concluait : *On peut même aller plus loin dans ses rêves. Pourquoi Monsieur X présente-t-il une coxarthrose et non Monsieur Y? Peut-être est-ce que Monsieur X est né avec les fléchisseurs de la hanche trop courts ou trop raides, ou que ses fléchisseurs ne se sont pas suffisamment allongés pendant sa croissance, tandis que Monsieur Y avait des fléchisseurs tout à fait assez longs ou qui ont acquis la longueur normale au moment de la marche.*

Cette conception chirurgicale n'éclaire le problème de la coxarthrose que d'une façon plus pragmatique que démonstrative dans le sens biomécanique. Cependant, pour un masseur-kinésithérapeute elle suggère un certain nombre non négligeable de kinèmes. On sait ainsi que les coxarthroses non douloureuses existent (jusqu'à 15 %). On connaît bien depuis G. Kahlmeter (argument repris par un certain nombre de chirurgiens et rhumatologues) les algies myotendineuses déclenchées par des messages proprioceptifs partant de l'articulation coxo-fémorale et se réfléchissant au niveau de la quatrième racine lombaire.

Certains rameaux nerveux sensitifs articulaires émanent du sciatique, du crural, des rameaux lombaires de Duzéa (rameaux de Morris de l'obturateur). L'absence de sensibilité douloureuse et la conservation de l'interligne articulaire plaident en faveur de la conservation de l'état normal de la synoviale. Mais Verhaeghe a aussi insisté sur le fait que la douleur chez les coxarthrosiques peut connaître une autre origine que la hanche : la charnière lombo-sacrée.

ROLE DES MUSCLES

La pathologie spécifique de la jointure pelvi-fémorale recèle un immense malentendu. En examinant le tout venant d'une consultation généraliste, on note qu'un certain nombre de patients qui consultent pour un lumbago, une sciatique, une douleur du genou, ont déjà les signes évidents d'une coxarthrose. Les radiographies montrent que les lésions sont déjà importantes. Nous savons donc tous qu'il ne convient pas pour le kinésithérapeute de s'apesantir pour commencer sur la hanche anatomique radiologique mais bien plutôt sur la hanche fonctionnelle (ou régionale) qui commence peut-être à la douzième vertèbre lombaire et se termine au pied. Plus le pelvis, la charnière lombo-sacrée et le rachis lombaire participent aux mouvements d'une façon cybernétique, plus la hanche en est soulagée, et parfois protégée. Des malades se plaignent de la hanche alors qu'ils souffrent d'une absence de verrouillage du genou. Il en est de même pour la fausse patte courte par un blocage de la région sacro-ilio-lombaire. Ce non verrouillage du genou à la marche est plus ou moins compensé au niveau du pied qui, à la longue, souffrira, et la semelle orthopédique sera vécue comme un fétiche plus que comme une aide orthopédique. Mais la torsion du col fémoral abusivement sollicitée aura à souffrir et irritera le ligament de Bertin qui se rétractera.

La chirurgie musculocapsulaire, dans le traitement de la coxarthrose peut servir de guide pour le traitement masso-kinésithérapique.

Parmi les forces qui s'opposent à la luxation dans l'atteinte poliomyélitique

(Pierre Petit), il faut accorder une importante participation au tenseur du fascia lata*. On a cité des exemples de hanches qui semblent réunir les conditions suffisantes pour provoquer une luxation; elles ne tiennent que grâce à un tenseur normal. Dans dix-huit hanches paralytiques non luxées, on note l'existence d'un bon tenseur et des abducteurs suffisants, qui constituent le « garde-fou » de la tête fémorale. Le tenseur est essentiellement un fléchisseur de la hanche (synchronisé avec le psoas) d'une force de vingt kilos, dont les trois quarts dans le sens de la flexion abduction et un quart dans le sens de la rotation interne — en activité debout. Notons surtout en ce qui concerne l'abduction, deux fonctions : écarter la jambe ne présente qu'un intérêt fonctionnel minime; soutenir le bassin horizontal sur la tête du fémur du côté portant, telle est la fonction essentielle que l'on désigne par les mots de stabilisation du bassin, appendement, carrossage. Autrement dit, dans cette fonction, le rôle des muscles est destiné plus à l'élément statique qu'à l'élément dynamique.

Souvenons-nous que la force nécessaire et suffisante pour maintenir le bassin horizontal est égale à environ une fois et demie le poids du corps; le bras de levier des abducteurs augmente avec l'abduction, diminue avec l'abduction (plus spécialement pour le carré crural). Il en résulte qu'il faut moins de force pour tenir le bassin haut. Cette notion mécanique explique deux boiteries dues à l'absence ou à l'insuffisance des abducteurs.

LA BOITERIE DE LA HANCHE

Ces boiteries sont de deux sortes : pour la première variété, en l'absence des muscles abducteurs, le poids du corps fait verser le bassin vers le côté non portant jusqu'à ce que l'ischion (ou la branche ischio-pubienne) arrivent au contact du fémur portant. Pour éviter la chute par rupture d'équilibre, le tronc plie et s'incline vers le côté portant pour rétablir la ligne de gravitation au-dessus du bassin.

Dans la deuxième variété, si les abducteurs sont partiellement déficitaires (comme cela peut se voir dans les coxarthroses), on observe généralement ceci : le membre opposé, avant de quitter le sol, fournit un effort d'élévation, surtout au moyen d'une forte extension du pied qui va être portant. Dans ce mouvement, le tronc suit tout naturellement la direction du bassin et les épaules s'inclinent vers le côté portant, sans qu'il y ait dans ce cas de pliure de la taille.

* Réunion annuelle de la Société française d'Orthopédie et de Traumatologie, T 46, 1er octobre 1957 (p. 2).

Les deux premiers adducteurs ont une physiologie commune, leur masse commune peut exercer une force de soixante-treize kilos. Leur direction de traction passant en avant du centre de la tête fémorale, ils sont également fléchisseurs et rotateurs externes de la cuisse, et aussi fléchisseurs de la cuisse sur le bassin (et, bien entendu, fléchisseurs du tronc avec le psoas). Quant au grand adducteur, il est rotateur interne et extenseur de la cuisse : le droit interne, indépendamment de son action sur le genou, est adducteur pur avec une puissance de huit kilos. Il faut enfin considérer comme adducteurs, le pectiné et tous les ischio-jambiers.

GUÉRISON DE LA HANCHE

Habituellement, il y a peu ou pas de liquide dans une articulation atteinte d'arthrose. C'est sans doute à cause de cela que pendant longtemps on trouvait la dénomination d' « arthrite sèche », sauf pour certaines arthroses du genou.

Notre rôle n'est pas de faire le diagnostic au début, mais d'aider les rhumatologues à mener à bien le traitement de la coxarthrose. Avant de devenir douloureuse, la hanche arthrosique est raide. Cette raideur est évidente à l'examen clinique, bien avant que ne soit décelable l'atrophie des muscles. La signification vasculaire des coxarthroses primitive (tant artérielles que veineuses) est sujette à discussion. Des stations thermales spécialisées continuent à se montrer efficaces dans le traitement des coxarthroses. Mais, ce qui est certain, c'est que toutes les interventions chirurgicales conservatrices effectuent toujours une section du ligament de Bertin (ligament en Y de Bigelow pour les anglais) associée à la capsulotomie.

On peut donc admettre la règle de conduite suivante : laisser survivre le plus longtemps possible la capsule en faisant secréter physiologiquement le liquide synovial — cette substance nourricière du cartilage articulaire. La technique du pumping par adduction consciente volontaire et forte doit être faite quelques minutes matin, midi et soir. Cela s'effectue en serrant et en lâchant l'adduction sur un coussin interposé en haut entre les cuisses. La contraction des adducteurs supérieurs (1er et 2e) évite à ces muscles d'entrer dans le processus de rétraction inévitable du fait de l'inactivité due à la douleur. En même temps, après chaque pumping tri-journalier, le malade se couche à plat ventre sur le bord d'une table, la cuisse concernée en dehors, pendante en flexion au niveau du genou. De sa main homolatérale, le patient saisit le bout du talon (homolatéral aussi) et fait des balancements, en tâtant les limites de la flexion et de l'extension de l'articulation de la hanche (avec une certaine abduction de la jambe. Dans un troisième temps, le malade se couche franchement sur la table en procubitus et cherche très

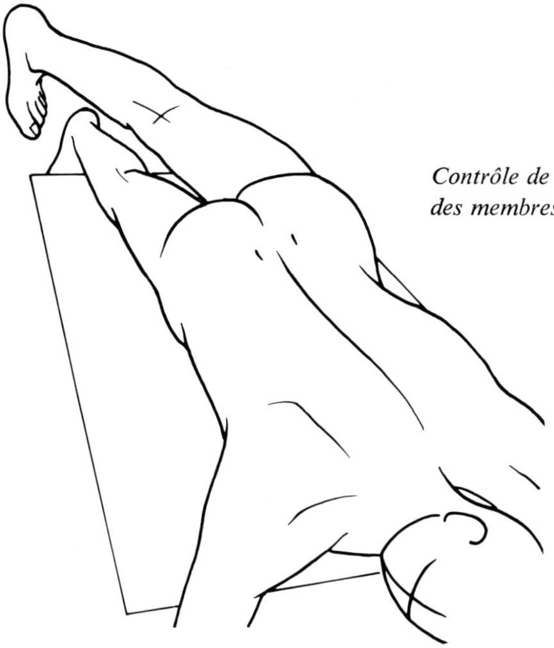

Contrôle de l'extension croisée des membres inférieurs

délicatement à faire un mouvement pour diriger son coccyx vers le plan de la table sur laquelle il est couché. Il termine chaque séance tri-journalière en décubitus, c'est-à-dire couché sur le dos, et cherche à fléchir en diagonale sa cuisse du côté qui menace, vers l'épaule opposée.

L'innervation de la hanche a pris une importance capitale depuis la pratique de certaines interventions chirurgicales. On a pratiqué à un certain moment la dénervation de cette articulation pour supprimer la douleur dans les coxopathies arthrosiques. Indépendamment des nerfs sympathiques qui arrivent à l'articulation par les plexus périartériels, les nerfs de l'articulation coxo-fémorale ont une origine différente suivant qu'on envisage la partie antérieure ou la partie postérieure de l'articulation.

Pratiquement, la fonction de la hanche et son équilibre biomécanique dépendent du nerf crural, de l'obturateur et du nerf de Schmidt. Ce dernier est le nerf accessoire du nerf obturateur; il correspond à la branche du plexus lombaire se détachant de la troisième et quatrième racine, parfois même de la deuxième à la cinquième racine lombaire. Le nerf de Schmidt se termine en donnant deux branches musculaires, une au muscle pectiné, l'autre au petit adducteur. De plus il délègue deux nerfs articulaires antérieurs à la hanche, dont l'un est spécialement destiné au bourrelet cotyloïdien.

Enfin, un filet vasculaire qui accompagne l'artère fémorale se place en avant d'elle et semble être la terminaison du nerf de Schmidt. Et tout à fait à la fin, se détachent des rameaux cutanés pour la partie interne de la région du pli de l'aine.

Toute perturbation, toute douleur de la face antérieure de l'articulation peut être liée aux troubles statiques du rachis lombaire. La face postérieure de la capsule articulaire est innervée par ces branches articulaires du sciatique, mais surtout il faut se souvenir que le tronc du grand sciatique passe sous le muscle pyramidal sacré, qui fait un véritable toit avant de s'insérer sur le sommet du grand trochanter.

Ainsi, toute douleur de la hanche, même épisodique, passagère, « guérie » en quelques jours par l'aspirine, doit être soigneusement examinée manuellement, c'est-à-dire fonctionnellement. Il arrive souvent que, rassuré et calmé par le rhumatologue, le patient soit satisfait. Mais il constate que dès qu'il arrête les médicaments, la douleur revient comme si elle était refoulée ou repoussée. Comme si la cause mécanique était toujours là. C'est alors que de lui-même le malade souhaite le traitement manuel masso-kinésithérapique et adresse sa demande au rhumatologue. Il est souhaitable qu'un contact s'établisse entre le rhumatologue et le kinésithérapeute. Parfois le problème orthopédique devient évident, au niveau de la hanche, c'est-à-dire que le rachis, le pelvis, le genou et les pieds sont plus ou moins directement impliqués.

En effet, les névralgies provenant du rachis, nous l'avons déjà vu, ne peuvent se manifester que par la douleur des hanches. L'inégalité des membres inférieurs, les fausses pattes courtes, entretiennent dans un second temps des blocages minimes, mais persistants du sacrum dans le « casse-noisette iliaque ». Les gonalgies peuvent être le premier signe d'une coxarthrose débutante, mais la libération du sacrum fait disparaître le syndrome de la patte d'oie. Tout ceci est connu, cependant il faut insister sur les teno-bursites de la hanche.

Tout comme pour l'épaule, le rythme d'entrée en jeu des muscles juxta-articulaires peut fausser la programmation cybernétique de la hanche. Le dérèglement banal du pas pelvien irrite le bourrelet cotyloïdien, traumatisme le ligament de Bertin, limite le balancement antéro-postérieur du pelvis et la rotation de la tête fémorale dans le pas pelvien. Le moindre dérèglement traumatise les bourses séreuses. Ces bourses séreuses gonflent, secrètent en surabondance leur liquide, s'enflamment même épisodiquement. Il ne sert à rien de faire cesser la douleur de ces bourses si le jeu des muscles impliqués est faussé et laisse persister des pseudo-contractures des muscles pelvi-trochantériens, de l'iliaque et du psoas.

Tous les malades ne peuvent comprendre le sens des termes savants, mais ils comprennent les termes naïfs des rebouteux : nerf déplacé, muscle forcé, les tendons bloqués, etc. Cela fait sourire, mais les mains des rebouteux soulagent mieux que

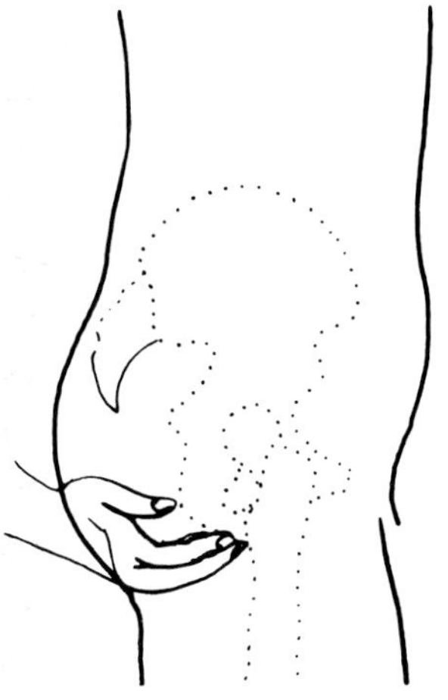

La marche sur place avec soutien de l'ischion permet le contrôle de la motricité pelvi-fémorale

l'aspirine. Nos exigences dépassent les buts des rebouteux et rétablissent la fonction juste, en regardant un peu plus vers les lombes ou plus bas jusqu'aux pieds, sans négliger les orthèses plantaires. Les contractions isométriques montrent souvent le lieu et la cause de la petite douleur. Pour comprendre la conduite à suivre, on procède à l'investigation de la cybernétique (neuromusculaire) régionale.

Parfois, il faut tenter la récupération fonctionnelle par massages profonds selon la technique de Cyriax-Troisier, associés aux contractions isométriques strictement appliquées aux muscles contracturés ou à leurs antagonistes (psoas, iliaque, pyramidal, obturateurs). Pendant ce temps on évitera, si possible, les médicaments calmants — même l'aspirine — pour éclaircir la situation simplement inconfortable à ce stade. Il est indispensable par la suite de surveiller, en accord avec le rhumatologue, l'évolution orthopédique de la région lombopelvienne.

Le muscle pyramidal est le principal animateur de la biomécanique pelvi-fémorale. Il faut s'attacher à préciser le jeu du pelvis dans son rôle de cardan, c'est-à-dire comme transmetteur du mouvement de rotation dans différentes directions. Déjà en 1911, W. Braun et O. Fischer* avaient précisé ce qui a été admis par tous les orthopédistes à savoir que le centre de gravité du tronc (dans l'axe frontal) se trouve au niveau de la soudure de la première et de la deuxième vertèbres sacrées. Ceci a été précisé en particulier par l'anatomiste de Baltimore, J.C.B. Grant, en 1953.

* Cité dans Arthur A. Michelet, *Iliopsoas*, 1962.

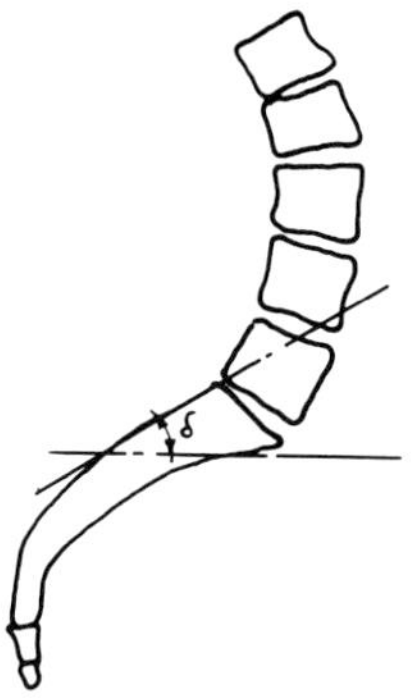

Malfaçon, appelée angle delta, permettant le pronostic des arthroses

Le docteur Guttmann* a publié un article sur l'aspect statique de la coxarthrose. Il reprend les arguments de Braun et Fischer, et précise que le centre de gravité du pelvis se trouve dans une position défavorable quand il se situe au-dessus du point indiqué par Braun, Fischer et Grant; dans la position antérieure devant l'axe frontal commun des deux articulations cox-fémorales. Ce déplacement du centre de gravité en direction ventrale est d'autant plus important que le sacrum est dans la position horizontale. Le grand mérite du docteur Guttmann est d'avoir établi *l'angle delta.* En résumé on peut dire que plus l'angle delta diminue, plus la tendance à un déplacement ventral du centre de gravité se fait sentir et tout le dispositif pelvi-fémoral produit une surcharge importante sur les articulations coxo-fémorales. Il devient possible de classer les valeurs de l'angle delta par rapport à la position des bassins : le bassin vertical avec un angle delta supérieur à 45°; le bassin neutre, c'est-à-dire normal, avec un angle delta de 36 à 44°; le bassin horizontal, avec un angle delta égal ou inférieur à 35°. Au cours de cet article, on fait de plus la constatation suivante : Guttmann expose que les muscles ont peu d'importance dans l'équilibre sagittal du pelvis et que tout dépend des puissants ligaments ilio-sacrés. Il dit encore qu'on peut retrouver les points douloureux tendino-musculaires dans la région des adducteurs, du psoas iliaque, du grand droit et l'abdomen (au niveau de la symphyse pubienne) d'autant plus sûrs et prononcés que l'angle delta est petit — c'est-à-dire sacrum horizontalisé. Ma remarque concerne la signification de ces douleurs musculo-tendineuses qui traduisent à mon sens l'évidence que les muscles cités sont atrophiés, infiltrés par le collagène sclérosé, étirés et dans l'impossibilité de se contracter, depuis longtemps, pour assurer leur travail cybernétique qu'assure normalement un

* Manuelle Medezin (Herfts - 1970).

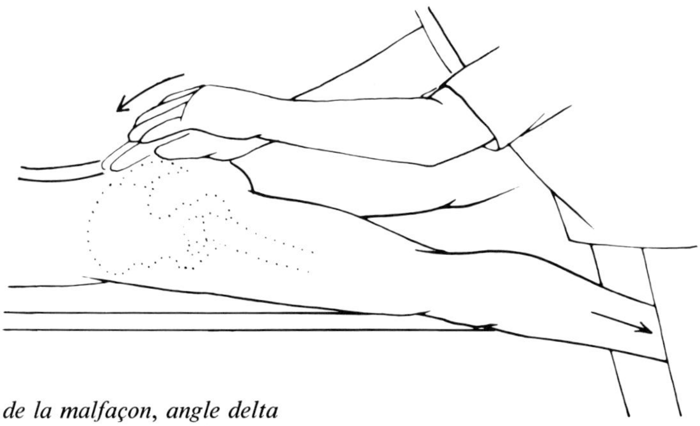

Réduction de la malfaçon, angle delta

feedback négatif. Du reste, le docteur Guttmann ajoute que ces points douloureux *font régulièrement défaut lorsque le sacrum est vertical*, même s'il existe une coxarthrose et même en présence d'une coxa-valga. Il faut remarquer de plus que dans les cas extrêmes, on trouve déjà chez des sujets jeunes, ne présentant aucun signe clinique de distension douloureuse des muscles, des signes radiologiques d'une coxarthrose (ce que Hackenbroch nommait le stade pré-arthrosique) bien avant la raideur douloureuse de la coxopathie confirmée.

Nous utilisons depuis longtemps en masso-kinésithérapie les deux termes de sacrum vertical et sacrum horizontal, mais depuis le travail de Guttmann nous pouvons évaluer l'angle delta. Le maître de l'école ostéopathique de Ham en Westphalie, a établi une distinction entre la manipulation vertébrale qui est proche de la chiropraxie et la masso-kinésithérapie. Il invoque la possibilité de soulager la musculature tendue et de réduire ainsi la douleur de certaines coxopathies. Il reste à élucider les perturbations de l'activité cybernétique des muscles pelvi-trochantériens.

C'est le pyramidal sacré et les obturateurs internes qui ouvrent l'angle delta (associés aux iliopsoas). Tout commence ici pour nous, dans notre activité cérébro manuelle, à faire sortir les muscles pelvi-trochantériens de leur mutisme, vers un langage d'expression kinécybernétique dès l'âge de la marche. Quand l'enfant passe de la déambulation à quatre pattes à la marche en station debout, il transforme ses membres postérieurs en membres inférieurs. Cela suppose nécessairement une maturation suffisante des centres nerveux (cervelet, labyrinthes) et une concordance des réflexes toniques du cou. Ensuite, c'est l'ascension des messages extéro et proprioceptifs qui s'ajustent plus ou moins bien aux sommations émises d'en haut. Les influx venant en sens inverse, ordre et réponse, se croisent au niveau de la plaque tournante entre le tronc et les jambes au niveau des deux articulations sacro-iliaques. A ce carrefour existe un véritable gyro-pilote qui actionne d'une façon cybernétique les commandes des gouvernails de profondeur et de direction comme au cours du vol sans visibilité des avions.

Flexion-extension, rotation à droite et à gauche, inclinaisons inversées vers le haut et vers le bas, s'y trouvent associées sans amplitude mesurable mais avec quelle subtilité de transmission des paramètres dans tous les sens. Faut-il encore rappeler, une fois de plus, la mission du plateau sacré qui « fait vivre » la tâche assumée par tout le rachis de L5 au crâne. Tout comme des cubes empilés au creux de la main, il guide et supporte les trois colonnes du rachis, le sacrum étant lui-même la quatrième colonne. Ce qui nous intéresse ici c'est le jeu de la balance sagittale (et non bascule du bassin, terme incrusté dans le langage que banalise le jargon du métier quand il se réduit aux méthodes *fétichisées*) qui recherche sa mesure dans la goniométrie du delta. Cette mesure ou sa recherche commence dès le premier pas; sa meilleure ouverture est autour de 40° (entre 36 et 44°). L'évaluation de l'angle delta est bien précisée par Guttmann. Il ne s'agit surtout pas de l'angle entre le plateau sacré et le plateau inférieur de la cinquième vertèbre lombaire. Dans le blocage lombo-sacré (lumbago aigu avec la menace d'éjection du nucleus du dernier disque traumatisant une des racines du nerf sciatique), cet angle disparaît sur une radiographie de profil donnant un aspect parallèle entre les deux derniers plateaux sacré et lombaire.

Quand et comment apparaissent les premiers signes qui attirent l'attention vers la hanche? Les attitudes scoliotiques sont soigneusement repérées, surveillées et traitées. Mais les cambrures à courtes courbures passent souvent inaperçues, comme faisant partie d'une morphologie particulière non gênante : combien de filles voit-on, ventrues, fessues et cambrées.

Duchêne de Boulogne écrivait que *l'influx nerveux met en œuvre une plus grande force (que la stimulation électrique) du petit fessier qui vient doubler la puissance de cette rotation en dedans. On conçoit* disait-il, *que le mouvement puisse au besoin neutraliser la force rotatrice antagoniste (rotation en dehors) dont les agents l'emportent de beaucoup par le nombre.* Cette théorie du mécanisme du mouvement rotatoire de la jambe et du pied sur l'axe vertical, sous l'influence de la position antérieure du moyen fessier est applicable au mouvement de rotation en sens inverse, qui est produit par les muscles antagonistes (c'est-à-dire rotateurs externes).

Rappelons que ces antagonistes (rotateurs en dehors) sont au nombre de six : pyramidal, les jumeaux (pelviens), obturateur interne et obturateur externe, et le carré crural. Il apparaît donc évident que les rivalités des antagonistes de la rotation des cuisses participent activement à l'édification de l'angle delta. Ainsi,

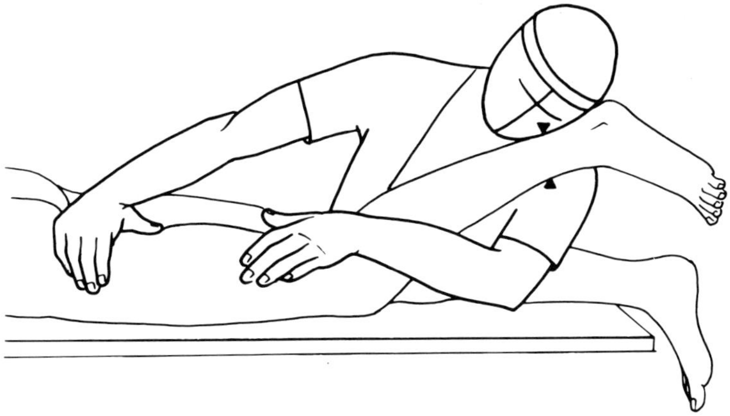

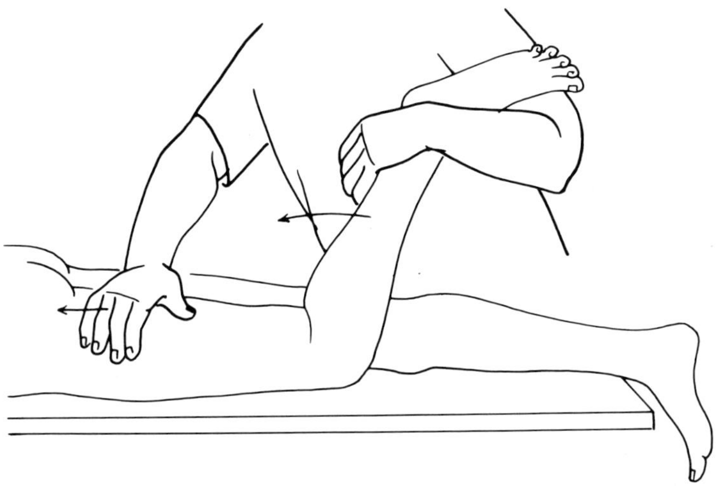

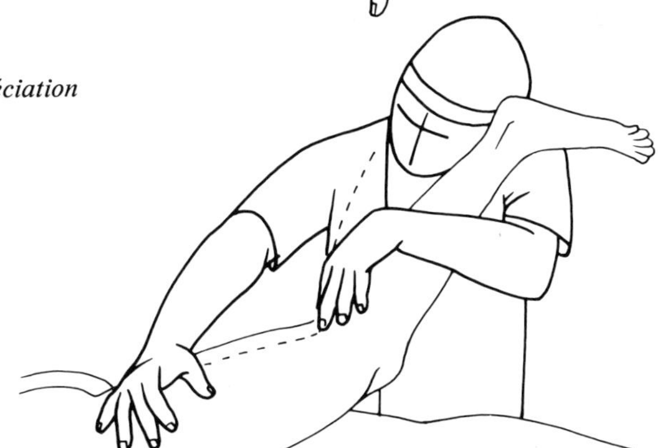

Divers exercices tendant à l'appréciation des articulations coxo-fémorales

dans le plan sagittal, nous connaissons au moins deux types de disharmonies statiques qui, prenant leur origine dans les membres inférieurs, entraînent une exagération de la lordose lombaire à courte courbure ou cassure sacro-lombaire. La lordose excessive bien connue est celle de la luxation congénitale de la hanche qui donne la démarche en canard. L'autre est moins connue : c'est l'exagération de l'antéversion du col fémoral. A la naissance l'antéversion est approximativement de 50° par rapport à l'axe diaphysaire du fémur; chez l'adulte normalement cet angle est au voisinage de 10 à 15°. Si cette disposition reste exagérée, la diaphyse fémorale se trouve reportée en arrière du cotyle. En conséquence, pour maintenir l'équilibre et éviter la chute en avant, tout le rachis doit exagérer son inclinaison en arrière. A l'inverse, la diminution d'antéversion du col fémoral oblige le rachis à effacer la courbure lombaire pour qu'elle ne se rapproche pas du dos plat. En résumé, toute augmentation d'antéversion augmente la cassure lombaire et réciproquement.

On oublie souvent la cassure lombaire produite par la démarche « à la Charlot ». Les pointes des pieds tournées en dehors, cela réalise une antéversion artificielle, par l'hypertonie des rotateurs externes. On note, à la campagne, des filles qui marchent les pieds en dedans : cela constitue une tentative d'auto-rééducation pour combattre l'excès du volume fessier trop voyant, ou pour diminuer une gêne ou une douleur déjà présente dans la région lombo-sacrée. Marcher les pieds en dedans réduit l'antéversion du col fémoral et ouvre l'angle delta. Il faut retenir aussi qu'une obliquité excessive (dans le sens antéro-postérieur, c'est-à-dire sagittal) du sacrum, entraînant une très forte inclinaison en bas et en avant du plateau sacré, peut se rapprocher de la normale grâce) la cunéisation de L5 (plus épaisse en avant et moins haute en arrière). Cette cunéisation qui n'est pas envisagée par Guttmann peut rétablir l'équilibre, pour réduire une exagération de la lordose lombaire. Mais trop souvent l'anatomie rachidienne néglige de rappeler que tout squelette est modelé par les muscles. La lordose lombaire exagérée est souvent en rapport avec le déficit des muscles pelvi-trochantériens. Le grand psoas associé aux pelvi-trochantériens peut, par l'action cybernétique rétablie, modifier harmonieusement la lordose lombo-sacrée. Je pense donc que le training bien entrepris par le kinésithérapeute peut ouvrir l'angle delta et le stabiliser au moins autour de 40°.

En examinant un malade qui évolue vers la coxarthrose, on parvient souvent, ayant surmonté la résistance musculaire, à tendre la capsule articulaire jusqu'à déclencher une douleur différente venant de la capsule articulaire. De telle sorte qu'on peut considérer comme un des premiers signes d'une coxarthrose le fait que la rotation interne maximale du membre inférieur est douloureuse.

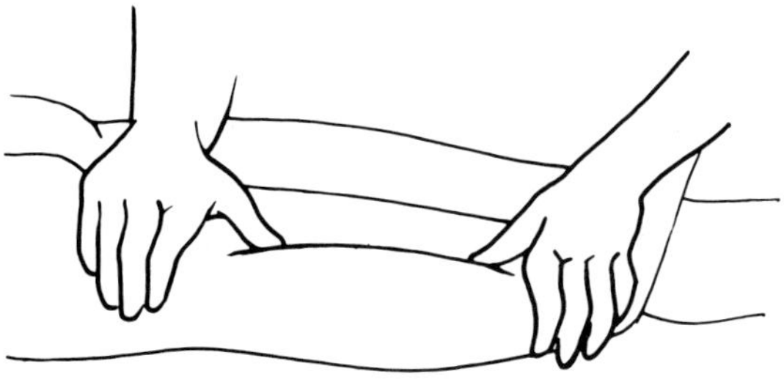

Relation fonctionnelle du genou avec la hanche

Quant aux coxarthroses non douloureuses, leur nombre apparaît sous-estimé. Le problème de la coxarthrose non douloureuse pose celui de la genèse de la douleur : les rôles respectifs de l'os, de la synoviale, de la contracture musculaire, sont encore non résolus ou mal précisés. Cependant, on sait que l'atrophie musculaire est de règle comme dans les coxarthroses douloureuses. Cette atrophie musculaire est fortement marquée tant au niveau de la région fessière que dans la cuisse. Ce qui est propre à cette variété de coxarthroses indolentes, c'est qu'elles ne comportent pas de malformations du cotyle, d'agénésie, d'éversion ou de réduction de l'angle de couverture. L'interligne articulaire est généralement conservé, il n'y a pas de pincement localisé. Dans d'autres coxarthroses primitivement douloureuses devenues ensuite indolentes, il ne s'agit que d'un répit avant un retour offensif des désordres de la sénescence.

Contrairement à l'opinion ancienne, la coxarthrose apparaît non comme une maladie d'usure, mais comme conséquence de dystonies neuromusculaires banalise le jargon du métier quand il se réduit aux méthodes *fétichisées*) qui et d'anomalies structurelles. En effet, après une opération de varisation, on peut constater en même temps qu'une amélioration ressentie par le sujet, la réapparition de l'interligne articulaire coxo-fémoral. Ce sont des douleurs parfois épisodiques ou des troubles fonctionnels qui permettent au début de découvrir des indices radiologiques dès l'âge de vingt à trente ans. Mais, en médecine manuelle, manuelle, la raideur d'une hanche chez un sujet jeune précède toujours les premières déformations que la radiographie peut identifier au stade dit pré-arthrosique.

Il est impossible de pratiquer une prophylaxie de la coxarthrose. On connaît les interventions chirurgicales qui ont fait leurs preuves. Ce qui est particulièrement instructif pour un masseur-kinésithérapeute, c'est de retenir que ce sont surtout des opérations chirurgicales qui visent à réduire la tension musculaire permanente, des sections qui soulagent l'adduction et la section du psoas complétée par la détente des pelvi-trochantériens.

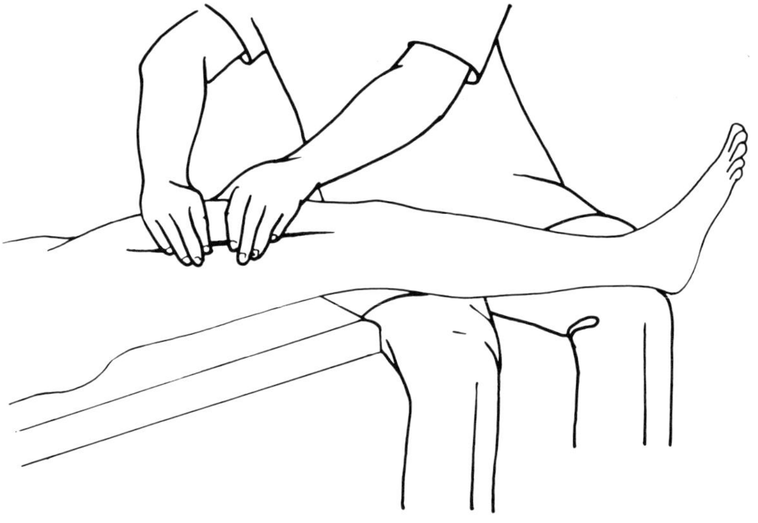

Massage et vérification contractile du quadriceps

Contrôle de la coordination des fléchisseurs et des extenseurs du genou appliqué au fonctionnement de la hanche

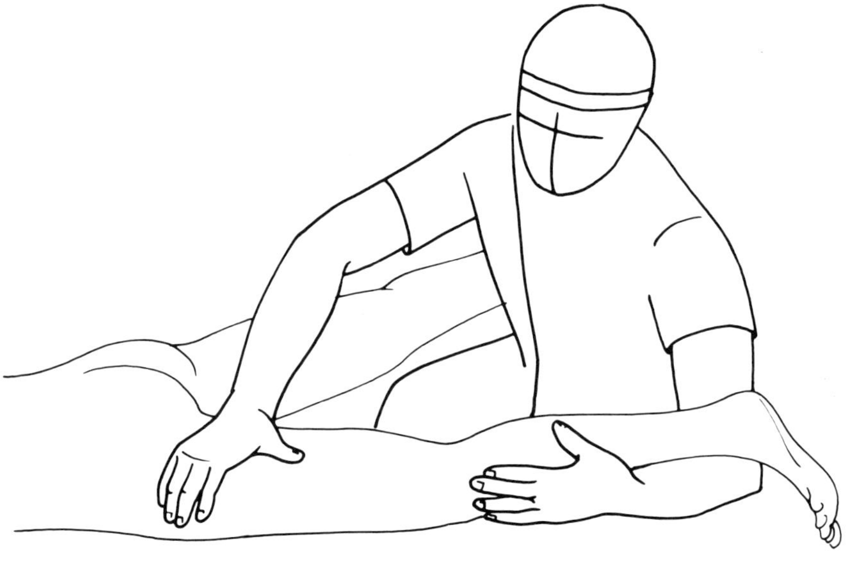

Il est certain que les résultats sont plus rapidement obtenus par la chirurgie que par la kinésithérapie, même bien conduite. Mais, pour la hanche pendante (ou ballante temporaire), le délai de réadaptation peut être long. En consultant toute la littérature, on ne trouve pas de pathogénie neurogène de ce qu'on nomme le raccourcissement des muscles desservant l'articulation coxo-fémorale.

La kinésithérapie est régulièrement prescrite pour les spastiques, et peu ou pas utilisée pour le traitement de l'articulation de la racine des membres inférieurs. Peut-on amener les rhumatologues et chirurgiens orthopédistes à nous confier leurs patients pour une kinésithérapie suffisamment précoce qui évitera ou retardera une évolution vers l'infirmité ?

CHAPITRE XII

Le genou

Dans le langage courant on rencontre souvent deux signifiants symboliques : « c'est à se mettre à genou » signifie admirable, digne d'être honoré — « demander à genoux » veut dire avec insistance, en s'abaissant.

En clinique aussi le genou est investi de façon très particulière. Après un traumatisme quelconque du genou, une fracture, une entorse, un problème de ménisque, tout paraît être revenu comme avant. Cependant, le patient semble hésiter à manifester sa satisfaction des résultats obtenus par la masso-kinésithérapie. *En effet*, dit-il, *tout est rentré dans l'ordre... mais je n'ai plus confiance en ce genou.*

La pathologie du genou apparaît à la lumière de sa complexité anatomo-physiologique comme la plus riche et la plus complexe des pathologies ostéo-articulaires. La synoviale du genou est en outre la plus importante de l'anatomie et le quadriceps le plus puissant des muscles de l'organisme. Enfin, la complexité des relations entre les ligaments et les muscles se fait toujours en fonction de l'existence de la pesanteur. Le genou tient une place importante dans la mobilité, la statique, le comportement général et donc l'image de soi.

DÉROBEMENT SPONTANÉ DU GENOU

C'est un sentiment d'insécurité de la statique verticale, non contrôlable, avec une impossibilité de stéréotyper la marche, faute d'informations des récepteurs périphériques. C'est une défaillance subite et inopinée du contrôle statique, suivie d'un déséquilibre instantané du corps tout entier sans correction possible qui souvent aboutit à une chute. Cet angoissant symptôme révèle « l'instabilité articulaire ». Il serait plus juste d'utiliser le terme de « infiabilité ». L'instabilité des paralysies a une parade élaborée; ici l'articulation est infidèle. Le sujet constate que son genou lâche, s'ouvre, se déboîte, ou que quelque chose se déplace dans l'articulation. En soi, c'est un symptôme banal et commun à de nombreux dérangements internes du genou. Dans beaucoup de cas, on peut rattraper ce faux mouvement, mais le dérobement ligamentaire typique a ceci de particulier, c'est qu'il reproduit ce mouvement anormal, antiphysiologique des lésions ligamentaires. Nelaton disait que c'est comme *une entorse manquée*. On connaît surtout la laxité du ligament latéral interne par *rapprochement* des insertions de ce ligament, *justifiant ligamentoplastie*. Ce rapprochement se fait comme si le ligament devenait trop long, et perdait ainsi son rôle d'informateur au sens kinesthésique. Ceci est typique dans les tassements du plateau tibial interne par fracture.

En charge (en appui unilatéral sur ce genou) cet enfoncement ou tassement du plateau tibial détend le ligament du compartiment homologue à la fracture, et, bien entendu, sans lésion traumatique du ligament lui-même. C'est aussi une des causes du dérobement spontané du genou. Le genu varum ne donne pas généralement de laxité ligamentaire, mais les séquelles du genu valgum de l'adolescence (inflammatoire ou congénital), avec une hanche normale, donnent une angulation de l'axe statique qui se fait au niveau du genou. Cela produit une distension du ligament latéral interne. Dans ces cas, l'ostéotomie tibiale sous tubérositaire, ou fémorale sus-condylienne, est nécessaire. Le simple fait de rétablir un axe normal, associé au traitement masso-kinésithérapique, suffit pour supprimer l'instabilité du genou. Après la correction chirurgicale des axes osseux du fémur et du tibia, le problème local change. Le ligament latéral interne, insensiblement distendu par attitude en valgus du genou, peut dans de bonnes conditions kinésithérapiques se rétracter à nouveau sans qu'il soit besoin de plastie ligamentaire. C'est au chirurgien de décider. Le dérobement spontané peut encore exister dans le syndrome du cordon postérieur (tables); parfois, dans les séquelles de certaines névralgies sciatiques, diabétiques avec signes neurogènes.

En tout cas, il est évident que le dérobement du genou est insupportable, angoissant, et vécu comme une trahison. Un remède rapide et sécurisant doit être apporté, c'est un remède chirurgical. Sa mission est de rétablir les messages normaux et efficaces qui deviennent possibles par resserrement des distensions capsuloligamentaires. Nous les comprendrons par l'étude des mécanismes fonctionnels du genou.

Mais le rôle du masseur-kinésithérapeute est avant tout de garder l'écoute, au stade de l'altération de la confiance que le patient vit comme un pressentiment avant de le formuler (verbalement, et surtout avant que la chute inopinée se soit produite).

L'idéal (et il est facilement réalisable) serait de laisser le patient qui vient d'être opéré au masseur-kinésithérapeute. Comme le traumatisme du segment, l'acte chirurgical actualisé ne s'exerce pas seulement au niveau de l'objet partiel du corps. On sait bien actuellement que la chirurgie d'organe ne rassure plus l'opérateur, pas plus que le malade. On doit donc prévoir nécessairement les réactions de l'organisme entier dont l'unité somato-psychologique ne peut être fragmentée.

Depuis le temps que l'on parle de la médecine de l'homme total, ne serait-il pas impératif de l'appliquer à la clinique? La chirurgie des traumatismes devrait être la première à donner l'exemple. Car, dans le passé, c'est la chirurgie lourde qui a institué les levers précoces après les grandes interventions abdominales. Cela était conçu comme une prophylaxie des œdèmes, des phlébites et embolies, avant l'utilisation pratique des anti-coagulants. On sait que le système nerveux central a posé de grandes difficultés pour son investigation expérimentale. Il a donné pendant longtemps libre cours à des explications plus ou moins irrationnelles dans la dénomination vague du psychisme. Aujourd'hui, les acquisitions nouvelles sont en abondance fournies par les études encore improprement appelées psychosomatiques mais qui constituent l'idée de l'inséparable union de l'organisme de l'homme qui sent, bouge, et s'exprime à la fois par le geste et la parole. Ces connaissances ne peuvent laisser le chirurgien indifférent, pas plus que le masseur-kinésithérapeute qui aide l'homme opéré (ou traumatisé) à ne pas perdre son unité. En effet, le genou est aussi complexe que l'épaule, aussi inadapté et déroutant que le coude.

RAIDEURS POST-TRAUMATIQUES DU GENOU

Dans sa thèse en 1954, Rodolphe Troques, traitant les raideurs post-traumatiques des membres, disait que la raideur articulaire constituait un réflexe et de ce fait apparaissait rapidement. Le foyer causal est celui du traumatisme, riche en récepteurs nerveux sensitifs. Les causes mécaniques, évoquées jadis comme origine des raideurs, ne sont pas déterminantes. Elles sont souvent secondaires ou peuvent manquer dans l'enraidissement. Les troubles vaso-moteurs végétatifs sont inconstants. Et surtout on sait que les troubles trophiques sont parfois nuls.

L'intervention du kinésithérapeute informé, et habitué à manier les réflexes conditionnés doit se faire aussitôt le plâtre posé. Immobilisé sous plâtre, le blessé a l'impression d'acquérir bientôt un très léger degré de mobilité de son articulation. Troques dit qu'elle est réelle, mais elle est minime et peut être due à la très faible laxité du plâtre. Le rôle du kinésithérapeute a deux composantes : il doit savoir convaincre le patient que ce travail est absolument indispensable. On demande au patient de faire exécuter un mouvement identique au membre intact et au membre plâtré. On constate alors que l'angulation qu'il a l'impression d'effectuer sous plâtre et objectivée sur le membre sain dépasse du double, parfois du triple, les limites imposées par l'appareil plâtré. Troques a pu constater lui-même qu'à la sortie du plâtre, c'est précisemment ce degré de mobilité subjective que retrouve immédiatement le traumatisé et non le minime mouvement du début. C'est donc une preuve supplémentaire de la priorité de l'élément sensoriel dans l'accomplissement volontaire.

L'autre exercice consiste à faire pratiquer des contractions isométriques brèves. Il peut être complété par les mouvements imaginés sous plâtre avec des résultats spectaculaires à l'ablation du plâtre.

DES MYSTÈRES DU GENOU

Le genou, si solide, placé au milieu du membre inférieur, paraît comme un valet de deux maîtres; le pied qui se débrouille, et la hanche si souvent éprouvée par la pesanteur. C'est donc dans la vie de chaque jour que le genou doit satisfaire ces deux articulations extrêmes, et les faire s'accorder.

Le genou osseux, dit Paul Ficat*, dépouillé de ses parties molles, tel qu'il apparaît dans sa nudité radiologique, constitue un véritable défi à la statique si l'on considère la superposition simpliste de ses pièces maîtresses. Et pourtant son rôle dans la statique et la locomotion est primordial.

Pour bien comprendre la complexité anatomique du genou, il faut absolument préciser que l'articulation du genou est une double condylienne associée discordante. La présence d'un pont osseux supprime un degré de liberté, mais la plupart du temps le dispositif est discordant. Ceci est le cas en particulier du genou, dont on peut dire que le cahier des charges mentionne en premier lieu un problème de torsion. Bien que n'ayant besoin théoriquement que d'un seul degré de liberté pour jouer son rôle d'articulation de raccourcissement, le genou subit des contraintes de torsion importantes qui sont en partie épongées grâce à la disposition oblique des ligaments de la synthèse dans le plan frontal (ligaments latéraux et ligaments croisés). Or, on sait que les contraintes de torsion sont maximales à 45° de l'axe. D'autre part, il faut noter l'effet de came produit par l'asymétrie

* Paul Ficat, *Pathologie des ménisques et des ligaments du genou*, Paris, 1962.

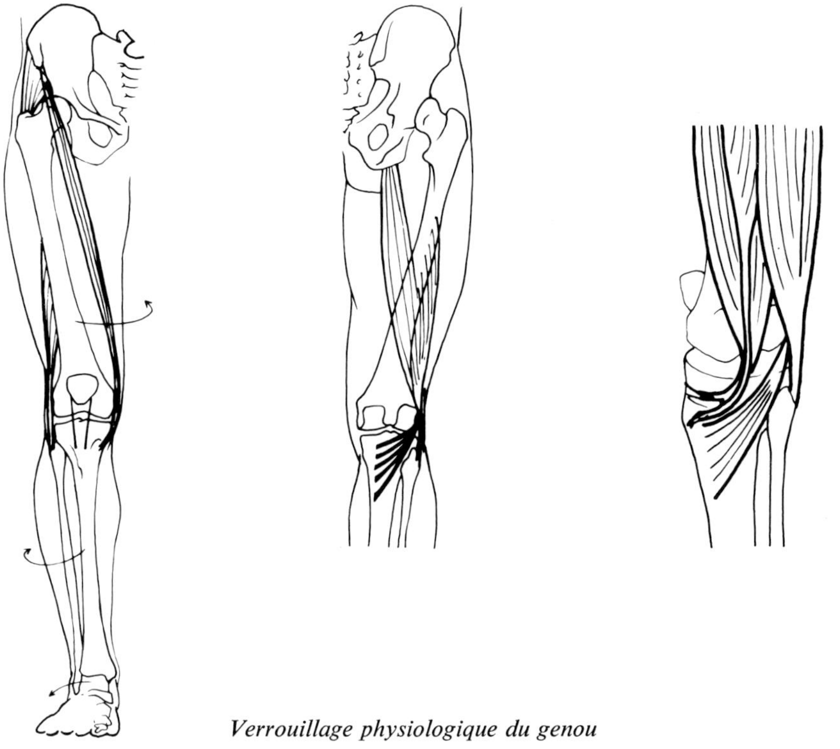

Verrouillage physiologique du genou

de la roue condylienne dont le rayon de courbure augmente de l'arrière vers l'avant ; ceci entraîne une tension des ligaments dans la position de rectitude en extension et une certaine laxité en flexion. Elle permet des mouvements de rotation d'environ 30°, fort utiles à l'adaptation du segment inférieur.

La stabilité sécurisante du genou est sûrement la principale préoccupation du rééducateur, mais c'est surtout la notion de verrouillage du genou qui demande des précisions très particulières.

Duchêne de Boulogne dit : *Pendant le mouvement de rotation en dedans, provoqué par la contraction de la portion antérieure du moyen fessier, le grand trochanter décrit un arc de cercle autour du membre inférieur, représenté par une ligne fictive qui partant de la tête du fémur, passe par le centre de l'articulation tibio-fémorale et tibio-tarsienne, et se termine à la partie moyenne du calcaneum. En conséquence, la portion antérieure du moyen fessier imprime au pied, lorsque le membre inférieur est étendu, un mouvement en vertu duquel son extrémité antérieure et son extrémité postérieure décrivent chacune un arc de cercle en sens contraire, autour de l'axe du membre inférieur, qui passe verticalement par le centre de l'articulation tibio-tarsienne.*

Duchêne décrit ensuite le rôle des rotateurs externes de la cuisse et conclut : *On verra combien la connaissance de ces faits aide à l'explication des attitudes vicieuses du pied consécutivement à certains états pathologiques des rotateurs de la cuisse.*

La position du petit trochanter se trouve franchement en dehors de cette ligne fictive dont parle Duchêne et confirme surtout la participation du muscle iliaque dans la rotation interne de la cuisse. Donc le mouvement de verrouillage du genou commence à la hanche.

Le mouvement complet du genou est réalisé par le roulement des condyles fémoraux sur les plateaux tibiaux pendant 10°, tant en flexion qu'en extension. Tout le reste est caractérisé par le simple glissement. Le roulement veut dire que des points nouveaux du condyle touchent des points nouveaux du tibia.

A la fin de l'extension, on constate un phénomène de verrouillage automatique du genou. Ce verrouillage est assumé par la forme même des surfaces osseuses, par la gravitation, par les muscles, et par les ligaments (mais dans la stabilité active du genou, le groupe musculaire périarticulaire travaille synergiquement à la manière d'un couple musculo-ligamentaire).

Pour réaliser le verrouillage osseux, quand le condyle externe plus court termine sa course d'extension, le condyle interne plus long n'arrive au terme de sa course qu'après un mouvement de rotation interne (du fémur) terminale et *automatique* (le centre de rotation se trouve sur la face interne du plateau interne du tibia). Quand le condyle interne arrive à la fin de sa course d'extension c'est là que se produit le verrouillage du genou — réalisé par la forme même des surfaces osseuses. Ce verrouillage impose déjà à cause de la forme des plateaux tibiaux une rotation externe de la jambe entre deux et cinq degrés. C'est un visage mutuel des deux os en présence qui contribue à bloquer l'extension. Aucun mouvement n'est plus désormais possible.

Notons que le starter du déverrouillage est le muscle poplité. Dans le verrouillage élasto-contractile (ou le travail du couple musculo-ligamentaire) l'activité motrice du genou est typiquement cybernétique. Il y a une succession de flexion-extension, verrouillage, déverrouillage, qui se fait dans la déambulation ordinaire atavique. Le chef de poste est le ligament latéral interne qui n'est jamais complètement détendu. De forme triangulaire à base antérieure, il présente deux couches : la couche profonde allant de l'épicondyle homonyme à la margelle du tibia, *s'insère sur le ménisque interne*, la couche superficielle est complexe et forme une chape fibreuse. Entre les deux couches se déplace une bourse interligamentaire. Le tout couvre le passage du tendon réfléchi du muscle demi-membraneux.

Au cours des mouvements du genou le condyle interne effectue un mouvement

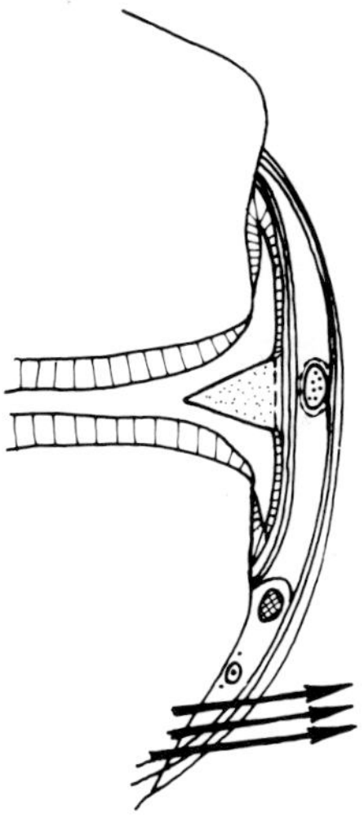

Biocybernétique

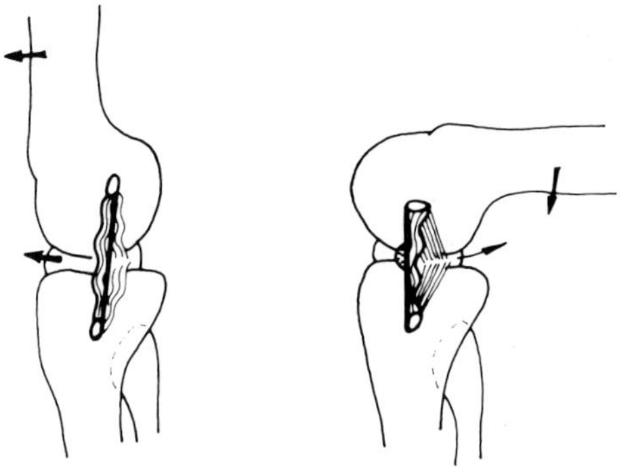

Rôle du ligament latéral interne du genou

pendulaire autour d'un point fixe (comme battant de cloche, et c'est le ligament latéral interne qui, dans sa partie supérieure, forme le segment de cloche. Cette extrémité supérieure du ligament latéral interne est une extrémité travailleuse (« working ») très richement innervée, elle coordonne l'activité musculo-ligamentaire. Le problème musculaire se trouve donc au premier plan comme un élément fondamental de la pathologie traumatique du genou. Le kinésighérapeute peut trouver sa place de deux manières (pour achever complètement l'œuvre du chirurgien) : soit en prenant comme devise *faites-moi une belle cuisse et je vous promets un bon genou; forcez, forcez le quadriceps!* Ou bien rétablir les conduites adéquates pour donner au patient la récupération des messages fusoriaux et golgiens, par l'action non volontaire mais cybernétique.

Il est navrant de voir encore proposer des thérapeutiques périmées plus ou moins copiées sur Delorme et Wattkins. Il est certain que la puissance musculaire est nécessaire. Elle peut être obtenue en l'absence de toute agressivité thérapeutique par les contractions isométriques brèves. Le masseur-kinésithérapeute peut choisir, rendre un genou réparé pour que le patient s'en contente, ou bien restituer non seulement un segment réellement récupéré, à sa juste place qui est de redevenir coactif avec le pied, la hanche, les articulations sacro-iliaques et dans le rachis lombaire, l'homme tout entier. Sans doute est-il plus difficile de choisir la deuxième attitude, mais elle est plus près du niveau de l'homme actuel.

Il ne faut pas oublier que dans notre travail avec nos patients une place importante doit être donnée aux mouvements imaginés. Mais il faut aussi conserver le pattern d'action. En effet, si la parade physiologique à l'atrophie du quadriceps

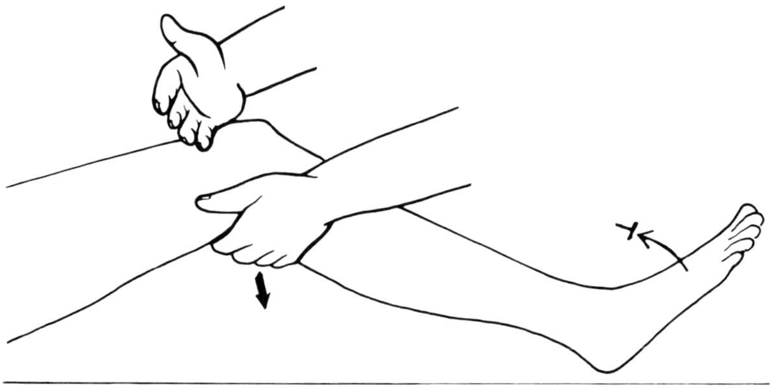

Contrôle supra rotulien du réflexe tendineux

est d'abord le travail par le mouvement imaginé, c'est en maniant le pied qu'on conserve la vie du quadriceps.

Avec une main sur *le bord supérieur de la rotule* (si le plâtre n'est pas appliqué) on donne un choc comme avec un marteau à réflexes; l'autre main *en même temps* imprime une brusque poussée sur le dos du pied — en demandant une réponse immédiate de la flexion de la pointe du pied puis de la cheville, avec une force maximale, pendant quelques secondes. Il faut comme toujours stimuler le patient par le geste et par la parole. Le quadriceps déclenché par la flexion dorsale du pied est invité à un maximum de contraction. Il faut quatre secondes par chef musculaire, cela fait seize secondes. Seize secondes, trois à quatre fois par jour. Le moindre traumatisme du genou provoque une atrophie du quadriceps, déjà décelable quarante-huit heures après. Mais si on le masse bien, cette atrophie du quadriceps ne se produit pas; si en même temps ce quadriceps est tenu au chaud par des couches de laine, alors c'est encore mieux. Si on a laissé s'atrophier ce quadriceps, il ne récupérera jamais la totalité de ses forces quel que soit le genre de musclage qu'on lui proposera. La puissance et la fragilité s'associent dans la biomécanique de ce muscle à quatre chefs musculaires.

Dans la luxation récidivante de la rotule, quand on demande au malade de reproduire le mouvement qui a entraîné la luxation, on est frappé de la difficulté qu'on éprouve à empêcher la luxation de se produire. La rotule échappe avec une force incoercible aux deux mains qui s'y cramponnent. Dans des conditions d'emprise analogue, on pourrait retenir le poids d'une vingtaine de kilos. Un adulte qui se lève sur un pied exerce sur sa rotule une force d'une tonne environ, par le jeu du quadriceps. Le quadriceps tire sur la rotule obliquement à 10° comme sur une corde engagée dans la gorge d'une poulie et qui tendrait jusqu'à déjanter. L'expulsion externe de la rotule d'un sujet normal est égale à deux dixièmes de la force du quadriceps. Ce qui fait dans l'effort environ deux cents kilos comme Pol le Cœur a pu le calculer. Le déjantage de la corde dépend de la profondeur de la gorge de la poulie; ici la poulie c'est la trochlée fémorale qui s'oppose au déjantage de l'appareil rotulien.

TRAUMATISMES DU GENOU

Le genou atteint par un traumatisme réalise un état d'urgence et exige un traitement intensif. Il faut en effet souligner trois notions souvent oubliées :

Les articulations du genou forment un système type de ce que les anatomistes appellent articulation aux surfaces discordantes. Les contacts des condyles fémoraux avec les glènes du tibia ne se font que sur une surface très restreinte. Dans la flexion-extension, les ménisques sont solidaires du tibia. Rotation, vrillement et déverrouillage se produisent dans l'espace sous-méniscal.

Dans tout traumatisme du genou, les troubles fonctionnels traduisent une faillite cybernétique du couple musculo-ligamentaire. Le ligament latéral interne est un muscle dégradé ou plus exactement spécialisé dans la proprioceptivité.

Les messages proprioceptifs sont associés à la douleur (protopathique) spécifique des ligaments (fibres non myélinisées de la voie IV) ainsi que des fibres du système sympathique. Ces stimulations constituent un faisceau de messages algo-proprioceptifs et vaso-moteurs qui partant du *genou traumatisé*, vont agir par une sorte de sidération inhibitrice sur les cellules alpha (celles qui commandent surtout le quadriceps). Par certains aspects cela est comparable à l'atteinte des cellules alpha par le virus poliomyélitique.

Le repos est prescrit comme un premier agent thérapeutique. Il faut supprimer la douleur et l'inflammation locale afin que ni l'une ni l'autre n'empêchent le malade de trouver ce confort sans lequel le repos régional n'est qu'un mot. Il faut prendre garde à ne jamais soulever les membres inférieurs seulement, pas même le membre sain. Toute plicature de l'aine risque de faire barrage à la circulation de retour. Il faut surélever les pieds du lit.

La peau du malade au repos ne doit pas être négligée pour autant : l'atrophie cutanée est précoce. La peau doit être mobilisée pour éviter cette anomalie de collage sur les plans sous-jacents (c'est par des abtractions que doit débuter chaque séance — à main nue, sans talc, sans ingrédient d'aucune sorte; exception faite pour les tendons du poignet). Ces abtractions sont suivies de glissées en va-et-vient ou circulaires — surtout dans les régions où l'abtraction est difficile — ou fatigante pour le masseur, douloureuse pour le patient.

L'abtraction perpendiculaire de la peau doit être exécutée d'une façon très énergique, c'est-à-dire provoquer le maximum de douleur acceptable par le patient. L'excitation maximale de la peau s'adresse ici à la surface antéro-latérale de la cuisse. En excitant au maximum cette région, on provoque une contraction importante du quadriceps et en même temps l'inhibition de tous les autres muscles de la cuisse et de la jambe. Si, pour une raison quelconque, le patient ne supporte pas aisément ce genre de massage en algo stress, on doit utiliser dans le même but la stimulation vibratoire qui est moins douloureuse. L'une comme l'autre de ces stimulations provoque des contractions musculaires, sans actions motrices, car les articulations de voisinage ne doivent pas être dérangées par la moindre mobilité.

Les stimulus vibrations, très utilisées jadis, le sont moins actuellement. Mais ce point de vue doit être révisé. L'appareil vibrateur actuel est un appareil de massage électromagnétique ordinaire, avec une plaque de vibration d'un diamètre de trois centimètres vibrant à la fréquence de cent cycles/seconde avec une amplitude vibratoire de un à deux millimètres.

Si un muscle au début de l'expérience est modérément actif, en appliquant la tête du vibrateur sur son tendon, on constate une augmentation graduelle de l'activité du muscle et une diminution simultanée de l'activité de ses antagonistes. On peut pratiquer l'expérience suivante : un sujet est assis, la vibration est appliquée sur un tendon rotulien, on assiste à une extension plus ou moins prononcée du genou; si la vibration est appliquée sur le tendon d'Achille, on assiste à la flexion plantaire du pied. Quand les muscles sont relâchés au début de l'épreuve, des stimulus vibratoires de courte durée n'ont souvent pas d'effet moteur apparent. Si la stimulation est maintenue, les effets moteurs apparaissent généralement, après un temps de latence plus ou moins long. Ainsi quand le pied pend librement, les premiers signes de l'activité dans le jambier antérieur peuvent apparaître plus de trente secondes après que la vibration ait été appliquée sur le tendon de ce muscle (Hagbarth).

La direction des mouvements déclenchés par la vibration est généralement correctement perçue par le sujet en expérience. Tandis que la force augmente, en réponse à la vibration du muscle actif, le sujet acquiert une sensation de repos (ou réduction de la tension) qui semble compenser la sensation de fatigue. Quoiqu'aucun mouvement ne soit visible, le sujet peut avoir l'impression ou l'illusion qu'au cours de la vibration il se produit un changement progressif de position, correspondant au mouvement qui se serait produit si la contraction n'avait pas été isométrique. Il apparaît que de telles illusions persistent parallèlement à des effets moteurs du stimulus vibratoire.

L'étude de l'action vibratoire (par des appareils produisant cent cycles seconde) a montré qu'on produit de façon perceptible des mouvements isotoniques lents, à condition que la tête de vibrateur soit appliquée sur les tendons, que les vibrations appliquées sur le ventre d'un groupe musculaire soient moins efficaces, que l'anesthésie locale de la peau recouvrant les tendons sur lesquels on applique l'appareil vibrateur ne réduise pas les effets moteurs du stimulus. La vibration combinée à la tension tonico-statique présente un grand intérêt. Dans cette expérience, le sujet est assis, la jambe et le pied pendants et il essaie de rester aussi passif que possible. On attache alors un poids pouvant varier entre 1,5 et 3,3 kilos sur la région métatarso-phalangienne. Le pied tombe et aucune activité ne se montre dans le jambier antérieur. On enlève alors le poids et on applique le vibrateur sur les fléchisseurs de la cheville pendant trente secondes. A ce moment, l'activité du jambier antérieur a atteint un niveau de contraction constant. Le poids précédemment testé est à nouveau attaché à l'avant-pied; dans cette nouvelle situation, on voit que l'activité dans les muscles fléchisseurs du pied augmente proportionnellement aux poids qui furent appliqués pour le test.

Hagbarth a publié deux observations permettant l'application pratique du traitement par les vibrateurs électromagnétiques dans les paralysies. Dans deux paraplégies flasques, il lui fut possible de restaurer le contrôle moteur volontaire. Chacun des deux paraplégiques qu'il a observés était dans l'impossibilité de faire le moindre mouvement d'extension des orteils. Hagbarth a constaté l'absence totale de contraction du muscle pédieux (court extenseur des orteils dont l'activité particulière est décrite dans le chapitre consacré au traitement du pied), durant la vibration appliquée sur les tendons sur la face dorsale au niveau des articulations métartarso-phalangiennes. Pendant l'application du vibrateur, chacun des deux malades fut capable d'activer certaines unités motrices et de pouvoir intentionnellement obtenir l'extension partielle des orteils. Mais cette contraction intentionnelle s'arrête immédiatement quand la vibration est stoppée.

Les masseurs-kinésithérapeutes ont presque tous abandonné les vieux modèles de ces vibrateurs périmés, et d'instinct sans doute, ayant deviné leur inefficacité. Mais il apparaît après les expérimentations sur les animaux puis sur l'homme, que l'efficacité obtenue à partir de nouveaux modèles d'appareils doit être reconsidérée. Le traitement par les vibrateurs de cent kilocycles ne peut plus être négligé. Il fait partie intégrante du réveil de la connexion des réflexes spinaux et supraspinaux.

L'épreuve de la mobilisation manuelle du genou traumatisé commence par

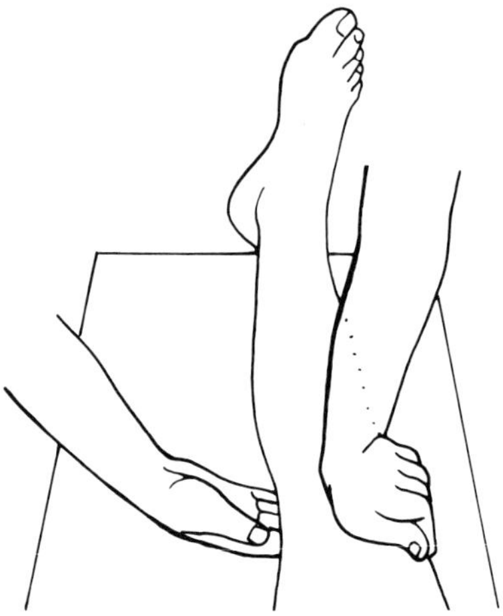

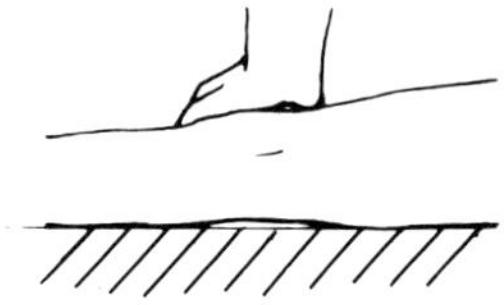

Épreuve de mobilisation manuelle du genou

une appréciation de l'extension complète du genou. L'épreuve la plus ancienne, le malade étant couché, consiste à examiner l'importance de l'espace entre le creux poplité et le lit. Si l'extension du genou n'est pas limitée, les doigts de la main mis à plat sur le lit d'examen ne doivent pas passer entre le plan de la table d'examen et le creux poplité. Il peut s'agir d'une cause liée au blocage par le ménisque. S'il s'agit véritablement d'un conflit méniscal, seule une intervention chirurgicale est indiquée. Mais souvent le prétendu blocage méniscal est dû en réalité à une séquelle d'entorse. Le diagnostic est souvent très difficile et dans un grand nombre de cas le rétablissement dépend d'une bonne thérapie manuelle qui permet de rétablir les mouvements involontaires (cybernétiques) du genou.

La récupération manuelle du genou doit s'apprécier d'après un certain nombre de critères. Pouvons-nous restituer un genou sec, stable, indolent, après l'intervention chirurgicale ou sans intervention. Sec, c'est-à-dire sans hydarthrose; mais ce critère est difficile à cerner. C'est un phénomène étrange, non expliqué. L'hydarthrose peut apparaître au genou droit chez un conducteur d'automobile après un parcours de cinq cents km, disparaître et revenir à nouveau dans des circonstances similaires. Il disparaît rapidement par le port d'une bande à varice. Ce qui doit être traité, c'est le quadriceps par contractions isométriques brèves.

Stable, c'est-à-dire capable de verrouiller le genou pendant la phase portante du pas, et de le déverrouiller c'est-à-dire de fléchir le genou lors du pas oscillant. Ces deux phases sont de nature purement cybernétique ou si l'on veut, ce sont des mouvements non volontaires. Enfin le verrouillage et le déverrouillage doivent se faire sans gêne et sans douleur.

En pratique, il s'agit de contrôler la séquence de roulement des condyles qui est de 10 à 15° sur les plateaux tibiaux, roulement intriqué avec le vrillement-verrouillage, et le déverrouillage sans lequel la flexion du genou est impossible. En position verticale la pesanteur stimule ces deux phases. Le verrouillage peut être contrôlé sans le secours de la gravitation.

VERROUILLAGE CYBERNÉTIQUE DU GENOU

Les muscles du verrouillage sont :

a) verrouilleurs par rotation interne du fémur : petit et moyen fessiers, iliaque;

b) verrouilleur par rotation externe de la jambe : quadriceps, biceps crural, couturier;

c) *déverrouillage* : poplité, les muscles de la patte d'oie.

Mais le jeu de verrouillage-déverrouillage est un mouvement typiquement cybernétique, non volontaire. Toute erreur provient de l'ordinateur (ligaments, tendons, surfaces articulaires) qui souvent mal informé donne une réponse inexacte qu'on appelle un faux mouvement. Ce faux mouvement se traduit par une fracture (arrachement des épines tibiales), une entorse, et d'une façon générale par un dérangement interne du genou.

Quelles sont les erreurs cybernétiques les plus fréquentes du genou? Imaginons qu'au moment du verrouillage les informations ligamento-musculaires se sont manifestées d'une façon trop imprécise aboutissant à donner une signalisation inexacte aux muscles. Ils n'ont donc pu verrouiller le genou ou n'ont pu le faire que d'une façon insuffisante. Le genou part donc en flexion, vers le pas antérieur, mal ou incomplètement verrouillé. Le genou reste bloqué, par exemple, si le quadriceps au lieu d'être moteur devient protecteur, en ne se contractant pas, mais en freinant l'extension lors du contact du talon au sol. Le pas portant sera fait en légère flexion grâce à une tension élastique myotonique du quadriceps. Une douleur parfois insignifiante est ressentie mais il y a impossibilité mécanique d'extension complète.

Au début, le patient peut ne pas éprouver de douleur vive au niveau du genou, mais à la longue le pied, la hanche, les sacro-iliaques, la colonne vertébrale seront obligés de travailler en porte-à-faux — à cause de l'extension du genou devenue incomplète. Le genou est mis en mauvaise position et deviendra secondairement douloureux. En absence de traumatisme direct, le malade n'ira pas consulter, mais l'aspirine et une bonne genouillère donneront une accalmie trompeuse, l'extension-verrouillage ne pourra être faite. Certains invoqueront la rétraction des ischio-jambiers et commenceront à faire des postures pour combattre ces méchants fléchisseurs du genou; ce n'est que temps et peine inutiles, voire même absurdes car cela ne fait que stimuler les ischio-jambiers; le quadriceps continue à travailler en style myotatique, donc continue à s'atrophier.

Pour faire le geste utile, il faut rappeler que le déverrouillage se fait *par la rotation externe du fémur* (dans la phase de roulement, c'est-à-dire autour de 6° de flexion). C'est dans cette angulation qu'il faut agir quand les ligaments latéraux sont assez relâchés. La technique la plus facile est habituellement la suivante : supposons qu'il s'agit de soigner le genou droit. Le malade est en décubitus, son côté droit est près du bord de la table. La main droite empaume le talon et le soulève de quelques centimètres du plan du lit, accentuant à peine la flexion. La main gauche glisse sur la face antérieure du tiers inférieur de la cuisse droite, les doigts cherchent à plonger dans le sillon postérieur de la cuisse vers le début de bifurcation inférieure de la ligne âpre. Cette main cherche par un geste ferme sans brusquerie, à donner une franche rotation externe à cette cuisse droite. Presque en même temps, la main gauche lâche la cuisse, lorsqu'elle a accompli véritablement la rotation externe du fémur et que la main droite supportant le talon permet au genou de retomber sur la table de massage.

Dans cette chute en extension sur la table, on note que la cuisse qui tombe effectue une rotation interne. Si le creux poplité touche franchement le plan du lit de massage, on conclut que la rotation du fémur en dedans a communiqué à la jambe la rotation en dehors. On a donc obtenu l'extension complète et le verrouillage passif du genou, et tout est rentré dans l'ordre; ce qui était démis est remis en bon ordre, autrement dit le verrouillage est obtenu par la mobilisation non volontaire.

On peut utiliser la technique manipulatrice dite de « verrouillage » : le patient toujours dans la même position. De sa main gauche l'opérateur saisit et maintient fermement les deux condyles fémoraux du genou droit. De sa main droite il empaume le talon. De son avant-bras, il maintient le bord interne de la jambe et du pied, tout en maintenant le genou en légère flexion.

Cela fait on doit synchroniser les quatre mouvements ci-dessous analysés : 1) la main gauche effectue une rotation du fémur en dedans; 2) la main droite effectue la rotation du pied en dehors; 3) l'opérateur transforme la flexion préalable en extension; 4) il provoque une traction axiale brève à tout le membre inférieur, le pied bien à angle droit.

La simultanéité de ces quatre mouvements, tranquillement pensés, l'opérateur dans la position dite, est exécutée par lui d'une façon rapide et un peu brusque, ce qui produit l'effet appelé verrouillage du genou.

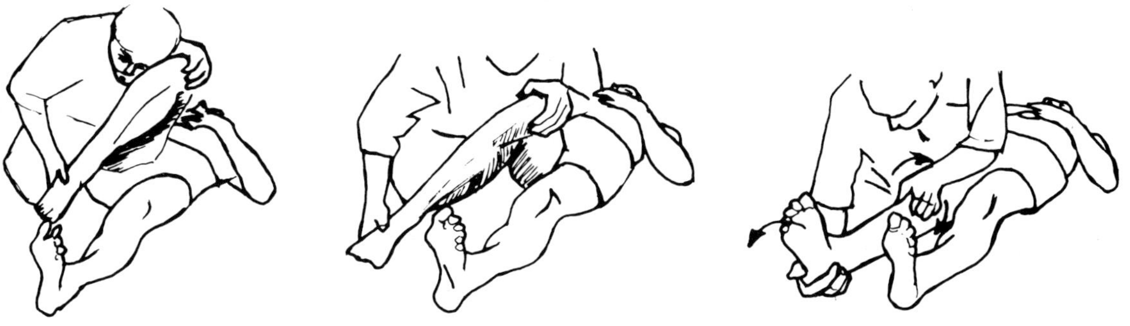

Manipulation de verrouillage manuel du genou

Si les ratés de verrouillage durent depuis un certain temps, cette tolérance peut être parfois compensée donc supportée par le sujet et s'installer définitivement. Petit à petit la gonarthrose unilatérale s'installe, la tibio-tarsienne devient raide, la pince tibio-péronière non contrôlée normalement laisse le pied se déformer. Il ne sert à rien d'établir le catalogue de toutes les déformations qui s'en suivent. C'est au chirurgien de faire quelque chose pour remédier à la situation.

Il est bon dans cette situation d'aviver la fonction des muscles du côté opposé — et surtout leur participation réactive dans la phase du pas pelvien. Les pelvi-trochantériens, tendus proprioceptivement au moment du verrouillage, sont aussi les premiers déverrouilleurs, par la rotation du fémur en dehors (ils sont classiquement rotateurs externes du fémur). Nous savons aussi que le muscle poplité appelé starter du déverrouillage, ne l'est vraiment qu'à condition que sa contraction soit synchronisée avec les pelvi-trochantériens. Si donc les pelvi-trochantériens tentent de jouer le rôle du starter de déverrouillage, et ils sont plus puissants que le poplité, sans réponse immédiate de celui-ci, le déverrouillage sera escamoté au niveau du genou; le simulacre de la rotation interne de la jambe est très insuffisant; une compensation s'organise au niveau du pied par le jambier antérieur puis du jambier postérieur, et enfin du long péronier latéral. Ainsi, si le genou n'est pas véritablement déverrouillé, le pas se fait en verrouillant l'articulation de Lisfranc. C'est un verrouillage qui devient encore plus serré à la fin du pas postérieur propulseur. Toute cette anomalie ne peut être comparée à une compensation — car il s'agit bien d'une distorsion pathologique que le pied signale d'une douleur. De là, va naître la chaîne stressante : pied surverrouillé, en médiotarsienne, le genou non déverrouillé, la sacro-iliaque bloquée à son tour avec bien entendu la perturbation rotatoire des articulations intervertébrales L4-L5 au moins, ou plus haut encore. Toutes ces variantes de compensations à effets pathologiques rejoignent l'idée de Mahlon Lock que nous allons étudier dans la pathologie du pied.

L'articulation coxo-fémorale peut échapper à cette triade malheureuse. La semelle plantaire dite orthopédique ne fera que compliquer encore plus la situation.

Le verrouillage est donc largement amorcé par la pesanteur et achevé par les muscles eux-mêmes gravitostimulés dont le blocage cybernétique de départ est trompé par l'imprécision du jeu des mouvements musculo-ligamentaires. Cette cybernétique ne peut bien fonctionner que si les réflexes proprioceptifs passent bien les synapses et que le système de vigilance supervise leur exécution. Les mouvements volontaires dépendent aussi de ce premier système de signalisation proprioceptive. Quand est apparu chez un patient le phénomène du dérobement spontané du genou (verrouillage-déverrouillage non contrôlable), il existe une véritable terreur de la récidive de ce symptôme mais la non exécution du verrouillage du genou à la longue crée un syndrome qui, s'il n'est pas spectaculaire, est grave, étant donné la destruction fonctionnelle progressive qui va du pied à la région lombaire au moins. La gravité ici consiste dans le fait que le patient lui-même attire l'attention sur un secteur et que le thérapeute est subjugué par la plainte du patient et ne regarde pas ce qui se passe ailleurs dans cette chaîne motrice altérée où la pesanteur n'accepte pas sans dommages, en général, les compensations. De plus ce ne sont pas vraiment des compensations au sens propre du terme.

Le genou qui ne verrouille pas correctement ouvre donc la porte à de multiples perturbations fonctionnelles proximales ou distales qui peuvent aller du pied à la tête. Si le trouble du verrouillage est récent, il peut être facile d'y remédier par la mobilisation passive. En cas de récidive ou de persistance de l'anomalie, la procédure du traitement est différente. Le contrôle commence alors comme dans le premier exemple. Si la réponse cybernétique ne se manifeste pas, il faut contrôler successivement la puissance des pelvi-trochantériens pour démarrer la rotation externe du grand trochanter.

Puis brusquement on fait un stretching des rotateurs externes du fémur et on convient avec le patient que cet étirement extrinsèque doit être immédiatement suivi d'une rotation en dedans effectuée par le patient. Cet effort de rotation interne doit être répété. Dès qu'on sent que cela répond franchement, on oppose une ferme résistance à cette rotation interne par les éminences thénar. Cette rotation interne volontaire contre résistance peut être faite en contraction strictement isométrique. S'il existe un matelassage volumineux, et de gros fessiers, on change la position du patient, en léger porte-à-faux plus appuyé sur le côté gauche et avec l'hémibassin droit plus verticalisé. Dans cette nouvelle posture, on inverse la position de la main gauche; ce sont les éminences thénar qui opposent la résistance vers la rotation interne (ce qui rend le travail moins fatigant); ensuite on fait le stretching comme dans la situation précédente.

L'association du travail de la rotation externe de la jambe (sens inverse de celle du fémur) peut être associée à l'activité du genou. Au moment où on se prépare à faire la rotation interne du fémur, on tente de réaliser la synchronisation de la rotation externe de la jambe pour le verrouillage d'extension, afin d'ébaucher ensuite le déverrouillage qui précède la flexion normale du genou. La position de la main gauche change. La main droite et le tiers inférieur de l'avant-bras s'installent en glissant sur le bord interne du pied gauche et la main droite empaume le talon de ce pied droit. Le poignet et une partie de l'avant-bras par leur face antérieure s'accolent sur le bord interne du pied droit, et un tantinet débordant vers la face interne de ce pied. Avant de commencer ce travail il est préférable de méditer un court instant la biomécanique gonopodale. Le kinésithérapeute a son pied droit à plat sur le sol et se prépare à ébaucher le pas postérieur : le tout commence par la torsion du pied, le talon se prépare à refouler. C'est à ce moment précis que le poplité tourne le tibia en dedans, pendant que le déverrouillage peut être tenté.

En revivant ce processus dans son propre corps, on identifie son pied au pied du patient et c'est comme cela que le geste thérapeutique a le plus de chances d'être juste dans ses visées thérapeutiques. Pendant que la main gauche s'occupe du grand trochanter, en sollicitant sa rotation externe, la main droite et le poignet font le mouvement contraire : on presse sur les têtes des deux premiers métatarsiens du patient ce qui ébauche la dorsiflexion de son pied en supination et stimule cybernétiquement le poplité et réalise en une fraction de seconde la rotation interne du tibia, c'est-à-dire le déverrouillage.

L'autre épreuve se reporte aux inhibitions protectrices qu'on trouve dans les perturbations post-traumatiques de la biomécanique du genou. Il faut tout de suite préciser qu'il ne s'agit pas ici des contractures protectrices accompagnant une sorte de stress-panique, où tout est bloqué, rigide, comme dans une crise lombaire. Il s'agit d'une véritable inhibition sélective des muscles qui assument le verrouillage. Cette inhibition traduit une annulation des commandes neuroniques destinée topologiquement aux muscles verrouilleurs. Cette organisation que les cybernéticiens nomment la puissance prédictive, échappe au contrôle des centres supérieurs, elle se fait en circuit médullaire, à arc réflexe polysynaptique. Cela n'a rien d'automatique, et cette capacité cybernétique est véritablement prédictive. Elle protège le genou contre la dislocation catastrophique ou la grande altération de toutes les structures; les bons skieurs, par un entraînement que renforce l'instinct, savent bien se servir du glissement qui s'arrête catégoriquement à 15° du verrouillage. De la flexion complète où commence le verrouillage, tout un jeu de rotation, torsion, pivotement, se contrôle aisément mais le verrouillage

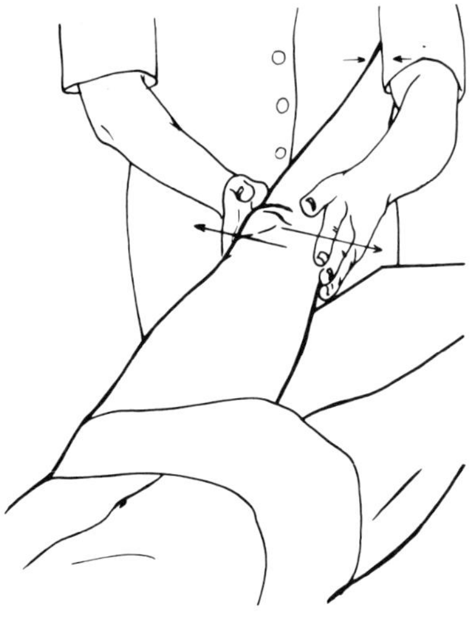

Épreuve de laxité latérale

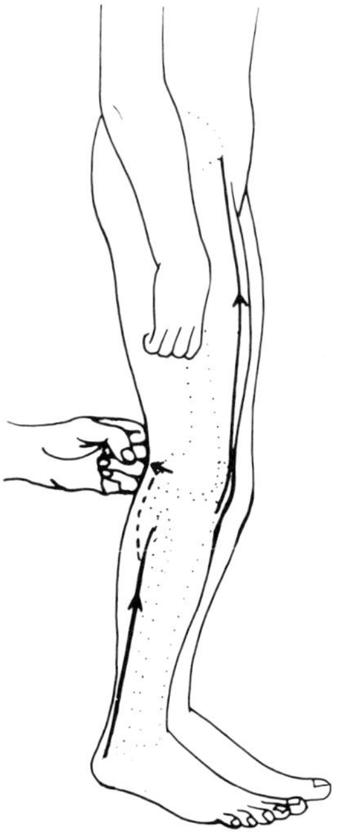

Verrouillage du genou par appui sur le creux poplité

transforme le membre inférieur en tige rigide, inviolable... ou fracassé, sans la moindre compensation protectrice.

La frontière entre le glissement et le roulement n'est pas facile à tracer : anatomiquement, il y a bien une démarcation entre la trochlée et les condyles, mais physiologiquement il faut la chercher chez chaque homme et cette recherche est plus compliquée encore chez un patient traumatisé à cet endroit de son corps qu'est le genou. L'examen du verrouillage perturbé se fait au ralenti.

Il est possible de marcher d'un pas lent sans extension complète et sans verrouillage du genou (démarche dite du montagnard). En décubitus le poids du membre allonge légèrement cette flexion préservatrice, mais sous le creux poplité on peut engager la main sans gêne. On peut aussi sans difficulté accentuer une extension du genou plus importante sans douleur.

Si on demande au sujet debout sans lésion des genoux d'étendre la jambe, on sent le quadriceps se contracter; arrivé à 12 ou 15° de flexion le genou se met en recurvation, appuyé sur la coque condylienne. La rotule peut être ballottée, comme si le quadriceps était complètement séparé de son motoneurone, paralysé par inhibition. Si on fléchit ce genou en soutenant avec la main fixatrice, à 20° par exemple, la demande d'extension est immédiatement exécutée jusqu'au même angle d'arrêt, mais ce n'est pas un blocage élastique comme ce le serait dans le cas d'une malposition du ménisque. C'est l'exemple le plus typique d'une inhibition neurogène. Cet arrêt ne s'accompagne d'aucune douleur, à moins que par une manœuvre externe absurde on cherche à forcer le passage, alors la douleur très vive apparaît instantanément provenant des ligaments et des ménisques. Comme les coureurs automobiles qui négocient le virage, il faut tenter le passage de la frontière. On ne peut rien obtenir d'un effort de volonté du patient. Il faut passer par toutes les épreuves d'un examen physiologique des mouvements du genou. La palpation très soigneuse de tout le genou est aussi pratiquée et fournit des informations précieuses sur les ligaments latéraux surtout interne, et les ménisques douloureux non lésés. Cette palpation est faite centimètre par centimètres, en touchant avec une extrême légèreté dans la région médiane et supérieure du ligament latéral interne au niveau de la bourse séreuse qui se trouve face à l'interligne, entre le faisceau profond et le faisceau superficiel de ce ligament. Cependant le toucher informe relativement peu quant à nous suggérer la tactique thérapeutique. Le massage dans cette phase a peu d'utilité ou peut être néfaste pour la négociation du passage vers l'extension, suivie de verrouillage.

La douleur test a ici plus d'importance. Chacun de ces tests a pour premier objectif la recherche d'altération des ligaments croisés (douleur ou rupture) partielle; comme deuxième objectif, on sollicite par la contraction isométrique le mouvement inverse soit pour protéger les ligaments croisés, soit pour compenser par la contraction musculaire le glissement antéro-postérieur des condyles sur les plateaux tibiaux. Tout cela est à pratiquer si le chirurgien ne trouve pas nécessaire d'intervenir.

Le test de tiroir antérieur concerne le ligament antéro-externe. Celui-ci est normalement tendu en extension, mais étant donné son rôle de pilote, il n'a pas de puissance pour servir de frein. Il est relâché dans la phase de roulement, mais il est tendu à la fin du verrouillage, il amarre le condyle externe en contrôlant la rotation externe. Il contrôle le tiroir antérieur. C'est par ce contrôle qu'on commence à interroger le genou qui ne peut accomplir le verrouillage. Le signe de tiroir antérieur se traduit par le déplacement de l'extrémité supérieure du tibia en avant. On peut provoquer ce signe d'une manière non volontaire : le patient est assis sur le bord du lit la jambe pendante. Le kinésithérapeute est assis face à lui, sa cheville touche le sillon formé par ses genoux joints. On saisit à deux mains le haut du mollet (les bords radiaux des mains dans le creux poplité, ce qui permet de contrôler l'activité des muscles fléchisseurs de la jambe). Les deux mains effectuent un effort pour tirer le tibia en avant. Le tiroir antérieur normal est de

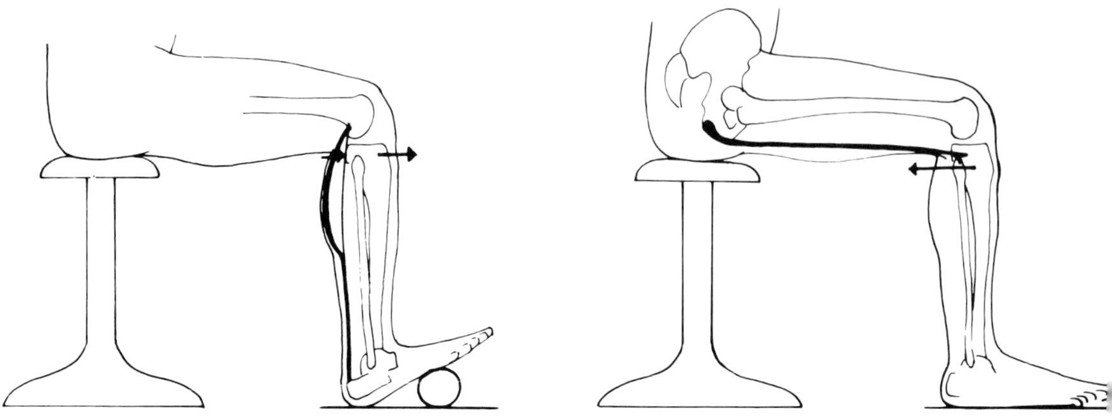

Contrôle des tiroirs actifs, antérieur et postérieur

trois à cinq millimètres, il est pathologique à partir d'un centimètre (à partir de deux il y a une association à la rupture des ligaments latéraux).

En pratiquant ce test on peut faire apparaître une douleur profonde diffuse du genou (peut être à cause d'une réaction inflammatoire du ligament croisé antérieur). Cette recherche peut être modifiée si on la pratique en donnant une rotation interne puis externe de la jambe, éventuellement en y associant une certaine abduction suivie d'adduction de la jambe. Enfin on y joint une manœuvre complémentaire en accentuant petit à petit l'extension de la jambe en s'approchant de la phase de roulement vers le verrouillage. Par la recherche et l'utilisation pratique du tiroir antérieur, nous contrôlons l'état des fléchisseurs du genou susceptibles de s'opposer au glissement en avant des plateaux tibiaux.

Pour la recherche du tiroir postérieur il faut simplement saisir la cheville du patient entre les genoux qui la maintiennent et l'immobilisent pour neutraliser la flexion du genou. Si dans cette position on commence à rechercher le tiroir antérieur, on stimule les fléchisseurs de la jambe par étirement simple, mais en neutralisant la cheville et en polarisant par une traction en avant, en sollicitant la réponse d'une traction en arrière on stimule les ischio-jambiers qui peuvent alterner leur action ou s'associer selon la rotation de la jambe, avec le biceps crural, le tenseur du fascia lata, et les deux demi-tendineux et membraneux.

Cette épreuve effectuée, on interroge le ligament croisé postéro-interne. Il est soit distendu et laisse se produire le glissement postérieur des plateaux tibiaux, soit il est meurtri et devient douloureux au cours de l'épreuve, arrimé à la face externe du condyle interne au moyen duquel il informe ou guide le ligament latéral interne.

En faisant ces tests, nous jouons le rôle détective ayant pris soin d'obtenir la complicité très attentive du patient, qui se sent observé et écouté; il nous fait part des sensations qu'il reçoit de notre manipulation. Cette épreuve dans laquelle le patient reste inactif nous informe dans quelle direction et de quelle manière il est possible d'approcher ou de réaliser partiellement l'extension verrouillage, sans qu'à aucun moment nous ne provoquions de douleur.

La mise en évidence d'une existence de tiroir postérieur actif se fait par mobilisation volontaire. Le malade est assis sur le lit, la jambe pendante, sa cheville est tenue par les deux genoux du masseur-kinésithérapeute; les deux mains de celui-ci saisissent la partie supérieure du mollet du patient au niveau du creux poplité. Par la position de ses genoux, le masseur-kinésithérapeute a le moyen de régler l'angle de flexion (tout proche de 90°) de la jambe du patient sur la cuisse. Le tronc du patient est un peu penché en avant pour préparer la tension des ischio-jambiers. Les deux index du kinésithérapeute perçoivent le degré de tension des tendons des fléchisseurs du genou. A ce moment, on demande au patient d'attirer les mains de l'opérateur vers ses ischions. S'il y a un tiroir postérieur, le masseur-kinésithérapeute perçoit sous ses mains un glissement du tibia en arrière. Cette épreuve peut nécessiter parfois une légère rotation du patient en arrière du même côté que la jambe; ou une légère rotation de la cuisse en dedans. Ces deux dernières positions sont utilisées pour équilibrer la mise en tension un peu plus grande de la bandelette de Maissiat et du biceps crural qui ainsi équilibrent la mise en tension des fléchisseurs externes du genou.

Cette mise en évidence a deux buts : savoir si le tiroir postérieur s'accompagne d'une douleur profonde du genou; trouver la parade en stimulant l'extension de la jambe c'est-à-dire que la cheville étant maintenue on fait travailler le quadriceps. S'il n'y a pas de douleur, on donne un angle de rotation qu'on fait varier

Manipulation extensive sur la patte d'oie

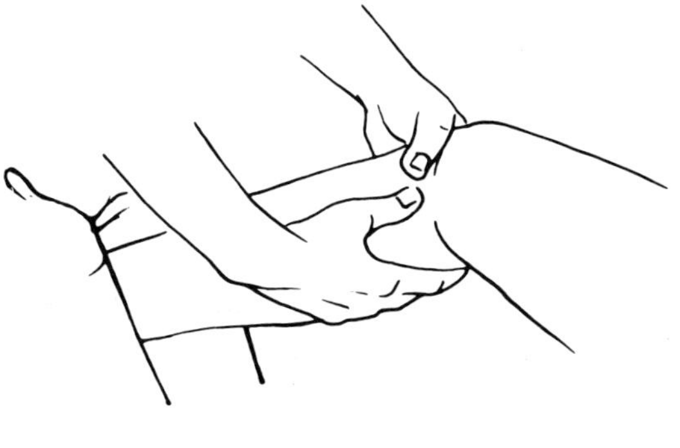

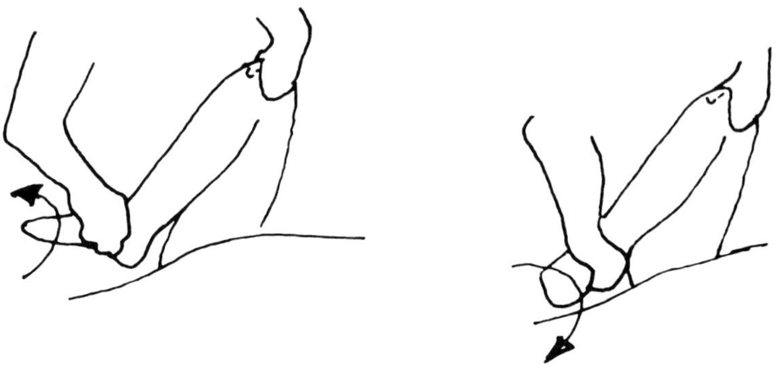

Épreuve de coordination entre le pied et le genou

pour amorcer l'extension en rotation interne ou externe de la jambe. Les genoux du masseur-kinésithérapeute servent à un moment à freiner la rotation de la jambe (côté externe ou côté interne) afin de stimuler la contraction des muscles ischio-jambiers.

En position identique à celle du test de tiroir antérieur passif, on place le pied en dorsi-flexion modérée rendue possible par un appui de l'avant-pied de façon à tendre un peu le triceps crural. On explique au patient qu'il s'agit de soulever le talon comme s'il s'opposait à une résistance invincible (éventuellement on place les deux mains du patient croisées sur le milieu de sa cuisse en lui disant de presser fortement pour empêcher le soulèvement de son talon). Il faut donc obtenir une contraction isométrique maximale des jumeaux qui dans cet effort augmentent d'épaisseur et de ce fait poussent le tibia en avant.

Puis successivement, on fait procéder en combinant différemment l'extension de la jambe associée à la rotation interne, à la rotation externe pendant que la cuisse est sollicitée vers la rotation interne (en pressant stimulativement — choc bref — sur la face interne du grand trochanter). On passe alors de l'extension complète au verrouillage normal du genou par quoi on termine. Ce verrouillage complet, bien contrôlé par la contraction isométrique, confirme une bonne stabilité du genou.

Dans ce guidage qui va de la flexion au verrouillage, chaque rééducateur prend ses propres initiatives. On peut proposer deux attitudes de départ : prenant toujours pour exemple le genou droit, la plante du pied droit du patient prend appui sur le bras droit du kinésithérapeute, le talon est dans le pli du coude, pendant que la main droite entoure et maintient le mollet du patient, tout en faisant imaginer la rotation proposée. La main gauche empaume le grand trochanter du patient. Celui-ci écoute nos conseils et suggestions, pendant qu'il sent et cherche à réaliser le mouvement demandé. Il le fait, non en raisonnant mais instinctivement en imaginant proprioceptivement la manière la plus appropriée pour le passage et la quantité d'énergie convenable qu'il doit utiliser pour accomplir le geste convenu : ce chemin tortueux qu'est pour lui l'extension complète de son membre inférieur. Atavique, cybernétique, habituellement non volontaire et toujours lié à la verticalité, ce mouvement doit être retrouvé, recréé.

L'extension se termine par le verrouillage, la flexion commence par le déverrouillage. Comme nous l'avons vu, ce qui est fondamental dans les mouvements du genou, aussi bien dans le verrouillage que dans le déverrouillage, c'est la fin de ces deux mouvements, roulement vissage et déroulement dévissage. Tout le reste de la biomécanique du genou se fait par glissement. On donne une image pour rendre la chose accessible au patient : une charrette à deux roues — traînée avec des freins serrés à fond. La flexion commence après le déverrouillage elle est de 130° maximum, debout ou en procubitus, et de 150° maximum en position accroupie — amenant l'ischion aux talons. Sans oublier que pendant la flexion, le tibia poursuit la rotation interne et le fémur la rotation externe. La rotation de chaque segment est donc inversée par rapport à l'autre dans l'extension et le verrouillage, et la flexion.

Il y a plusieurs manières de mobiliser le genou en ce qui concerne le glissement des plateaux tibiaux sur les condyles. On peut proposer la technique un peu modifiée de James Mermell.

Coordination de forces actives s'exerçant entre la hanche, le genou et le pied

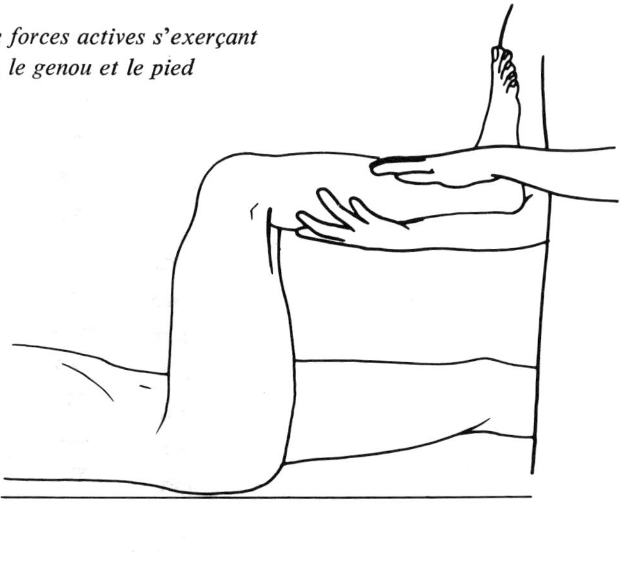

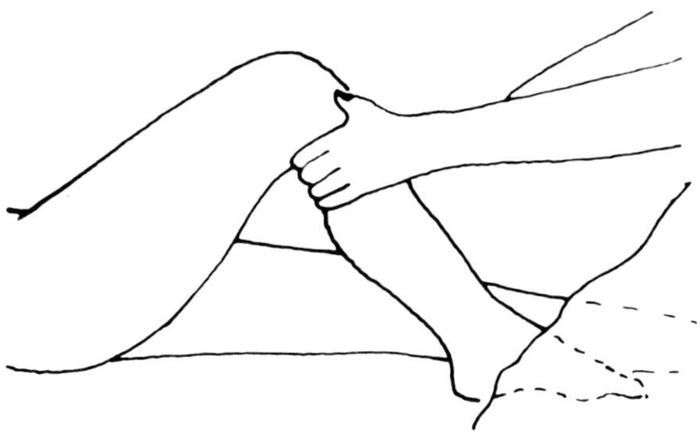

Contrôle passif des tiroirs du genou

Le patient est en décubitus, la jambe fléchie de façon à ce que la plante du pied s'étale pleinement sur le lit de massage. L'opérateur s'assied sur cet avant-pied qui est proche de l'ischion du thérapeute. Ensuite on place les deux éminences thénar sur les deux versants de la crête tibiale, au-dessous de la tubérosité tibiale, ou plus exactement les deux pulpes des pouces la repèrent et se placent de chaque côté de cette tubérosité. Les huit bouts des doigts entourent fermement le mollet. Les deux poignets et les avant-bras sont solidairement rigides. Ce sont les deux coudes et les épaules qui synchronisent leur effort de mobilisation. Éventuellement les épaules peuvent rester fixes. Le balancement rythmé sur le tronc du kinésithérapeute laisse à ses coudes l'initiative de se fléchir et de s'étendre, tout en réglant la force de la mobilisation. Dès que le jeu de glissement a fait un certain progrès, on accentue alors chaque fois la flexion du genou de quelques degrés. A chaque degré de flexion gagné on recommence quelques manœuvres de glissement. Aussi on cherche à obtenir une flexion maximum à chaque séance, jusqu'à la position verticale de la jambe (le pied restant bien à plat) par rapport au lit, ce qui correspond à une flexion du genou à 135°.

Dès l'obtention de cette position, on change la manière de faire. Le kinésithérapeute place son poignet gauche dans le creux poplité droit, tandis que la main droite encercle la cheville droite, au niveau des deux malléoles ou en empoignant l'articulation tibio-tarsienne (il ne faut jamais saisir la crête antérieure du tibia, à aucun niveau, ce qui risque de provoquer une vive douleur). La cuisse est placée en position verticale, c'est-à-dire à 90° par rapport à l'axe du tronc. Avec sa main droite le kinésithérapeute procède à un mouvement en casse-noisette : il mobilise la cheville droite, comprime son poignet gauche dans le creux poplité du patient. Ainsi on progresse avec prudence, en sollicitant de plus en plus la parti-

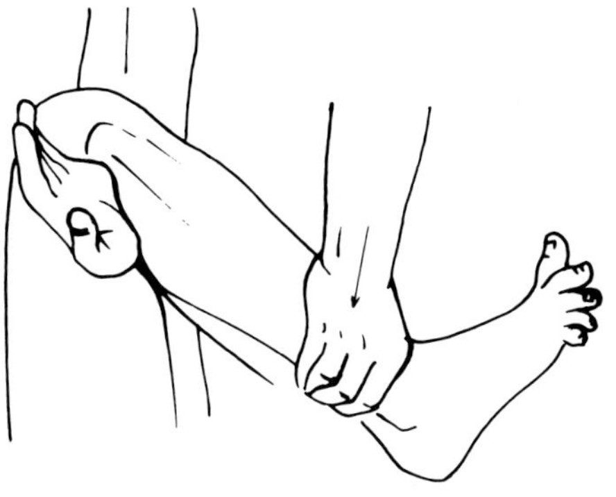

Déblocage de l'articulation tibio-péronière supérieure

cipation active du patient. Ce mouvement transforme finalement notre geste passif qui accompagne la contraction en flexion dont la participation active est de plus en plus importante.

Les rotations et pivotements exercent une activité complémentaire indispensable tant dans la récupération de la flexion que dans celle de l'extension. Pour faire ces rotations, la saisie du pied se fait de la façon qu'on peut nommer en étrier de cow-boy : on place la partie antérieure du calcanéum dans le creux de la main droite. Il s'agit dans l'exemple toujours du genou droit. Le pouce droit du thérapeute cherche à se plaquer le plus haut possible sur la malléole externe. Les quatre doigts se placent en gouttière sur la malléole tibiale. Dès la flexion du genou à 15°, c'est-à-dire après avoir dépassé le roulement, la main droite

Progression de flexion, extension par les manœuvres d'étrier du genou

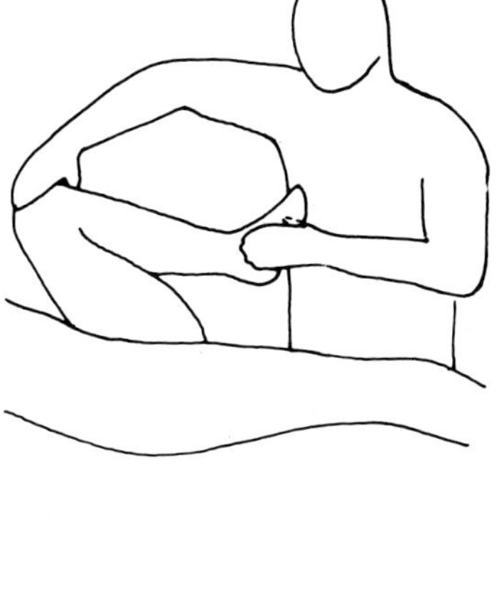

imitant l'étrier de cow-boy se resserre au maximum de façon à bloquer le plus fermement possible la tibio-tarsienne et sous-astragalienne (pour éviter la participation parasitante de l'avant-pied).

La main gauche du thérapeute peut ainsi se placer autour de l'interligne articulaire, contrôlant et encourageant la flexion du genou. La main droite, active, cherche le passage pour la flexion en variant les rotations alternativement interne puis externe. Ou bien la main gauche est placée sur les faces latérales des condyles; la main droite, plantaire, cherche à faire la rotation tantôt sur le condyle externe, tantôt sur le condyle interne. Au cours de cette opération, il y a une association de rotation avec un minime varus, puis valgus du genou.

En principe, plus la flexion s'accentue, plus on s'oriente vers la rotation externe du fémur. Le tibia une fois déverrouillé par la rotation interne change peu pour ce qui est de la rotation active. Cependant, au cours de la double flexion, genou-hanche, exécutée d'une façon non volontaire, la laxité des ligaments en flexion permet d'associer sans cesse des petites amplitudes de rotation externe et interne qui guident et facilitent les rodages de la flexion et de l'extension du genou.

L'épreuve d'Appley permet, en flexion du genou à 90°, de tester à la fois les ligaments latéraux et les ménisques. Le patient est en procubitus, la jambe est verticale, la plante de pied horizontale. Dans un premier temps, on contrôle l'état des ligaments. Un genou du masseur-kinésithérapeute, à travers un coussin de caoutchouc mousse épais, fixe la cuisse du patient contre la table; le kinésithérapeute empaume solidement des deux mains l'articulation tibio-tarsienne, soulève la jambe en guidant sa rotation interne, interroge le ligament latéral externe, et vice versa.

Contrôle des ligaments du genou par rotation externe, interne de la jambe

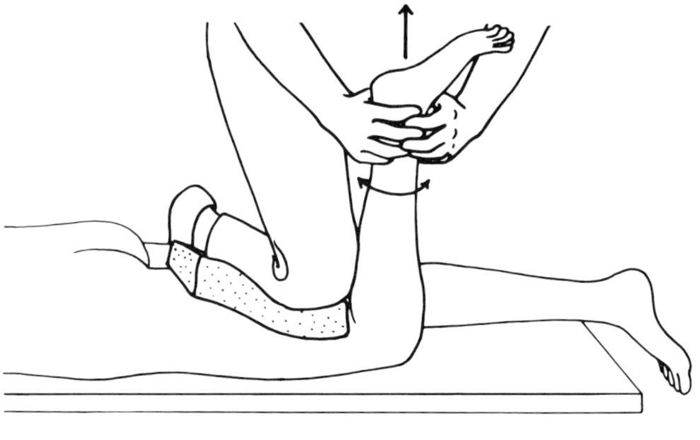

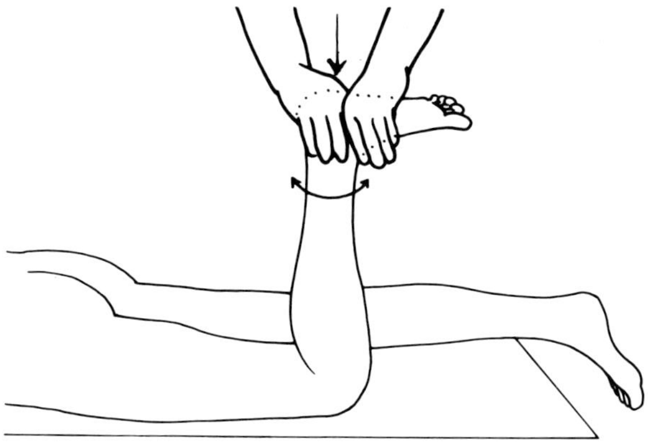

Contrôle du ménisque du genou par rotation externe, interne de la jambe

Dans un deuxième temps on contrôle l'état des ménisques. La main du masseur-kinésithérapeute saisit solidement le talon; son poignet et son avant-bras appuient fortement sur la plante du pied et compriment ainsi le ménisque. Cette pression exercée sur les condyles les provoque. La rotation interne sous cette pression interroge le ménisque externe et vice versa.

PROPOSITIONS MANIPULATIVES DU GENOU ATTEINT

Une panoplie de propositions doivent permettre le traitement du genou atteint. Il faut d'abord rechercher une laxité ligamentaire et repérer une direction douloureuse. Pratiquer la traction axiale, avec variations des rotations torsions s'adressant aux trois articulations du membre inférieur. Effectuer le déblocage de l'articulation tibio-péronière supérieure, avec libération du sciatique poplité externe.

Diverses manipulations d'allongement sont souvent indiquées dans le syndrome pseudo- ou para-méniscal : pour la zône ménisco-ligamentaire interne, abduction contrôlée de la jambe avec ouverture interne en premier lieu. Deuxièmement, rotation interne de la jambe et verrouillage du genou.

Il faut savoir pratiquer la technique avec « strap » genu-podal à la manière de T. Marlin et rotation avec ouverture du ménisque interne; les manœuvres combinées viennent en fin du traitement : impulsion myotatique patellaire, puis dorsi-flexion du pied du patient contre la résistance du kinésithérapeute.

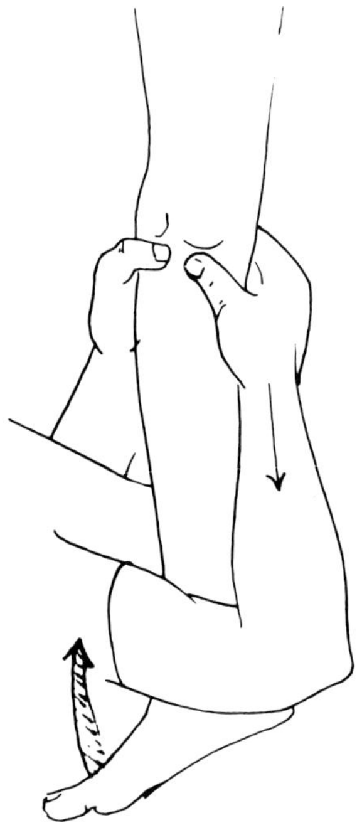

Contrôle de la pathologie des mouvements latéraux du genou

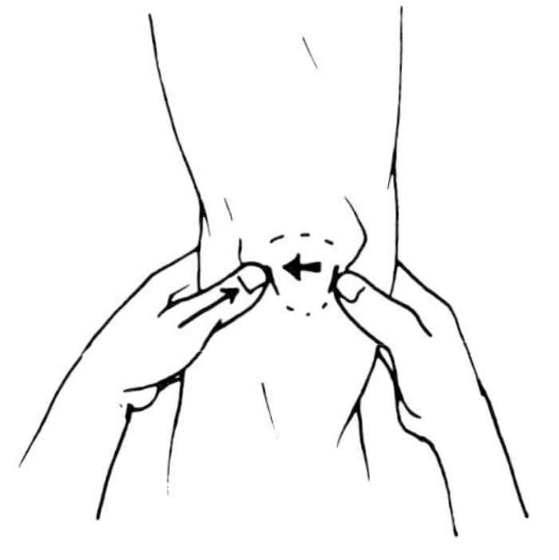

Contrôle du pied et du genou avec mobilisation

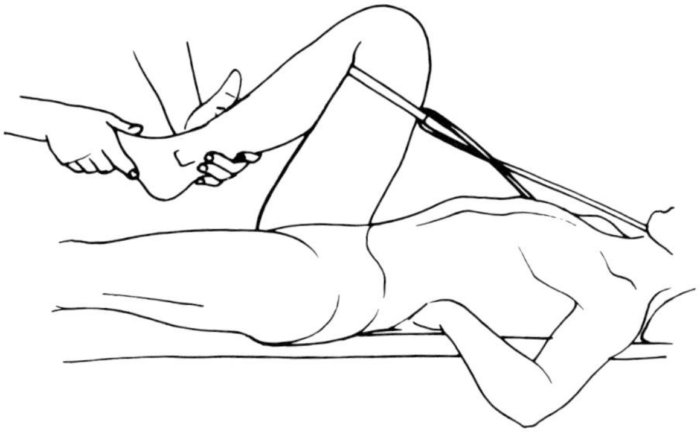

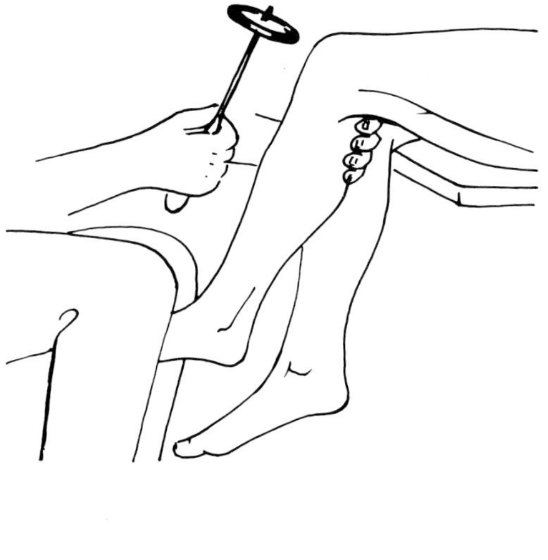

Bidirectionnelle, réflexe rotulien

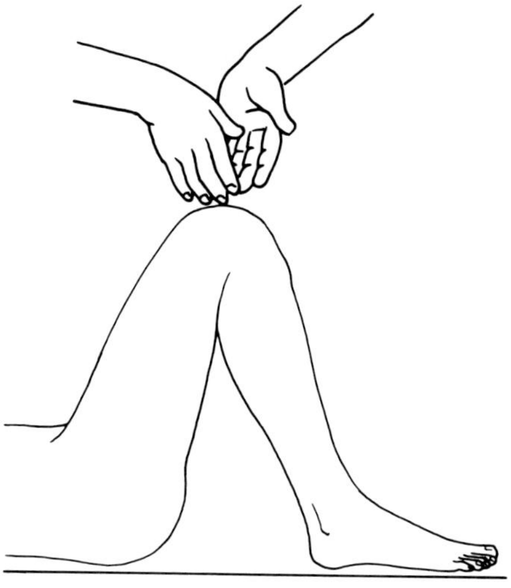

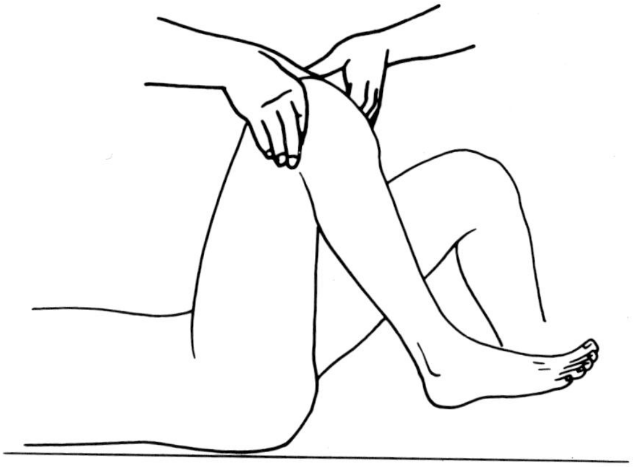

Exercices de relaxation du genou

Traction allongée du genou

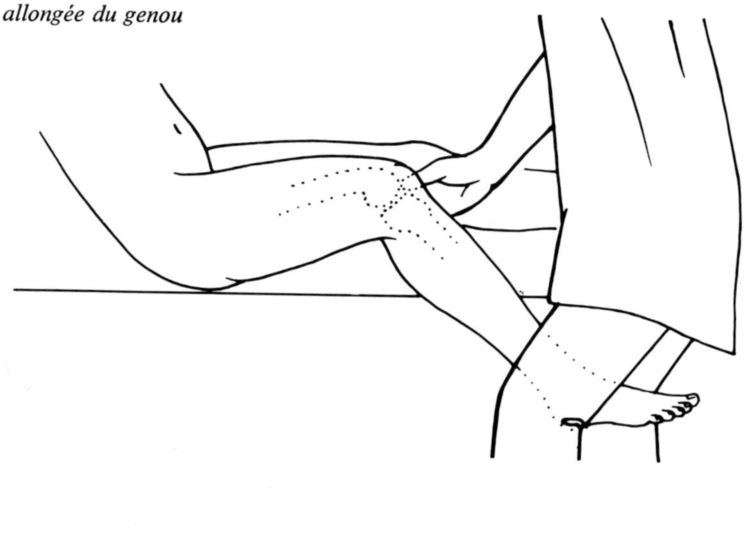

CHAPITRE XIII

Le pied

On pourrait dire, pour illustrer d'une façon métaphorique ce chapitre sur le pied, comme l'a fait Bernard This en ouverture d'une table ronde : *nous voici au pied du mur, à pied d'œuvre, bien décidés à prendre au pied de la lettre le programme de ce chapitre, c'est-à-dire l'étude de cette partie du corps si négligée, si peu valorisée, dont on a fait le support de la stupidité : il est bête comme ses pieds, expression que nous placerons en exergue de ce travail, comme un point d'interrogation ironique.*

Nos pieds sont-ils bornés, inférieurs et stupides? Serviteurs dociles d'un maître orgueilleux et ingrat, ils ne méritent nullement notre mépris.

Il convient ici de rappeler le travail du professeur André Leroi-Gourhan, paléontologue au Collège de France. Il a pu montrer que les premiers critères d'humanisation ne résident nullement dans la présence d'un cerveau évolué. Ce qui différencie fondamentalement les singes et les premiers hommes, c'est plutôt l'adaptation à la marche bipédique; adaptation qui se traduit par une disposition particulière du pied dont les doigts sont en rayons parallèles. Des détails de

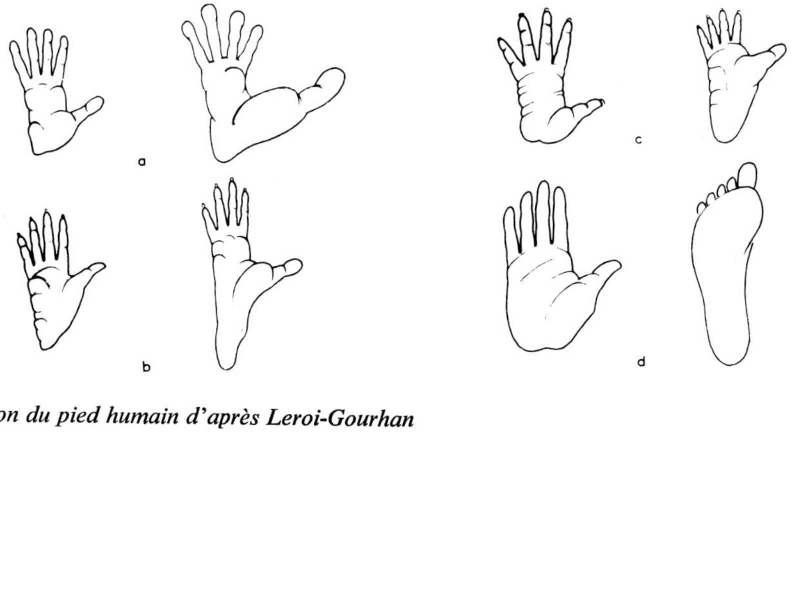

Évolution du pied humain d'après Leroi-Gourhan

construction du tarse et des os des membres dits inférieurs, et surtout une adaptation du pelvis qui porte en équilibre tout le poids du tronc caractérisent les vertébrés marcheurs. La colonne vertébrale présente des courbures de compensation dont la résultante est une verticale couronnée par la tête. Les membres antérieurs libérés deviennent les membres supérieurs : la main prend en charge toutes les fonctions nutritives, agressives et défensives, voire dissuasives de l'animal, assurées jusque-là par son museau : les mains ont libéré la bouche pour le service de la parole, disait Grégoire de Nysse. Bernard This récapitule ainsi la libération du corps par rapport au milieu aquatique, libération de la tête par rapport au sol, libération de la main par rapport à la locomotion, libération du cerveau par rapport à l'ancien museau devenu la face.

C'est cette cascade évolutive qui nous conduit du poisson de l'ère primaire jusqu'à l'homme du quaternaire par une série de libérations successives.

Le point de départ humanisant se trouve dans la verticalisation du corps dont le pied est un indispensable instrument; la présence du talon et d'une sole plantaire étant liée à la disparition de la fonction préhensive du gros orteil.

L'australanthrope africain savait déjà tailler la pierre et même faire du feu. Cet anthropoïde marchait debout, était carnivore, mais surtout il avait un cerveau incroyablement petit. Aucun fossile ne donne ce sentiment d'étrangeté, presque de gêne, de discordance, aucun ne donne plus l'impression d'un être inhumanisé qu'un singe qui s'humaniserait. Cette gêne vient de ce que les australanthropes sont, en réalité, moins des hommes à face de singe que des hommes dont le volume crânien défie l'humanité. *Nous étions préparés à tout admettre, sauf d'avoir débuté par les pieds.* Bernard This précise dans son exposé consacré au pied, l'importance des mythes œdipiens pièce maîtresse de la psychanalyse freudienne. Il appartenait à Œdipe de surmonter les conflits symboliques pour répondre au sphinx dévorant, sur la route de Thèbes, à l'énigme relative à la marche à pied : *quel est l'animal qui marche à quatre pieds le matin, à deux pieds à midi et à trois le soir*, lui a-t-on demandé.

Dans son livre *Guérir l'homme debout*, George Desse disait qu'un sens symbolique est attaché aux pieds car le Christ est représenté sous forme de poisson, et que dans l'évangile de saint Jean, le disciple préféré du Christ décrit avec une certaine précision la séance de lavement des pieds du Jeudi Saint. On peut, sans doute, trouver dans le passage de cette cérémonie la recherche de la verticalité où s'affirme l'homme en se dressant sur le sol, acceptant toutes les difficultés de la joute avec sa majesté la pesanteur.

Dans un langage poétique Rainer Maria Rilke disait : *que de joie procure le pied au footballeur!* Il décrit cette joie de la découverte dans la forme des mouvements que le ballon reçoit grâce au jet de l'envoi, de sa chute et de son indécision entre la pesanteur et la liberté.

Le ballon est considéré comme hésitant entre la chute et l'envol. Tout se passe comme si le ballon, en s'élevant, emportait avec lui et libérait le jet — acte humain — et en atteignant son point culminant, s'inclinait vers le joueur et lui indiquait une nouvelle place, comme si celle-ci appartenait à une figure de danse. Et que dire de la chaussure de footballeur? Certes, elle est fonctionnellement adaptée au jeu mais on peut se rappeler qu'aux jeux Olympiques d'Helsinki les joueurs de football de l'équipe de l'Inde ont pris la seconde place en jouant sans chaussures, simplement avec des bandelettes retenant ensemble l'avant-pied. Physiologiquement parlant, le pied est le pressoir de départ de toute la circulation de retour. La semelle veineuse de Léjars suffit à elle seule pour faire démarrer la coulée dans les pistes veineuses et lymphatiques.

STRUCTURE

Dans sa structure propre, le pied est avec le genou l'exemple cybernétique le plus représentatif. C'est un véritable ordinateur faisant face à d'innombrables situations qu'il assume dans la vie courante. Chaque pied comprend vingt-six os, trente et une articulations, vingt muscles (dix-neuf plantaires et un dorsal le

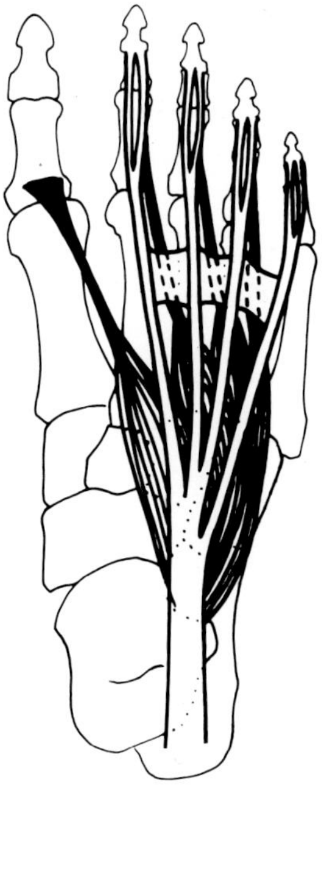

Le rôle des muscles pédieux

pédieux, encore nommé extenseur des orteils). Tous les muscles du pied sont des muscles rouges, c'est-à-dire à commande cybernétique, dont l'activité est proprioceptive. Cela veut dire que leur motricité est commandée par l'arc réflexe plurisynaptique. Autrement dit, c'est la réponse contractile à la gravito-stimulation. La pesanteur est reçue par la plante du pied associée à la stimulation fuso-spiralée par étirement des muscles plantaires et la compression de la capsule fusoriale qui complète l'étirement des muscles. A cela s'ajoutent les barorécepteurs de Paccini qui se trouvent dans les structures conjonctivo-aponévrotiques et membraneuses plantaires. Il faut ajouter à cette stimulation compressive et étirante celle de la voie IV, fibres non myélinisées de l'épiderme. Ces dernières sont mises en action dans la recherche des réflexes cutanés plantaires.

Entre le poids du corps et la pesanteur, les muscles plantaires sont en permanente interaction mutuelle en fonction de la forme du terrain et de la position spatiale du pied en action, statique ou cinétique. Les commandes volontaires ne s'adressent effectivement qu'aux muscles longs jambiers qui, par leur action, peuvent modifier la mise en jeu des muscles profonds.

La qualité contractile des muscles plantaires profonds dépend donc surtout (ou essentiellement) de l'ajustement des trente et une articulations, des vingt-six os qui, sans cette participation, se dégraderaient rapidement. Cependant, à cause de cette fonction permanente d'ajustement qu'assurent les muscles, l'arthrose des pieds est rare comparativement à celle des articulations des genoux et coxo-fémorales. Il convient aussi de se souvenir que le faisceau pyramidal se développe de haut en bas progressivement et se myélinise en dernier. Ce retard peut se traduire par une persistance déficitaire au niveau des membres inférieurs, et surtout au

Mobilisation passive des arthrodies

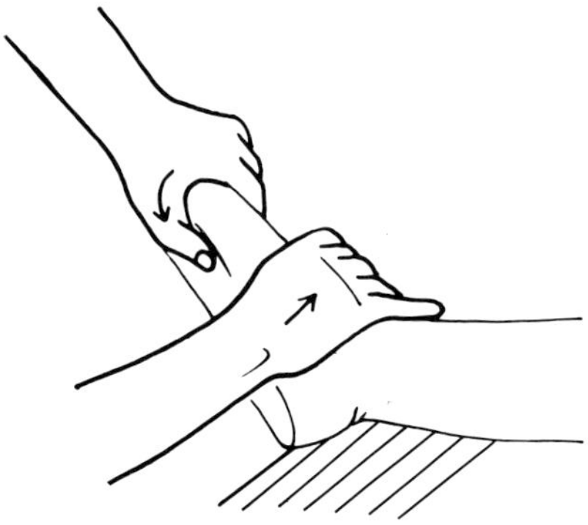

Déblocage des orteils

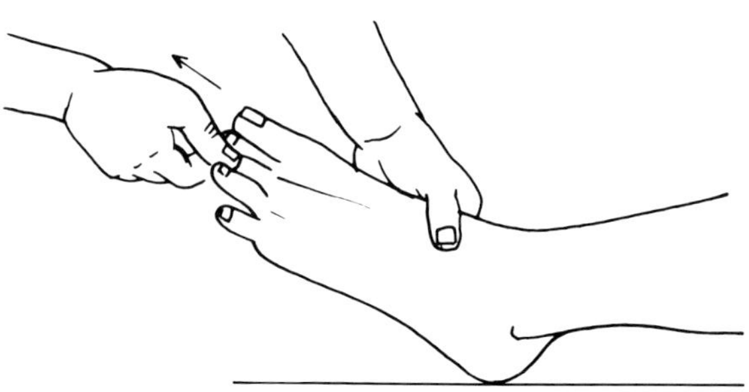

niveau du Ve rayon du pied, le rayon le plus externe du pied, cinquième métatarsien et les phalanges qui le terminent. Le signe de Babinski est le plus fidèle témoin du déficit pyramidal (spasticité). Toute insuffisance ou erreur d'ajustement des petites articulations des pieds, détraque la cybernétique de l'activité arthrocinétique des pieds.

Au commencement de tout traitement masso-kinésithérapique, le premier souci du kinésithérapeute est de s'assurer que les trente et une articulations sont souples, mobiles, indolentes.

En examinant le pied, il faut d'abord s'assurer que les orteils sont libres de s'étendre, en extension complète et non en griffe, en marteau ou en chien de fusil. Aux dix-neuf muscles plantaires du pied, il faut associer le vingtième muscle, le pédieux. Il est court, épais, charnu en sa partie postérieure; il s'insère sur l'empreinte du pédieux (sur la face dorsale, dans le creux astragalo-calcanéen). Les tendons du pédieux et le muscle lui-même recouvrent la plus grande partie de la face dorsale du tarse antérieur. Il se termine par quatre tendons destinés aux quatre premiers orteils. Ces tendons se terminent différemment suivant que l'on envisage celui du gros orteil ou les trois autres. Le tendon destiné au gros orteil se fixe sur la face dorsale de la base de la première phalange, en dehors du tendon de l'extenseur propre du gros orteil. Les trois autres tendons sont destinés aux deuxième, troisième et quatrième orteils. Mais il faut surtout noter que les trois derniers tendons du pédieux fusionnent avec les tendons correspondants de l'extenseur commun des orteils. Or, ces tendons qui recouvrent la face dorsale des orteils sont fendus et forment une anse, de telle sorte que lors de la contraction de l'extenseur commun, l'extension des orteils se ferait en griffe en écartant la fente de ce tendon. Il paraît donc évident que les tendons du pédieux fusionnent avec le tendon de l'extenseur commun juste en arrière de la fente. La contraction du pédieux, en tirant sur le tendon de l'extenseur commun, ferme et resserre cette anse. De cette façon, la contraction conjuguée de l'extenseur commun et du pédieux étend les orteils véritablement et non en griffe comme l'extenseur commun le ferait seul.

Quand le pédieux participe normalement à cette fonction, on le voit et on le sent en palpant sa contraction. Mais, il est évident que tout retard d'entrée en jeu du pédieux favorise les orteils en griffe. Si l'absence fonctionnelle du pédieux persiste, lui-même s'atrophie et les griffes des orteils s'enraidissent, en autorisant la démarche avec les orteils en chien de fusil. Notre rôle à ce moment est fini, il faut s'adresser alors aux chirurgiens. Mais, il convient de rappeler que le fléchisseur commun des orteils et le fléchisseur du gros orteil, fléchissent les orteils y

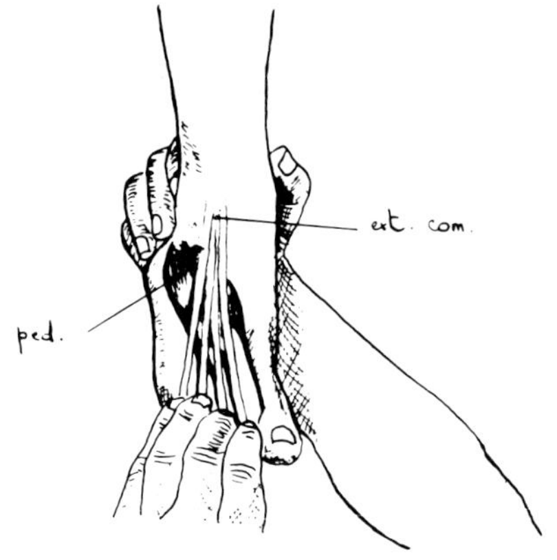

Palpation de la contraction du pédieux

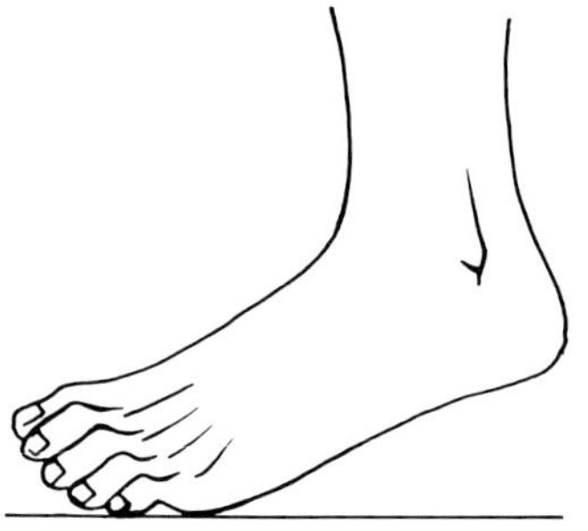

Griffe des orteils sous intervention du pédieux

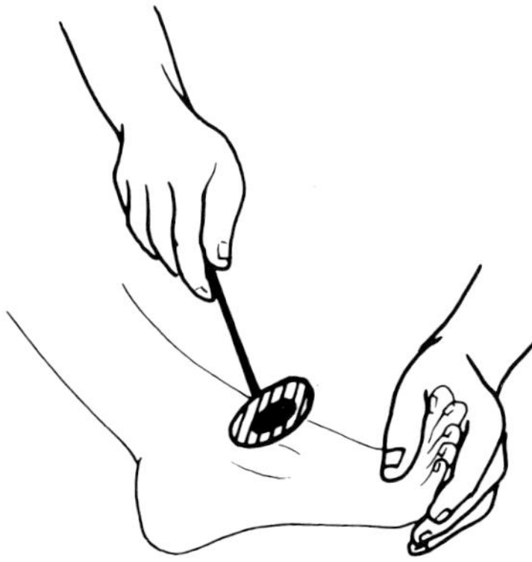

Stimulation du pédieux à l'aide du marteau à réflexe

Déroulement normal du pied

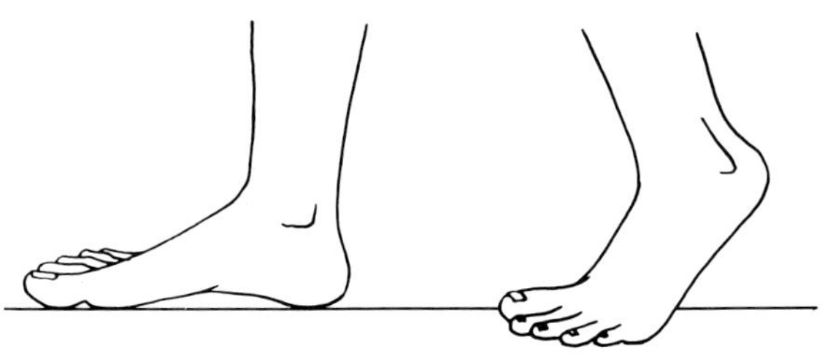

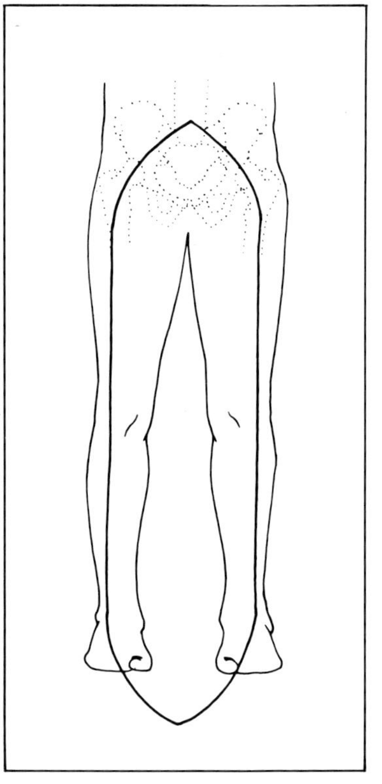

Équilibre physiologique pelvis-pieds

compris et surtout leur dernière phalange. Quant aux muscles plantaires, ils fléchissent les orteils sauf la dernière phalange.

L'appareil capsulo-ligamentaire, en perdant son élasticité, se durcit, intériorise et fixe les perturbations motrices musculaires. Il est donc indispensable de faire une traction axiale de chaque doigt de pied. A l'état normal, l'étirement longitudinal sépare les surfaces articulaires. Cela est perçu surtout au moment du relâchement accompagné. On sent le choc de retour des deux surfaces, épisodiquement et passivement séparées. Le redressement des orteils en extension est d'abord fait lentement par étirement sans brusquerie, pour éviter au maximum la stimulation des muscles fléchisseurs. Il faut compléter ce geste de mobilisation non volontaire (préférons ce terme à celui de mobilisation passive, à cause des manifestations proprioceptives difficiles à éliminer, étant donné les nombreux récepteurs sensori-moteurs qui restent en éveil sans l'immiscion pyramidale).

Il faut éveiller le plus possible l'activité du pédieux. Cela est fait par étirement brusque en flexion plantaire des orteils, suivi de l'extension de la première phalange avec notre index ou le bord cubital des doigts avec appui de l'auriculaire. Avec l'autre main, on palpe le corps charnu du pédieux. Ce muscle doit être préparé à l'action de démarreur d'extension des orteils par massage percutant, de préférence avec un marteau à réflexes (réflexes idio-musculaires), en alternant avec friction par la pulpe ou par la pointe du pouce, avec pincement de la peau qui recouvre ce muscle ou une stimulation au moyen d'un vibrateur électrique, ou au moyen d'électrodes à vide (haute fréquence), ou par courte friction et percussion avec un morceau de glace, ou enfin par toute autre stimulation comme le courant faradique. Peu importe le choix du stimulant, l'essentiel est de faire suivre cette excitation par une extension volontaire fortement résistée pendant quelques secondes matin et soir entre les séances de masso-kinésithérapie.

Il faut contrôler la récupération cybernétique qui consiste à étaler au sol les orteils à la fin du déroulement du pas postérieur (commencer à observer cette règle avant le soulèvement du talon) comme si on voulait rejeter le sol en arrière en se propulsant, et non pas se cramponner à ce terrain alors qu'en réalité on désire s'antépulser. Faut-il insister sur le fait que l'examen qu'on fait subir aux pieds doit être fait à tous les patients, quelle que soit l'affection pour laquelle on nous confie le traitement de l'homme debout (de la tête aux orteils).

Comme le dit W. E. Tucker, *dans le mécanisme de la construction d'une maison, on utilise deux forces de tension se rencontrant à un point comme par exemple dans un arc gothique. Dans cette structure, un côté supporte l'autre. Ainsi un homme debout bien tonique et solidement campé sur les bords externes des pieds forme le contour d'un double arc gothique, comme la nef d'une cathédrale gothique.*

On peut compléter cette allusion à une cathédrale gothique par la notion complémentaire des trois voûtes du pied. On discute souvent au sujet de leur sens et de leurs structures. Peut-être peut-on s'entendre en proposant la description suivante : l'accord semble établi sur l'absence réelle d'arche antérieure et de matelas élastique formé par la couche graisseuse, le tonus des muscles intrinsèques plantaires empaquetés par le tissage aponévrotique protègent à l'état normal les têtes métatarsiennes, le tout formant le talon antérieur de propulsion. Le système ligamento-aponévrotique est un porte-nerfs qui stimule à chaque fois le réflexe tonique (stretch) des muscles plantaires.

L'arche longitudinale interne est composée en demi-coupole ouverte en dedans et en bas. Elle surplombe la voûte externe en dedans et se compose d'arrière en avant de : l'astragale, du scaphoïde tarsien, des trois cunéiformes, des trois premiers rayons métatarsiens. C'est en quelque sorte le pied interne — le pied de propulsion. Le pied externe — pied de réception au sol, se compose du calcabéum, du cuboïde et des deux derniers rayons métatarsiens.

L'arche transversale commence du côté interne par le relief musculaire de l'abducteur du gros orteil, se poursuit par la voûte des cunéiformes, le cuboïde et le cinquième métatarsien matelassé par l'abducteur du cinquième métatarsien. Sous cet arc se trouve la colonne musculaire centrale, dont le court fléchisseur plantaire, qui constitue un système de serrage actif de l'arche longitudinale et plus profondément s'étale la chair carrée de Sylvius.

Schéma du jambier postérieur

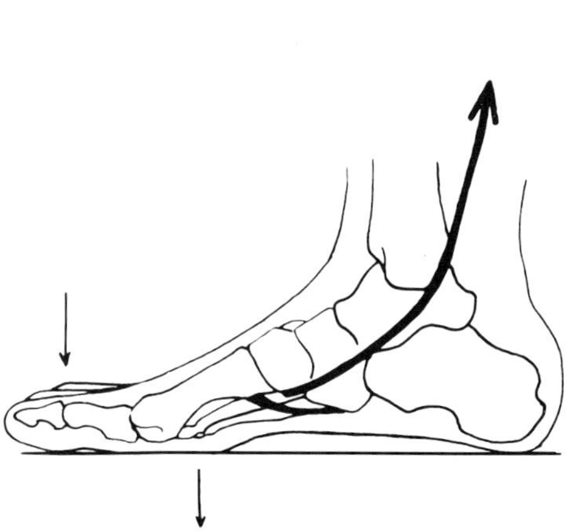

Coupe transversale du médiotarse

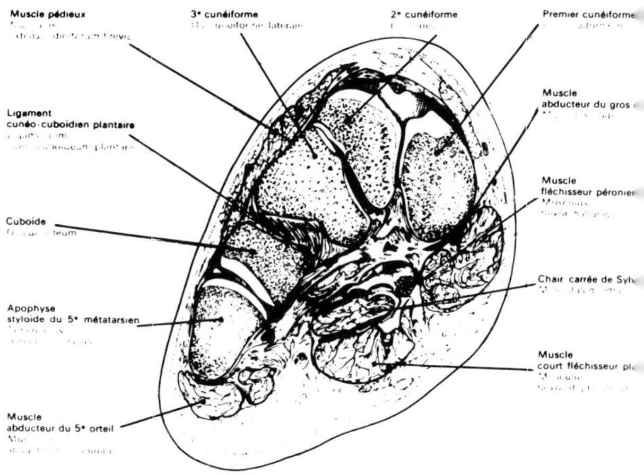

STABILITÉ

Deux fonctions fondamentales sont en jeu lorsque le pied entre en activité. Lors de la phase de balancement, le pied est souple, flexible, prêt à faire face aux difficultés qui peuvent surgir à l'improviste pour se poser sur la surface d'appui. Au cours de cette phase le pied est propulsé en avant. Il est orienté dans cette exécution par des mouvements oscillants, qui se manifestent en partant de la tête au cou puis au rachis, par des mouvements oscillants du rachis tout entier; de la coxo-fémorale suspendue, du genou, et des deux articulations tibio-péronières et tibio-tarsienne. Mais, dans la marche dans l'obscurité, le pied oscillant devient radar ou palpeur du sol, et cette orientation dépendent les attitudes du corps tout entier. C'est un besoin pour le corps en marche d'avoir le pied souple, puissant et flexible, pour pouvoir s'adapter au monde extérieur, c'est-à-dire à la surface sur laquelle s'opère la déambulation. En effet, il faut s'adapter aux irrégularités du terrain, qu'il soit plat, accidenté, irrégulier, ou en pente. Au cours de la seconde phase, celle d'appui et de translation, le corps a besoin d'une structure rigide au niveau du pied. Certes, l'architecture même du pied comporte cette aptitude à la rigidité. Mais l'alternance de la rigidité, épisodique n'est obtenue d'une façon suffisante pour assumer l'action propulsive que grâce à la rotation externe de la jambe au moment du verrouillage du genou pendant l'appui plantaire. Cette rotation externe est transmise au pied par l'articulation sous-talienne (ou

Le pas antérieur est conditionné par l'équilibre pelvis-podal

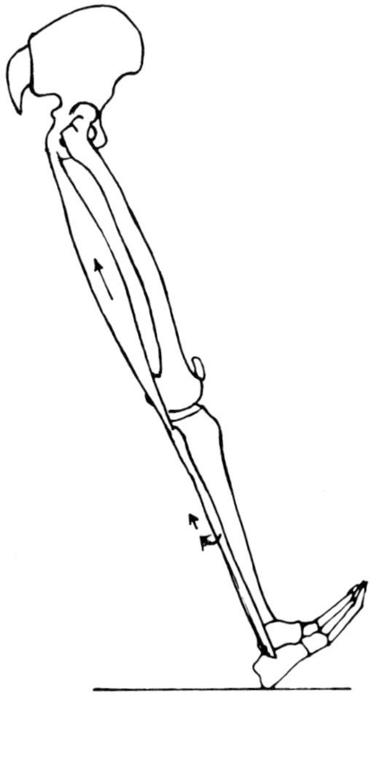

Pieds taliens internes, calcanéens externes

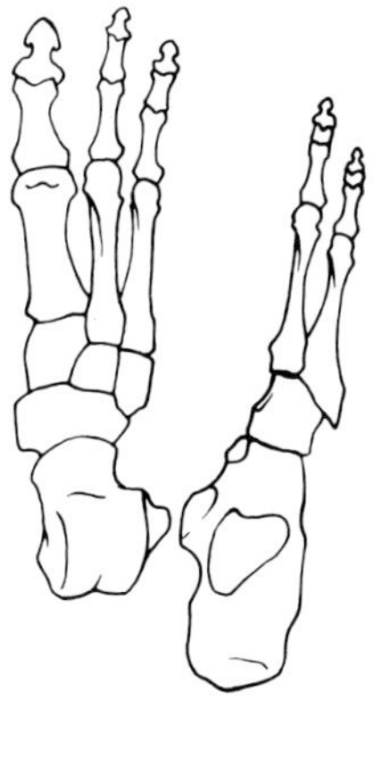

sous-astragalienne). Par cette rotation externe, le pied se renverse et dans le mouvement de torsion qui s'y associe, se produit un bouclage de l'articulation de Chopard Cette torsion transforme à la fin du pas postérieur la gouttière tarso-métatarsienne flexible en un bras de levier rigide bien apte à l'action propulsive. Très souvent nous aurons à évoquer le phénomène de torsion-rotation et son rôle si important dans la compréhension de la biomécanique humaine. Mais c'est au niveau du pied que cette manifestation est la plus démonstrative.

Le rôle joué par la « bille » qui caractérise l'astragale ou talus est ambigu, selon l'expression de Dudley Morton. Les mouvements du pied dans la flexion plantaire et la dorsiflexion sont accomplis dans l'articulation au-dessus de cet os, c'est-à-dire dans la tibio-tarsienne. Dans ce mouvement de flexion-extension de la cheville, l'astragale bouge avec le pied. Et l'astragale est considérée ici comme un os du pied. Mais les mouvements de latéralité exécutés par le pied sont accomplis dans l'articulation au-dessous de l'astragale. Donc dans ces mouvements, l'astragale, l'os de la jambe, est tenue par la « pince tibiopéronière » (Pol le Cœur). Les mouvements du pied qui se produisent sous l'astragale sont des mouvements indépendants latéralement de part et d'autre, c'est-à-dire dans l'articulation subtalienne (sous astragalienne). Dans ces mouvements, l'astragale doit être considérée comme un os de la jambe, du point de vue fonctionnel, et en dépit de son association morphologique habituelle avec le pied squelettique.

Ambiguïté du rôle de l'astragale dans le mouvement du pied, profil, face

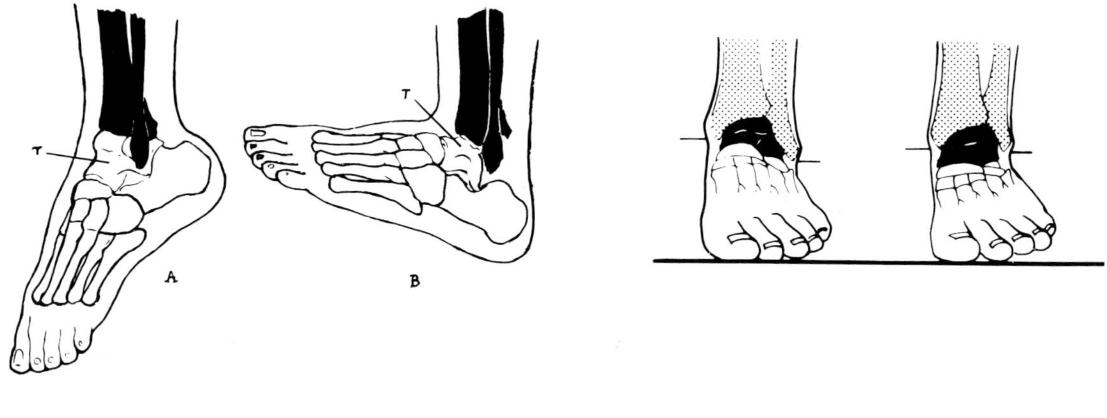

La malléole externe ne peut s'écarter qu'en se soulevant et en glissant en arrière. Cette remarque complète les faits remarquables décrits par le Cœur en 1938. En critiquant la notion de mortaise et de tenon, il disait : *mais la nature semble avoir fait les organes plus compliqués que la fonction. Elle a fait la trochlée plus large en avant qu'en arrière et la malléole externe indépendante. La physiologie classique ne rend pas compte de ces particularités et les explique à contresens.* Le Cœur précise ensuite que le tenon présente une différence de largeur égale à cinq ou six millimètres entre les positions extrêmes de flexion et d'extension. Ainsi donc on se contentait de faire croire à la vraisemblance de la théorie ancienne que résume la phrase de Destot : *l'astragale passe sous la mortaise comme un train sous un pont biais.* Sans doute est-ce vrai en partie, mais à condition que le pont présente une arche externe complaisamment amobile pour empêcher un ballottement de l'astragale dans la position sur la pointe des pieds. En bon fils d'architecte, le Cœur rejette le pont biais et construit (avec la nature) la pince malléolaire capable d'adapter sa largeur à la dimension variable des parties antérieure et postérieure de la trochlée astragalienne. Il apparaît à l'évidence qu'anatomiquement, la translation externe de la malléole péronière nécessite un allongement des ligaments qui l'unissent au tibia de quatre à cinq millimètres.

Or, la longueur de ces ligaments est classiquement évaluée à moins de deux millimètres. La flexion dorsale doublerait donc leur longueur. Cette supposition est fantastique car l'élasticité des ligaments blancs est très faible, et dans la suppo-

Rôle du péroné dans la pince tibio-péronière

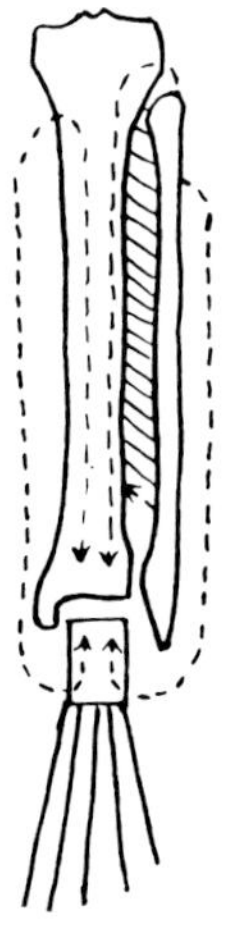

Jeu alternatif de l'articulation talo-scaphoïdienne

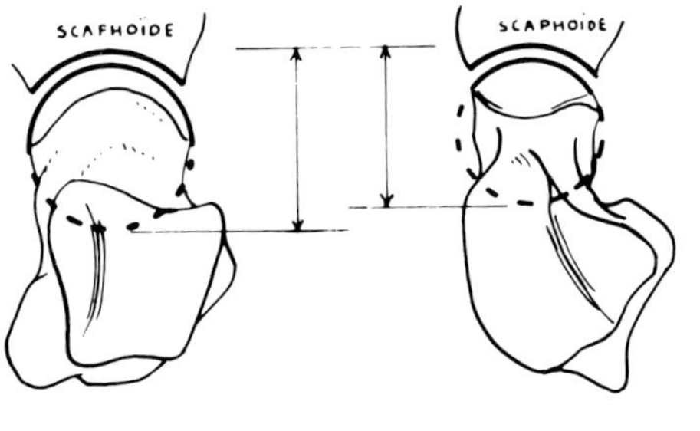

sition évoquée elle serait même supérieure à celle du tissu musculaire. Seuls les ligaments jaunes présentent cette capacité élastique. Mais ces ligaments sont ailleurs, ce sont des ligaments inter-épineux, les ligaments jaunes du rachis, le frein méniscal de l'articulation temporo-maxillaire. L'attitude classique et confuse n'envisageait que la relation gestiale sans tenir compte des fonctions. Le Cœur dit : *la physiologie des appareils moteurs n'est pas une physiologie d'attitudes, mais de mouvements et de force*. Il suffit de voir une danseuse faire des pointes, fermement campée sur ses chevilles, pour être convaincu que ses pieds ne sont pas ballants.

On peut cependant faire une remarque à la découverte de Pol le Cœur : en parlant de la flexion dorsale du pied, il dit : *ce mouvement se fait par simple entraînement mécanique, la malléole s'écarte, s'élève, tourne passivement*. Ceci est vrai dans le cadre des positions ou de la motilité locale où le péroné peut être mu passivement; mais dans la marche le biceps crural tire sur la styloïde péronière et rend l'ascension bien active, et par sa contraction il réalise une stimulation proprioceptive des muscles strangulateurs de la pince malléolaire dès le soulèvement du talon. Mais cette remarque, si elle est importante pour la pratique de la kinésithérapie, ne change rien à l'idée maîtresse de le Cœur sur la physiologie de la cheville.

Mais il n'existe, dans le texte de le Cœur, aucune description du mode d'action du jambier antérieur, ni sur la technologie du mouvement flexogène. C'est important à préciser pour éviter l'erreur communément commise en kinésithérapie, qui vise à mobiliser l'articulation de la cheville dans l'axe géométrique (ou sagittal) de la jambe. En effet, le jambier antérieur a eu la sagesse de respecter le pont en biais sous lequel il fait passer l'astragale, et ainsi il indique le chemin de la fonction-courbe de la flexion du pied. Son insertion en diagonale épouse la forme de la gorge astragalienne. C'est donc en supination que la flexion passive doit se faire (l'active se faisant ipso facto). En faisant cela, il s'établit un jeu pendant lequel la surface en virgule oblique accompagne l'écart de la joue interne de la malléole péronière, et lui facilite la tâche d'ascension spiralée, même sans participation du biceps crural.

Dans la flexion plantaire, l'astragale n'offre à la pince que sa petite largeur. La malléole externe décrit un segment de cercle inverse, et bien entendu le péroné tout entier se déplace en bas et en dedans. Les forces actives dans le mouvement de flexion plantaire sont tous les muscles de la jambe, dont la contraction agit avec autant de force pour abaisser le pied que pour serrer le péroné contre le tibia et pincer, en s'abaissant, la partie postérieure de l'astragale. Dans ce processus, on peut comparer le fléchisseur propre du gros orteil ou les fibres péronières du jambier postérieur. Ainsi, là encore, l'effort de flexion plantaire serre activement la pince malléolaire.

Après la vérification anatomique et mécanique exposée dans le travail de le Cœur, il apparaît qu'un homme de quatre-vingts kilos, debout sur la pointe d'un pied, serre son astragale dans sa pince tibio-péronière avec une force supérieure à deux cents kilos. En plus de la rotation du pied pendant la locomotion normale, les segments sus-jacents effectuent aussi des mouvements de rotation dont l'amplitude augmente du proximal au distal. C'est ainsi que pendant la marche, sur un terrain plat, Vern et Inman ont constaté que le pelvis se tourne sur un plan horizontal de six degrés, le fémur de treize, et la jambe de quinze à dix-huit degrés, en rotation interne pendant la phase de balancement, c'est-à-dire d'oscillation (pendant 15 % du début du mouvement de la phase d'équilibre sur le pied portant).

Ensuite la direction est inversée par le début de la rotation externe. Cette rotation est transmise par la cheville à l'articulation sous-talienne. Comme l'axe de cette articulation est oblique de seize degrés par rapport à l'axe du pied, il en résulte que la rotation externe de la jambe produit l'éversion du calcanéum jusqu'à peu près 15 % de l'équilibre monopodal. L'articulation de Chopard (talo-scaphoïdienne et calcanéo-cuboïdienne) est construite de telle sorte que tout mouvement dans la cheville ou dans la calcanéum modifie sa stabilité.

Quand le calcanéum est en éversion (soit abduction-pronation) les axes des articulations astragalo-scaphoïdienne (talo-naviculaire) et calcanéo-cuboïdienne sont parallèles entre eux, de telle manière qu'il se produit une rotation relative-

Jeu sous-astragalien

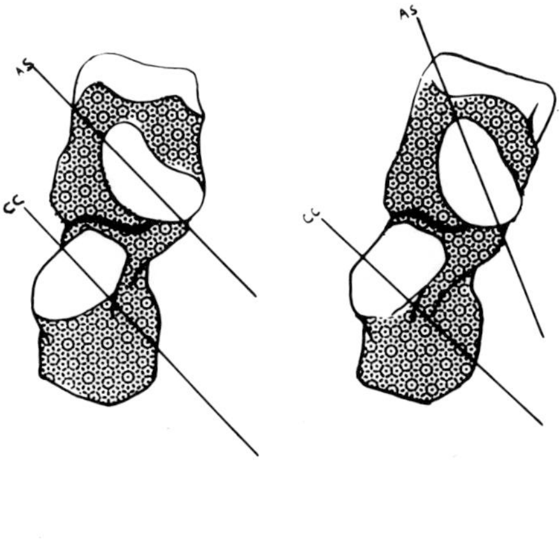

Virage de l'astragale dans le développement du pas

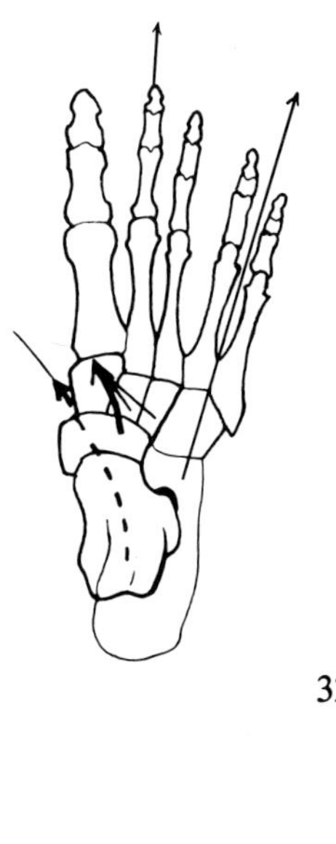

ment libre à ces axes parallèles. Tandis que si le calcanéum est en inversion, les axes des articulations talo-naviculaires et calcanéo-cuboïdiennes sont divergents et réalisent un certain degré de rétrécissement de la mobilité dans ces articulations. Ce fait est important en ce qui concerne la manipulation tarso-métatarsienne, et celle de l'articulation de Chopart (médiotarsienne). Au cours de la phase monopodal la cinématique astragalienne est fort complexe. Par routine on a pris l'habitude de dire que l'astragale au moment de la période d'appui : *roule vire et tangue.* Mais la description claire et précise de Paul Bellugue est préférable. Dans le pas antérieur, dès que le talon est passé en avant de la jambe portante, la jambe oscillante est soudainement étendue sur la cuisse. Mais dans ce contact avec le sol, la force d'inertie entraîne tout le corps en avant. Il se produit alors une légère flexion du genou qui atténue le choc talonnier. Cette flexion du genou se transforme vite en extension par l'action amortissante et freinatrice du quadriceps. C'est le temps de double appui. Au début, les deux pieds touchent le sol : le pied antérieur par le talon, le pied postérieur par les orteils en extension. L'instant d'après, le pied antérieur s'abat et le postérieur perd contact avec le sol. Pendant cette phase, l' « abattée » du pied met en jeu l'articulation du cou-de-pied. Ce jeu apparemment simple de la biomécanique du pied constitue une réalité fonctionnelle d'une complexité extrême en raison de la multiplicité des os et des articulations ainsi que de leur organisation cybernétique.

Il faut considérer la fragilité des parties osseuses qui assument cette charge permanente physiquement impensable; ce miracle se réalise avec la participation incessante du système nerveux. Grâce à la succession des moments, des forces, des pressions sans cesse remaniés grâce à quoi le discontinu anguleux traumatisant est transformé en un mouvement circulaire, arrondi, continu et bien supportable. Notons également les qualités particulières des téguments plantaires. La peau plantaire est très riche en récepteurs : de dépressions, d'agressions nociceptives et thermiques, elle a une activité circulatoire très particulière. Cette peau supporte des pressions qu'aucune autre région du corps n'est capable de supporter. En examinant la situation au niveau du squelette, on est stupéfait de constater que l'astragale est à la fois l'os qui reçoit un grand choc d'inertie lors du pas antérieur dès le contact avec le sol, et aussi un os d'une extrême fragilité puisqu'il est le plus mal vascularisé de toute l'ossature humaine.

Le rôle articulaire joué par l'astragale lui impose un revêtement cartilagineux considérable puisqu'il atteint les deux tiers de la surface de l'os. C'est une des raisons pour lesquelles il est mal vascularisé. La pauvreté de cette vascularisation s'explique encore par le fait qu'aucun muscle ne côtoie l'astragale ou ne prend origine sur lui. La vascularisation ne lui est donc fournie que par les vaisseaux intra-ligamentaires. Mac Keever a montré que l'artère tibiale antérieure détache, dans le ligament astragalo-scaphoïdien, une ou plusieurs artérioles qui s'enfoncent dans le col de l'astragale et gagnent le corps de l'os. Celui-ci ne recevrait aucune autre artère d'aucun autre ligament. Ainsi s'explique la fréquence de nécrose avasculaire du corps de l'astragale lorsque la fracture en détache le col.

En définitive, ce qu'on appelle l'articulation du cou-de-pied ou de la cheville ressemble, au sens mécanique du mot, à un cardan. En effet, dès l'appui du talon, la flexion, l'extension de l'articulation tibio-tarsienne implique un second temps : le transfert des pressions de l'extérieur du pied qui le reçoit au début du pas, vers l'intérieur, où elle s'exerce à la fin. C'est l'articulation calcanéo-astragalienne qui l'assume principalement et cybernétiquement. Il nous faut rappeler encore les dispositions articulaires des os en présence. Le calcanéum sur sa face supérieure offre à l'astragale trois points d'appui. En arrière, il reçoit le corps de celle-ci par une vaste surface convexe (thalamus) en forme de segment de côté tronqué à la base externe et dont l'axe fait, avec le plan sagittal, un angle de 65-70° environ, dirigé en avant, en dehors et en haut. Il faut noter l'obliquité identique de cet axe tant par rapport au plan sagittal que par rapport au plan horizontal.

Cette double obliquité a des conséquences importantes. Le calcanéum en avant de cette articulation convexe (thalamus) offre deux articulations concaves pour la tête de l'astragale. L'une est plus externe antérieurement et plus haute, l'autre est moins antérieure et plus interne. La plus large des deux est cette dernière. Les points étant précisés, voyons alors comment ces os se déplacent l'un sur l'autre. Et pour présenter l'illustration la plus simple, supposons le calcanéum fixe, c'est-à-dire au moment du pas antérieur quand le talon affronte la résistance du sol. L'astragale peut donc tourner autour de la surface conique du thalamus calcanéen, car lui-même est creusé d'une façon congruente pour l'exécution de ce mouvement.

On peut aisément se rendre compte que cette rotation autour de l'axe doublement oblique décrit ci-dessus, entraîne un déplacement de la tête de l'astragale, qui s'abaisse et se porte en dedans. Ce qui revient à dire qu'elle perd contact avec la facette articulaire antéro-externe du calcanéum pour le prendre avec la facette antéro-interne (facette articulaire de la petite apophyse du calcanéum, c'est-à-dire sustentaculum tali). Ainsi l'axe des pressions exercées sur le calcanéum se déplace de l'extérieur vers l'intérieur. Le principe du mouvement étant exposé, il importe de voir selon quelle modalité s'effectuent réellement les déplacements relatifs osseux. Comme nous l'avons dit plus haut, dès son contact avec le sol, le calcanéum tend à s'immobiliser sur le sol, qui le freine, et à s'abattre. Cependant l'astragale dont l'inertie s'accroît de celle du membre inférieur en mouvement, tend à continuer sa route en avant. Il est empêché par le choc de la tête de l'astragale contre l'articulation antéro-externe du calcanéum qui joue le rôle de butée. Or cette butée est déclive en dedans. Sous la pression de la tête astragalienne elle va être chassée en dehors. Elle se dérobera et la tête de l'astragale ne trouvant plus son point d'appui, basculera en dedans et vers le bas. Mais le déplacement vers l'extérieur de la facette antéro-externe implique nécessairement celui du calcanéum tout entier. Ce mouvement est en outre commandé par l'obliquité double de l'axe articulaire postérieur (thalamus). En définitive, le calcanéum se déplace de telle sorte qu'il oriente sa face interne plus en avant et plus en bas. Autrement dit, il accomplit le mouvement d'adduction et de rotation externe classiquement décrit. Il faut, bien entendu, que l'extrémité postérieure se rapproche de l'axe du corps tandis que l'antérieure s'en écarte. Ce mouvement a aussi pour effet d'avancer la petite apophyse du calcanéum (sustentaculum tali) portant la facette antéro-interne qui va à la rencontre de l'astragale et le reçoit. Tous les autres os du tarse subissent la conséquence des mouvements croisés calcanéo-astragaliens. L'astragale en abaissant sa tête entraîne un mouvement semblable du scaphoïde et des trois premiers rayons métatarso-phalangiens. Quant au calcanéum, il pousse le cuboïde vers l'extérieur avec les deux rayons externes métatarso-phalangiens en les faisant tourner, de telle sorte qu'ils se rabattent comme lui vers le sol. Ainsi, toutes les voûtes (les trois arches) du pied se renversent vers l'intérieur et s'aplatissent sur le sol dans le mouvement de pronation.

Il est intéressant du point de vue de l'anatomie philosophique, de noter combien les mouvements que nous venons de décrire sont physiologiquement utiles. Le glissement oblique des surfaces articulaires supprime le temps mort, qui aurait lieu si le pied exécutait strictement des mouvements de flexion et d'extension dans un plan. Ils transforment en mouvement circulaire et par conséquent continu le mouvement alternatif qui, au premier jugement, paraît être celui de la locomotion bipède.

La fin de la pronation est un instant cybernétique astragalo-calcanéen, un moment de jeu réflexe qui s'opère en deux temps : l'étirement des fuseaux neuromusculaires des muscles interosseux émettant un message proprioceptif de propulsion, et le redressement de la gouttière plantaire longitudinale (la voûte transversale entre Chopart et Lisfranc); la réponse qui en découle est la mise en tension myotatique du jambier postérieur qui, en charge, soutient la voûte plantaire; et du long péronier latéral qui lui facilite la tâche en pressant au sol la tête du premier métatarsien.

Ces forces jointes (comme deux rênes représentés par le long péronier latéral qui tire l'avant-pied en abduction et les deux jambiers en dedans) qui s'imposent mécaniquement, règlent l'approche de l'axe du corps (et son poids) qui passe au-dessus de ce centre (la tête du premier métatarsien). La phase portante statique est terminée.

LE PIED CREUX

Le professeur André Leroi-Gourhan*, archéo-anthropologiste, a montré qu'au cours de l'évolution, le pied humain a subi bien plus de transformations que la main. Cette transformation semble être due à des efforts incessants auxquels participent des forces et des énergies diversement combinées.

En premier lieu, c'est le jeu incessant avec la pesanteur. Viennent ensuite les barorécepteurs plantaires, liés en permanence aux réflexes souples du cou. La pesanteur, le système nerveux et les muscles se parlent et coordonnent leurs actions au moyen d'un intermédiaire qui est de l'os.

Pour la locomotion, trois forces sont en jeu : la pesanteur, l'inertie, la force musculaire. C'est la biocybernétique qui les organise, les dirige, les adapte aux situations diverses de la station de la déambulation, comme des mouvements en général. Le tout constamment supervisé par le cortex, bien entendu.

La forme du pied creux essentiel ne correspond à aucun mouvement physiologique du pied. On ne peut l'imiter, constate Pol le Cœur. Et, il ajoute : *abaissez la tête du premier métatarsien, vous voyez la voûte interne exagérer son creux; mais l'arrière-pied se met en valgus. Inversement, creusez la plante en varus calcanéen vous verrez la tête du premier métatarsien s'élever. Donc, la triade de déformation du pied creux essentiel (ou soit disant tel) n'est pas l'exagération fixée d'une posture normale.*

On peut donc penser que la première difficulté de l'étude du pied creux essentiel est celle de sa définition même. Il convient, bien entendu, d'éliminer les pieds creux secondaires dont les causes sont évidentes : cause traumatique, immobilisme prolongé et négligé, en position dite vicieuse. Il en est de même dans les affections neurologiques : dans les paralysies périphériques et dans les grands syndromes de l'hérédo-dégénescence du type Friedreich. Cependant, malgré la fréquence de cette association, on ne sait absolument pas comment ces maladies nerveuses entraînent le pied creux.

La définition classique du pied creux essentiel est la suivante : c'est un pied creux antérieur caractérisé par une verticalisation forcée, irréductible de l'avant-

* André Leroi-Gourhan, *Le geste et la parole*, Paris, 1964.

pied sur l'arrière-pied. Il faut distinguer deux types de pieds creux, le pied creux direct et le pied creux interne. Dans le pied creux direct, les deux arches, interne et externe, sont atteintes et entraînent l'appui symétrique des têtes du premier et du cinquième métatarsien. En arrière, on trouve quelques degrés de valgus calcanéen, restant dans les limites physiologiques.

Dans le pied creux interne (le plus fréquent) le premier métatarsien est très verticalisé, tandis que le cinquième métatarsien est bien horizontal. Sur le sujet assis, jambes pendantes, on soulève facilement et on porte vers le haut sans difficulté la tête du cinquième métatarsien. Mais, dès que l'on tente de soulever la tête du premier métatarsien, on trouve immédiatement une résistance, associée à une résistance invincible de l'aponévrose plantaire fortement tendue. C'est une sorte de pronation fixée invincible, caractéristique du pied creux. En charge, cette pronation rigidifiée déclenche sur la tête du premier métatarsien une douleur insupportable dirigée à partir de la tête sur tout l'axe du premier métatarsien, sur le cunéiforme et finalement sur le scaphoïde. Pour atténuer la douleur et répartir les pressions sur la première et la cinquième têtes métatarsiennes, le calcanéum réalise la torsion de l'avant-pied; pour cela il fait sa rotation externe, comme s'il voulait se coucher sur son flanc externe. Mais, ce faisant, il accentue la divergence des axes physiologiques et tend à fermer l'angle astragalo-calcanéen horizontal. Et c'est ainsi que se bloque l'articulation sous-astragalienne et que le ligament en haie se met en forte tension. En vue postérieure, on trouve le tendon d'Achille en arc bombé vers l'extérieur et le talon lui-même fortement déporté en dedans. Cette contorsion étrange finit par donner au pied une déformation en hélice, c'est-à-dire l'avant-pied en pronation et l'arrière-pied en supination.

A bien regarder la situation, elle évoque l'idée du pattern bloqué juste à son milieu, du passage du pied mou au pied dur. C'est la phase de déroulement du pas. Si l'on se réfère à la description de Bellugue associée aux précisions apportées par Inman (à propos de la marche), le talon attaque le sol lors du début de la première phase de contact avec le sol par son bord externe. Sans la déformation en hélice, cela donne l'incurvation du tendon d'Achille en courbe convexe en dehors. Le calcanéum est déjà en légère orientation de varus-supination, et son axe vertical prend une direction oblique en dedans, le rapprochant de l'axe du corps. Ensuite, le pattern de déroulement accomplit une orientation croisée. Pendant que l'astragale reçoit l'inertie du choc tibial, il est projeté en avant et dérape sur la facette articulaire externe du calcanéum, plonge en dedans pour se loger sur l'articulation du sustentaculum et pousse déjà vers l'avant le scaphoïde, et par lui continue la poussée en avant et l'étalement vers le bas.

Pendant ce temps, le calcanéum pousse et étale les deux derniers rayons du métatarse à travers le cuboïde. Mais, en fait, c'est pendant que l'astragale se débrouille en furetant pour neutraliser le choc tibial que le calcanéum continue sa brasse coulée en assurant le ressort de l'arche externe. Là, se termine la première phase du jeu cybernétique du pied mou qui se plaque au sol. Dans cette phase molle (ou souple) les axes de la face antérieure de la tête de l'astragale et de la face antérieure du calcanéum sont parallèles horizontalement.

La seconde phase du pattern de déroulement allant vers la propulsion est bien différente. C'est la phase du pied dur, le fameux bras de levier du troisième degré. Cette phase est longuement décrite dans la marche; elle commence au pelvis. Je conserve ici la phase terminale : c'est la rotation externe de la jambe, ou la pince tibio-péronière de Pol le Cœur qui va entrer en jeu. Cette pince en tenant solidement l'astragale, tourne l'astragale vers l'extérieur. Cette rotation externe de la tête de l'astragale et son redressement tendent à la décoller du sustentaculum (petite apophyse du calcanéum) et à ouvrir légèrement l'interligne interne de l'articulation sous-astragalienne. Cette séquence du pattern de déroulement du pied va rompre le parallélisme des axes horizontaux tracés en avant de la tête scaphoïdienne et de la face antérieure du calcanéum.

Ces lignes parallèles dans la phase précédente vont se placer en un certain angle ouvert en dedans. Mais cette courte manœuvre cybernétique va transformer le pied mou en pied dur, pied de propulsion, en verrouillant le tarse tout entier.

Chose curieuse à noter, l'attaque du talon en supination mécanique du calcanéum va continuer en supination dans la phase propulsive également car le triceps sural maintient la supination du talon en se contractant pour quitter le sol.

Autrement dit, à l'attaque du sol et au départ du sol, le calcanéum est toujours en supination varus. Il y a un très court instant d'hésitation au moment où la tête de l'astragale plonge pour s'appuyer sur la petite apophyse.

On peut imaginer, en termes cybernétiques, que cette courte plongée de la tête astragalienne et un temps court valgisant du calcanéum stimulent proprioceptivement le jambier postérieur. Le déclenchement contractile du jamber postérieur facilite l'entrée en jeu du long péronier latéral. De leur jeu combiné (J.P. et L.P.L.) résulte le bon ou mauvais maniement du premier métatarsien.

Disons d'abord qu'en dehors du pied valgus franc (qu'on appelle par erreur pied plat), l'activité du pied normal fait agir le calcanéum en supination : mécaniquement à l'attaque du sol, musculairement en soulevant le talon par le triceps sural; et que pendant le déroulement du pas il y a déjà une déformation, si l'on peut dire en « petite hélice », qui ne fait que s'amplifier en s'accentuant dans la pathologie du pied creux interne (pronation en avant, supination en arrière). Le pied creux interne est une maladie cybernétique et les neurologues le confirment.

C'est le point mort bloqué entre le pied mou et le pied dur qui donne la maladie nommée pied creux essentiel. L'attaque est faite au sol par le talon en supination, normalement ou presque. Toutefois, le verrouillage se fait, non entre l'astragale et le calcanéum, mais dans l'articulation primo-métatarsienne (premier métatarsien-cunéiforme-scaphoïde) en prenant le scaphoïde pour un tampon éjectable (bille du cardan). Tous ceux qui ont l'habitude de manipuler les pieds ont noté d'abord un blocage. Le plus habituellement rencontré est celui du deuxième métatarsien entre les cunéiformes. Ce blocage est ordinairement trouvé en inversion et en flexion plantaire rigide (ou rotation interne). Ensuite, il existe un blocage du cuboïde en éversion (donc en rotation interne). Il y a peut-être une certaine relation entre ces deux blocages. A priori, cela a trait à l'insertion et à la poulie de réflexion cuboïdienne du long péronier latéral.

En ce qui concerne la genèse des pieds creux, la seule hypothèse qu'on puisse retenir est la faiblesse isolée du court péronier latéral. Le mécanisme en est assez clair. Sa paralysie mène au varus total du pied. Mais les valgisants viennent au secours. Les premiers, les extenseurs, des orteils font payer leur renfort d'une extension des orteils; le second, le long péronier latéral, surtout par son appui sur le cuboïde, assure l'équilibre de la partie moyenne du pied. Mais à l'avant-pied, sa force s'exerce trop en fléchissant le premier métatarsien; à l'arrière-pied, elle s'exerce trop peu et laisse filer le calcanéum en varus.

Pol le Cœur a remarqué, du reste, que dans quelques cas de poliomyélite frappant uniquement le court péronier latéral, le trouble et la déformation étaient identiques à ceux du pied creux essentiel. Mais ils étaient unilatéraux et l'hypothèse qu'il puisse s'agir de la maladie de Heine Medin n'est pas recevable dans une affection symétrique. Cependant, il est peut-être légitime d'induire, à partir de l'analogie avec la paralysie de Charcot-Marie, l'hypothèse d'une hérédo-dégénérescence symétrique du court péronier latéral.

KINÉSITHÉRAPIE DU PIED

La kinésithérapie des pieds douloureux est aussi nécessaire que celle des douleurs lombo-sacrées. Il s'agit dans la situation qui nous concerne de syndromes douloureux primitifs ou secondaires survenant au niveau des pieds, à l'exclusion de ceux causés par des affections organiques évolutives et inflammatoires. Il semble que deux définitions se chevauchent, d'une part le pied douloureux statique, d'autre part le pied douloureux décalcifié.

Toutes les variétés encore mystérieuses par certains aspects des syndromes algo-dystrophiques, se retrouvent dans le syndrome des pieds douloureux. Les rhumatologues et les orthopédistes ont fréquemment critiqué deux thérapeutiques infligées aux pieds douloureux : les immobilisations plâtrées et une rééducation excessive. Il faut éviter la rééducation active précoce parce qu'elle est mal tolérée, pénible, et qu'elle déclenche des reprises évolutives qui retardent la guérison.

Pied creux

L'âge moyen de la première consultation se situe entre six et huit ans. L'évolution spontanée se fait en trois stades. Dans le premier, le pied est anormalement creux au repos, mais il suffit de refouler les têtes des métatarsiens pour faire disparaître le creux et les griffes des orteils. Le creux du pied, à ce stade, disparaît en charge. Les enfants marchent bien et sans troubles avec des chaussures qui leur conviennent. Tout peut en rester là mais la surveillance doit être continuée une fois par an, car souvent la maladie peut évoluer. Dans ce cas, une rétraction plantaire progressive se manifeste; toutefois elle ne s'accompagne d'aucune gêne ni douleur. L'apparition de la douleur annonce le passage au troisième stade. Cette étape s'accompagne des callosités ou durillons sous les têtes des premier et cinquième métatarsiens. Mais, dans ces cas bénins, ces signes n'apparaissent qu'à l'âge adulte.

Si l'on accepte sans réserve que la rééducation excessive est absurde, doit-on pour cela admettre qu'un contrôle une fois par an soit suffisant? Ce contrôle doit au contraire être plus fréquent parce que l'enfant est en croissance. Les pieds creux antérieurs évoquent, bien que d'une manière allusive, un certain équinisme. Il ne s'agit pas, bien entendu, d'une spasticité mais d'un syndrome mineur qui signifie qu'il y a eu un retard dans la maturation de la voie pyramidale, sans autres perturbations. L'éveil proprioceptif est d'autant plus actif qu'il apparaît plus tôt. La précocité du traitement masso-kinésithérapique est particulièrement indiquée quand la peau, les muscles et les os sont encore fortement liés aux réactions qui les subordonnent au système nerveux retardataire.

Habituellement, jusqu'à quatre ou cinq ans, les enfants s'intéressent à leurs pieds. Ils les manipulent avant de s'endormir, ils les examinent, jouent avec leurs chevilles et inspectent les mobilités de leurs orteils.

Les difformités notables des pieds sont constatées dès la naissance mais on guette les premiers pas. Dans certaines familles, les enfants marchent à dix mois; dans d'autres à quatorze, et même encore plus tard, vers seize mois. A six ou huit ans, les petites difficultés des pieds sont trop souvent attribuées à la chaussure, voire aux caprices. Certains orthopédistes accordent une importance aux manipulations adéquates, et notent leur efficacité. D'autres attendent des signes dignes d'attirer l'attention. L'insuffisance fonctionnelle des courts péroniers latéraux doit pousser le kinésithérapeute à les stimuler, à stimuler aussi les jumeaux externes du triceps sural, et à faire une convenable activation des extenseurs communs des orteils. Tous ces petits soins sont logiquement indispensables. Est également indispensable la manipulation des os minuscules faite tous les soirs par l'enfant lui-même. Il faut insister sur le fait que l'enfant aime encore ses pieds et qu'il y consacrera toujours du temps si le thérapeute a su valoriser ce geste, entre les séances de kinésithérapie. Tout cela est fait entre les examens successifs du chirurgien orthopédiste.

Certains pieds creux débutent par l'équinisme de l'avant-pied; d'autres par la griffe des orteils. D'autres encore par la supination du calcanéum. En fait, plus le pied est déformé morphologiquement, plus il est déformable. Autrement dit, lorsque la déformation est arrivée à un certain stade, elle entraîne par son existence même des anomalies d'action des différents groupes musculaires (comme dans la scoliose).

En effet, la loi des compensations joue. L'apparition des orteils en griffe neutralise l'action des interosseux. La verticalisation du premier métartasien neutralise l'action du jambier antérieur. Mais, en pratique, les orthopédistes disent que le pied creux antérieur est caractérisé par une chute en flexion plantaire irréductible; c'est le plus fréquent. On constate que dans le pas antérieur, le sol est attaqué par la pointe et non par le talon. Le parcours d'un plan ascendant déclenche la douleur plantaire et celle du mollet.

Dans la variété du pied creux dit direct, intéressant les deux arches internes et externes (appui égal des première et cinquième tête des métatarsiens), le talon, en léger valgus physiologique est souvent par erreur étiqueté de pied-plat. Il s'agit en fait d'un pied creux en talus valgus, accompagné d'une saillie interne de la tête de l'astragale, l'ensemble provoquant un affaissement de l'arche interne.

Le syndrome du pied creux interne débute par verticalisation du premier métatarsien, l'axe du cinquième métatarsien restant horizontal. Cela équivaut à une pronation irréductible de l'avant-pied. Pour éviter la douleur de la tête du premier métatarsien (d'une façon cybernétique ou réflexe), le malade est plus ou moins soulagé lorsqu'il laisse filer le calcanéum en varus-rotation externe ou qu'il le pousse par l'action du long péronier latéral, seul ou associé au triceps sural.

Il est impossible de décrire la manière dont on vérifie ce complexe. La mobilisation segmentaire de chaque os du pied doit être soigneusement examinée, elle doit être éprouvée en bougeant et en notant de courts déplacements libres dans le champ de leur activité anatomo-physiologique. On peut ainsi se rendre compte si cette motilité est franche et nette; ou, au contraire, si elle est trop restreinte, ou franchement disparue et remplacée par la rétraction capsulo-ligamentaire. Il arrive qu'on découvre à côté une laxité excessive dans une autre partie tarso-métatarsienne. Dès la constatation d'une telle laxité mono ou bi-articulaire, on doit chercher et trouver dans le voisinage une articulation raide ou bloquée. De telle sorte que la laxité trouvée constitue une compensation apparemment réussie. On trouvera, dans d'autres cas, que la douleur se manifeste au niveau de cette laxité qui est encore épisodique et douloureuse, ou au contraire que la douleur est franchement située dans la zone restreinte (une rigidité douloureuse du blocage récent et douloureux).

La rigidité segmentaire va s'accompagner d'une atrophie souvent précoce des muscles plantaires dits intrinsèques. Il faut cependant constater que la cause première des pieds creux essentiels reste difficile à comprendre. Chacune des hypothèses proposées a probablement sa place, toutefois la synthèse clinique reste délicate pour situer la réciprocité de ces causes déclenchantes. En définitive, on peut dire que dès le début de la déformation du pied, une dissociation dans la fonction des unités myotatiques des différents groupes musculaires est mise en évidence. Ces déformations évoquent l'apparition et l'évolution des scolioses.

Avant la kinésithérapie : il faut débloquer

La technique d'ajustement du pied, selon Mahlon Lock, commence par la mobilisation systématiquement faite, région par région, pour découvrir les zones en train de se bloquer ou celles encore fonctionnellement libres.

Premier temps. Le blocage des cunéiformes s'effectue, la cheville du patient étant placée sur la cuisse correspondante de l'opérateur. En ce qui concerne les cunéiformes le médius de la main gauche, seul ou accompagné de l'index, s'introduit dans la voûte des cunéiformes. L'appui tâte la position à prendre entre les trois os plus ou moins resserrés pathologiquement. C'est le point de rupture. Puis la main droite s'agrippe au premier métatarsien. Cette main met en traction (ou tension) axiale ce premier rayon métatarsien.

Cette tension axiale doit être assez puissante pour éilminer toute élasticité des structures cunéo-métatarsiennes. Les doigts de la main gauche assurent une franche poussée plantaire en direction dorsale du pied manipulé. La main droite synchronise avec la main gauche une rotation interne du premier métatarsien, puis ajoute une brusque plantiflexion de cet os par le pisiforme de sa main droite.

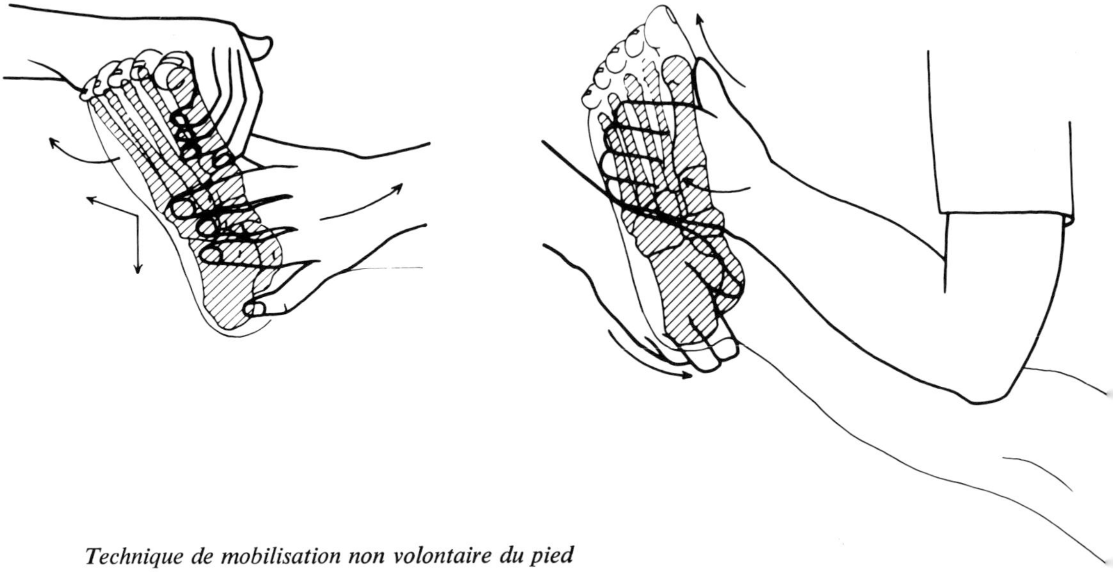

Technique de mobilisation non volontaire du pied

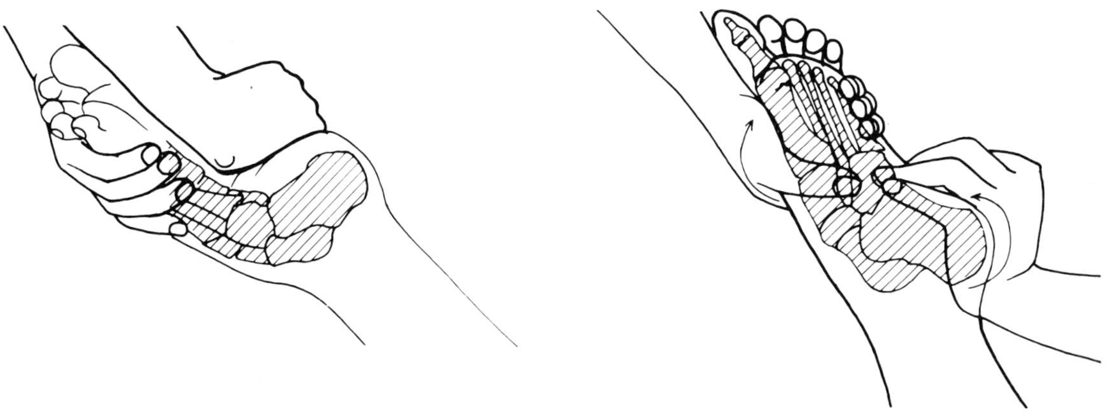

Deuxième temps. Pour le cuboïde, l'opérateur adopte la même position mais l'index et le médius de la main gauche sont placés sur la face plantaire du cuboïde et le poussent vers le dos du pied, en tenant cette face dorsale du coboïde par le pouce gauche qui contrôle. Les doigts de la main droite s'enroulent autour du bord interne de la plante du pied et son pisiforme prend contact au-dessus de la face dorsale du pied sur l'extrémité distale des quatrième et cinquième métatarsiens. Cet ajustement fait, l'opérateur établit une traction (ou mise en tension)

du quatrième et du cinquième rayon que son pisiforme fléchit vers la plante par un brusque déblocage; le cuboïde est poussé dans la direction dorsale et inversion.

Troisième temps. Une autre technique, plus couramment utilisée pour le cuboïde, consiste à mettre le patient debout sur un pied. Il tient avec les mains sur deux dossiers de chaise. L'opérateur place la main gauche en pince sur la face dorsale de l'articulation astragalo-scaphoïdienne. La main droite saisit en pince le pouce sur la face plantaire du cuboïde, l'index ou le médius sur la face dorsale de cet os. Avec les deux mains, il effectue quelques balancements du pied saisi et, bougeant le genou et la coxo-fémorale, après un temps déterminé, il fait une poussée en inversion du cuboïde (ramenant son bord externe vers l'axe plantaire du pied) et il ouvre en dehors, par la traction axiale terminale, les articulations proximale et distale du cuboïde. On peut aussi faire un geste identique sur le cuboïde, mais le malade placé en procubitus le pied débordant de la table. On effectue donc la même pose, le même balancement et la même secousse d'inversion du cuboïde.

Déblocage du cuboïde en position verticale

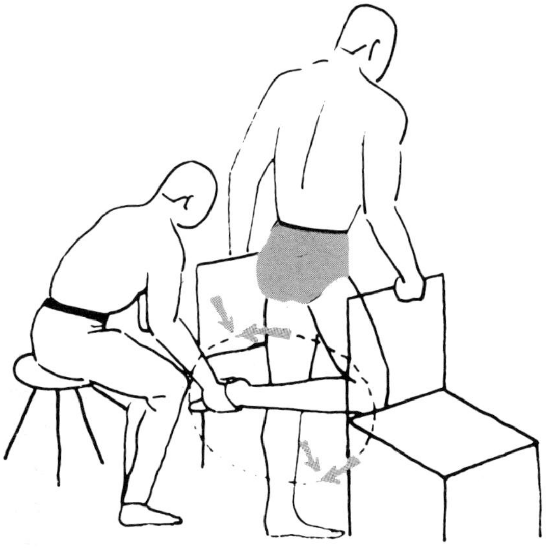

Quatrième temps. Une technique globale est utilisable pour tous les os du tarse : dans la variété 1, le patient est en décubitus, pour ajuster le scaphoïde et les cunéiformes. De son *pisiforme* gauche sur l'interligne scapho-cunéiforme, le thérapeute étale les doigts fermement sur la plante du pied. La main droite empaume le rebord interne du talon pour pouvoir tourner ce talon vers l'extérieur. Le tout est amené contre le thorax (un peu incliné) de l'opérateur. Son coude gauche est dirigé franchement vers le bas. L'opérateur établit une forte mise en tension axiale de tout le pied qu'il va manipuler, pour éliminer la laxité; puis, il transforme cette tension en une brusque traction dans l'axe du pied.

Dans la variété 2, on agit simultanément sur le déplacement en masse cuboïde-cunéiforme. Le patient est en procubitus, la jambe en position verticale, la main droite soutient le dos du pied. Avec le pisiforme gauche, on établit le contact dans le sillon cuboïdo-cunéiformien. La main qui soutient le dos du pied fait une planti-flexion.

Cinquième temps. La variété 3, dite de plantiflexion, consiste en une mobilisation combinée du talon et de l'avant-pied. Les doigts de la main qui tient le talon donnent une poussée du talon vers le haut. L'autre main qui soutient la face dorsale du pied avec le pouce placé au carrefour scaphocunéo-cuboïdien tend, presse, et fait une rotation externe du pied.

La technique à califourchon vise à ajuster à la fois l'arc cunéo-cuboïdien et l'arche antérieure. Il faut s'exercer pour bien faire exécuter correctement cette technique globale. Le patient est assis ou en décubitus (sur une table basse, la jambe dépassant légèrement le rebord de la table). Le manipulateur tourne le dos au patient; avec ses genoux il saisit et maintient le talon. Les deux pouces l'un sur l'autre sont placés sur la face dorsale. Les doigts des deux mains se recouvrent les uns sur les autres, et cherchent le point instable (subluxé) de la région plantaire.

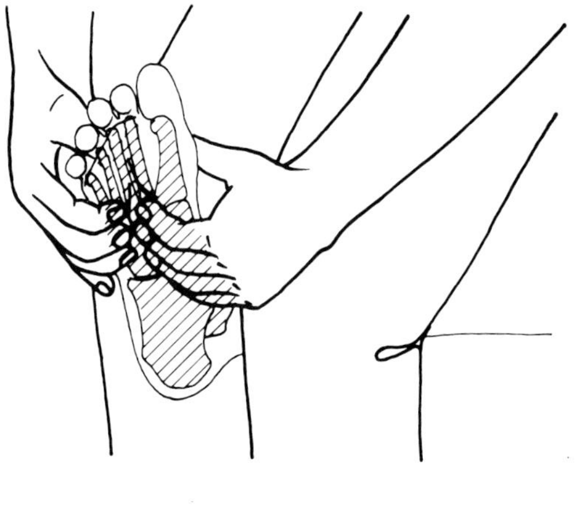

La technique à califourchon

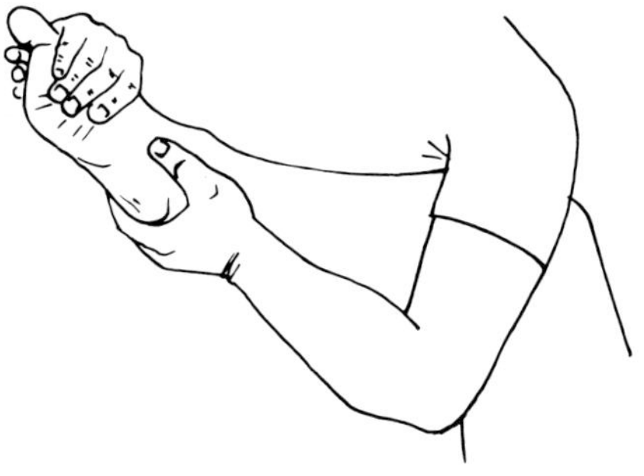

Déblocage de l'articulation tibio-tarsienne

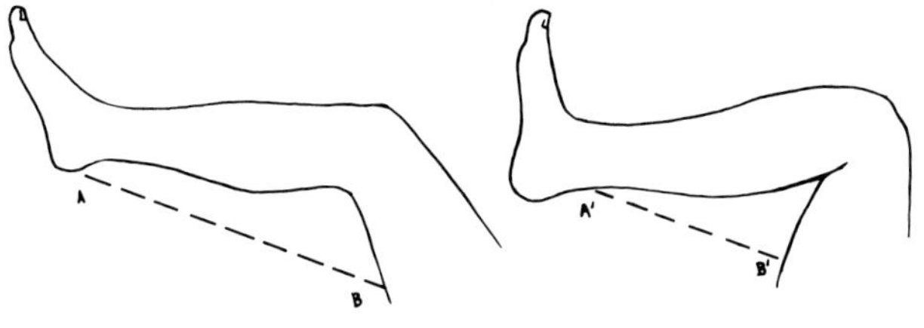

La tension du genou est établie. Avec les pouces sur la face dorsale du pied, l'opérateur presse brusquement l'avant-pied vers le bas. Pendant la synchronisation du geste, les genoux, comme si l'opérateur allait s'asseoir, poussent le talon vers l'avant

Le pied, en tant que segment partiel du corps, est un servomécanisme faisant partie de la cybernétique de l'organisme tout entier. Le servomécanisme est un système asservi à une information extérieure, permettant de maintenir l'équilibre de la réponse et des commandes quelles que soient les variations de celles-ci et les perturbations provenant du monde extérieur. Le servomécanisme inclus dans le pied est sensiblement plus compliqué que celui qui existe au niveau du genou et même de l'épaule. Cette complexité fonctionnelle de l'arc-voûte qu'est le pied, agit en organisation biomécanique, en station verticale et en déplacement.

L'état structural du pied, avec son agencement interne, est unique dans son genre (seules les apophyses articulaires du rachis cervical peuvent lui être comparées). L'ensemble des efforts supportés ne peut être réalisé que grâce à une juste répartition des moments du couple de force (le moment d'un couple étant le produit de la distance de deux forces par leur intensité commune). Il s'agit donc de séquences courtes dans l'ensemble des mouvements successivement supportés par chacun des participants du squelette du pied. Cela ne se manifeste et ne devient possible que lorsque tous les participants s'étayent en s'arc-boutant pour de très courts instants, ou en déplaçant de la plante vers le dos du pied, puis en revenant aussi rapidement à leur place anatomique. Ainsi obtient-on la transformation de mouvements heurtants discontinus en mouvements circulaires continus.

Au niveau de la main (en fait, le prolongement externe du cerveau), les doigts continuent le jeu carpien; mais au niveau du pied, les osselets doivent se débrouiller car la pesanteur est au bout du geste. C'est là le mystère de débrouillardise de l'agencement interne du pied (presque de l'intuition?). Il n'y a pas d'explication valable de cet agencement, mais il faut voir un funambule faire un saut périlleux sur une corde raide et regarder certains pas de danse.

La marche s'invente à partir des pieds, pour aboutir à un style personnel, comme le graphisme de l'écriture. L'agencement du pied possède au moins quatre énergies qui sont données par : la peau plantaire, les ligaments et les capsules articulaires, la pesanteur, les muscles intrinsèques et jambiers. Le tout est agi, supervisé par le système nerveux dans sa totalité perceptive, prédictive, sensori-motrice, esthétique et même érotique.

La peau plantaire présente une résistance à la pression, comme dans aucune autre région du corps, avec un matelas graisseux et une coquille de kératine élastique, constamment renouvelée. Cette coquille transmet le plus fin attouchement qui agit en stimulant les muscles intrinsèques plantaires. Le massage lent et profond détend ces muscles et facilite la mobilisation et le déblocage des structures osseuses du pied. Le massage plantaire et les manœuvres de déblocage des pieds ne demandent pas beaucoup de temps, mais sont extrêmement importants, car ce temps thérapeutique provoque une euphorie statique des pieds dans toute la région lombaire et facilite considérablement la kinésithérapie du cou.

Les ligaments et les capsules articulaires du pied gantent véritablement tout le squelette du pied et se prolongent par une fine liaison avec les tendons des muscles intrinsèques plantaires, et aussi des muscles longs venant de la jambe. C'est un système porte-nerfs, une véritable maille de récepteur des fibres de la voie IV. Le tout est fonctionnellement lié pour assumer au moins une double activité : celle de la timonerie, du pilotage des articulations, et celle de l'alerte nociceptive de la douleur protopathique (douleur et danger). En l'absence de cette liberté des composantes osseuses et ligamentaires du pied, sa mobilité nécessaire ne peut être assurée en trichant, par compensation, que grâce à la laxité complaisante des voisins. A partir de ce moment commence et s'organise le pied douloureux et statique.

La troisième particularité propre de la biomécanique du pied, c'est la pesanteur. Il a été dit plus haut que l'on ne peut pas volontairement imiter le pied creux.

Il faut noter la permanente hésitation du pied qui, avant tout, doit répondre aux impératifs de la pesanteur et de l'irrégularité du terrain sur lequel il se promène. Dans cette première séquence, le pied est messager des réflexes longs proprioceptifs qui montent vers les centres supérieurs, vers les analyseurs des messages venant de la périphérie. Un primate qui marche debout ne peut manger une banane en marchant, il doit s'arrêter pour utiliser les mains et la bouche. L'homme peut continuer à marcher, manger une banane et gesticuler avec ses membres supérieurs. Ses servomécanismes laissent aux membres inférieurs le soin de se débrouiller tout seuls. Cette automotricité du pied qui émet des messages longs ascendants déclenche en même temps (en physiologie les messages et les réponses se mesurent en millisecondes) des réflexes courts arthrocinétiques locaux de nature proprioceptive-cybernétique d'ajustement, et des messages et réponses d'une manière quasi instantanée.

Dans cette seconde séquence, les ligaments et les muscles plantaires groupent et combinent les unités myotatiques ataviques. Ils déclenchent la participation, comme les doubles rênes d'un harnais de cheval : les jambiers antérieur et postérieur en dedans; les court et long péroniers latéraux en dehors manœuvrent le pied selon les règles d'unité myotatique (la traction de l'un animant l'activité équilibrée de l'autre pour l'accomplissement d'une fonction ancestrale). Une opération semblable est exécutée par le muscle pédieux qui ferme la fente de l'extenseur commun des orteils. Ceci pour redresser les orteils en complète extension et éviter ainsi leur mise en griffe.

Comme exemple d'action en unité myotatique, nous avons encore celle du court péronier latéral qui coopère avec le jumeau externe du triceps sural. Dans l'attaque du talon au sol et dans sa stabilisation latérale, ces deux muscles guident le choix du triceps sural pour orienter avec justesse la motilité si compliquée du calcanéum. Ce sont quelques exemples de fonctions des unités myotatiques. Elles ne peuvent se manifester que si les osselets du pied sont facilement mobilisables. Ces unités myotatiques constituent une activité sollicitée par la pesanteur. Mais la liberté d'activité de ce servomécanisme qu'est le pied, dépend en premier lieu du tissu conjonctif (ligaments et tendons) : de sa qualité d'innervation, de son élasticité solide, et doit être, à chaque occasion, contrôlée. Le massage profond de la plante du pied est un bon contrôleur et stimulateur. Il ne s'agit pas seulement de faire une pression avec le pouce, cette pression doit en même temps consister en un étirement par courtes manœuvres d'allongement, de roulement avec la pulpe des trois doigts médians. Ces manipulations ne doivent pas se contenter d'une action exclusivement tissulaire, mais doivent être associées aux mobilisations non volontaires des articulations et être complétées par les mouvements locaux contre une résistance maximale, pour activer la vitalité des tendons des muscles intrinsèques ainsi que la vivacité des points moteurs.

Sur un enfant qui présente les premiers signes du pied creux, on constate qu'en position assise si l'on cherche à faire une dorsi-flexion du pied, on n'y arrive pas à 90°. Mais, si l'on demande à l'enfant de se mettre debout, les pieds se posent normalement et le déroulement du pas est possible grâce à la pression de la pesanteur. La déformation importante du pied creux a une forme en hélice : il est en hyper-supination varus à l'arrière-pied, et en hyper-pronation à l'avant-pied avec verticalisation du premier métatarsien (pied creux interne). Mais, à l'état physiologique, ces références existent déjà quoique très limitées ou du moins sans excès. Toutefois, en position verticale du membre portant, la jambe tourne en rotation externe et redresse verticalement le calcanéum (ce qui creuse la voûte plantaire) avec l'aide très efficace du jambier postérieur. Là aussi la pesanteur stimule, par étirement, tout le système élastique de la plante du pied (ficelé en fagot) et forme une gouttière longitudinale plantaire.

Ce verrouillage fait entrer en jeu outre le jambier postérieur, le long péronier latéral, ce dernier étant contrôlé par son homonyme court. C'est à ce moment qu'entre en jeu le triceps sural. Il soulève le talon en supination pendant que l'avant-pied est en pronation qu'assume le long péronier latéral. De toute évidence, c'est déjà le pied en forme d'hélice physiologique qui propulse le tronc. La réponse du bassin est faite par le pas pelvien, grâce aux bons offices des muscles pelvi-trochantériens. Au moment où le pied repousse le sol en arrière et propulse le tronc en avant, qu'est-ce qui contrôle le pied, levier dur héliciforme ? Les jumeaux du triceps sural sont-ils des jumeaux univitellins ou bivitellins ?

Autrement dit, leur activité est-elle tout à fait semblable ou peut-elle être différente, selon les occasions qui suscitent le soulèvement du talon ? La mécanique du départ du calcanéum en supination est confiée au jumeau interne; tandis que le départ en pronation est lancé par le jumeau externe. Dans l'effort puissant de propulsion, les deux jumeaux participent. Le soléaire, lui, est un muscle rouge cybernétique; il manifeste son activité essentielle en position debout immobile. La tâche de se tenir debout est confiée au soléaire, mais on court avec les jumeaux. En faisant agir le soléaire, on peut avoir à faire jouer deux rôles différents aux jumeaux : en soulevant le talon pour monter l'escalier, les jumeaux fléchissent le genou; ou on peut se soulever sur la pointe des pieds pour saisir un objet, les jumeaux mettent alors le genou en verrouillage complet, et ils participent à la rotation externe de la jambe au début du pas portant, venant du pas postérieur en hyperextension du genou verrouillé.

Le pied normal est-il un pied creux ?

Les neurologues nous ont appris que l'existence d'un pied creux signalait une anomalie neurologique. Et les chirurgiens orthopédistes, dans les pieds creux franchement gênants pour la marche ou pour la station debout, enlèvent une certaine quantité d'os pour rendre cette infirmité supportable. Comme si le squelette était trop long pour les muscles qui le font marcher. Des études faites sur les rétractions (ou soit-disant telles) arrivent à la conclusion suivante : la tension permanente des muscles spastiques stimule la croissance du squelette, tandis que les muscles considérés sont à la limite de l'étirement extrême des myofibrilles (non de la rétraction). Ils confirment les constatations de Pol le Cœur; en effet, en opérant, il a trouvé que les muscles spastiques paraissaient toujours trop courts par rapport aux pièces osseuses de leur région.

Il est grand temps d'abandonner l'idée, encore tenace, d'interdire le massage chez l'enfant car l'élaboration de l'image du corps commence tôt; elle est excessivement maléable chez l'enfant. Déjà avant six ans, l'enfant s'intéresse véritablement à ses pieds. Il connaît bien mieux déjà ses mains que ses pieds. Et, si l'on s'occupe de lui, l'enfant montre un grand intérêt pour découvrir, avec ses mains, le jeu subtil des muscles et des osselets des pieds qui sont les siens.

En outre, l'aponévrose (surtout moyenne) de la plante du pied, est encore plastique et docile. Elle est modelable sans irriter ses insertions osseuses (sans perturber la croissance squelettique). Mais il est indispensable, auparavant, d'expliquer le pied en montrant les étirements axiaux, les rotations-torsions, et surtout en insistant sur la dorsi-flexion : une fois par les jambiers antérieurs, une fois en éversion c'est-à-dire par les extenseurs des orteils (en vraie extension et non en griffe).

Les manipulations libres, en torsion-rotation non volontaire, sont celles que l'on nomme passives mais qui sont faites par l'enfant lui-même. Tout ceci est fait, si possible, matin et soir ou seulement le soir. Enfin, l'enfant, quand il est bien informé, mobilise avec attention et intérêt les osselets des pieds car toute la journée les pieds sont captés et cachés par les chaussures.

Il n'est jamais trop tard pour commencer le traitement d'un pied perturbé dans sa fonction statique et motrice. Il faut commencer, si possible, bien avant que l'enfant ou le jeune adolescent ait élaboré les habitudes qu'imposent les gênes tendineuses. Et avant que ces gênes soient transformées en douleurs, c'est-à-dire quand il est encore possible de contrôler une croissance homogène entre la longueur des muscles et les volumes de l'ossature composite du pied.

Que pouvons-nous proposer dans les limites de la thérapie manuelle?

Le massage a déjà été en partie décrit dans l'auto-mobilisation par l'enfant, l'adolescent, et aussi l'adulte. Vient ensuite le massage fait par nous-mêmes sur le patient. L'épiderme plantaire est riche en récepteurs cutanés donc les pressions doivent être d'emblée profondes, fermes, compressives, par massage ponctué sur les points moteurs. Il faut faire des pressions bithénariennes (paume de la main avec les deux éminences thénar et hypothénar), une main soutenant le dos du pied. Ensuite, on fait un massage roulé avec le poignet ou le bas de l'avant-bras; on glisse et on roule. Mais, attention, ce massage vise le starter de la circulation de retour : la semelle veineuse plantaire — cette semelle draîne le courant vers la face dorsale du pied.

Les veines qui réunissent les dorsales et les plantaires partent de la région médiane (ligne médiane transversale de la plante du pied), c'est-à-dire qu'il faut assurer le soulagement médian de notre pression au cours de ce va-et-vient, dans l'axe longitudinal. Après quelques minutes de ce massage, on demande au patient de participer activement à ce roulement combiné. Cette phase a deux visées : favoriser le drainage veino-lymphatique, et apprivoiser l'épiderme plantaire qui devient moins chatouilleux. Ensuite le massage est fait de palpations et d'étirements courts et associés : soit par le pouce, bloqué en extension contre les doigts repliés sur la paume (ceci est fait pour protéger le masseur contre l'usure du cartilage, pour éviter la rhizarthrose du pouce); soit par les quatre doigts de chaque main qui explorent point par point toute la plante du pied, os par os, muscle par muscle, en étirant lentement et en écartant les métatarsiens (entre le pied talien-interne et le pied calcanéen externe).

Chaque petite articulation est ainsi contrôlée : pour noter la douleur (la rétraction capsulo-ligamentaire, mobilité libre ou déjà en train de se resserrer).

Manipulations tibio-tarsiennes

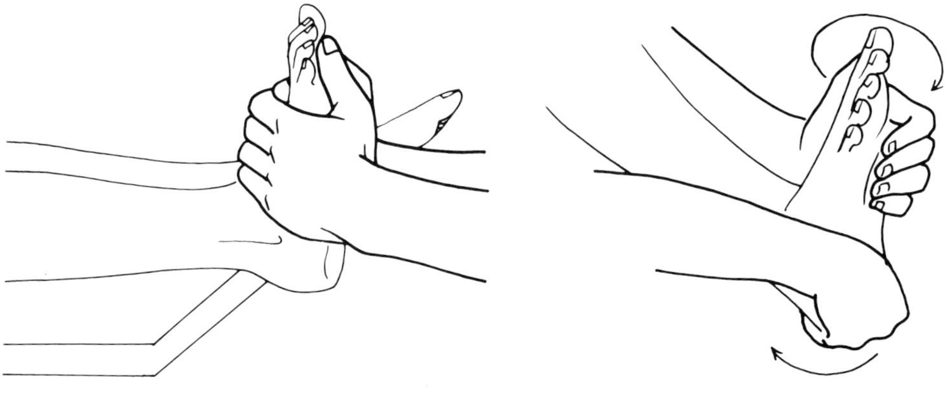

L'étirement des aponévroses a déjà été décrit avec l'auto-mobilisation du pied. Il faut terminer ce massage par des contractions strictement isométriques dans toutes les directions. Mais, surtout, il faut veiller à ce que la dorsi-flexion totalement résistée fasse contracter au maximum le quadriceps. Tout ce temps isométrique réchauffe rapidement, et presque sélectivement le pied et la jambe.

Les variétés de déformations du pied sont multiples, et les faux pieds-plats des adultes ne représentent qu'une compensation forcée due aux tissus altérés. Ces pieds-plats ou soit-disant tels, sont les pieds creux de l'enfance, de l'adolescence, et de l'âge adulte qui ont lâché en plaçant le calcanéum en valgus de détresse. Mais, le pied creux actif est dû avant tout au varus-supination du calcanéum comme l'opérateur de F.C. Dwyer l'a prouvé.

La technique doit donc s'intéresser à l'extenseur commun des orteils, au court péronier latéral par éversion, abduction résistée et au jumeau externe du triceps sural. La stimulation de l'extenseur commun des orteils doit être faite selon la technique du testing de Pol le Cœur en décubitus et en triple flexion du membre inférieur. On demande une dorsi-flexion en éversion du pied. Le thérapeute presse, de tout son poids sur le genou en flexion, pied en sous-flexion. Si le sujet supporte cette pression, l'extenseur commun est donc normal. Si l'on veut encore le renforcer, on oppose dès le départ une résistance à la dorsi-flexion et on augmente sa puissance. Si, lors de cette première motricité, on place le talon en varus et que, tout en résistant, on demande de redresser ce varus en valgus, et que d'autre part on associe l'abduction contre résistance du pied, on stimule en même temps le court péronier latéral.

Pour la stimulation valgisante du calcanéum (par l'extenseur commun des orteils, le court péronier latéral, le jumeau externe), après l'entraînement du couple pédieux-extenseur commun, on complète ce training de contraction spécifique à chaque muscle (de la même façon que pour la poliomyélite). Toutefois, chez un certain nombre de sujets on aboutit rapidement au geste du réflexe myotatique valgisant, pour le rendre plus synthétiquement fonctionnel (pattern atavique de la déambulation).

Trois techniques de base peuvent être utilisées : le mouvement intentionnel contre résistance, par mouvement isotonique contre une forte résistance orientée; la mise en position finale des muscles visés, déjà contractés fortement — on pousse vigoureusement dans la direction opposée à cette contraction mais avec une intension strictement isométrique; un entraînement supplémentaire du jumeau externe.

Lors de la première phase, le membre inférieur est en flexion (genou-hanche), le pied en inversion repose sur le lit par son bord externe. On stimule le pédieux,

Diverses techniques de mobilisation non volontaire du pied

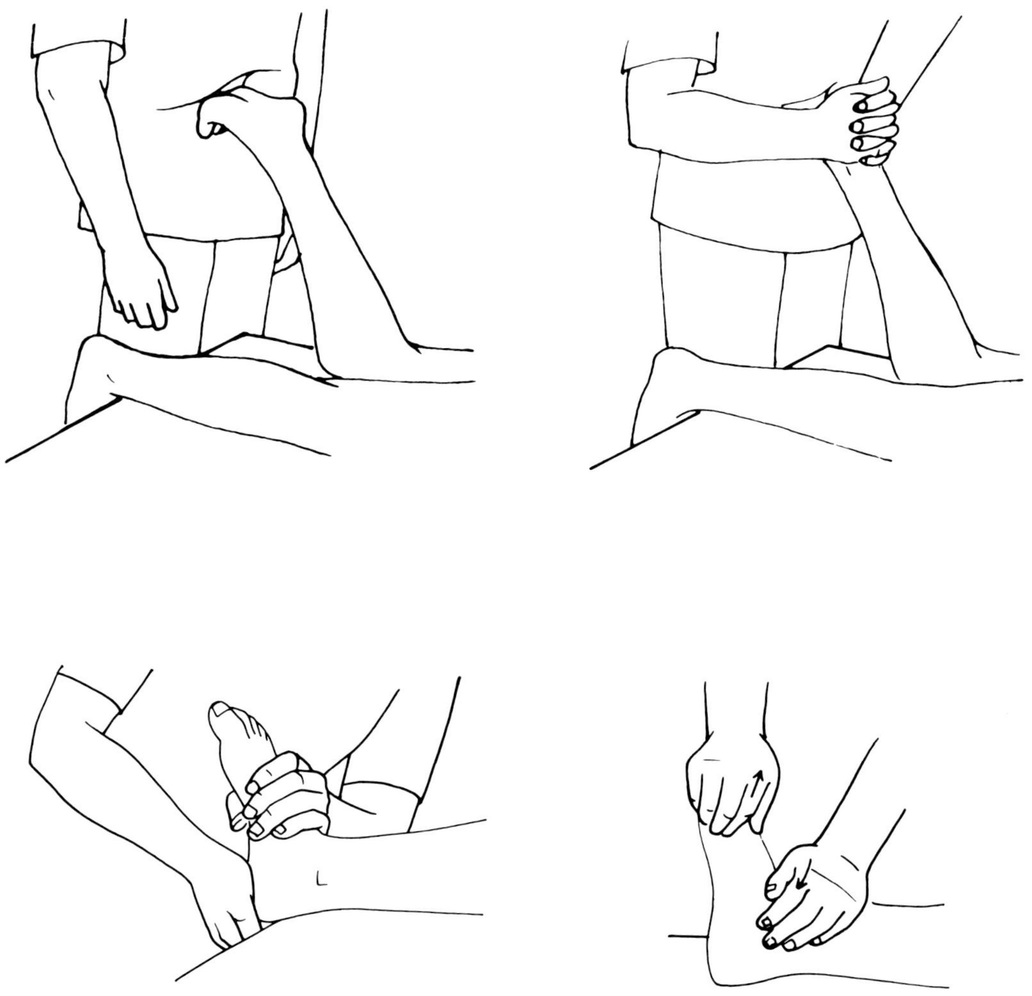

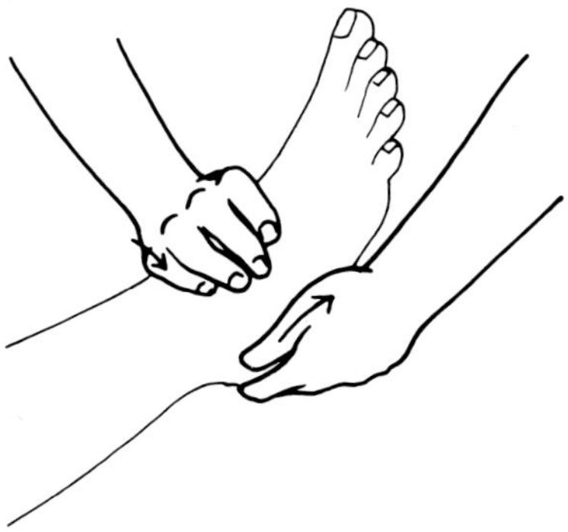

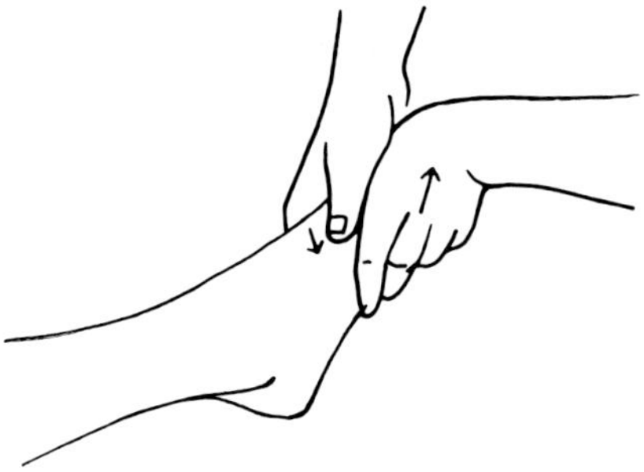

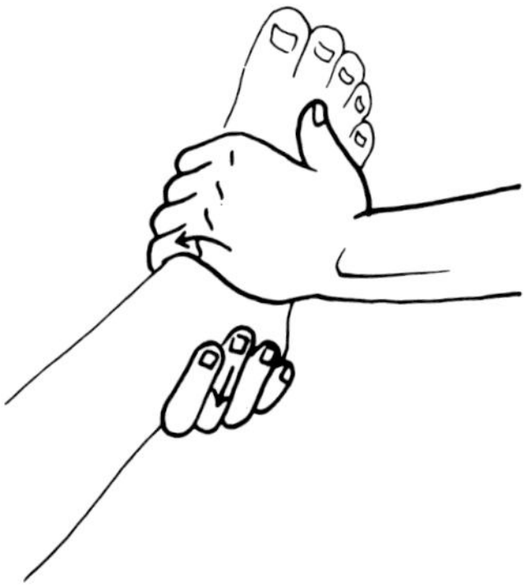

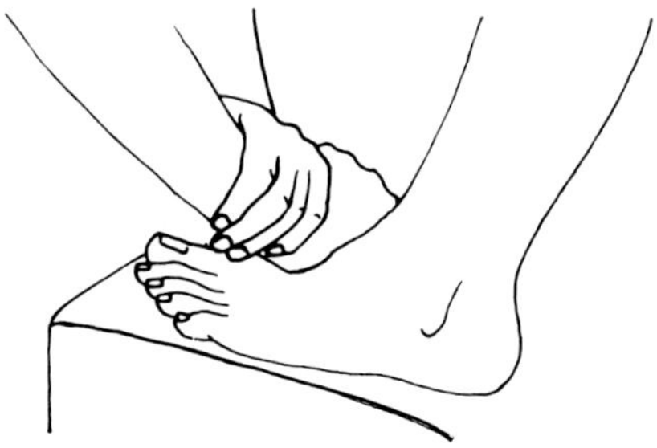

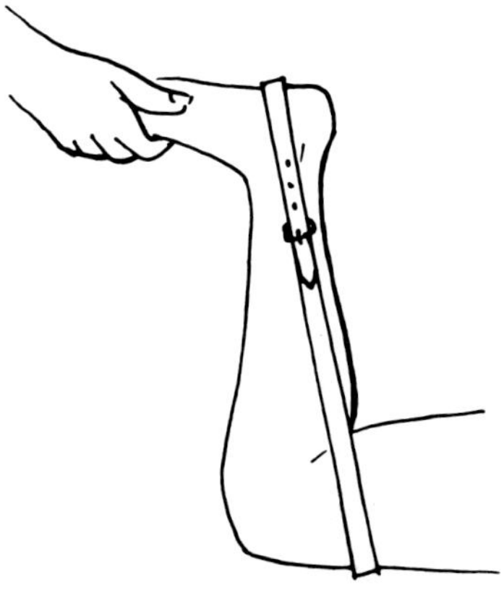

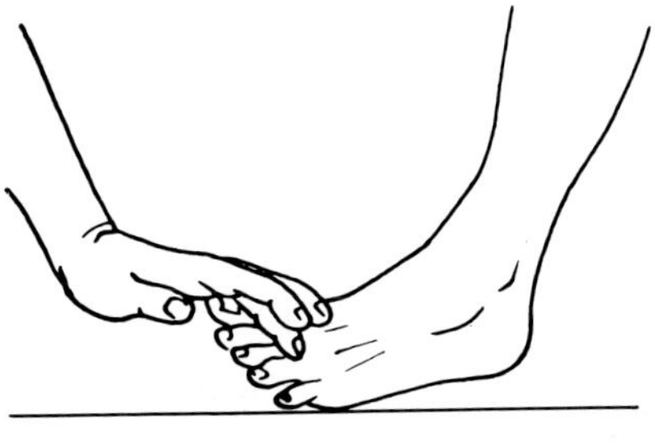

soit par secousse et flexion des orteils, ou bien on percute le pédieux tendu à l'aide d'un marteau à réflexes ou par percussion avec le bout des doigts. Ceci fait, on synchronise cette stimulation du pédieux avec l'extension franche des orteils contre une résistance aussi grande que possible. La réponse de l'extenseur commun, après l'extension des orteils, met le pied en éversion et rappelle déjà la manifestation du court péronier.

Pour inviter le patient à amplifier ce pattern moteur (dans la même position que ci-dessus), on couche la face interne du calcanéum sur le lit de travail — on peut placer sous le calcanéum un petit coussin amortisseur si le lit est dur. L'opérateur place une paume de sa main sous la malléole (externe) l'autre main empaume le genou en pressant fermement. On invite alors le patient à redresser le calcanéum couché sur son flanc interne. Dans cette situation, le jumeau externe est franchement étiré; on se rend compte en palpant que le jumeau interne est mou, l'externe se contractant franchement.

DE L'ORTHOGENÈSE A LA BIPÉDIE

L'acquisition de la marche orthogradique, c'est-à-dire de la marche en stature verticale droite (à l'opposé de la pronogradie voûtée, inclinée en avant), est un processus majeur qui a pris place durant la phase sub-humaine. Puis des caractères nouveaux se sont accumulés. Bolk a émis l'hypothèse que l'homme ne s'est pas mis en position verticale délibérément (ou après avoir réfléchi) mais qu'il était obligé de se dresser à cause du déplacement en avant du trou occipital ce qui engendra les trois courbures physiologiques du rachis.

L'adaptation à la bipédie s'est associée à des torsions squelettiques. Il est bien établi actuellement que la transformation du squelette dans l'orthogradie a débuté par le pied. Cependant pour des raisons didactiques, il faut bien comprendre que l'initiative de cette mutation appartient indiscutablement au bassin, conçu comme une plaque tournante entre le tronc et les jambes. Lorsque le train postérieur commence à se redresser, il se tord et s'évase en orthogradie et s'élargit avec la bipédie. L'ilion devient large, étendu d'avant en arrière. Il est bordé d'une crête iliaque épaisse et sinueuse; l'épine sciatique devient proéminente, la tubérosité ischiatique devient haute. L'épine iliaque antéro-inférieure se développe fortement, la gouttière du psoas iliaque devient plus affirmée; l'auricule du sacrum se trouve en position basse, rapprochée de l'articulation coxo-fémorale. La forme coudée de l'auricule est due à la position inclinée en avant du sacrum, sous le poids du tronc. La gouttière marquée par le psoas est en rapport avec la pression et le rôle que joue ce muscle sur la convexité du rachis lombaire. L'épine iliaque antéro-inférieure est en rapport avec la tension du ligament de la station debout de « Bertin ». Sir Arthur Keith a montré les divers inconvénients causés chez l'homme par la posture bipède, comme s'il s'agissait d'une acquisition à laquelle notre corps ne s'est pas complètement adapté.

En ce qui concerne la cavité cotyloïde (en éliminant les malformations véritables), l'insuffisante inclinaison du toit du cotyle évoque une sorte de nostalgie de la quadripédie et constitue une menace de coxarthrose luxable. Le sacrum dit horizontal (voir le sens de l'angle delta dans les coxopathies) peut évoluer vers une coxarthrose.

L'antéversion du col fémoral à la naissance est de 50°, ce qui n'est pas une anomalie car dans les conditions habituelles le col va être tordu, pour venir à 10 ou 15° (ce qui rend la hanche normalement utilisable). Si cette torsion en arrière ne s'effectue pas pendant la croissance, il sera nécessaire de réparer chirurgicalement cet oubli de la nature; oubli de ce qu'exige la bipédie, c'est-à-dire la congruence des surfaces et les angles d'appui justes. Le genou valgum est physiologique dans les limites normales de 170°. Le genu valgum pathologique doit aussi subir une intervention chirurgicale.

La compréhension du pied-plat valgus suppose la connaissance de la torsion du pied sur lui-même. Le pied-plat valgus est très rare, à moins qu'on prenne par erreur certains pieds creux, en ne considérant que l'abaissement de la voûte interne. La torsion normale du squelette jambier n'est pas la même chez le nouveau-né et chez l'adulte. La torsion pathologique du squelette jambier donne le pied-bot congénital. Cette affection se présente en pathologie comme une torsion, dans le sens inverse de ce qui se passe en physiologie normale. Le tibia de l'homme normal est un os tordu au sens anthropologique du mot : il présente une torsion sur son grand axe longitudinal, telle que les plans transversaux (frontaux) des épiphyses supérieure et inférieure forment entre eux un angle dièdre à sinus généralement interne (Le Damany).

Si on place un tibia à plat sur une table, tandis que son extrémité supérieure repose par son bord postérieur, la malléole interne est relevée, faisant avec le plan de la table un angle plus ou moins important autour de 20°. Cela signifie que l'extrémité inférieure du tibia présente une torsion externe par rapport à son extrémité supérieure.

En clinique trois situations peuvent se rencontrer : la torsion externe qui indique que la malléole externe se trouve sur un plan postérieur par rapport à la malléole interne. C'est la torsion physiologique dite torsion positive. Si la malléole externe est sur un plan antérieur par rapport à la malléole interne, cela signifie que la torsion est interne, c'est la torsion dite négative (pathologique selon l'importance d'angle de torsion). Enfin si les deux malléoles se trouvent sur le même plan, la torsion est indifférente ou nulle.

La torsion du squelette jambier peut influencer l'orientation du pied. Sur un sujet debout, les pointes des pieds sont généralement orientées en dehors alors que les genoux regardent de face (rotules dans l'axe frontal). Sur un sujet couché, les genoux étant placés dans la même situation, les creux poplités bien à plat (insistons sur le fait que les genoux doivent être bien verrouillés — voir le chapitre précédent sur le verrouillage des genoux), les pieds sont légèrement en dehors, en abduction. Si ces conditions sont bien respectées, ces faits d'observation courante révèlent, partiellement tout au moins, la transmission de la torsion malléolaire à l'ensemble des pieds. On se tromperait si l'on attribuait l'orientation des pieds décrite ci-dessus, à la rotation variable des articulations coxo-fémorales, si par exemple, à l'occasion de ces consultations on négligeait d'examiner l'état des muscles pelvitrochantériens, hypertonique ou rétractés. Ces précisions permettent de citer un exemple classique : un pied-bot varus équin congénital est parfaitement traité et guéri pendant la première année de la vie. Mais une surveillance confiée au kinésithérapeute est indispensable. Ainsi, lors de la marche, si on constate que l'enfant met la pointe du pied nettement en dedans, cela signifie une récidive. L'examen de cette démarche pathologique ne s'explique pas par une déformation du pied mais correspond à une forte torsion du tibia en dedans, obligeant l'enfant à déambuler en varus-inversion du pied.

Le terme « bot » vient du terme germain « butta » : émoussé (qui a perdu sa forme). Ce sont les chirurgiens orthopédistes et les kinésithérapeutes qui les soignent. La conception neuromusculaire invoque une paralysie partielle de certains muscles et comme toujours ce sont les rétractions qui les fixent (capsulo-ligamentaires et musculaires). Ainsi, la paralysie sélective (comme c'est le cas dans la poliomyélite) des péroniers latéraux donne un pied varus. Cette paralysie s'associe presque toujours à l'équin et à l'adduction de l'avant-pied. Cette déformation entraîne la marche sur le bord externe du pied, puis un pied-bot varus équin invétéré qui ressemble au pied-bot congénital. Si les fléchisseurs des orteils sont normaux, le chirurgien fait une transplantation (dans les poliomyélites graves) de ces muscles sur les péroniers latéraux, car comme l'a montré déjà un des grands anciens, Vulpius, ces muscles ont la même force et la même course. Selon la technique de Pol le Cœur, il faut toujours y adjoindre l'allongement du tendon d'Achille et souvent du jambier postérieur. Ainsi, cette transplantation qui porte sur des muscles synergistes donne quelquefois un résultat parfait.

Il faut insister sur le rôle du péroné. *Dans le pas antérieur, l'ascension spiroïde du péroné est effectué par le biceps crural, qui mêle ses fibres d'insertion à celles de l'obturateur interne et ses jumeaux.* Dès le début de la phase propulsive de la jambe et du pied, par le tour de spire inversé, le péroné est tiré vers le bas. En effet, tous les muscles jambiers actifs dans la flexion plantaire (dès avant le début du pas postérieur-propulsif) s'insèrent en totalité ou en partie sur le péroné (sauf le fléchisseur commun qui ainsi que l'extenseur sont plutôt synergistes du groupe opposé). De telle sorte que le péroné est tiré en bas et en dedans et surtout pousse la partie postérieure du tibia (avant le déverrouillage du genou) en arrière et surtout en dehors.

L'ensemble combiné de ce jeu produit une rotation externe de la cheville, ce qui veut dire torsion externe de la moitié inférieure du tibia. Pendant cette phase, le genou verrouillé (jusqu'à la fin du pas postérieur) tourne encore la moitié *supérieure* du tibia en dedans. Cette rotation interne du tibia dans son segment supérieur, sculpte la forme définitive du tibia. Le tibia donc n'est pas rectiligne, il présente une double incurvation bien apparente en regardant l'os par sa face antérieure; dans la moitié supérieure de l'os, la courbure est concave en dehors; dans la moitié inférieure, elle est concave en dedans. Comme tous les os longs, le tibia présente un corps et deux extrémités, l'une supérieure, l'autre inférieure. Les deux axes transversaux des extrémités forment entre eux un angle d'éversion de 25°.

DIALECTIQUE FONCTIONNELLE DU PIED

La définition courante de l'entorse, lésion traumatique fréquente du pied, est une atteinte traumatique fermée d'un ligament articulaire sans luxation (ou subluxation) associée. Elle est particulièrement fréquente.

Dans ce syndrome, deux situations doivent être envisagées : l'entorse grave, lorsque la continuité ligamentaire est interrompue (par rupture ou arrachement du ligament de son insertion osseuse); l'entorse bénigne est plus fréquente; la continuité ligamentaire est alors respectée. Il s'agit d'une simple distension qui s'accompagne d'une irritation (par contusion directe ou étirement des filets nerveux sensitifs) des ligaments. Elle ne provoque pas de laxité et ne compromet donc pas la stabilité articulaire si elle est bien traitée.

En l'absence d'une laxité pathologique, s'il y a une douleur et un certain degré d'impotence fonctionnelle, il vaut mieux être trop prudent que pas assez. Si le chirurgien décide d'appliquer une contention plâtrée, cette immobilisation durera trois semaines. Il faut alors avoir recours à l'entraînement intensif des muscles du côté non atteint, puis rapidement associer les mouvements imaginés sous plâtre. Si le plâtre n'a pas été appliqué, le massage plantaire et le massage du mollet sont indispensables pour mieux réussir et obtenir de bons ou très bons résultats. Une douleur modérée avec impotence minime est habituellement traitée par simple mise au repos en position antalgique à l'aide d'Élastoplat, ou d'une bande à varices Biflex à contention légère, avec application d'une vessie de glace suivie d'application de percutalgine (en liquide ou en gel). Mais, l'immobilisation élastique doit tenir compte de deux remarques : la position du pied doit être à 90° par rapport à la jambe, pour une meilleure détente des ligaments latéraux. Le faisceau moyen du ligament latéral externe est détendu. La moindre flexion plantaire le met en tension par abaissement de la malléole péronière. Ce faisceau s'insère, non à pointe mais au bord antérieur de la malléole externe.

Il faut aussi empêcher la jambe de se mettre en extension. L'ascension du péroné tiré par le biceps tire également sur les deux faisceaux du ligament latéral externe, plus encore le faisceau antérieur, plus court et plus souvent endommagé dans l'entorse de la cheville.

La reprise de l'activité se fera très progressivement, toujours sous la protection d'une contention élastique. Cette reprise d'activité doit être absolument indolore. La persistance ou la réapparition de la douleur prouvent que le traumatisme ligamentaire a été plus sérieux qu'il ne paraissait au début. Une nouvelle immobilisation plâtrée peut être envisagée dès la troisième semaine; en cas d'échec, massage et mouvements imaginés, repos et protection élastique. Le chirurgien confie le patient au kinésithérapeute et ne reverra le blessé qu'après trois semaines de traitement prescrit. Habituellement, des antalgiques banaux sont prescrits. Puis, subitement, la douleur nocturne devient insupportable ou très pénible; on peut être tenté de dire : la séance de traitement pourrait être responsable, trop forte, trop longue, voire excessive. La recrudescence nocturne de la douleur est une alerte, une urgence. Le chirurgien doit être informé immédiatement, notre activité kinésithérapeute doit, peut-être *provisoirement*, être suspendue. Cependant la mobilisation *non volontaire* est actuellement prescrite par presque tous les chirurgiens. Cette mobilisation est très délicate à exécuter.

L'instabilité de la cheville, ou entorse à répétition de la tibio-tarsienne, ou subluxation récidivante de la tibio-tarsienne, peut devenir très gênante. Certains malades sont si aisément sujets à cette instabilité qu'ils doivent porter en permanence un bandage serré ou ne s'aventurer en terrain accidenté que chaussés de souliers à tiges. Beaucoup souffrent d'une contracture douloureuse des muscles péroniers latéraux.

Ainsi, l'entorse à répétition de la tibio-tarsienne est toujours due à l'instabilité externe : on se « tord le pied en le couchant en varus; pratiquement jamais en le couchant en valgus ». Mais la laxité articulaire externe est dans la majorité des cas, la séquelle d'une entorse grave de la tibio-tarsienne mal traitée et peut avoir trois causes : une faiblesse ligamentaire purement mécanique (ligaments distendus, allongés ou rompus); une perturbation de réglage physiologique de la tension ligamentaire (selon l'idée de Leriche); une hypotonie des muscles stabilisateurs externes de la cheville (péroniers latéraux).

J. Cukier préconise une immobilisation de dix semaines pour le traitement des entorses graves dans un appareil à ogive antérieure permettant seulement les mouvements de flexion extension de la tibio-tarsienne. Ainsi conduite, l'immobilisation permet de constater à la sortie du plâtre la disparition de baillement intermalléolaire. La rééducation proprioceptive a été imaginée par Freeman et reprise par Castaing en France. Cette technique a pour but d'entraîner le blessé à adapter activement l'équilibre de son pied à des conditions de plus en plus importantes de déséquilibre. Après un travail, le plus intense possible, du jambier antérieur et des péroniers latéraux, le blessé est placé successivement sur un plateau à deux boules, puis sur une boule. Par cet exercice fait plusieurs fois par jour, après un certain nombre de séances (variable selon les sujets et leur habileté), on élabore l'activation des récepteurs périphériques (fusoriaux, golgiens, pacciniens, et cutanés). La preuve de réussite consiste à faire tenir le patient sur le plateau à une boule en appui monopode, en déplaçant le moins possible le tronc. Castaing pense que cet entraînement doit être systématique avant l'intervention chirurgicale (ligamentoplastie). C'est aussi un grand appoint post-opératoire.

Dans le diastasis tibio-péronier, seuls les ligaments tibio-péroniers inférieurs et les fibres basses du ligament interosseux sont rompus ou distendus. Les fibres supérieures conservées suffisent à guider les mouvements du péroné de façon normale. Mais l'action de serrage par abaissement et par rotation étant appliquée alors à distance de la malléole, sa puissance est diminuée. Elle est diminuée proportionnellement à la hauteur de la rupture.

LA MARCHE

La marche est une dynamique de déplacement bipède qui s'est stylisée, un peu comme les mouvements de la main pour l'écriture. Nous pouvons reconnaître de loin un individu, par sa seule façon de marcher. Autrement dit, la marche de l'homme présente des caractères individuels, elle illustre sa manière d'être au monde. La marche est un mouvement humain, le plus usuel. On étudie habituellement la marche dite en extension sur un terrain plat, à l'allure de cinq kilomètres à l'heure. Cette marche est dite économique. La caractéristique de la marche est de conserver un appui permanent au sol. C'est un mouvement de locomotion procédant par succession d'appuis alternés d'un pied et des deux pieds. C'est la succession des pas.

On distingue deux phases dans le pas. Le double appui (pied antérieur par le talon) est une phase d'autant plus brève que l'allure de la marche est plus rapide. L'appui unilatéral alternant lui succède, tantôt oscillant, tantôt portant; tous deux décrivant un mouvement pendulaire et rotatoire. Cette phase exécute donc un mouvement de balancier qui a pour point de départ la suspension articulaire coxo-fémorale et accomplit une translation en avant. On nomme *passage à la verticale* le moment où le membre portant étant vertical, le membre oscillant vient le croiser. On appelle *pas postérieur* la phase qui précède cette position et *pas antérieur* la phase qui le suit.

Au début de la phase de double appui, les deux pieds touchent le sol : l'antérieur par le talon, le postérieur par les orteils qui se déroulent en s'étalant le long du sol en extension. Ils repoussent en quelque sorte le sol avec l'aide du talon antérieur. L'instant d'après, le pied antérieur s'abat; le pied postérieur quitte le contact avec le sol. Pendant cette phase, la jambe du membre antérieur est en extension. Le genou et le pied du membre postérieur sont en légère flexion.

Dans la phase d'appui unilatéral, dès que le talon est passé en avant de la jambe portante, la jambe oscillante est soudainement étendue sur la cuisse. Dans cette phase, les ischio jambiers étirés préparent par stimulation proprioceptive la stimulation du quadriceps qui va assurer la stabilité du genou pendant la phase

Position du pied dans le déroulement du pas

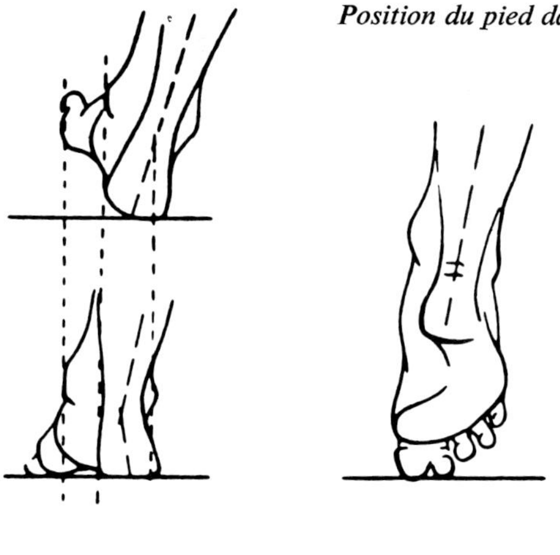

portante. La dorsi-flexion du pied est fortement aidée par la contraction phasique, du biceps crural qui élève et produit la rotation interne du péroné, qui aide la pince tibio-péronière à laisser passer la partie antérieure de l'astragale entre les deux malléoles.

Le talon de la jambe antérieure aborde le sol par sa partie postéro-externe en même temps que son pied est en légère supination. Ce choc du talon au sol est suivi d'un remaniement tarso-métatarsien, produisant l'étalement de tout le bord externe du pied (le cinquième rayon est fortement matelassé dans la partie externe par l'abducteur du cinquième rayon.

La plante du pied termine son étalement au sol par la pression de la tête du cinquième métatarsien, et s'immobilise brusquement. Mais la force d'inertie entraîne tout le corps en avant. Il se produit alors une légère flexion du genou vite remise en extension par l'action freinatrice des extenseurs de la jambe. Le membre portant restera tendu pendant toute la durée de l'appui, sauf à la fin de cette phase quand le talon du pied portant commencera à se soulever et que l'autre est prêt à se poser.

Dans la phase oscillante, le pas postérieur (propulsif) quitte le sol en pronation de l'avant-pied. Le maximum d'effort dynamique est assuré par les têtes des métatarsiens au niveau de celle du premier métatarsien. Quand le pied a quitté le sol en flexion plantaire et pronation, le membre inférieur est en légère flexion du genou qui accentue progressivement cette flexion. Pendant le pas postérieur, les flexions augmentent tandis que l'avant-pied se relève pour ne pas heurter le sol qu'il frôle lors du passage à la verticale. En plus de la translation en avant, le bassin se déplace verticalement. Il est plus près du sol pendant le double appui, plus éloigné du sol du passage à la verticale. Le bassin se déplace horizontalement pendant le double appui, s'incline brusquement sur le membre qui devient oscillant, puis se relève lors du passage à la verticale sans toutefois redevenir horizontal. Il s'abaisse à nouveau pendant le pas antérieur. Lors du double appui, la hanche accompagne en quelque sorte le membre homonyme, ce que Ducroquet a décrit sous le nom de pas pelvien. Enfin, durant le double appui, le bassin subit une translation du côté du membre d'appui.

Le tronc, pendant la marche, exécute trois mouvements. Un mouvement de haut en bas du tronc et de la tête correspondant à celui du bassin, un mouvement d'inclinaison latérale du côté du membre d'appui; de plus, le tronc n'est jamais tout à fait vertical mais incliné très légèrement en avant. Les épaules suivent les mouvements des bras qui oscillent à l'inverse des membres inférieurs. Dans son avancée, le membre supérieur se fléchit au coude. Le coude est en extension maximale quand le membre supérieur est en arrière. Lors du passage à la verticale, les

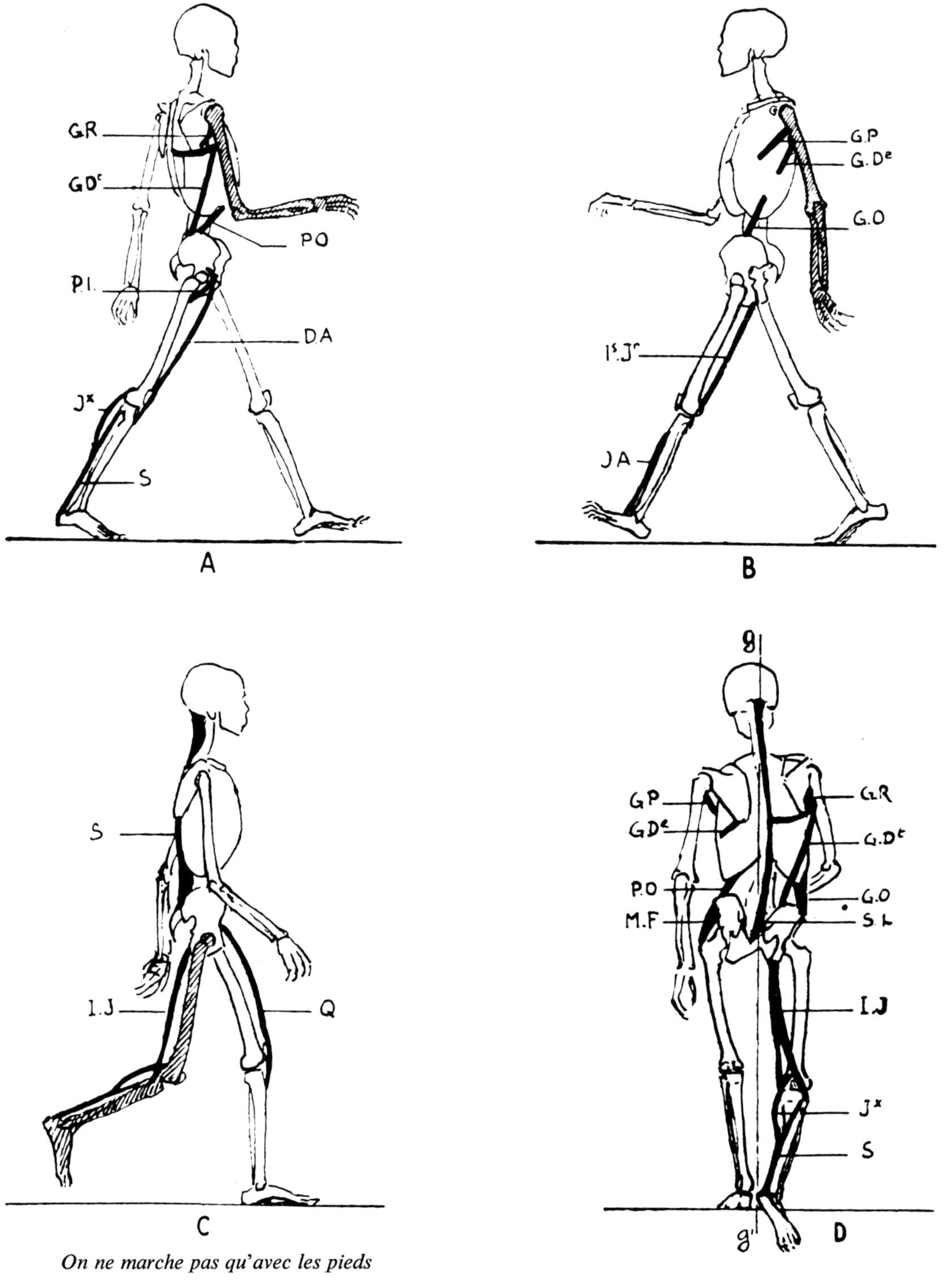

On ne marche pas qu'avec les pieds

deux membres supérieurs sont verticaux en légère flexion; si la cadence de la marche s'accélère, le coude se montre en plus grande extension et rétropulsion.

On ne marche pas qu'avec ses jambes, mais avec le corps tout entier. Comme dans tout mouvement physiologique, les forces en jeu sont triples : la force musculaire, la force de la pesanteur, la force d'inertie. Le marcheur doit tirer partie de la pesanteur et de l'inertie. C'est ainsi que le mouvement pendulaire des membres supérieurs n'a pas pour unique but de régler l'équilibre. Il en est de même des diverses inclinaisons ou rotations de tout le haut du corps, du tronc et de la tête. La masse et la vitesse de déplacement des segments du corps engendrent des forces d'inertie importantes. C'est sur elles que se fonde plus ou moins directement l'action des muscles des membres inférieurs.

Paul Bellugue propose les schémas suivants : l'épaule et le membre supérieur avancés, ainsi qu'une légère rotation du tronc dans le même sens permettent par l'inertie ainsi créée, de ramener en avant la hanche du même côté et de la suspendre dès le début du pas postérieur. Par un effet analogue, le renvoi en arrière de l'épaule et du membre supérieur du côté opposé, la rotation dans le même sens du thorax et sa légère extension offrent l'appui ainsi créé, donc provoquent l'inertie aux muscles suspenseurs du bassin au moment du choc du talon lors du pas antérieur. Lors du pas postérieur, l'action des ischio-jambiers et du triceps sural n'est pas seulement destinée à fléchir le genou du membre postérieur mais elle sert aussi à soulever en arrière du tronc une masse importante qui permet aux muscles des gouttières vertébrales d'empêcher le tronc de se fléchir en avant lors du coup de frein de la prise de contact du pied antérieur avec le sol. L'avancée du bras entraîne non seulement la rotation du tronc dans le même sens, mais aussi une utile inclinaison de celui-ci du côté opposé, celui de la jambe portante.

CHAPITRE XIV

La relation thérapeutique

C'est à tort, qu'à propos de l'inconscient, on parle de profondeurs. L'inconscient loge en nous à fleur de peau. L'inconscient est aussi bien physique, c'est-à-dire physiologique. Il s'offre à nous comme la stratification ou mémorisation du vécu au cours des années.

La mobilisation du corps et les manipulations peuvent faire revivre des émotions, des souvenirs datant de l'enfance. En effet, nos pensées, nos actes, notre langage, reposent sur les infrastructures établies dès la première enfance. Et comme le dit Moreno, *au commencement était le mouvement, et le sac d'embrouilles (le corps) est ce qui soutient biologiquement la vie et permet les sensations, les sentiments et leurs expressions.*

Mais la séance de masso-kinésithérapie n'est pas une invite à la régression. Chez l'homme malade ou blessé, l'image du corps s'altère, le lieu du corps affecté est vécu comme un manque, une absence, un trou. Et nécessairement son corps se modifie, se disjoint, se morcelle. Le travail du kinésithérapeute vise à rendre au corps son unité, à réajuster les pièces détachées (objets partiels des psychanalystes) dont la coordination rend compte du concept d'organisme. Il s'agit donc bien d'une *séance* au sens classique de réunion des membres d'une même société...

La relation du patient à son kinésithérapeute constitue le noyau central autour duquel tout s'édifie. Claude Bernard disait bien : *l'essence des choses devant nous reste toujours ignorée, nous ne pouvons connaître que les relations entre ces choses.* C'est dans la parole que s'effectue la relation véritable. En situation kinésithérapique l'action et le geste en procèdent et la prolongent. Le mode d'expression le plus primitif et le plus infantile formule les idées ou lance des messages en mobilisant une grande énergie musculaire, comme dans la danse, la gesticulation ou le tam-tam. La maturation du système nerveux comme la socialisation aboutissent à négliger l'expression physique au profit des symboles qui sont les mots. Le kinésithérapeute est aux confins des deux mondes : il doit savoir écouter le discours du patient et, en lui faisant parcourir le chemin inverse, l'aider à déchiffrer le langage de son corps.

Quels que soient les avatars de parcours du traitement manuel et les accidents qui jalonnent, le masso-kinésithérapeute élabore les rapports du corps et de la parole. En suivant Vasse* on peut dire que le rapport de l'homme à la parole est double. Par la parole, il est appelé à l'existence unique qu'est la sienne. Il est appelé, par son nom, à prendre place dans le monde des représentations. Et, en parlant, il appelle les choses et les personnes qui participent à la représentation de son monde. En d'autres termes, pour que le sujet humain existe, il ne suffit pas de l'appeler; il faut qu'il appelle à son tour.

Venir au monde en *gueulant* est de bon augure; le retard de ce cri est toujours redouté. En rendant à son tour signifiante la vibration de l'air entre l'autre et lui-même, l'enfant se sépare de cet autre qui est sa mère. En accédant au sens des mots, l'enfant découvre qu'il n'est plus le nécessaire prolongement du corps de l'autre. Plus que la naissance, peut-être, c'est la parole qui sépare l'homme de son semblable en même temps qu'elle le situe dans sa relation au monde. Pour le masseur-kinésithérapeute cela ouvre une nouvelle perspective : la parole institue la rupture du corps et de la continuité de la matière. En même temps, elle affirme leur altérité irréductible dans la différence des êtres. ... *la parole, le dialogue et le geste, symbolisent et séparent les hommes qui échappent ainsi à l'alternative de n'être qu'une bouche qui consomme ou un objet consommé***.

Quelle que soit la nature des troubles fonctionnels résiduels ou des atteintes organiques définitives, le sujet doit travailler à retrouver un principe de vie qui soit authentiquement et actuellement sien, et qui tienne compte des conditions dans lesquelles il se trouve. Blessé ou mutilé, le sujet ne se réduit pas à sa blessure ou à sa mutilation, aussi grand que soit le handicap, et vise à se faire reconnaître dans sa totalité. Comme toute thérapeutique ne s'exerçant par l'intermédiaire d'aucun instrument chimique ou mécanique, la médecine manuelle a pour but de susciter les aptitudes créatives du sujet dans son propre corps, c'est-à-dire une nouvelle manière d'être et d'agir, ou si l'on veut d'élaborer une *créatique*.

La tutelle thérapeutique est souvent appréhendée comme une aliénation du patient au kinésithérapeute. Or, il s'agit plus d'une libération trouvée ensemble avec le patient. Sinon c'est une sabotisation. Il paraît évident que l'essentiel n'est

* Denis Vasse, Conférence publiée dans la revue *Carmet*, 1971.
** Denis Vasse, *Le temps du désir*, 1969.

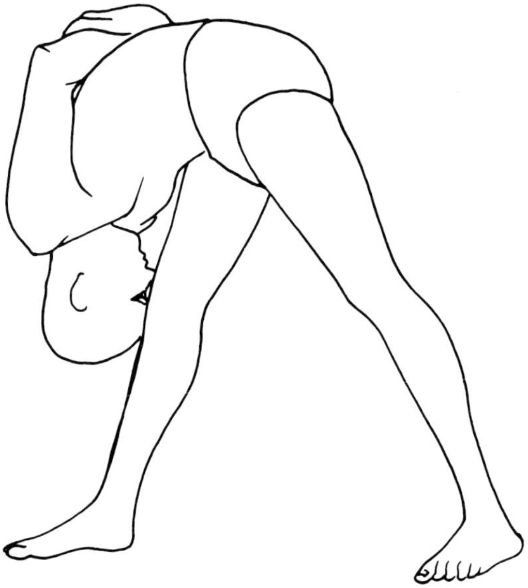

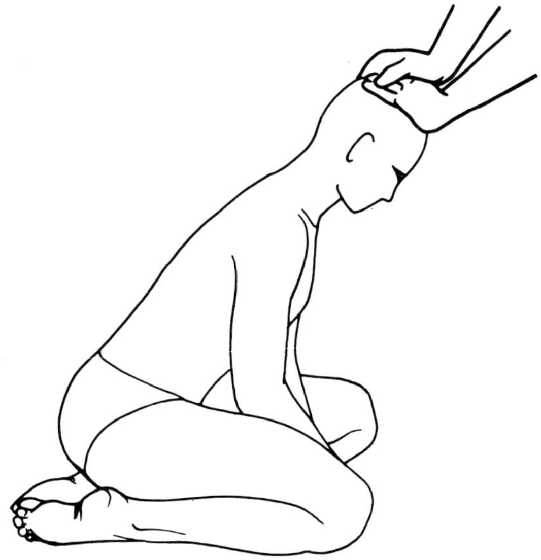

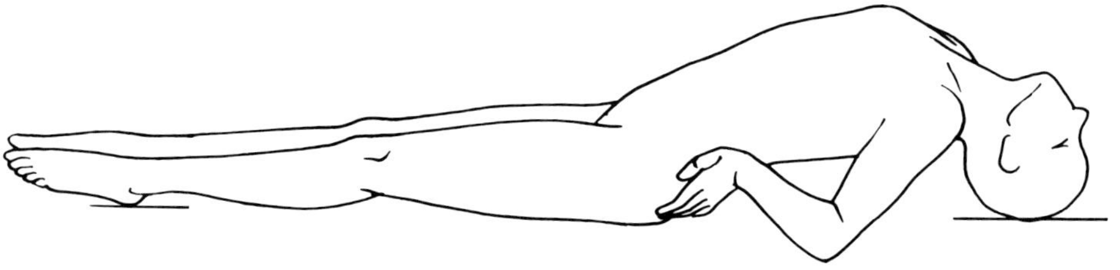

Exercices classiques d'approche personnelle des ressorts du corps

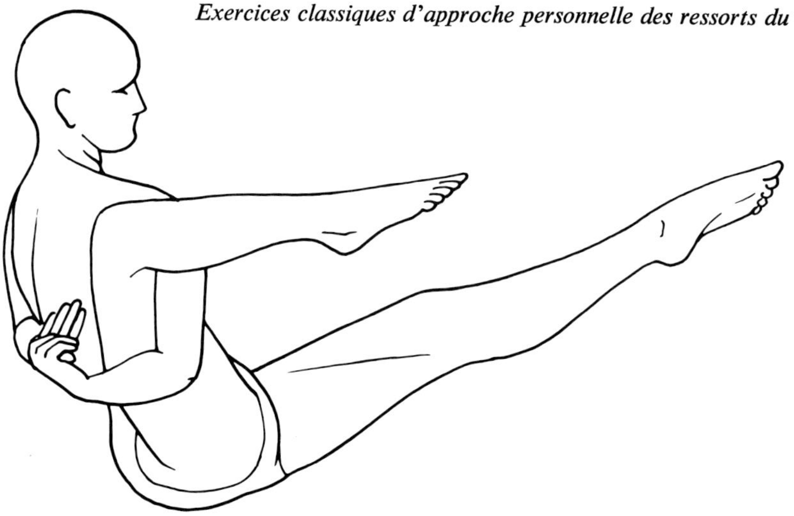

pas seulement ce qui se développe pendant la séance de travail. Il ne devrait pas y avoir de rupture entre les séances. Dans cette continuité silencieuse des entre-actes, des éléments d'une meilleure compréhension réciproque apparaissent. L'expérience enseigne que de telles modifications dans la relation thérapeutique ne vont pas sans tension, sans opposition, ni sans mécontentement d'une séance à l'autre. Il faut savoir les supporter; elles font partie de la règle du jeu. La technique du kinésithérapeute, en tant qu'elle représente le cadre normal où s'inscrit la relation thérapeutique, permet des passages à vide qui sont bien souvent annonciateurs de progrès. Car c'est de la répétition des séances et ce qui se passe entre chacune d'elles que dépend en grande partie l'efficacité de la cure. Les véritables résultats thérapeutiques ne surviennent qu'après une période de régression; mais cette régression doit être constatée et non provoquée pour elle-même si l'on ne veut pas aliéner le sujet aux seuls manipulations.

Pour favoriser cette étape, on peut éventuellement la susciter, sans jamais faire remarquer cet état régressif au sujet, en faisant appel à son dynamisme profond par des manœuvres insolites : massage d'éveil, en tourbillons rapides, légers, épidermiques, en coup de vent relativement court; marche à quatre pattes, rapide, ludique, avec une petite balle; sautillements à cloche-pied sur un damier; rotations à un rythme varié.

L'insolite de ces manœuvres interdit de les ériger en recettes. Elles appellent à l'éveil d'un dynamisme symbolisé dans le jeu de l'enfant. Cette référence implicite au jeu infantile suscite la plus utile des libérations dans le dynamisme de l'individu. Les tendances les plus archaïques se trouvent ainsi réactivées en même temps qu'est libéré le dynamisme d'une motricité actuelle de plus en plus disponible. Ce n'est certes pas, on le voit, la recherche de la régression en tant que telle. C'est la réminiscence d'une motricité spontanée, voire jubilante, d'où était surgi le désir de vivre avant qu'il n'ait été artificiellement ou accidentellement « gauchi ».

Simon Bouisset, Bernard Maton

Université de Paris-Sud (Orsay) - CNRS

Muscles, posture et mouvement

BASES ET APPLICATIONS DE LA MÉTHODE ÉLECTROMYOGRAPHIQUE

Consacré à l'électromyographie des activités motrices naturelles, l'ouvrage rassemble les connaissances de base nécessaires à la compréhension de l'activité musculaire dans les postures et mouvements simples et complexes chez l'homme. Les phénomènes sont abordés dans un contexte interdisciplinaire, à la fois neurophysiologique et biomécanique.

Les quatre parties de l'ouvrage traitent des phénomènes mécaniques et électriques de la contraction musculaire, des coordinations musculaires et des applications pratiques aux activités professionnelles ou sportives et aux pathologies.

Ce livre s'adresse en premier lieu aux étudiants de maîtrise et de doctorat. Il sera précieux pour le chercheur comme pour les divers praticiens des disciplines médicales, paramédicales et sportives : physiologistes, ergothérapeutes, kinésithérapeutes, orthopédistes, médecins de rééducation, du travail et du sport, entraîneurs sportifs, ingénieurs biomédicaux, ainsi que pour tous ceux dont l'activité professionnelle se rapporte au mouvement du corps.

Hors collection 255 x 195, 744 p., 250 ill. ISBN 2 7056 6267 7, 1995 375F

Jacques Orgiazzi

Chef du service de Médecine interne du Centre hospitalier Lyon-Sud à Pierre-Bénite

L'obésité

Ce livre décrit les divers aspects de l'obésité, les inconvénients qu'elle comporte et les fantasmes qu'elle peut engendrer. Il indique également des voies de traitement et de prévention.

L'offre d'aliments attractifs et de moins en moins coûteux dépasse les besoins énergétiques, devenant une sorte de "pollution calorique". Comme par ailleurs la technologie s'ingénie à économiser l'énergie de l'homme dans ses travaux, cette distorsion entre un apport alimentaire superflu et le juste niveau de consommation énergétique de l'organisme peut provoquer l'obésité. Et ce n'est pas le moindre des paradoxes humains que dans le même temps, une partie de la population du globe lutte contre l'obésité, tandis que l'autre se bat pour sa subsistance.

Collection *Ouverture médicale*. 180 x 120, 128 p. ISBN 2 7056 6292 8, 1995 48 F

Bernard Amor

Professeur de rhumatologie de l'hôpital Cochin (Paris)

Les rhumatismes

Cet ouvrage apporte les moyens d'éviter, de combattre et de guérir les maladies que l'on range sous l'étiquette de rhumatisme. Plus de cinq millions de personnes s'en plaignent en France. Elles souffrent en fait de diverses maladies rhumatismales puisque l'on en décrit plus de 300 différentes. Ces maladies touchent les os, les articulations, les tendons et affectent la faculté même de mouvement. Il y a autant de causes que de traitements.

... cerner aussi clairement que possible l'essentiel. À l'énoncé des traitements possibles s'ajoutent quelques recommandations pragmatiques d'activité physique et de sport.
Revue de l'infirmière

Simple mais précis.
Bien-être et santé

Collection *Ouverture médicale*. 180 x 120, 128 p ISBN 2 7056 6128 1, 1992 48F

A l'usage du grand public comme des médecins

COLLECTION

OUVERTURE MÉDICALE

SOUS LA DIRECTION DE

MAURICE TUBIANA ET JACQUES-LOUIS BINET

Volumes 180 x 120, environ 128 pages

*Cette collection destinée au grand public, aux malades et à leur famille, intéresse les médecins qui en conseillent volontiers la lecture. Ouvrages courts, abordant de façon claire et pratique l'hygiène, la prévention et les soins, les livres d'*OUVERTURE MÉDICALE *apportent des informations et des indications permettant au malade et à sa famille de mieux comprendre les stratégies diagnostiques et thérapeutiques, ce qui peut faciliter leur vie. Les plus grands spécialistes ont ainsi accepté de présenter, dans un langage simple, un résumé des connaissances dans leur domaine. L'accent est mis sur ce que le malade ou son entourage peuvent constater, sur ce qui doit les alerter : les origines mêmes des troubles sont brièvement mais clairement analysées. Les soins sont expliqués, de façon à permettre une coopération avec le médecin.*

*La collection vise l'éducation sanitaire du public. Certaines maladies pourraient être évitées par une prévention. Certaines fautes d'hygiène, certaines erreurs éducatives se payent très cher. Une meilleure gestion du corps et de l'esprit doit se fonder sur la compréhension des mécanismes de la santé comme de la maladie : c'est le but d'*OUVERTURE MÉDICALE.

Ci-contre, détail des volumes parus

Bernard Amor *Les rhumatismes*

Hervé Beck *Vivre après 80 ans*

Jean-Paul Binet *Réparer le cœur*

André Bonnin, Claude Broussouloux et Jean-Paul Convard
Le diagnostic par échographie

Marie-Germaine Bousser et Hélène Massiou *La migraine*

Marianne Buhler et Émile Papiernik *La stérilité*

Patrick Congard et Serge Bonfils *L'intestin douloureux*

Marc Dolivo et Jean Hewitt
M.S.T. : Les maladies sexuellement transmissibles

Louis Dubertret et Michel Jeanmougin *La peau et le soleil*

Didier-Jacques Duché *Le mal-être des adolescents*

Michel Dumas et Christian Giordano *L'épilepsie*

Jean-Luc de Gennes *Le cholestérol et l'athérosclérose*

Julien Glicenstein *La chirurgie esthétique*

Georges Fabiani *Prévention des maladies infectieuses*

Daniel Fries *Vivre sans rein*

Martine George et Joëlle Lefort *Les règles et leurs anomalies*

Alain Guillard et Gilles Fénelon *La maladie de Parkinson*

Paul Jungers *Les calculs urinaires*

Marie-Noëlle Ménard et Gilbert Schaison *La ménopause*

Philippe Meyer *L'hypertension artérielle*

Jacques Orgiazzi *L'obésité*

Yves Pouliquen *La cataracte*

Sylvie Royant-Parola *Le bon sommeil*

Edmond Schuller *La sclérose en plaques*

Adolphe Steg et Laurent Boccon-Gibod *La prostate*

Georges Tchobroutsky et Claudine Goldgewicht *Le diabète*

Daniel Widlöcher et Marie-Christine Hardy *La dépression*

Imprimerie IFC, 18000 Bourges
Dépôt légal : octobre 1996
Numéro d'édition : 6079 b

HERMANN, ÉDITEURS DES SCIENCES ET DES ARTS